— 全国高等职业教育医学影像技术专业新形态规划

MRI检查技术

（供医学影像技术等专业使用）

主　编　李圣军　袁宪顺

中国协和医科大学出版社

北　京

内容提要

本教材是“全国高等职业教育医学影像技术专业新形态规划教材”之一，系根据本套教材的编写指导思想和原则要求，结合专业培养目标和本课程要求的教学目标编写而成，内容涵盖了磁共振成像概论、磁共振成像设备简介、磁共振成像原理、脉冲序列、磁共振特殊成像技术、磁共振检查介绍等。此外，本教材还增加了丰富的数字资源，包括教学视频、微课、教学课件、思维导图、岗位对标考试等知识点总结、能力测试等，丰富了教材内容，增强了线上和线下教学的联动性，以提升学生学习的主动性和积极性。

本教材主要供医学影像技术等专业使用。

图书在版编目（CIP）数据

MRI检查技术／李圣军，袁宪顺主编. -- 北京 ：中国协和医科大学出版社，2025. 7. --（全国高等职业教育医学影像技术专业新形态规划教材）. -- ISBN 978-7-5679-2615-8

Ⅰ. R445. 2

中国国家版本馆CIP数据核字第2025RY7236号

主　　编　李圣军　袁宪顺
策划编辑　刘　婷
责任编辑　沈紫薇
封面设计　邱晓俐
责任校对　张　麓
责任印制　黄艳霞
出版发行　**中国协和医科大学出版社**
（北京市东城区东单三条9号　邮编100730　电话010-65260431）
网　　址　www. pumcp. com
印　　刷　北京中科印刷有限公司
开　　本　889mm×1194mm　　1/16
印　　张　19. 5
字　　数　510千字
版　　次　2025年7月第1版
印　　次　2025年7月第1次印刷
定　　价　68. 00元

全国高等职业教育医学影像技术专业新形态规划教材建设指导委员会

编者名单

主　　编　李圣军　袁宪顺

副 主 编　李　欢　侯庆锋　周锐志

编　　者　（按姓氏笔画排序）

于汉奎（山东省立第三医院）

李　欢（陕西能源职业技术学院）

李三凤（陕西能源职业技术学院）

李圣军（山东医学高等专科学校）

杨　帅（华中科技大学同济医学院附属协和医院）

周锐志（青岛大学附属医院）

侯庆锋（山东第一医科大学）

袁　梦（齐鲁医药学院）

袁宪顺（山东第一医科大学附属省立医院）

徐隆基（山东第一医科大学附属省立医院）

韩启超（山东省精神卫生中心）

数字教材编者名单

主　　编　侯庆锋　袁宪顺

编　　者　（按姓氏笔画排序）

刁瑞圆（山东第一医科大学附属省立医院）

向正东（华中科技大学同济医学院附属协和医院）

张　娜（陕西能源职业技术学院）

侯庆锋（山东第一医科大学）

袁宪顺（山东第一医科大学附属省立医院）

常　莹（安康市人民医院）

出版说明

随着医学影像技术在现代医疗中的核心地位日益凸显，行业对高素质应用型人才的需求持续攀升。当前，我国医学影像技术领域呈现“设备智能化加速升级”与“复合型人才结构性短缺”并存的现状，人工智能、多模态影像融合、精准医疗等技术的广泛应用，使得传统教材已难以匹配快速迭代的行业需求。高等职业教育作为技术技能型人才培养的主阵地，其新型教材体系的建设，不仅是实现职业教育类型化发展的关键举措，更是推动医学影像技术国产化进程、助力“健康中国2030”目标达成的重要基石。

本套教材以实践科学发展观为指导思想，以服务教学、指导教学、规范教学、适应我国医学教育改革为宗旨，立足高等职业教育教学实际，以胜任能力培养为目标，使课程设置与理论实践紧密衔接，突出教材内容的实用性、先进性、科学性和通用性。本套教材为新形态教材，具体体现为：体现教育改革精神与职业教育特色；注重产教融合，突出实践教学；以实际操作技能为导向，融入新技术、新方法；融合思政，强化价值引领；以学生为中心，丰富模块设计；纸质教材与数字教材融合；教材编写在贯彻职业教育理念的同时，亦充分体现现代化的教育思想和方法，以全面提升学生的创新精神、人文素养、胜任能力等综合素质，培养适应医疗卫生体制改革的复合型和应用型人才。

同时，本套教材的编写遵循教材编写的基本规律，秉持“三基、五性、三特定”的原则，注重基础理论、基本知识和基本技能的培养，内容深度和广度适应全国高等职业教育的需求。教材编写以医学影像技术专业的培养目标为导向，着重培养学生的职业技能，满足职业岗位需求、学生学习需求和社会需求。教材内容涵盖了医学影像技术领域工作岗位所需的知识、技能和素质，帮助学生全面理解工作岗位，培养学生科学的临床思维和学习方法，以满足社会对学生知识和技能的要求，强调培养学生的创新能力、信息获取技能和终身学习能力，确保教材的启发性。在编写过程中，我们充分考虑到高等职业教育的多样性，确保教材既能适应不同院校的需求，又能满足学生毕业时的知识和技能要求。

本套教材涵盖医学影像解剖学、医学影像诊断学、X线摄影检查技术等12门课程，定位清晰、特色鲜明，具有以下特点。

一、构建高质量、互动性强的创新形态教材体系

本系列教材为创新形态教材，教材所有内容，均实现数字化呈现；同时，为纸质教材提供配套教学视频、微课、思维导图、教学课件、在线练习等丰富教学资源，学生可直接获取与教材内容相关联的课程资源；支持多媒体资源嵌入与实时更新；配套的数字教材平台，支持在线教学、资源共享、数据分析等功能，实现教学全流程数字化管理，满足多样化教学需求。这种创新的学习方式，不仅提高了教学效果，也丰富了学习体验，使学习更加便捷，提升了学生的学习积极性和主动性。

二、强化价值引领，助推专业教育与思政教育相融合

本套教材以专业知识为载体，以思政教育为引领，深度挖掘专业课程蕴含的思政资源，巧妙融入教材内容，全方位助推专业教育与思政教育深度交融，培育德技兼修人才。在教材编写中，我们注重以影像案例为切入点，将社会主义核心价值观、医者仁心的职业精神、中华优秀传统文化等思政元素自然融入专业知识点。引导学生树立正确的职业价值观，具备社会责任感，在实践教学环节强化人文关怀培养，使学生在掌握专业技能的同时，自觉践行“健康所系，性命相托”的医者担当。

三、体现教育改革精神与职业教育特色

本套教材深入贯彻国家职业教育改革精神，坚持以人为本、能力为重，强调实践操作和技能培训，注重培养学生的职业素养和实际工作能力。内容贴近职业实践，力求使学生能够顺利进入职业领域，成为胜任基层医疗机构或医学影像相关岗位的高级技术型专业人才。编写过程中，我们注重教材内容与实际工作岗位匹配，确保教材内容符合基层实际工作的需求。

四、注重产教融合，突出实践教学

高等职业教育强调产教深度融合，创新培养模式，这是职业教育的重要发展方向。本套教材的建设始终把提高人才培养质量放在首位，密切联系实际，突出实践教学，将专业内容设置与行业需求对接；推动教学与行业技术发展同步，使课程内容与职业标准对接；完善职业教育教学过程机制，使教学过程与实际工作过程对接。

五、贴合考试，对接行业需求

本教材严格遵循《国家职业教育改革实施方案》及职业教育规划教材建设要求，以医学影像技师职业标准为核心，将岗位技能、职业技能竞赛、职业资格考试内容有机融入教材，实现“岗课赛证”融通，助力学生无缝对接行业需求。

六、以学生为中心，丰富模块设计

考虑到职业教育学生的年龄和学习特点，本套教材的模块设置丰富多样，包括案例导入、思维导图、考试知识点总结、习题等模块。这种结构不仅有助于学生理解和记忆知识点，还能提高学生的学习兴趣和学习效果。每个模块设计精细，既有理论讲解，又有实践应用，旨在全面提升学生的综合素质。

希望本套教材的出版，能够推动高质量医学影像技术专业人才的培养，促进我国医学影像技术专业领域的教材建设与教育发展，为促进我国医学影像事业的发展和保障人民健康作出积极贡献。

前　言

在医学影像学技术日新月异的今天，磁共振成像（MRI）已成为临床诊断与科研的核心工具。随着精准医疗理念的深化和医学影像设备技术的革新，行业对磁共振技术人才的需求呈现专业化、复合化趋势。本教材定位为“数纸融合新形态一体化教材”，其编写过程深度契合国家职业教育改革精神，紧扣《职业教育提质培优行动计划（2020—2023年）》要求，以产教融合为主线，以数字化转型为驱动，旨在构建“岗课赛证”融通的培养体系，为职业教育高质量发展注入新动能。教材编写团队由临床专家、教育学者及一线教师组成，确保教材内容与行业标准、岗位需求无缝对接，充分彰显职业教育“学中做、做中学”的实践特色。

为适应当前职业教育需求，本教材编写中主要突出以下几个特点：①理论与实践并重，既注重理论知识的系统性，又强调实践操作的规范性。②图文并茂，通过大量高质量图像实例，帮助学生直观理解MRI图像特征与疾病诊断。③注重临床实用性，紧密结合临床需求，介绍MRI在各类疾病诊断中的应用价值。④融入最新技术进展，如功能MRI、扩散加权成像等，拓宽学生视野。⑤突破传统纸质教材的局限，创新采用“数字资源+纸质教材”的深度融合模式，融入丰富的数字化资源，设置案例分析、习题等，强化学生分析问题与解决问题的能力，构建起多维学习场景。

教材编写深度践行产教融合理念，联合医疗机构共同开发。内容设计紧密对接《医学影像技术专业人员职业标准》，将行业新技术、新规范融入教学模块，使教材内容始终与行业发展同频共振；通过“思维导图”的嵌入，明确每章核心能力目标，配套临床任务单与技能考核点，确保人才培养与岗位需求无缝衔接。这种校院企共育模式不仅强化了教材的实践导向，更为学习者搭建了通往职业认证的桥梁——教材内容与“全国医用设备使用人员业务能力考评合格证明”互通，配套资源支持考前模拟训练，助力学生“毕业即上岗”。

相较于同类教材，本教材在内容体系重构上突破传统线性叙述模式，创新构建“病例导入—技术解析—临床实践”教学链条。以典型病例为切入点，引导学习者从临床问题出发，探究MRI技术解决方案，使理论学习与临床实践紧密交织。同时，教材专设“磁共振检查前准备”等章节，将人文关怀、隐私保护等职业规范融入案例教学，强化职业素养培育。这种全流程临床思维培养模式，不仅提升了学习者的技术技能，更塑造了其作为医学影像技术人员的责任担当。

本教材的编写紧扣国家“双高计划”建设要求，服务医学影像技术高水平专业群发展。其推广实施将有助于提升人才培养质量，缩短临床适应期，助力毕业生实现“首岗胜任、多岗迁移”；通过数字化资源赋能，促进中西部院校教学资源均衡配置，推动职业教育公平发展；深化产教融合机制，形成“教材开发—师资培训—技术更新”长效合作生态。期待这部凝聚产教智慧的数纸融合教材，能够成为培养新时代医学影像技术人才的坚实基石，为健康中国战略提供有力的人才支撑，谱写职业教育改革与医学技术进步的新篇章。

在此，我们向所有为本教材提供图片资料、审稿意见及宝贵建议的专家们表示衷心的感谢！尽管力臻完善，教材中难免存在不足或疏漏之处，恳请大家批评指正，以便我们不断完善与修订。

编　者

2025 年 4 月

目　录

第一章　磁共振成像概论

教学课件

学习目标

素质目标

（1）具备严谨求实的科学态度，养成认真细致、实事求是的科学精神。

（2）能从多学科角度分析和解决问题，确保技术的合理、合法、合规应用。

知识目标

（1）掌握：磁共振成像定义、优势和局限性。

（2）熟悉：磁共振成像在临床医学中的应用范围。

（3）了解：磁共振成像的发展历史与现状。

能力目标

（1）具备批判性思维、创新能力和解决问题的能力。

（2）具备信息检索、分析和综合的能力。

案例导入

【案例】

患者，女，58 岁。因持续性腰痛伴双下肢麻木、行走困难 3 个月就诊。曾在外院接受过多次 X 线检查和 CT 检查，结果显示腰椎退行性改变，但具体病因未能明确，治疗效果不佳。随着症状逐渐加重，患者的生活质量受到严重影响，遂转至本院进一步诊治。

本院医生为患者进行腰椎磁共振成像检查，包括了 T_1 加权成像、T_2 加权成像、弥散加权成像及增强扫描等多种序列。结合磁共振成像检查结果，医生最终诊断患者为“脊膜瘤”。这一精准的诊断为后续的治疗提供了明确方向。

【问题】

1. 在本案例中，为什么 X 线检查和 CT 检查未能明确患者的病因，而磁共振成像检查能够提供更准确的诊断信息？

2. 磁共振成像在脊柱病变诊断中的主要优势是什么？

· 核心知识拆解 ·

磁共振成像（magnetic resonance imaging，MRI）是利用生物体内特定原子核（主要是氢原子核）在磁场及射频磁场作用下产生的磁共振现象，通过采集信号并经过空间编码、重建来获得影像的成像技术。该技术早期被称为核磁共振成像（nuclear magnetic resonance imaging，NMRI），为避免与放射性及核辐射混淆，后更名为磁共振成像。该技术借助磁共振成像设备采集人体内部信息，并将这些信息以影像形式呈现，为医学诊断与治疗提供依据。其优势为高组织对比度，多参数、多序列成像，多方位成像，提供生理和生化信息，功能成像，无须对比剂可进行血管成像，无电离辐射和无骨性伪影干扰。其局限性为成像速度较慢、空间分辨力较低、在显示钙化灶和骨皮质方面存在局限性、禁忌证较多、伪影因素多、价格相对昂贵。

相较于 X 线检查与 CT 等成像技术，磁共振成像展现出显著的优势，包括无电离辐射伤害、软组织对比度优越及具备多参数、多序列成像能力等。它不仅能够显示人体内部器官与组织的解剖结构，更在功能成像、生理生化代谢分析乃至分子影像层面展现出其独特价值。磁共振检查技术作为当前医学影像领域中高速发展的技术之一，其应用范围在医学界已极为广泛，成为医学影像检查不可或缺的关键组成部分，并在临床疾病的诊断与治疗过程中发挥着举足轻重的作用。

一、磁共振成像的发展

人类关于磁共振理论的最早认识可以追溯到 20 世纪 30 年代，伊西多・艾萨克・拉比（I. I. Rabi）发现沿磁场方向正向或反向有序平行排列的原子核在施加无线电波之后自旋方向发生翻转。1946 年，爱德华・米尔斯・珀塞尔（E. M. Purcell）和费利克斯・布洛赫（F. Bloch）几乎同时揭示了磁共振现象，即位于磁场中的原子核受到高频电磁场激发后吸收能量使自旋轴发生偏转，高频电磁场关闭后，原子核将释放吸收的能量回归到原始状态。这些发现为磁共振成像技术奠定了理论基础。

此后，随着技术的不断进步，磁共振成像从实验阶段逐步进入实用阶段。1950 年，埃尔温・哈恩（Erwin Hahn）发现了双脉冲下磁共振自旋回波现象。1968 年，理查德・罗伯特・恩斯特（Richard Ernst）改进了激发脉冲序列和分析算法，大大提高了信号的灵敏度及成像速度，这些工作对磁共振成像技术的发展起到了关键作用，使得磁共振成像技术逐步走向成熟。

随着科学家对磁共振信号与生物组织关系的深入研究，磁共振成像技术逐渐应用于医学领域。1973 年，保罗・劳特伯（P. Lauterbur）搭建了最初的磁共振成像系统，获得了第一幅充水试管的磁共振图像，随后又成功获得了活鼠肝脏的磁共振图像。1978 年休・克洛（Hugh Clow）和伊恩・罗伯特・杨（Ian Robert Yang）发表了第一幅人类头部磁共振断层图像。

20 世纪 80 年代，磁共振成像技术取得了新的发展，商品化的磁共振成像系统面世，并迅速在临床实践中得到广泛应用。在此期间，图像质量不断提升，扫描时间持续缩短，成像序列也日益多样化。20 世纪 90 年代，更高场强的磁共振成像设备应运而生，例如，3. 0T 的磁共振成像机提供了更高的空间分辨率，使得微小结构的可视化效果更佳。进入 21 世纪初，功能性磁共振成像成为磁共振成像领域的一个重要分支，能够揭示大脑的活动区域。

我国医用磁共振成像的临床应用起步较晚，但发展迅速。20 世纪 80 年代末至 90 年代初，我国成功研制出第一台永磁型和超导型磁共振成像系统，填补了我国在这一领域的空白。目前，我国已有多家医疗设备生产厂家具备生产磁共振成像设备的能力。

二、磁共振成像的特点

微课：磁共振的优势和局限性

（一）磁共振成像的优势

1. 高组织对比度 MRI 能够清晰地显示脑、软组织、软骨等结构，不同组织类型在 MRI 图像上能够呈现出明显的差异，这有助于医生准确识别正常组织和异常组织之间的界限。对组织的形态及病理改变具有较高的敏感性，能够特异性显示水、脂、软骨及静态液体和流体等组织，采用不同的脉冲序列还可以特异性显示某种病理组织，监测病理演变过程。

2. 多参数、多序列成像 MRI 可以提供多参数成像，包括氢质子密度、纵向弛豫时间 T_1、横向弛豫时间 T_2、弥散加权及液体的流速等，可结合多种成像序列获取对比图像，提供丰富的诊断信息。MRI 检查需选择适当的扫描序列，以获取不同组织在不同条件下的信号表现。常用的扫描序列包括 SE 序列、GRE 序列、IR 序列等。同一组织在不同的扫描序列上，其信号表现是不同的。这种多序列成像能力使得 MRI 能够更全面、详细地评估组织的病理变化。

3. 多方位成像 MRI 能够对被检查部位进行横断面、矢状面、冠状面及任意斜方位的解剖层面直接成像，有利于解剖结构和病变的三维定位及完整、连续显示。

4. 提供生理和生化信息 X 线、CT 等传统的影像学检查手段主要依赖于形态学的变化来识别病变，如果病变尚未导致组织结构或形态的显著变化，传统的影像学检查可能无法提供有效诊断信息。MRI 能够敏感地捕捉到人体内部生理或生化方面的微小变化，包括血流速度的改变、代谢产物的积累、细胞结构的异常等。MRI 能够通过特定的成像技术和分子探针来检测细胞内的分子变化，将影像学检查推进到分子生物学水平，并据此对疾病进行早期诊断。

5. 功能成像 包括功能性磁共振成像（functional magnetic resonance imaging，fMRI）、弥散成像、灌注成像、磁共振波谱、血氧水平依赖成像等，能对人体的组织代谢、生化环境和功能改变进行无创性检查。例如，fMRI 可以借助超快速 MRI 扫描技术测量人脑在思维、视觉、听觉或肢体活动时相应脑区脑组织的血流变化，显示大脑的活动区域。这些功能成像技术在认知神经科学、临床精神病学、疾病诊断与预后评估、术前规划与术后监测等领域有着广泛的应用。

6. 无须对比剂可进行血管成像 MRI 能够利用血液流动效应进行血管成像，不仅无须使用对比剂即可提供血管的形态信息，还可提供血流的方向、流速、流量等定量信息。这对于心脏、肾功能不全的患者来说尤其重要，可以避免使用对比剂产生的副作用。

7. 无电离辐射 MRI 对生物体无电离作用，特别适合需要反复进行影像学检查的被检者，如儿童、孕妇及对辐射敏感的人群。这些人群在接受其他具有电离辐射的医学影像学检查时可能会面临更高的风险，而 MRI 则提供了一个更为安全的选择。

8. 无骨性伪影干扰 CT 在颅后窝检查中更容易受到骨骼干扰，产生线束硬化伪影，影响图像的准确性和清晰度。MRI 能够消除骨性伪影的干扰，更清晰地观察后颅窝等部位的解剖结构和病变。

（二）磁共振成像的局限性

1. 成像速度较慢 MRI 需要进行多次数据采集和处理，才能完成一个部位的完整成像。与 CT 等快速成像技术相比，MRI 需要更长的检查时间，可能会增加被检者的不适感，也容易导致运动伪影的产生。因此，MRI 不适合于运动性器官和危重患者的检查，对于躁动或丧失自制能力的患者及儿童，需要使用镇静药。

2. 空间分辨力较低 MRI 的技术特点决定了其空间分辨力存在一定的限制。受梯度磁场强度等技术限制，与 CT 相比，MRI 在显示细微结构和组织边界时可能不够清晰。同时成像参数设置、被检者因素，以及设备性能和维护等因素也影响 MRI 系统的空间分辨力。

3. 在显示钙化灶和骨皮质方面存在局限性 由于 MRI 主要基于组织内氢原子的分布和运动来成像，MRI 对钙化灶和骨皮质等氢原子含量较低的组织显示效果不佳。这可能导致在诊断某些与钙化或骨皮质相关的疾病时，MRI 的准确性受到影响。

4. 禁忌证较多 MRI 检查对特定人群不适用，如装有心脏起搏器、动脉瘤夹、金属支架、金属假肢等，以及有幽闭恐惧症的患者。这些人群在接受 MRI 检查时可能会面临安全风险或不适感，在进行 MRI 检查前，需要对被检者的病史和身体状况进行全面评估，以确保检查的安全性和有效性。

5. 伪影因素多 MRI 产生伪影的因素较多，可能影响诊断准确性。这些伪影可能来源于多个方面，包括被检者体内因素、体外因素及 MRI 系统本身的因素等。例如，金属植入物、静电干扰、被检者运动、磁场不均匀、成像技术参数设置不当等都可能导致 MRI 图像产生伪影。

6. 价格相对昂贵 由于 MRI 设备需要高精度的磁场和射频系统，以及复杂的计算机处理系统，尤其是超导型磁共振，其制造成本和维护成本都较高。这导致 MRI 检查的费用也相对较高，可能限制了 MRI 的普及和应用。

三、磁共振成像的临床应用

MRI 在临床上的应用已相当广泛，涵盖了对全身各大系统的检查和疾病诊断。

1. 中枢神经系统 MRI 在中枢神经系统疾病的诊断中具有独特优势，能够清晰显示脑、脊髓的解剖结构。在颅脑病变中能够清晰分辨脑灰质和白质，对于多发性硬化等脱髓鞘病、脑外伤、脑出血、脑梗死、脑肿瘤、先天颅脑发育异常等病变的诊断具有重要作用，是颅底、颅后窝等区域病变的首选检查方法。同时，MRI 还能对脑组织存活性、白质纤维束走行等进行研究。在脊髓病变中，MRI 不需要使用对比剂就能清晰区分脊髓、硬膜囊和硬膜外脂肪，对于肿瘤、脊髓空洞症、脱髓鞘病变等具有较高诊断价值。

2. 头颈部 MRI 对眼眶、内耳、鼻、颈等部位的病变诊断具有较高临床价值，如眼眶内肿瘤、内耳先天发育异常、鼻窦和鼻腔的炎症和肿瘤、咽喉部肿瘤、甲状腺肿瘤、涎腺肿瘤及颈部肿块等。通过血管成像技术，MRI 能够清晰显示头颈部血管的解剖结构及血流动力学变化，有助于准确识别血管狭窄、动脉瘤、血管畸形等病变。在头颈部外伤的诊断中，MRI 能够评估软组织损伤程度，如肌肉、韧带及关节囊等，为外伤的精准诊断及治疗方案制订提供科学依据。

3. 胸部 MRI 可以评价心脏、大血管的形态和功能，对各种先天性和获得性心血管疾病具有较高的诊断价值。MRI 心肌灌注成像和冠状动脉造影是评估心肌梗死后心肌活性和冠状动脉狭窄程度的重要检查方法；MRI 血管成像可以清晰显示血管解剖学形态，如动脉硬化、狭窄、动脉瘤、动静脉畸形和动静脉瘘等。

虽然 MRI 在肺部应用受到限制，但在显示纵隔病变及肺门淋巴结方面具有较大应用价值，如纵隔肿瘤、胸膜病变和肺癌分期等。

4. 腹部 MRI 对消化系统疾病诊断具有很高价值，能够清晰显示肝、胆等器官的结构和形态，对于小肝癌的检出率高于 CT，对于其他恶性肿瘤的早期显示、血管侵犯程度的估计及肿瘤的分期也优于 CT。MRI 特殊技术，如磁共振胰胆管成像（magnetic resonance cholangiopancreatography，MRCP）、胃肠道磁共振水成像（magnetic resonance gastrointestinal hydrography，MRGIH）等，可提高胆管、胰管、胃肠道疾病的诊断准确性。在泌尿系统，能够清晰显示肾脏、肾上腺、输尿管等结构，磁共振尿路成像（magnetic resonance urography，MRU）无须对比剂和插管，即可显示尿路系统，有助于发现尿道的梗阻性和非梗阻性扩张，了解梗阻部位和原因等。

5. 盆腔 MRI 能够清晰显示盆腔内的生殖器官，如女性的子宫、卵巢、输卵管等，有助于诊断子宫肌瘤、子宫腺肌病、子宫内膜癌、宫颈癌、卵巢囊肿、卵巢癌、输卵管积水或堵塞等疾病。在男性盆腔检查中，MRI 可清晰显示前列腺、精囊等结构，有助于评估前列腺增生、前列腺癌、精囊炎等病变。同时，MRI 还能检查盆腔内肌肉、韧带、血管、淋巴结等，对于诊断盆腔炎症、盆腔脓肿、恶性肿瘤的侵及范围、淋巴转移等具有重要意义。

6. 肌肉骨骼关节系统 MRI 在肌肉骨关节系统疾病尤其是关节病变的诊断中明显优于 CT，能够清晰显示关节软骨、韧带、肌肉和肌腱等结构。MRI 还可用于骨无菌性坏死的早期诊断，对骨的原发和转移性肿瘤有较高的检出率。对于累及骨髓的病变，如肿瘤、感染及代谢性疾病的诊断也具有较高价值。

7. 乳腺 MRI 能够清晰显示乳腺结构，准确判断乳腺病变的位置、大小和形态，为乳腺癌的早期诊断和治疗提供了有力支持。

▶知识拓展

诺丁汉的橙子

“诺丁汉的橙子”是磁共振成像技术发展史上的一个重要里程碑。1973 年，美国化学家保罗·劳特伯（Paul Lauterbur）和英国物理学家彼得·曼斯菲尔德（Peter Mansfield）在荷兰的中心实验室搭建完成了最初的磁共振成像系统，并对充满液体的物体进行成像，得到了著名的磁共振图像“诺丁汉的橙子”。这一成就标志着磁共振成像技术在医学领域的应用迈出了重要的一步，并为后来的磁共振成像技术发展奠定了基础。保罗·劳特伯和彼得·曼斯菲尔德因其在磁共振医学成像领域的重大贡献，共同获得了 2003 年的诺贝尔生理学或医学奖。

—• 考试知识点总结 •—

—• 本章小结 •—

—• 协和云课堂…… 拓展练习及参考答案 •—

（李圣军）

第二章　磁共振成像设备简介

教学课件

学习目标

素质目标

培养严谨求实的科学态度，能够将本章内容与其他领域的知识相结合，确保技术的合理、合法、合规应用。

知识目标

（1）掌握：磁共振成像设备的组成。
（2）熟悉：磁共振成像保障体系的设备构成。
（3）了解：磁共振成像保障体系中相关设备的作用和要求。

能力目标

（1）具备全面的知识储备，能完成磁共振成像设备的日常维护和保养。
（2）提高学生解决实际问题的能力，能够运用所学知识分析问题，提出有效的解决方案。

案例导入

【案例】

某医院引进了一台新型磁共振成像设备，用于临床诊断。该设备具有高分辨率、高信噪比等优点，能够为医生提供更准确的诊断信息。一名中年患者因疑似脑部肿瘤前来就诊，医生决定使用该磁共振成像设备进行进一步检查。

【问题】

1. 磁共振成像设备有哪些类型？
2. 磁共振成像设备是由哪些主要部分组成的？
3. 磁共振成像设备的工作原理是什么？

· 核心知识拆解 ·

磁共振成像设备是利用生物体的磁性核（主要是氢核）在磁场中所表现出的磁共振特性来进行成像的设备。随着超导技术、磁体技术、电子技术、计算机技术和材料科学的进步，磁共振成像设备得到飞速的发展。

第一节　磁共振成像设备的构成

磁共振成像设备是由产生磁场的磁体系统、产生梯度场的梯度系统、用于射频发射和信号接收的射频系统、进行系统控制和数据处理的计算机和图像处理系统等组成（图 2-1）。

MRI 成像系统还有专用的图像处理单元和工作站、相应的生理信号处理单元、图像的拷贝输出设备等。相应的附属设备有磁屏蔽体、射频屏蔽体、氧监测器、水冷机组、不间断电源、空调及超导磁体的低温保障设施等。

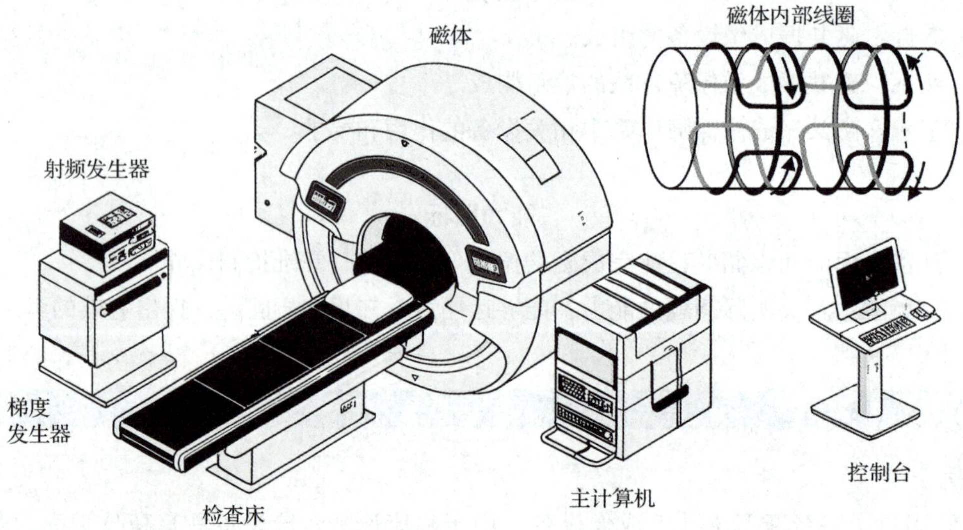

图 2-1　MRI 的基本结构

微课：磁共振磁体系统

一、磁体系统

磁体系统即主磁体，是磁共振成像设备中最重要的部件。磁体的性能高低直接关系到整个系统的信噪比，在一定程度上直接决定着图像的质量。所有的厂家都在努力追求高质量、尽可能高的磁场强度和磁场均匀度的磁体。超导磁体的出现，既满足了 MRI 对高场强的需要，显著提升磁共振成像的质量，又使磁场在均匀性和稳定性等方面的性能得以改善。但是，磁体的构造更加复杂，液氦消耗和冷却系统的维护费用也相应提高。

人体成像 MRI 磁体可分为永磁型、常导型和超导型三种。

1. 永磁型磁体　永磁型磁体是最早应用于全身磁共振成像的磁体，由具有铁磁性的永磁材料构成，铁磁性材料在外加磁场的作用下易被磁化，磁感应强度比外磁场强得多，且外磁场去掉后仍能保持永久性磁化强度。用于构造磁体的永磁材料主要有铝镍钴、铁氧体和稀土钴三种类型。我国有丰富的稀土元素，能大量生产高性能的稀土永磁材料，目前永磁型磁体使用的主流材料是稀土钕铁硼。

永磁型磁体一般由多块永磁材料堆积或拼接而成。磁铁块的排布既要满足构成一定成像空间的要求，又要达到尽可能高的磁场均匀度。此外，磁体的两个极面须用导磁材料连接起来，以提供磁力线的返回通路，从而减少磁体周围的杂散磁场。图 2-2 为永磁型磁体的两种结构形式。

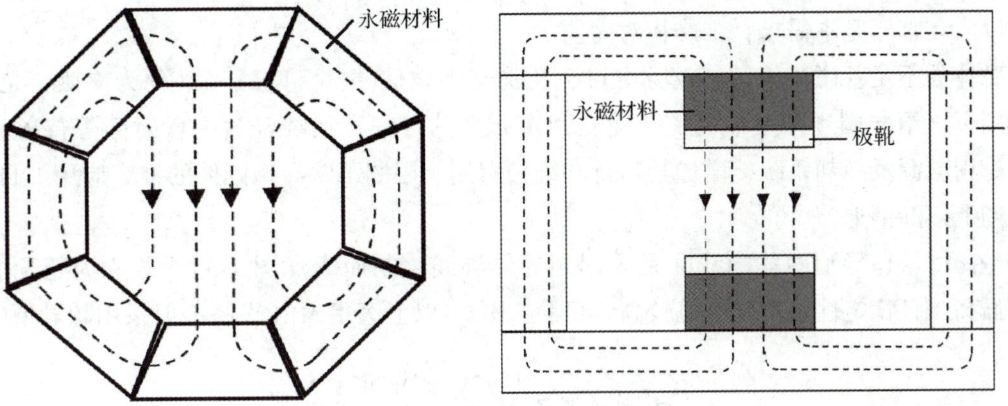

（a）　　（b）

图 2-2　永磁型磁体的结构及磁路

注：（a）环形偶极结构；（b）H 形框架结构。

图 2-2（a）是环形偶极结构，图 2-2（b）是 H 形框架结构。环形偶极结构通常由八个大永磁体块组成，孔径内的磁场是横向的；H 形框架结构由铁磁性材料框架和永久磁体块组成一个 H 形空间，框架本身为磁通量提供回路，永磁型磁体的极靴决定磁场分布的形状和磁场的均匀性，H 形框架结构比环形偶极结构更笨重，但边缘场的延伸范围小，便于安装和匀场。

永磁型磁体两极面之间的距离就是磁体孔径，其值越小磁场越强，但磁体孔径太小会无法容下人体。在极面距离一定的前提下，提高场强的唯一办法就是增加磁体用量，但这样会增加磁体的重量。因此，磁体的设计必须在场强、孔径和磁体重量三者之间进行平衡。目前国产的永磁型磁体场强一般为 0. 35T 左右，最高的场强有 0. 7T。

低场强磁共振一般采用永磁型磁体。永磁型磁体具有以下几个优点：①开放性结构使受检者更为舒适，也有利于 MRI 引导下的微创诊疗。②造价相对低廉。③耗能相对较低。④无须使用液氦，运行费用较低。⑤购置及维护费用相对较低，且对运动、金属伪影相对不敏感，磁敏感效应和化学伪影较少。磁共振介入治疗技术，为永磁型 MRI 设备开拓了新的用武之地。

永磁型磁体也存在一些缺点：①场强较低，图像信噪比相对较低，也较难实现高级成像功能。②磁体重量一般较大，随场强增高，磁体重量进一步增大，目前 0. 3T 的磁体重量在 10 吨左右，而 0. 5T 的磁体重量在 20 吨左右，对安装地面的承重也提出了较高的要求。③由于拼接磁体的每块材料的性能不可能完全一致，且受磁极平面加工精度及磁极本身的边缘效应（磁极轴线与边缘磁场的不均匀性）的影响，磁场均匀度一般低于超导型磁体。④温度变化容易造成磁场的漂移，对磁体间的温度稳定性要求较高，一般要求温度变化控制在±1℃以内。

2. 常导型磁体 常导型磁体的磁场是由通电线圈产生的，载流导线周围存在磁场，其场强与导体中的电流强度、导线的形状和磁介质的性质有关。理论上，将载流导体沿圆筒表面绕成无限长螺线管，螺线管内形成高度均匀的磁场，将载流导体紧密排列在一个球形表面上形成均匀分布的电流密度，球面内部的磁场是高度均匀的。常导型磁体正是根据这一原理，用线圈中的电流来产生静磁场 B_0。因为 MRI 磁体只能采用有限的几何尺寸且必须有供人体出入的空间，所以实际磁体线圈只能采用与理想结构近似的形式。常导型磁体线圈由铜或铝导线绕制而成。由于绕制的金属导线有一定的电阻，故称为高阻式磁体或阻抗型磁体。

常导型磁体的优势：结构简单、造价低廉；磁场强度可达 0.4T，均匀度可满足 MRI 的基本要求，成像功能可以满足临床基本需求；维修相对简便。

常导型磁体的不足：磁场偏低，磁场均匀性及稳定性也偏差，且励磁（又称为充磁，是指在磁体电源的作用下，给线圈逐渐增加电流，建立预定磁场的过程）后要经过一段时间等待磁场稳定。此外，需要专用电源及冷却系统，增加其运行和维护费用，限制了常导型磁体的推广应用。目前，该类磁体在市场上逐渐消退。

3. 超导型磁体 超导型磁体的线圈是采用超导体导线绕制而成（图 2-3），故称为超导型磁体。这种磁体场强高，且稳定性及均匀性也较高。目前，0.5T 以上医用 MRI 设备一般采用超导型磁体。

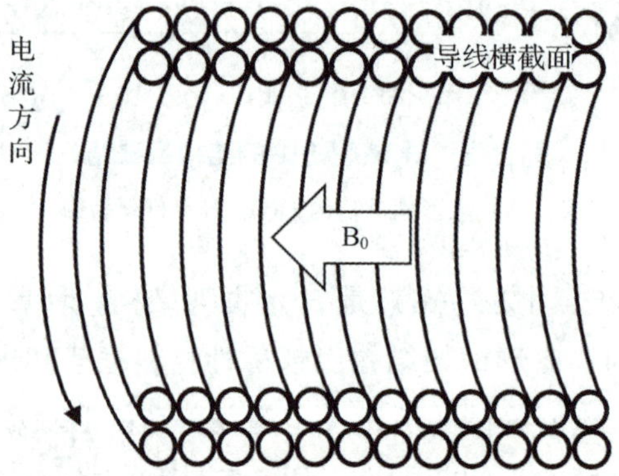

图 2-3 超导体导线横截面

超导性指在低温下某些导体的电阻为零，导电性超过常温下的优良导电现象。具有超导性的物质为超导体，超导体出现超导性的最高温度叫作临界温度。目前，磁共振成像系统的超导磁体线圈均采用韧性的铌钛合金（Nb-Ti）超导材料，铌钛合金的临界温度在 9K（-264℃）以上，超导线圈整个浸没在液氦中。

超导型磁体的内部结构非常复杂（图 2-4），整个磁体由超导线圈、低温恒温器、冷头、真空容器等部分组成。同常导型磁体一样，超导型磁体也由线圈中的电流产生磁场。二者的差别主要是线圈的材料不同。前者是用普通铜线绕制而成，后者由超导线绕制而成，且工作温度为 4.2K（-269℃），即一个大气压下液氦的温度。超导线圈的低温环境由低温恒温器（图 2-5）保障。低温恒温器是超真空、超低温环境下工作的环状容器，内部依次为液氦杜瓦、冷屏和液氮杜瓦。

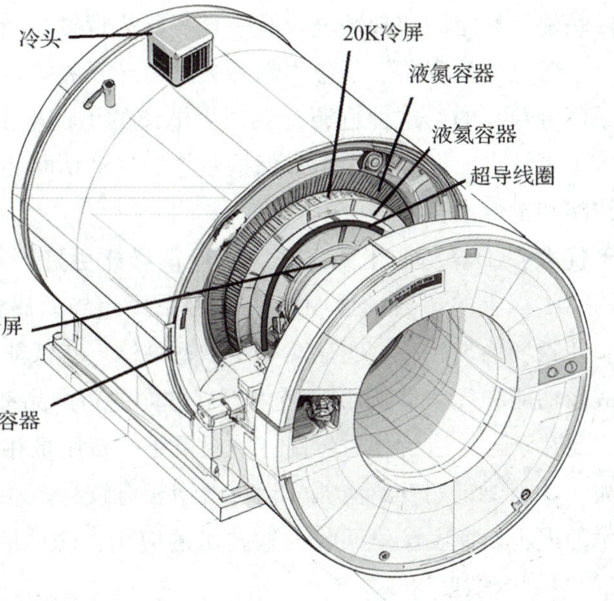

图 2-4 超导型磁体的结构

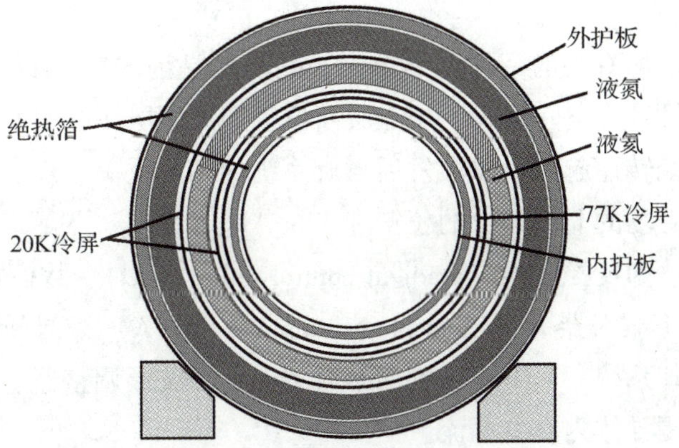

图 2-5 超导型磁体的低温恒温器

超导环境的建立，是指超导型磁体工作温度为 4.2K（-269℃），即一个大气压下液氦的温度。MRI 磁体超导环境的建立通常需要以下步骤。①抽真空：超导型磁体真空绝热层是超导型磁体的重要保冷屏障，其性能主要决定于它的真空度。磁体安装完毕后，一般首先进行抽真空，抽真空不仅需要高精度、高效能的真空泵（通常用等离子真空泵），还需准备真空表、检漏仪、连接管道等。超导型磁体内的真空度要求达到 10^{-7} ~ 10^{-6}mbar，才能保证超导型磁体的真空绝热性能。②磁体预冷：是指用制冷剂将液氦容器内的温度降至其工作温度的过程，由于容器与制冷剂的温差相当悬殊，磁体的预冷常常要消耗大量液氦。通常磁体预冷过程分为两步，首先将温度略高的液氮导入磁体内部，使液氮能在磁体内存留，此时磁体内温度达到了 77K（-196℃），再用有一定压力的高纯度氦气将磁体内的液氮顶出；其次将液氦输入磁体内，直到液氦能在磁体内存留，此时磁体内部温度达到 4.2K（-269℃）。③灌满液氦：磁体预冷到 4.2K（-269℃）后，还要在液氦容器中灌满液氦，一般可灌到满容量的 95%~98%。

励磁一旦成功，超导线圈将在不消耗能量的情况下提供强大的、高稳定性的均匀磁场。对于超导型磁体，成功励磁的条件是建立稳定的超导环境及有一套完善的励磁控制系统，该系统一般由电流引线、励磁电流控制电路、励磁电流检测器、紧急失超开关和超导开关等单元组成。另外，一个高精度的励磁专用励磁电源也是不可缺少的，这种电源是低压大电流的恒流电源，应具有高精度、大功率、高稳定性、电源的纹波较小等特点，电源还须附加保护磁体的自动切断装置，在励磁、退磁过程中及突然停电时，保护超导线圈和电源本身。

超导型磁体具有以下优点：①容易产生高磁场，图像信噪比更好，并可实现更多的高级成像功能，目前 1.5T 高场强及 3.0T 以上的超高场强 MRI 一般都采用超导型磁体。②高稳定性，其磁场强度随时间的漂移非常小。③磁场均匀性高，明显高于永磁型磁体。④低能耗，其超导线圈几乎不消耗电能。所以，具有最新成像功能和代表最新 MRI 技术发展方向的新产品都是超导机型。

超导型磁体的缺点主要在于：①造价相对较高，购置及维护费用也相应增高，随着磁场强度的升高，其边缘场的范围较大。②需要定期补给液氦，运行费用相对较高。

近年来随着磁体技术的进步及挥发液氦回收回输技术的应用，磁体的液氦消耗量已经大幅减少，设备如无特殊情况可接近“零”消耗。

二、梯度系统

梯度系统是指与梯度磁场有关的一切电路单元。其功能是为 MRI 系统提供满足要求的、可快速开关的梯度场。对 MR 信号进行空间编码，决定层面位置和成像层面厚度。在梯度回波和其他一些快速成像序列中，梯度场的翻转还起着射频激发后自旋系统的相位重聚、产生梯度回波信号的作用。此外，梯度线圈还可用于对磁场的非均匀性的校正。

梯度系统由梯度线圈、梯度控制器（gradient control unit，GCU）、数模转换器（digital to analogue converter，DAC）、梯度功率放大器（gradient power amplifier，GPA）等部分组成（图 2-6），除上述主要组成部分，还有梯度冷却系统，其中，梯度功率放大器包括波形调整器、脉冲宽度调整器和功率输出级。变化的磁场会在周围导体内产生涡流。

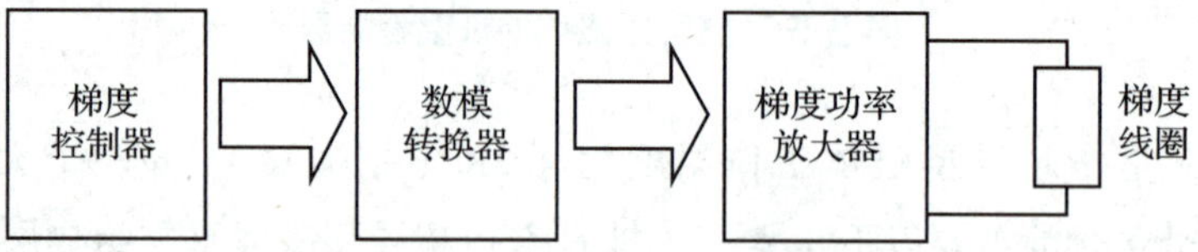

图 2-6 梯度系统的结构框图

1. 梯度线圈 MRI 系统需要三个互相正交的梯度磁场作为空间编码的依据，这三个梯度场分别由三个梯度线圈提供。梯度线圈应该满足下列要求：①良好的线性特性，要求线圈的线性在给定的几何尺寸下大于成像视野；②爬升时间短，爬升时间决定或限制系统的最小回波时间，这对 MRI 中多种成像技术有重要意义；③功耗小，降低散热要求；④最低程度的涡流效应。设计线性梯度线圈的关键在于确定适当的线圈几何形状和载流导线的空间分布，使建立梯度场的大小、方向和线性度在整个成像范围内满足要求。

产生 z 轴方向的梯度场线圈 G_z 是 Maxwell 对（图 2-7），是一对半径为 a 的环形线圈。当两线圈的距离相等时，线圈获得最好的线性。此外，在两线圈中分别通以反向电流，可使正中平面的磁场强度为零。这种线圈被广泛地用来产生 z 梯度场。x 轴和 y 轴方向的梯度线圈 G_x 和 G_y 都是鞍形梯度线圈（图 2-8）。

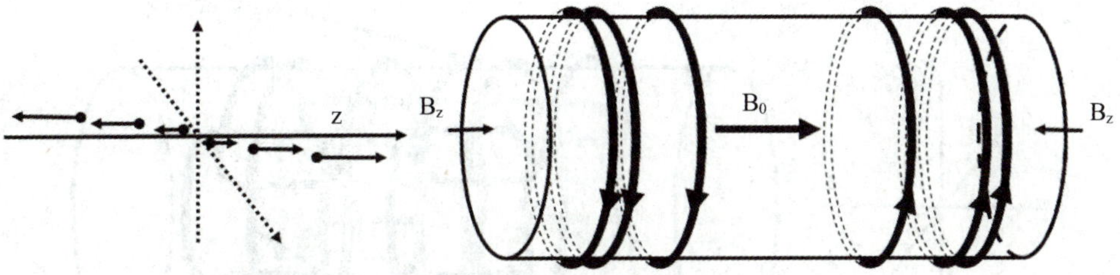

（a）

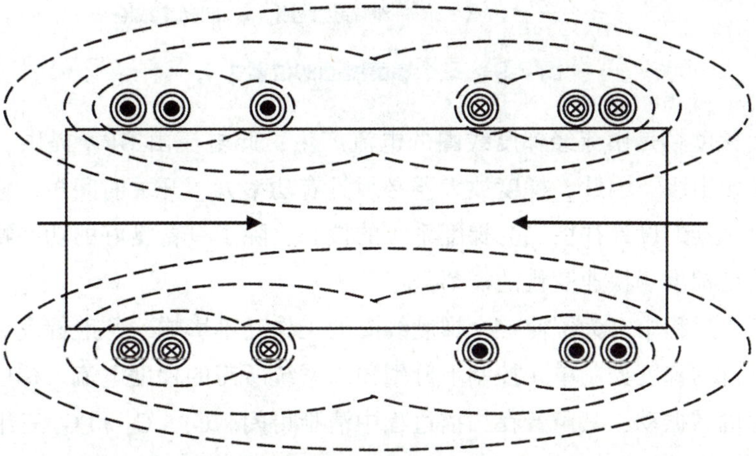

（b）

图 2-7　z 向梯度线圈及磁场

注：（a）z 向梯度线圈；（b）z 向梯度磁场。

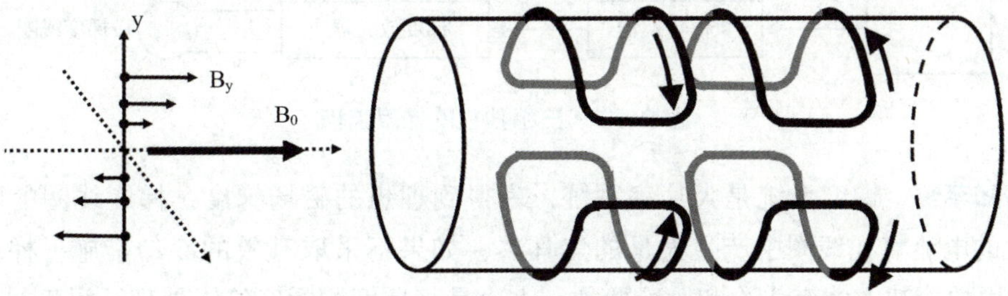

图 2-8　y 向梯度线圈

x、y、z 三组梯度线圈在磁体内的位置如图 2-9 所示，被封装在用纤维玻璃制成的圆筒内，再装入磁体腔内。

2. 梯度控制器和数模转换器　GCU 的任务是按系统主控单元的指令，发出全数字化的控制信号，DAC 接收后，立即转换成相应的模拟电压控制信号，产生梯度放大器输出的梯度电流。系统不仅要求梯度磁场能够快速启停，而且要求其大小和方向都可改变，反映在硬件上就是要求梯度放大器具有较好的脉冲特性。对梯度放大器的精确控制就是由梯度控制器和数模转换器共同完成的。DAC 收到梯度控制器发送的、标志梯度电流大小的代码后，立即转换成相应的模拟电压控制信号，以驱动梯度放大器输出梯度电流。

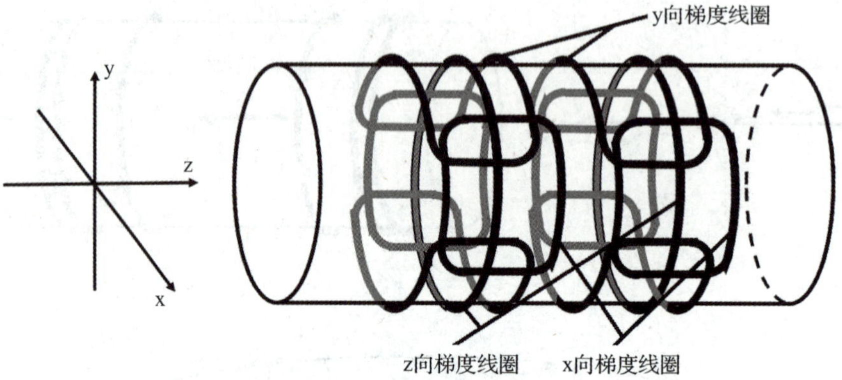

图 2-9　三个梯度线圈的位置关系

3. 梯度放大器　梯度场是由流经梯度线圈的电流产生，此电流由 GPA 提供。梯度放大器是整个梯度控制电路的功率输出级。因此，梯度放大器必须具有功率大、开关时间短、输出电流精确和系统可靠等特点。梯度放大器的设计往往成为梯度系统的核心，除了具备良好的功率特性外，还要有良好的开关特性，才能满足梯度场快速变化的需要。

在梯度放大器工作过程中，为了使三个梯度线圈的工作互不影响，一般都安装三个相同的电流驱动放大器。它们在各自的梯度控制单元控制下分别输出系统所需的梯度电流。梯度场快速变化所产生的力使梯度线圈发生机械振动，其声音在扫描过程中清晰可闻。G_x、G_y 和 G_z 三组梯度线圈有各自独立的梯度控制单元和梯度放大器（图 2-10）。

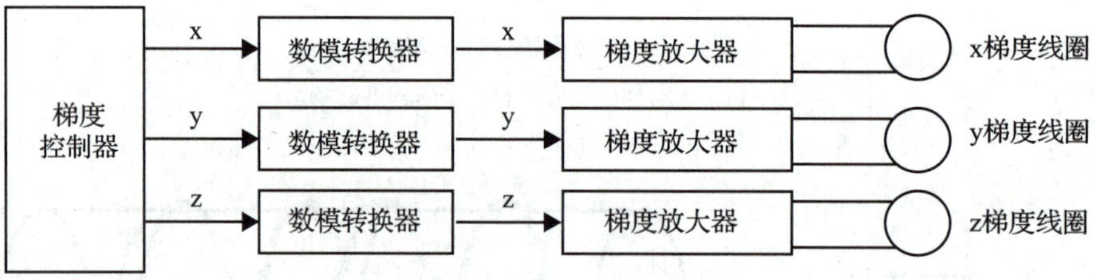

图 2-10　三组独立的梯度结构

4. 梯度冷却系统　梯度系统是大功率系统，为得到理想的磁场梯度，梯度线圈的电流往往超出 100A。如此大的电流将在线圈中产生大量的焦耳热，如果不采取有效的冷却措施，梯度线圈就有可能被烧毁。常用的冷却方式有水冷和风冷两种，水冷是将梯度线圈经绝缘处理后浸于封闭的蒸馏水中散热，水再由冷水交换机将热量带出；风冷是直接将冷风吹在梯度线圈上。目前，高性能的梯度系统均采用水冷的方式。

5. 涡流及涡流补偿　变化的磁场在其周围的导体内会产生感应电流，这种电流的流线在导体内自行闭合，称为涡电流（eddy currents），简称涡流。涡流的强度与磁场的变化率成正比，其影响程度与这些导体部件的几何配置和它们与梯度线圈的距离有关。涡流所消耗的能量最后均变为焦耳热，称为涡流损耗，一般系统都要设法减少这种损耗。涡流可引起 MR 影像伪影，并能引起 MR 频谱基线伪影和频谱失真。

三、射频系统

射频系统是磁共振成像系统实施射频激励并接收和处理射频脉冲（radio frequency，RF）信号的功能单元（图 2-11）。射频系统不仅需要根据扫描序列的要求发射各种翻转角的射频脉冲，还要接收成像区域内发出的磁共振信号，因此射频系统分为发射单元和接收单元两部分。

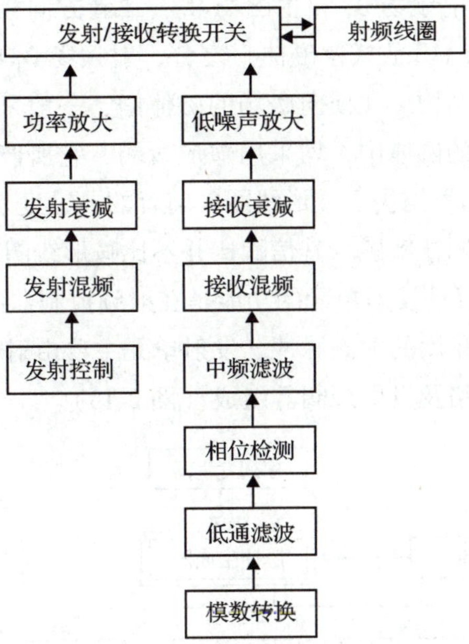

图 2-11　射频系统的组成

1. 射频线圈　既是发生磁共振的激励源，又是磁共振信号的探测器。射频线圈中用于建立射频场的称为发射线圈，用于检测磁共振信号的称为接收线圈。无论是发射线圈还是接收线圈，处理的都是基本同频率的射频信号，因而，发射线圈和接收线圈统称为射频线圈。

（1）按照线圈功能分类：射频线圈分为发射/接收线圈和接收线圈。在进行 MRI 检查过程中，同一射频线圈可以在序列周期内不同的时间，分别实施发射和接收两种功能，形成既能发射又能接收的两用线圈，如常用的正交体线圈及正交头线圈，这类线圈在实际工作时需要使用电子线路在发射和接收之间快速切换。

（2）按照线圈成像范围分类：射频线圈分为全容积线圈、部分容积线圈及表面线圈。①全容积线圈：指能整个包容成像部位的柱形线圈，如体线圈和头线圈（图 2-12），这种线圈在一定的容积内有比较均匀的发射和接收 RF 场，因此主要用于大体积组织或器官的大范围成像。②部分容积线圈：是全容积线圈和表面线圈两种技术结合而成，其 RF 均匀性介于全容积线圈和表面线圈之间，部分容积线圈只能包容部分成像体。③表面线圈：是一种可紧贴成像部位放置的接收线圈，其结构呈扁平形，该线圈接收场非常不均匀，在影像上的表现是越接近线圈的组织越亮，越远离线圈的组织越暗，主要用于表浅组织和器官的成像。

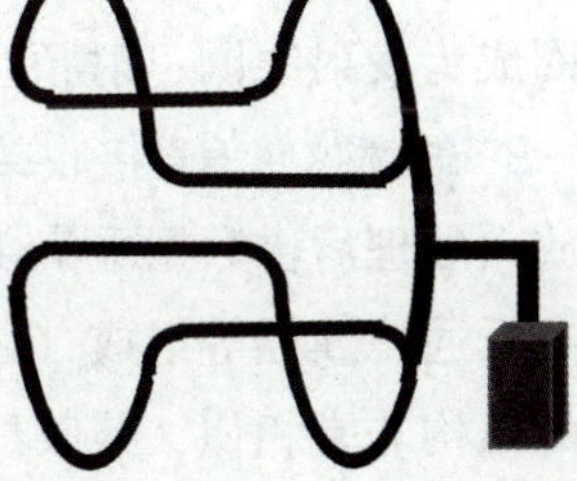

图 2-12　头线圈

（3）按照极化方式分类：射频线圈分为线性极化、圆形极化及相控阵线圈。①线性极化线圈：只有一个绕组，射频场只在一个方向上。②圆形极化线圈：有两对相互垂直的绕组，两组绕组同时接收一个 MR 信号，所以，这种线圈的信噪比有所提高，该线圈又称为正交线圈。③相控阵线圈：是目前较先进的一种线圈，是由多个线性极化或圆形极化的小线圈组成的线圈阵列，每个小线圈都有各自的接收通道及放大器，可以进行大范围成像，提高信噪比，阵列线圈中每个线圈都可以同时采集信号，每个小线圈也可单独或任意组合使用。目前，较先进的相控阵线圈是由 128 个线圈单元组成的全景式相控阵线圈。

（4）按照主磁场方向：分为射频场 B_1 和主磁场 B_0，二者方向相互垂直。由于主磁场 B_0 有纵向磁场（超导型磁体）和横向磁场（开放式永磁体）之分，射频场 B_1 的方向也要随之而变。体现在体线圈设计上就是采用不同的绕组结构。在横向磁场的磁体中，一般采用螺线管线圈，这时 B_1 的方向将与人体轴线一致。在纵向磁场的磁体中，均采用鞍形线圈，它所产生的射频场垂直于被检体轴线。螺线管线圈的灵敏度和 B_1 场均匀性均优于鞍形线圈，前者的灵敏度是后者的 2~3 倍。但是，由于螺线管线圈对来自被检体的噪声也同样敏感，其信噪比并不比鞍形线圈高。

2. 射频脉冲发射单元 射频脉冲发射单元的功能是在射频控制器的作用下，提供扫描序列所需的各种射频脉冲，即能够产生任意角度的射频脉冲。发射单元主要由射频振荡器、频率合成器、波形调制器、滤波放大器、阻抗匹配网络及发射线圈等组成（图 2-13）。

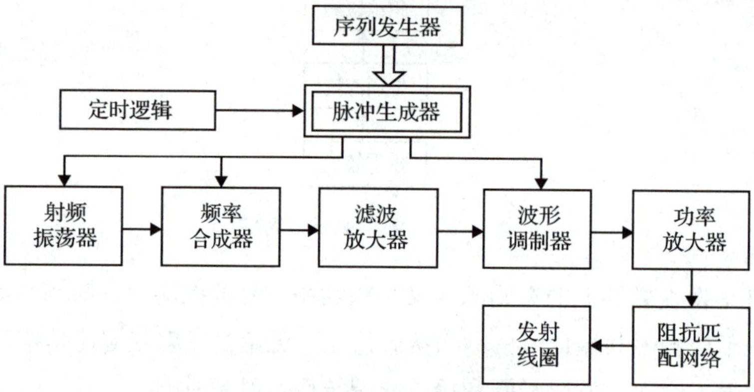

图 2-13 射频脉冲发射单元

由射频振荡器产生的电磁波首先被送入频率合成器，射频脉冲的频率在此得到校正，使之完全符合相应序列的需要。然后，标准频率的射频脉冲进入波形调制器，波形调制器的作用是产生需要的波形。在这一过程中，射频脉冲要经过多级放大，使其幅度得以提高。射频脉冲发射单元的最后一级为脉冲功率放大器，它输出一定发射功率的射频波。这一射频脉冲要通过一个阻抗匹配网络进入发射线圈。阻抗匹配网络在这里起缓冲器和开关的作用。由于有些线圈（如体线圈和头线圈）既是发射线圈又是接收线圈，必须通过阻抗匹配网络进行转换。射频发射时，它建立的信号通路阻抗非常小，使线圈成为发射线圈；射频接收阶段，它建立的信号通路阻抗非常大，使线圈成为接收线圈。

3. 射频脉冲信号接收单元 射频脉冲信号接收单元的功能是接收人体产生的磁共振信号，并经适当放大处理后供数据采集单元使用。它是由接收线圈、前置放大器、混频器、中频放大器、相敏检波器及低通滤波器等组成（图 2-14）。①接收线圈：用于接收人体被检部位产生的 MR 信号，与发射线圈的结构非常相似，接收线圈的特性直接决定着图像质量的好坏，因此一个优良的接收线圈在 MR 成像中至关重要。②前置放大器：是射频脉冲信号接收单元的重要组成部分，前置放大器应尽量接近接收线圈，这样对 MR 信号有很高的放大倍数，又有很小的噪声，并且信号在电缆上的损失较小。③混频器：作用是将经过低噪声前置放大后的信号进行变频，将信号频谱移至中频上。④相敏检波器：作用是从来自中频滤波电路的中频信号中检测出低频 MR 信号，它输出两个相位差为 90°的信号，这两个信号即为 MR 信号的实部和虚部。⑤低通滤波器：作用是将信号中除了所需的 MR 信号外的一些高频的干扰和噪声滤除。

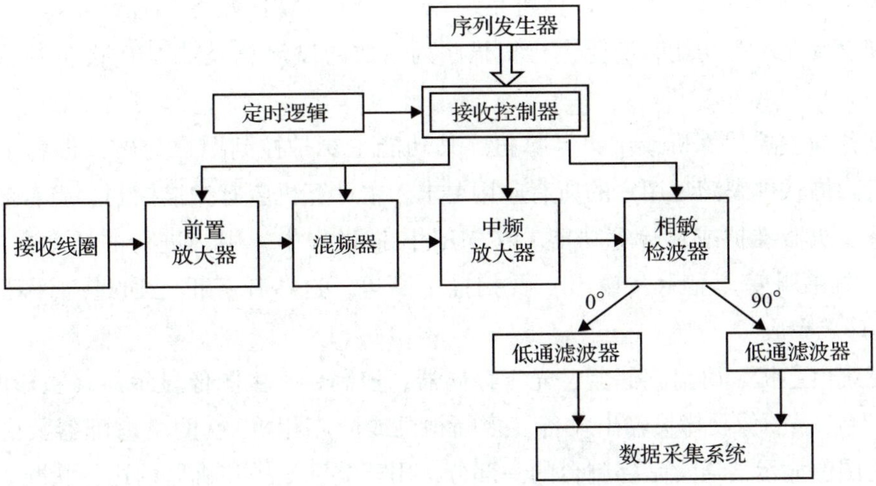

图 2-14　射频脉冲信号接收单元

四、信号采集和图像重建系统

信号采集单元的核心是 A/D 转换器。转换速度和精度是 A/D 转换器的两个重要指标。A/D 转换的过程可分为采样和量化两个步骤，这两个步骤的快慢都将影响 A/D 转换的速度。转换精度以输出二进制数据的位数来表示。A/D 转换器进行磁共振信号的数字化，这些信号又经一定的数据接口送往接收缓冲器等待进一步处理（图 2-15）。从射频系统的 A/D 转换器输出的 MR 信号数据不能直接用来进行图像重建，需进行一些简单的处理，包括传送驱动、数据的拼接和重建前的预处理等。通常把经过预处理的测量数据称为原始数据。原始数据经重建后便得到图像（显示）数据。

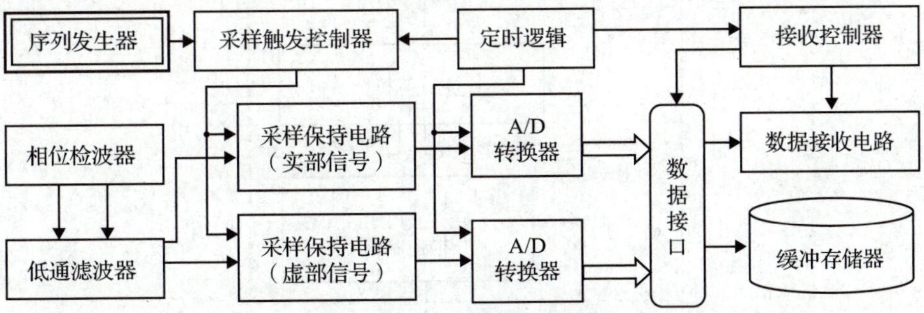

图 2-15　信号采集系统构成框图

图像重建是对数据的高速数学运算，由于数据量及运算量很大，需在专用的图像处理计算机（图像处理器）中进行。目前图像处理器均采用图像阵列处理器，图像阵列处理器一般由数据接收单元、高速缓冲存储器、数据预处理单元、算术和逻辑运算部件、控制部件、直接存储器存储通道及傅立叶变换器组成。在高速图像处理器中，每秒可重建几千幅图像。

五、主计算机和图像显示系统

在 MRI 系统中，计算机（包括微处理器）的应用非常广泛，各种规模的计算机、单片机、微处理器，构成了 MRI 系统的控制网络。计算机系统作为 MRI 设备的指令和控制中心，具有数据采集、处理、存储、恢复及显示等功能，还能进行扫描序列参数的设定及提供 MRI 设备各单元的状态诊断数据。

主计算机又称为主控计算机或中央计算机，其功能主要是控制用户与磁共振各子系统之间的通信，并通过运行扫描软件来满足用户的所有应用要求。主计算机应有扫描控制、患者数据管理、归档图像、评价图像及机器维护或自检等功能。在 MRI 扫描过程中，用户进行的活动主要有患者登记、扫描方案制订、图像调度（显示及输出）及扫描中断等。这些任务都是通过主计算机的控制界面（键盘、鼠标器）来完成。

主计算机系统由主机、磁盘存储器、光盘存储器、控制台、主图像显示器（主诊断台）、辅图像显示器（辅诊断台）、图像硬拷贝输出设备（多幅相机或激光相机）、网络适配器及谱仪系统的接口部件等组成。主图像显示器通常是控制台的一部分，用于监视扫描和机器的运行状况。

在主计算机上运行的软件可分为系统软件和应用软件两大类。系统软件是指用于计算机自身的管理、维护、控制和运行，以及计算机程序的翻译、装载和维护的程序组。系统软件又可分为操作系统、语言处理系统和常用例行服务程序等三个模块。其中操作系统是系统软件的核心。目前 Windows 和 LINUX 是 MRI 系统主计算机的主流操作系统。在 MRI 主计算机系统中运行的应用软件通常包括患者信息管理、图像管理、图像处理、扫描及扫描控制、系统维护、网络管理和主控程序等模块（图 2-16）。

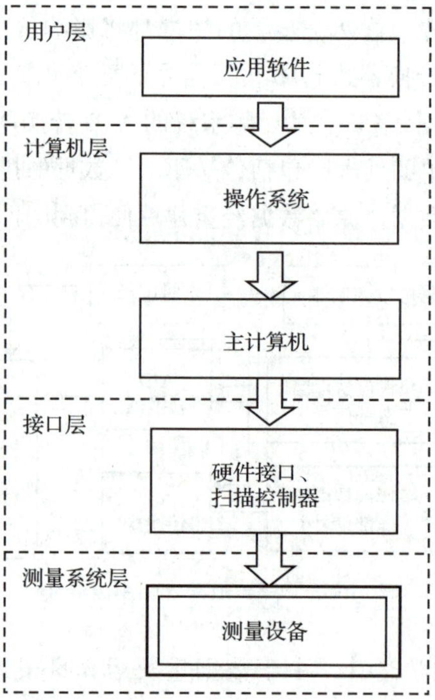

图 2-16　计算机与其他设备的关系

第二节　磁共振成像设备的性能与参数

一、磁体系统

磁体系统的性能指标有主磁场强度、磁场均匀性、磁场稳定性、磁体有效孔径及高斯线范围等。

1. 主磁场强度　在其他条件不变的情况下，信噪比主要依赖磁场强度与采样体素，磁场强度越高，信噪比越大，成像质量越高，但人体对射频能量的吸收增加，对人体产生不良影响。同时，增加主磁场强度将使设备成本急剧增加。目前美国食品药品监督管理局规定，可应用于临床的 MRI 设备最大场强为 7.0T。

主磁场的场强可采用高斯（G）或特斯拉（T）来表示，特斯拉是法定单位。距离 5 安培（A）电流通过的直导线 1cm 处检测到的磁场强度被定义为 1G，特斯拉与高斯的换算关系为：1T=10000G。

2. 磁场均匀性　磁共振成像需要均匀度很高的磁场，在成像区域范围内的磁场均匀度是决定影像空间分辨力和信噪比的基本因素，它决定系统最小可用的梯度强度。

磁共振技术对主磁场均匀度的要求很高，原因在于：①高均匀度的场强有助于提高图像信噪比。②场强均匀是保证磁共振信号空间定位准确性的前提。③场强均匀可减少伪影（特别是磁化率伪影）。④高均匀度磁场有利于进行大视野扫描，如肩关节等偏中心部位的 MRI 检查。⑤只有高均匀度磁场才能充分利用脂肪饱和技术进行脂肪抑制扫描。⑥只有高均匀度磁场，MRS 才能有效区分不同代谢产物。

磁场均匀性的测量方法通常有点对点法（peak to peak，P-P）、平方根法（root mean square，RMS）、容积平方根法（volume root mean square，Vrms）。

通常取与磁体同心的球形空间作为磁场均匀性测量的容积范围，用球体容积的直径（diameter of spherical volume，DSV）表示该容积范围的大小，DSV 常用 10cm、20cm、30cm、40cm、45cm 和 50cm 为直径的球体。在 MRI 系统中，均匀性是以主磁场的百万分之几（parts of per million，ppm）为单位定量表示。在所取测量 DSV 大小相同的前提下，ppm 值越小表明磁场均匀性越好，且 DSV 越大，磁场均匀性越低，图像质量越差。磁场均匀性由磁体本身的设计和具体外部环境决定。目前 1.5T 以上的超导主磁体，其主磁场的均匀度一般都可以达到 10cm DSV（≤0.001ppm）、20cmDSV（≤0.02ppm）、30cmDSV（≤0.1ppm）、40cmDSV（≤0.2ppm）、50cmDSV（≤1.5ppm）或以上。

3. 磁场稳定性　是衡量磁场强度随时间漂移程度的指标，它与磁体类型和设计质量有关，受磁体附近铁磁性物质、环境温度、磁体电源稳定性、匀场电源漂移等因素的影响，稳定性下降，意味着单位时间内磁场的变化率增高，在一定程度上亦会影响图像质量。

磁场的稳定性可以分为时间稳定性和热稳定性两种。时间稳定性指磁场随时间而变化的程度；热稳定性指磁场随温度而变化的程度。永磁型磁体和常导型磁体的热稳定性比较差，因而对环境温度的恒定能力要求很高。超导型磁体的时间稳定性和热稳定性较好，这也是目前超导型磁体应用广泛的一个重要指标。通常要求磁场稳定性≤0.1ppm/h。

4. 磁体有效孔径　磁体的有效孔径指梯度线圈、匀场线圈、射频体线圈和内护板等均安装完毕后柱形空间的有效内径，超导型磁体基本是空洞式，分为大孔径和常规孔径两种，大孔径通常孔径≥70cm，常规孔径通常孔径≥60cm。

磁共振系统磁体腔一般设计为圆桶状，供患者静躺，磁体腔四周是密封的，以便磁体腔四周线圈形成环状结构。孔径过小容易使患者产生压抑感，孔径大可使患者感到舒适。然而，增加磁体的孔径在一定程度上比提高磁场强度更难。近年来出现了开放式磁体，这种磁体的优点是患者位于半敞开的检查床上，不会产生通常 MRI 被检者常有的恐惧心理，易为儿童或焦躁型患者所接受，还能进行介入治疗。

5. 高斯线范围 磁体的边缘场指延伸到磁体外部向各个方向散布的杂散磁场，边缘场延伸的空间范围与磁场强度和磁体结构有关。随着空间点与磁体距离的增大，边缘场的场强逐渐降低（与距离的立方成反比）。边缘场是以磁体原点为中心向周围空间发散的，具有一定的对称性。常用等高斯线图来形象地表示边缘场的分布，即由一簇接近于椭圆的同心闭环曲线表示的杂散磁场分布图（图 2-17），图中每一椭圆上的点都有相同的场强（用高斯表示），故称为等高斯线。由于不同场强磁体的杂散磁场强弱不同，对应的等高斯线也就不同，一般用 5G（0.5mT）线作为标准。边缘场可能对在它范围内的电子仪器产生干扰，这些电子仪器也通过边缘场对内部磁场的均匀性产生破坏作用。因此，要求边缘场越小越好。通常采用磁屏蔽的方法减小边缘场。

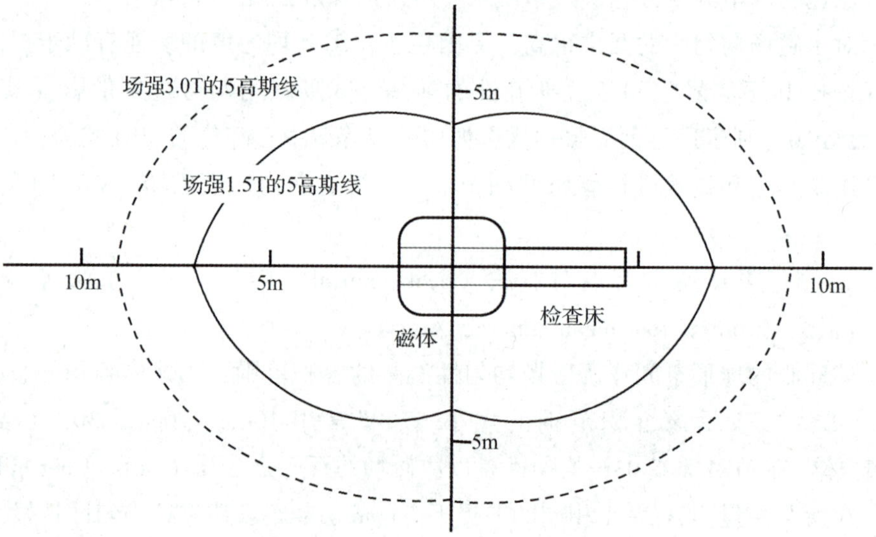

图 2-17 磁体边缘场的分布（5G）

除了上面所提到的磁体性能指标外，磁体重量、磁体长度、制冷剂（液氦）的挥发率和磁体低温容器（杜瓦）的容积等因素也是超导型磁体的重要指标。

二、梯度磁场系统

梯度磁场简称为梯度场。梯度磁场的性能通常有梯度强度、最大梯度切换率、梯度爬升时间、梯度线性、梯度有效容积及梯度工作周期等。

1. 梯度强度 梯度强度是指梯度变化时可以达到的最大值，单位为 mT/m。在梯度线圈一定时，梯度强度由梯度电流所决定，而梯度电流又受梯度放大器的功率限制。梯度强度越高，扫描层面越薄，体素越小，图像的空间分辨力越高。有效梯度两端的磁场强度差值除以梯度磁场施加方向上有效梯度的范围（长度）即表示梯度强度，即：

梯度强度（mT/m）= 有效梯度两端的磁场强度差值（mT）÷有效梯度长度（m）

目前，新型 MRI 系统的梯度强度达到 30~45mT/m。

2. 最大梯度切换率和梯度爬升时间　最大梯度切换率和梯度爬升时间是梯度系统的两个重要指标，它们从不同角度反映梯度磁场达到某一预定值的速度。梯度爬升时间指梯度由零上升到最大梯度强度或由最大梯度强度降至零所用时间，单位为毫秒（ms）。梯度强度爬升越快，扫描速度越快。最大梯度切换率指单位时间及单位长度内的梯度强度变化量，常用梯度强度（通常以 mT/m 为单位）除以爬升时间（以毫秒为单位），单位为 mT/m/ms 或 T/m/s。梯度切换率越高，梯度强度爬升越快，可提高扫描速度，从而实现快速或超快速成像。最大有效梯度切换率通常指单轴（x、y 或 z 轴）最大值，最大有效梯度切换率为三轴单独切换率平方根。近年来，30mT/m 以上的梯度切换率可达 100~200mT/（m · ms^{-1}）。梯度的变化（图 2-18），梯度的有效部分是中心的矩形，梯度的腰部表示梯度线圈通电后爬升至预定值所需要的时间，则：

梯度切换率（mT/m/ms）= 梯度强度（mT/m）÷梯度爬升时间（ms）

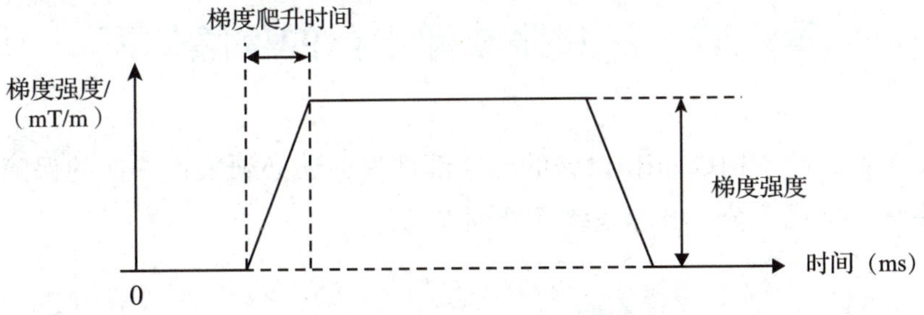

图 2-18　梯度脉冲的梯度变化

3. 梯度线性　梯度线性是衡量梯度平稳性的指标。线性越好，梯度磁场越精确，图像的质量就越好。非线性度随与磁场中心距离增加而增加。因此，如果梯度线性度不佳，图像的边缘可能产生空间和强度的畸变。一般来说，梯度非线性度（最大 FOV 情况下）≤2%。

4. 梯度有效容积　又称均匀容积，是梯度线圈所包容的、梯度能够满足一定线性要求的空间区域。这一区域一般位于磁体中心，并与主磁场的有效容积同心。对于梯度线圈，其有效容积只能达到总容积的 60% 左右。梯度线圈的均匀容积越大，则在 x、y、z 三轴方向上不失真成像区的视野范围就越大。

5. 梯度工作周期　即在一个成像周期时间（TR）内梯度工作时间所占的百分比。梯度工作周期与成像层数有关，在多层成像中，成像层面越多则梯度工作周期百分比越高。

梯度系统性能高低直接决定着 MRI 设备的扫描速度、影像的几何保真度及空间分辨力等。另外，其性能还同扫描脉冲序列中梯度脉冲波形的设计有关，即一些复杂序列的实现也取决于梯度。

三、射频系统

射频系统的核心是射频线圈，射频线圈的主要指标有信噪比、灵敏度、射频场均匀性、线圈品质因数、填充因子及线圈的有效范围等。提高信噪比是设计线圈的最主要目的。

1. 射频线圈信噪比 射频线圈的信噪比与成像部位的体积、进动角频率的平方成正比，与线圈半径成反比，还和线圈几何形状有关。线圈的信噪比越高，越有利于提高影像分辨力和系统成像速度。目前很多高场强磁共振经常要做的一项检查就是定期检测（一般为半年）射频线圈的信噪比。

2. 线圈的灵敏度 指接收线圈对输入信号的响应程度。灵敏度越高，可检测越微弱的信号，但同时噪声水平也会增加。

3. 射频场均匀性 指发射 B_1 场或接收磁共振信号的均匀性，它与线圈的几何形状密切相关，螺线管线圈及其他柱形线圈提供的均匀性最好，表面线圈的均匀性最差。

4. 线圈品质因数（Q） 指线圈谐振电路的特性阻抗与回路电阻的比值，它与线圈的带宽 $\Delta\omega$ 及共振频率 ω_0 之间的关系是：$\omega_0=\Delta\omega Q$。

5. 填充因子 又称填充因数，是样品体积与线圈容积之比，它与线圈的信噪比成正比。

6. 线圈的有效范围 指激励电磁场可以到达的空间范围，它取决于线圈的几何形状。线圈的有效范围越大，成像视野（field of view，FOV）越大，其信噪比越低。

射频线圈应该根据不同的应用，综合考虑以上性能指标的合理设计。

第三节 磁共振成像设备的保障体系

MRI 系统正常工作，除了构成 MRI 设备的必要部件外，还必须装备一些的保障设备，如磁屏蔽、射频屏蔽、水冷系统、空调系统、电源系统等外围设备。

一、磁屏蔽

磁屏蔽是用高饱和度的铁磁性材料或通电线圈来包容特定容积内的磁力线。磁场屏蔽效果的评价标准一般使用 5G，即 0.5mT 磁力线的分布范围来表示。它不仅可防止外部铁磁性物质影响磁体内部磁场的均匀性，也可大大削减磁屏蔽外部杂散磁场的空间分布范围（图 2-19）。

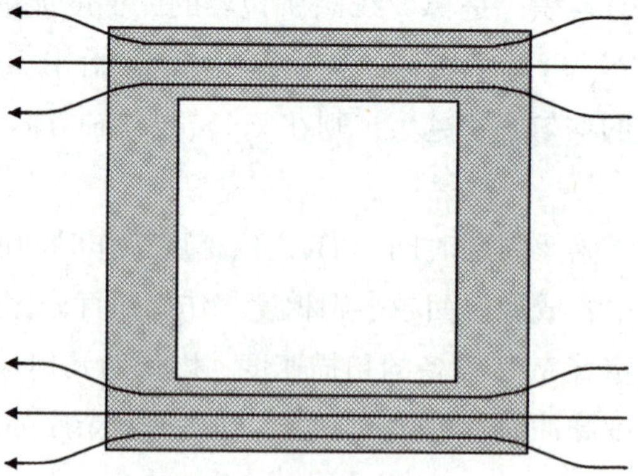

图 2-19 磁屏蔽的原理

MRI 系统的磁屏蔽可分为有源屏蔽和无源屏蔽两种。①有源屏蔽：是由一个线圈或线圈系统组成的磁屏蔽。与工作线圈（内线圈）相比，屏蔽线圈可称为外线圈。这种磁体的内线圈中通以正向电流，以产生所需的工作磁场，外线圈中则通以反向电流，以产生反向的磁场来抵消工作磁场的杂散磁场，从而达到屏蔽的目的。②无源屏蔽：是采用铁磁性屏蔽体直接达到屏蔽的目的，因不使用电流而得名。无源磁屏蔽根据屏蔽范围，分为房屋屏蔽、定向屏蔽和自屏蔽。

二、射频屏蔽

由发射单元与接收单元组成的射频系统是 MRI 系统的重要组成部分。由于发射单元发射 RF 脉冲时功率高达数千瓦，工作时产生的 RF 脉冲极易干扰邻近的无线电设备。此外，人体磁共振信号较微弱，接收单元线圈接收的共振信号容易受到干扰而淹没。因此，MRI 的磁体间需要安装有效的射频屏蔽。

常见的射频屏蔽系统采用铜板或不锈钢板制作，并镶嵌于磁体室的四壁、天花板及地板内，构成一个完整的、密封的射频屏蔽体。而且六个面之间的接缝采用全部叠压，并采用氩弧焊、无磁螺钉等工艺连接，地板内的射频屏蔽还需进行防潮、防腐和绝缘处理，所有屏蔽件均不可采用铁磁性材料制作。

关门后磁体室门和墙壁间的屏蔽层要密切贴合，观察窗的玻璃间一般改用铜丝网屏蔽体。进出磁体室的电源线、信号线等均应通过滤波板，有效抑制射频干扰。所有进出磁体间的空调送风管、回风口和氦气回收管等穿过射频屏蔽时，必须通过相应的波导管。此外，整个屏蔽体须通过一点单独接地。屏蔽工程完成后，应按国家标准进行屏蔽检测，特别是门、观察窗、波导管、滤波器和失超管周围。

三、水冷系统

液氦作为制冷剂在超导 MRI 系统中得到了广泛应用。但由于液氦的价格昂贵，使超导 MRI 系统的运行费用大大增加。因此，降低磁体的液氦消耗量一直是 MRI 磁体制造商追逐的目标之一。目前，除了在磁体制造方面采用高性能的保温材料和保温技术之外，还广泛采用磁体冷却系统来减少液氦的蒸发，磁体冷却系统通常由磁体中的液氮及液氦冷屏、冷头、氦压缩机（冷头压缩机）和水冷机系统组成（图 2-20）。

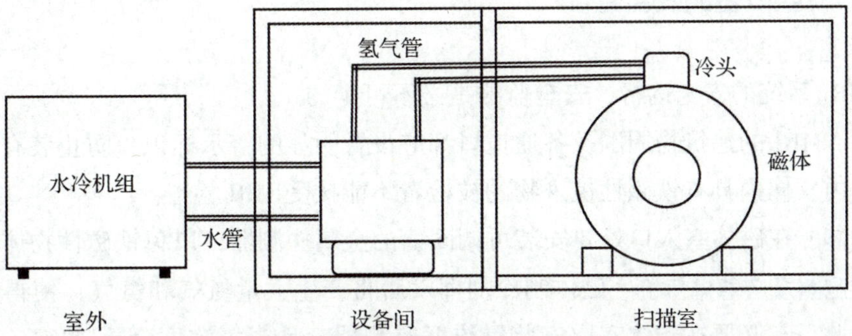

图 2-20 水冷系统

氦压缩机采用水冷却方式，它的散热器被冷水管包绕，产生的热量最终由循环冷水带走，冷水由系统中的水冷机提供。

四、其他保证系统

1. 空调系统 MRI 系统各电子柜、图像处理器、控制计算机、氦压缩机和电源等设备工作时都会产生一定热量，使室温升高，影响系统的可靠性。因此，它必须有空调系统作保障。MRI 系统对环境的要求一般为室温 21±3℃、相对湿度 50%~65%。由于现在的精密空调都可进行温度和湿度的双重控制，经过适当的设置很容易满足 MRI 系统的要求。

2. 电源系统 不间断电源（uninterruptible power system，UPS）是一种位于市电和用户负载之间的、可连续高质量供电的新型电源设备。有了 UPS，即使市电不正常或发生中断，它也能向负载提供符合要求的交流电，从而保证一些重要设备的不间断工作。除了对市电的处理环节外，UPS 中还包括一个或多个贮能环节和能量变换装置，用于保证持续供电。

计算机等高级电子系统的电源中都装有欠压保护电路，当电网欠压或突然中断后，其滤波电容的能量一般可维持 10 毫秒左右的时间。如果 UPS 能在此时间间隔内接续供电，就不影响负载的正常工作。这一时间称为 UPS 的过渡时间，是 UPS 的重要指标之一。目前，UPS 的过渡时间已能减少到 10 毫秒以下，许多 UPS 的过渡时间甚至接近于零。显然，过渡时间越短，断电时对设备的影响就越小。

UPS 的功率由 MRI 系统的总功耗（包括氦压缩机）选定，并注意留有 30%左右的余量，以便给工程技术人员进行断电后的应急处理留出足够时间。

第四节　磁共振成像设备的管理

磁共振成像设备是一种分辨力高、图像质量好，但又十分昂贵的大型精密医学影像诊疗设备。磁共振成像设备的安全监测与日常维护是磁共振成像系统正常运行的重要保障，也是对工作人员和被检者的健康及安全的保障。

微课：磁共振设备的安全检测与日常维护

一、磁共振成像设备的安全监测

为了保证 MRI 系统的安全运行，安全监测是必不可少的。

1. 警示标识 MRI 的建筑物周围及各通道口都应设置明显的警示标识，防止装有体内植入物的患者误入 5 高斯线内。体内具有铁磁性植入物的被检者不能接受 MRI 检查。

2. 金属探测器 在磁体室入口处要安装可调阈值的金属探测器，以免铁磁性物体被带入室内。

3. 氧浓度监测器及应急排气机 磁体制冷剂挥发后将产生大量氮气和氦气，使得磁体室内的氧含量大幅下降。因此，有必要在磁体室内安装氧浓度监测器，且当氧浓度降至 18%（人体所需的最低限氧浓度）以下时，它应能自动启动应急排气机排气。当给磁体补充液氦时，有可能使氧含量过低，更要适时排气。

4. 断电报警装置 市电停止后，该装置应立即触发报警，提示工程人员进行断电后应急处理。断电报警装置的电源可由 UPS 提供。

5. 紧急停电开关 在磁体室、控制室和设备室墙壁的明显部位都应安装系统紧急断电开关，以便在被检者或设备安全受到威胁时可迅速切断电源。

二、磁共振成像设备的日常维护

磁共振成像设备根据类型和场强不同，价格差异较大，总体来说属于大型、贵重医疗设备。因此，它的日常维护和保养工作非常重要，其内容主要如下。

1. 扫描期间保持恒温、恒湿，换新风装置工作正常。
2. 定期检查校准射频管工作特性曲线，确保射频管工作在最佳状态。
3. 定期检查校准磁体匀场，保证图像质量优质。
4. 常导型磁体供电电源应确保稳压、稳流、通风散热情况良好；超导型磁体应每日记录液氦消耗量。工作中每日均需确认保证液氦液面计工作正常。
5. 定期检查梯度水冷机和冷头、水冷机。定期补充循环水量，确保冷水温度、压力、流量符合工作要求。水冷系统的冷却水要定期更换，以免蒸发器里水垢过多或是堵塞水路中过滤装置影响制冷效果。为防止因短时间停电而造成水冷系统无法自行启动，应当装置断电报警，一旦停电及时通知维护人员。经常观察记录水冷系统操作面板及各压力表上的数据，知道正常工作状态下的各个数值，保证出现故障现象时有参考。定期对室外机进行检查，保证室外机周围及上面无杂草、杂物。定期冲洗室外机散热片，尤其是夏天，保证水冷系统的正常散热。
6. 日常工作中，应避免磁体内遗留金属物品，定期清理磁体扫描孔，清除杂物。
7. 在更换各种检查线圈时，应注意拆卸、搬运动作一定要轻柔，应定期清洁线圈连接插头、插座。
8. 首次安装时使用过的磁体吊装金属支架、轮式运输支架及配套螺栓等物品一定要妥善保管储存，以备更新换装设备时使用。
9. 每天必须有专人负责检查记录液氦水平、冷头和水冷机运行状况、每天开机后执行质量保证（quality assurance，QA）和质量控制（quality control，QC）程序并记录结果。
10. 液氦水平面降至55%～60%前就提前安排补充事宜。防止因致液氦缺货、制冷系统突然故障而导致制冷剂过度挥发。

▶知识拓展

磁共振发展史上的关键人物及其贡献

伊西多·艾萨克·拉比：1930年，发现了磁共振现象，为这一领域的研究奠定了基础。

珀塞尔和布洛赫：1946年，在磁共振现象的研究中作出了重要贡献，并因此获得了诺贝尔物理学奖。

保罗·劳特伯：1972年，首次制作了以水为样本的二维图像，展示了磁共振的可能性。

雷蒙德·达马迪安（R. Damadian）：1971年，利用磁共振谱仪对鼠的正常组织与癌变组织进行了研究，发现了正常组织与癌变组织中水质子的 T_1 值有明显的不同。

—• 考试知识点总结 •—

—• 本章小结 •—

—• 协和云课堂…… 拓展练习及参考答案 •—

（周锐志 于汉奎）

第三章　磁共振成像原理

教学课件

学习目标

素质目标

（1）培养对医学技术的敬畏之心，确保医学影像技术的合理、合法、合规应用。

（2）鼓励学习者保持对新技术、新知识的持续学习和探索精神，不断提升自身的专业素养和技能水平。

（3）培养学习者创新思维和实践能力，推动 MRI 技术的不断发展和完善。

知识目标

（1）掌握：磁共振的三要素（自旋原子核、静磁场、射频脉冲频率），原子核的自旋、磁矩、射频脉冲与原子核系统之间的相互作用等基本概念，纵向弛豫（T_1）和横向弛豫（T_2）的定义及其区别，空间定位的原理（梯度系统、层面选择、频率编码、相位编码）。

（2）熟悉：进动现象及其与拉莫尔频率的关系，磁共振信号的产生及其影响因素（T_1、T_2、质子密度）。

（3）了解：K 空间的填充方式和三维图像重建的基本流程。

能力目标

（1）能遵守严谨的操作规范，确保医学影像技术的安全性和准确性。

（2）能运用磁共振成像原理分析实际问题，提出有效的解决方案，并优化 MRI 扫描参数和图像质量。

案例导入

【案例】

患者，区某，28 岁，足球运动员。因长期的高强度训练和比赛，膝关节开始隐隐作痛，影响其训练质量。为了找到膝关节疼痛的原因并制订出最佳的治疗方案，医生决定为其进行一次 MRI 检查。在 MRI 图像上，医生能够准确地识别出其膝关节是否存在关节积液、半月板撕裂或韧带损伤等问题。

【问题】

1. MRI 是利用了什么物理原理生成图像？
2. MRI 图像为什么能够显示身体内部的细微结构？
3. 请结合后续磁共振信号产生与空间定位原理，分析本例中 MRI 图像显示膝关节损伤的机制。

· 核心知识拆解 ·

磁共振成像技术在现代医学中非常重要，要熟练运用这项技术，必须深入理解其基本原理。本节阐释磁共振成像的原理，将复杂的理论转化为生动的讲解，助力大家轻松把握磁共振成像的精髓。

磁共振成像是一种利用磁场和射频脉冲对人体进行成像的医学影像技术，它基于原子核（在人体中主要是氢质子）在磁场中的磁矩和射频脉冲的相互作用而进行。当人体被置于强大的静磁场中时，氢质子磁矩沿静磁场方向进动，随后施加于氢质子进动频率相匹配的射频脉冲，诱发氢质子共振并吸收能量。射频脉冲停止后，氢质子释放能量并发出信号，这些信号被接收器捕获并传输至计算机进行处理。计算机通过复杂的算法将信号重建为图像。磁共振成像通过梯度磁场实现选层和空间定位，在静磁场基础上叠加梯度磁场，使不同层面的氢质子具有不同的进动频率，从而选择性地激发某一层面。在层面内，通过梯度磁场的不同作用时序，利用频率和相位实现空间定位。

第一节　磁共振成像的物理基础

一、相关概念

1. 共振　指一个物理体系在特定频率，即其固有振动频率或共振频率下，倾向于从外部环境中汲取能量的行为，其本质是能量的高效传递，实现这一传递的关键在于振动频率的精准匹配。

2. 磁共振现象　是指将具有磁矩的自旋原子核置于稳定的静磁场中，通过特定频率的射频脉冲激发，使原子核吸收能量并实现能级间的共振跃迁。当射频脉冲停止作用后，原子核逐渐回归原始状态，并释放出所吸收的能量，这一过程称为磁共振，该过程产生的信号即为磁共振信号。

3. 发生磁共振现象的三大要素　①具备磁矩的自旋原子核。②稳定的静磁场。③精确匹配的射频脉冲频率。

微课：产生磁共振的条件

二、磁性原子核

（一）原子核的构成解析

原子由位于中心的原子核及环绕其周围沿特定轨道运动的电子组成（图 3-1）。

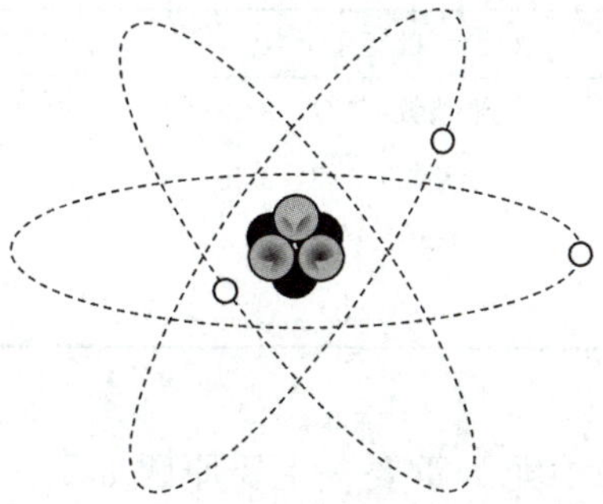

图 3-1 原子结构示意图

原子核由质子和中子组成，质子和中子的质量几乎相同，统称为核子。质子带正电，中子不带电，原子中质子的数量决定了该元素的种类，称为原子序数（用 Z 表示），质子和中子的总数被称为质量数（用 A 表示），元素通常表示为 $^{A}_{Z}X$ 的形式，如 $^{1}_{1}H$，$^{16}_{8}O$，$^{31}_{15}P$ 等。

（二）原子核的自旋

在微观尺度上，原子核具有自旋的特性，可以类比为地球绕自旋轴旋转的现象。同地球的旋转会在南北极之间形成地球磁场一样，原子核的旋转（特别是其带电质子）也会产生一个磁矩。这种由旋转产生的磁场方向遵循右手螺旋定则（图 3-2）。

核自旋所引起的磁性现象是电磁学的基本原理之一，其中带电粒子（如质子）运动会产生磁场。这一原理是核自旋与静磁场相互作用的基础，也是磁共振成像能够成功实现的关键原因。

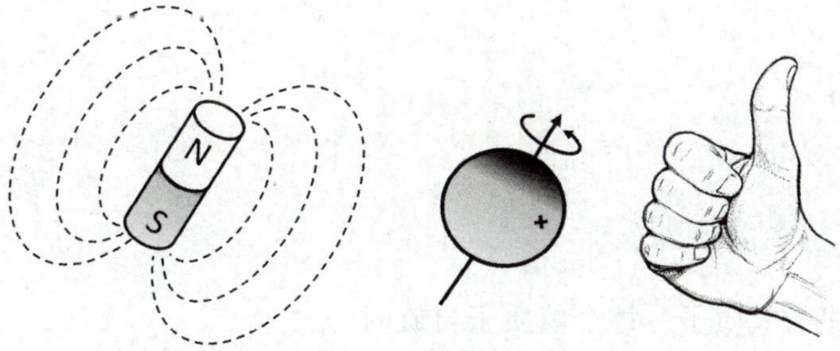

图 3-2 原子核自旋产生的磁矩

（三）磁性原子核的特征

并非所有元素或原子核都能展现出磁性，一个原子核是否能产生磁矩，取决于其自旋量子数，这一特性由质子和中子的数量决定。只有具有非零自旋量子数的原子核，才能产生磁矩并参与磁共振过程，这些原子核被称为磁性原子核。

简单来讲，如果原子核中的质子数和中子数不都是偶数，这个原子核就是磁性原子核（表 3-1）。

表 3-1 原子核自旋量子数与质子数和中子数的关系

质子数（z）	中子数（n）	自旋量子数	自旋角动量	磁性原子核
奇数	偶数	半整数：1/2、3/2…	√	√
偶数	奇数	半整数：1/2、3/2…	√	√
奇数	奇数	整数：1、2、3…	√	√
偶数	偶数	0	×	×

氢原子核（^1_1H）在磁共振成像中尤为重要，主要原因如下。①结构特殊：氢原子核由一个质子组成。②较高的磁化率：氢质子对磁场有较强的响应，相对磁化率较高，能够引发显著的共振现象（表 3-2）。③生物组织中含量较高：人体主要由水（H_2O）和各类软组织组成，这些组织中含有大量氢质子，因此它们能成为 MRI 信号的主要来源。

表 3-2 人体中常见磁性原子核摩尔浓度及相对磁化率

元素	摩尔浓度（mol/L）	相对磁化率
^{1}H	99. 000	1. 0000
^{14}N	1. 600	0. 0830
^{31}P	0. 350	0. 0660
^{13}C	0. 100	0. 0160
^{23}Na	0. 078	0. 0930
^{39}K	0. 045	0. 0005
^{17}O	0. 031	0. 0290

三、静磁场的作用

（一）氢质子自然状态的排列

人体组织中含有大量的氢质子，每个氢质子自旋时都会像小磁铁一样产生一个小磁场。那么，这么多氢质子产生的磁场，是不是会让人体叠加成一个大磁铁呢？

答案是否定的。虽然每个氢质子都产生一个小磁场，但自然状态下这些小磁场的排列是杂乱无章的，磁场方向是随机的，因而会彼此相互抵消（图 3-3）。从宏观角度来看，这些微小磁场的总和为零，所以人体并不会产生明显的磁场。

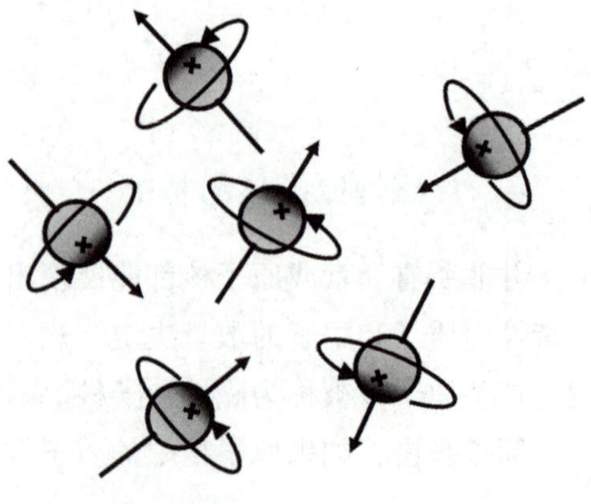

图 3-3 氢质子自然状态的排列

（二）氢质子在静磁场中的排列

当氢质子被置于稳定的静磁场中时，它们的状态发生了变化。氢质子会根据静磁场的方向，排列成以下两种不同的能级。①低能级（顺静磁场方向）：氢质子的磁矩与静磁场方向一致，产生一个与静磁场方向相同的小磁矩。②高能级（逆静磁场方向）：氢质子的磁矩与静磁场方向相反，产生一个与静磁场方向相反的小磁矩（图 3-4）。

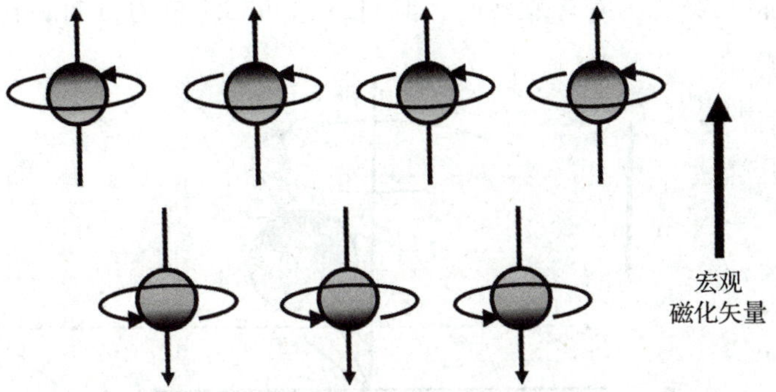

图 3-4　氢质子在静磁场中的排列

从量子力学的角度看，氢质子在低能级时，由于能量较低，易受到静磁场的影响，磁矩会与静磁场对齐。而在高能级时，氢质子有足够的能量来抵抗静磁场的作用，因此它们的磁矩会与静磁场相反。

根据玻尔兹曼分布，低能级的氢质子稍微多于高能级的氢质子，这种差异通常非常小。静磁场的强度会影响这一差异，磁场越强，低能级和高能级氢质子的数量差异越大（图 3-5）。

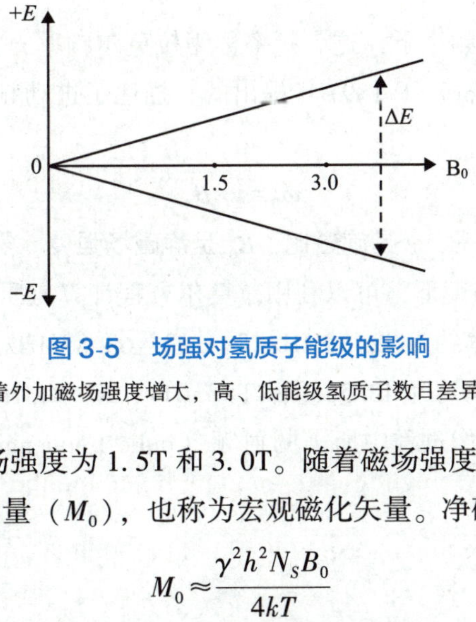

图 3-5　场强对氢质子能级的影响

注：随着外加磁场强度增大，高、低能级氢质子数目差异也增大。

在临床 MRI 中，常用的磁场强度为 1. 5T 和 3. 0T。随着磁场强度的增加，更多的氢质子会进入低能级，人体形成更强的净磁化向量（M_0），也称为宏观磁化矢量。净磁化向量表达为：

$$M_0 \approx \frac{\gamma^2 h^2 N_S B_0}{4kT} \quad \text{（式 3-1）}$$

式中，M_0 为宏观磁化矢量；γ 为旋磁比，对于特定的原子核（如氢质子）是一个常数，它反映了原子核的磁特性，决定了原子核在磁场中的进动频率等相关性质；h 是普朗克常数，在量子力学和涉及微观粒子能量等计算中经常出现，它将微观粒子的能量与其频率等物理量联系起来；N_S 代表参加磁共振的核数；B_0 是外加静磁场强度；k 是玻尔兹曼常数；T 表示绝对温度。

（三）进动

在微观层面，氢质子的磁矩并非完全与静磁场的方向对齐，而是与静磁场 B_0 之间存在一定角度，该角度与静磁场 B_0 场强有关。在静磁场的作用下，氢质子的磁矩绕静磁场的方向旋转，这种现象称为进动（图 3-6）。可以将其类比为陀螺旋转时，其自旋轴同时绕重力方向旋转的运动。

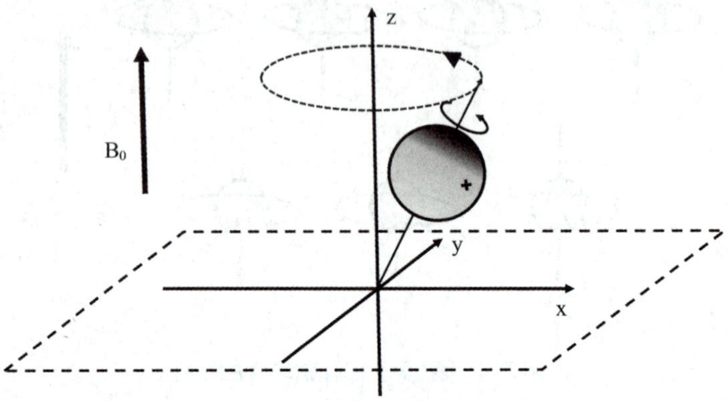

图 3-6　氢质子进动

从宏观角度来看，当大量氢质子排列在静磁场中时，低能级的氢质子数量超过高能级的氢质子，它们的集体进动会在纵向方向（即与 B_0 平行）形成与 B_0 方向一致的宏观磁化矢量 M_0。相反，在横向方向（即与 B_0 垂直的 x-y 平面），由于每个质子的进动相位不同，它们的磁矩相互抵消，因此没有表现出横向磁化矢量，即 $M_{xy}=0$。

氢质子的进动发生在特定的频率下，这个频率称为拉莫尔频率，它遵循拉莫尔方程。这个方程是由约瑟夫·拉莫尔（Joseph Larmor）于 1897 年提出的，描述了进动频率与静磁场强度之间的关系。

拉莫尔方程如下：

$$\omega_0=\gamma\times B_0 \qquad \text{（式 3-2）}$$

式中，ω_0 是核自旋的进动频率，γ 是旋磁比，B_0 是静磁场强度。氢质子的磁旋比为 42.58MHz/T。

在临床 MRI 中常用的磁场强度下，可以利用拉莫尔方程计算氢质子的对应进动频率，如：

在 1.5T 磁场中，拉莫尔频率约为 42.58MHz/T×1.5T=63.87MHz。

在 3.0T 磁场中，拉莫尔频率约为 42.58MHz/T×3.0T=127.74MHz。

这些频率对于确定磁共振成像过程中所需的射频（radio frequency，RF）信号至关重要，进而引起氢质子共振和激发。

（四）诱导磁场

在自然环境下，人体不会产生自发磁场，但在静磁场的作用下人体可以被诱导出一个微弱的磁场。这个诱导磁场是静磁场对氢质子的影响所导致的，被称为诱导磁场。

尽管诱导磁场很弱，但理论上可以通过专门的设备探测到它。根据法拉第电磁感应定律，当一个闭合的电路（如接收线圈）穿过磁场时，会产生电流。这一原理为 MRI 信号的检测提供了理论基础：人体的诱导磁场与接收线圈相互作用，生成电信号，并通过该信号生成图像。

诱导磁场在现实中不容易被检测。由于诱导磁场非常微弱，并且与静磁场方向一致（沿纵向

B_0），因此不能直接使用常规接收线圈来检测，只能在氢质子被激发后，通过射频脉冲使它们翻转并产生垂直于静磁场的信号，即横向磁化矢量，进而检测到信号。

四、射频脉冲的作用

（一）共振现象

共振是一个非常普遍的物理现象。当一个物体以其固有频率振动时，若外部物体以相同频率作用，该物体会从外界环境吸收能量，导致振动幅度不断增大。共振现象通常发生在两个物体的自然频率相同或非常接近时，此时，两物体之间会发生能量转移。

在 MRI 中，当人体被置于静磁场中时，体内氢质子的磁矩会按一定规律排列并产生微弱的宏观磁场。通过共振现象，可以改变人体宏观磁化矢量的方向，使其与静磁场的方向发生角度变化，从而能够探测到这个微弱的磁场信号。

（二）激发与射频脉冲的作用

在 MRI 中，共振现象是通过外部的射频（radio frequency，RF）脉冲激发实现的。射频脉冲是一种电磁波，当其频率与氢质子在磁场中的进动频率（即拉莫尔频率）匹配时，氢质子会吸收脉冲的能量，从而使其从较低的能级跃迁到较高的能级，这一过程被称为磁共振或激发。这一过程的关键在于射频脉冲的频率与氢质子的进动频率完全一致，从而实现能量的高效转移。

（三）进动与激发过程

从微观角度看，当射频脉冲作用于氢质子时，氢质子吸收能量并跃迁到高能级。根据玻尔兹曼分布，在没有外部干扰的情况下，低能级的氢质子数量始终大于高能级氢质子的数量。但随着射频脉冲的持续作用，越来越多的低能级氢质子会跃迁到高能级。同时在 x-y 平面内，氢质子进动的相位逐渐趋于同步（图 3-7）。

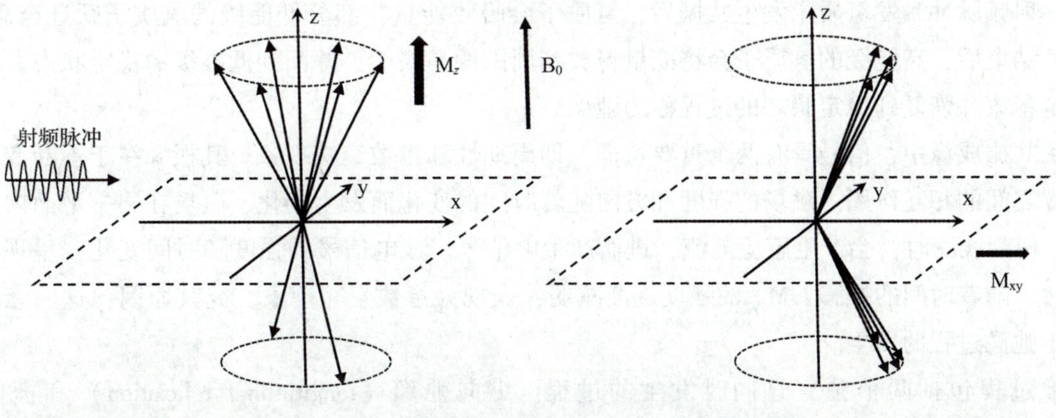

图 3-7　射频脉冲作用时，氢质子能级和相位变化

从宏观角度看，在射频脉冲作用下，静磁场 B_0 方向上的纵向磁化矢量 M_z 逐渐变小，x-y 平面内的磁化矢量 M_{xy} 逐渐增大，总磁化矢量从与静磁场相同的方向（z 轴）开始逐渐偏离，转向横向（x-y

平面）。

90°射频脉冲会将磁化矢量完全翻转至横向平面，此时横向磁化成分最大。

180°射频脉冲会将磁化矢量翻转至 B_0 反方向。

磁化矢量翻转的角度与射频脉冲的特性（频率、功率和持续时间）密切相关。脉冲的时间越长，氢质子吸收的能量越多，磁化矢量偏离静磁场 B_0 的角度就越大。磁化矢量偏离静磁场的角度称为翻转角，用 θ 表示，其关系可用以下公式表示：

$$\theta=\gamma\times B_1\times t \tag{式 3-3}$$

式中，γ 是氢原子的旋磁比，B_1 是射频脉冲产生的磁场强度，t 是脉冲的持续时间。通过调节脉冲的持续时间 t，我们可以精确控制磁化矢量的翻转角度。

（四）进动与共振的临床意义

在临床 MRI 中，精确控制翻转角度对于获取高质量的图像至关重要。通过控制射频脉冲的强度和持续时间，磁共振成像可以精确调整信号的强度，获取清晰的图像。

此外，进动在保证氢质子在横向平面上的同步和相位一致性方面起到重要作用。当氢质子的进动频率和相位均一致时，能够在横向平面产生一个清晰的宏观磁化信号，这也是保障 MRI 图像清晰度的重要条件。

（五）射频干扰与 MRI 屏蔽

MRI 使用的射频脉冲频率范围（通常在 8.5～127.7MHz）与 FM 广播（87.5～108MHz）所用的频率有一定重叠。这意味着外部的电磁干扰可能会影响 MRI 信号，导致图像出现伪影。为了避免这些干扰，MRI 室需要严格的屏蔽措施。

五、弛豫现象

在磁共振研究中，弛豫是一个重要的概念。弛豫是指静磁场中氢质子从激发状态返回到平衡状态的过程。射频脉冲激发氢质子发生共振后，氢质子会吸收能量，部分低能级的氢质子跃迁至高能级。射频脉冲结束后，高能级的氢质子会将能量释放到周围的晶格中，并回到低能级的稳定状态。我们将这个能量释放并恢复到稳定状态的过程称为弛豫。

微课：弛豫

在磁共振成像中，信号具有两个重要特征，即周期性和指数衰减现象。其根源在于不断变化的磁场与线圈之间的相互作用。磁场的强度和方向随着时间的变化而发生变化，磁场在 x-y 平面内的磁化矢量 M_{xy} 切割线圈时，会产生感应电流，进而产生电信号。该电信号的强度随时间变化，呈现出周期性。同时，随着时间的推移，M_{xy} 的强度逐渐减弱，表现为指数衰减现象。究其原因，这一衰减现象正是由于弛豫过程的发生。

弛豫过程包括两个独立且同时发生的过程：纵向弛豫（longitudinal relaxation）和横向弛豫（transverse relaxation）。

（一）纵向弛豫

纵向弛豫是当射频脉冲停止后，氢质子的纵向磁化矢量 M_z 逐渐恢复到静磁场方向平衡状态初始值的过程。

1. 发生机制 射频脉冲激发组织产生共振后，宏观磁化矢量开始偏离原本的纵向方向，逐渐倾向 x-y 平面，纵向磁化分量 M_z 逐渐减小。纵向弛豫恰好与这一过程相反，在射频脉冲停止后，氢质子通过向周围的晶格释放能量，恢复到低能级的稳定状态，释放能量（图 3-8）。因此，纵向弛豫也被称作自旋-晶格弛豫（spin-lattice relaxation）。

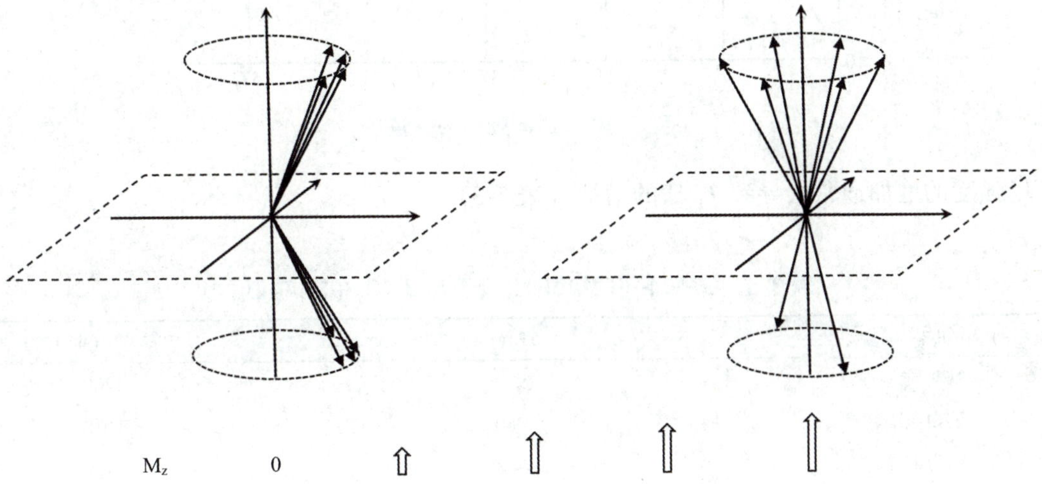

图 3-8 纵向弛豫发生机制

2. 纵向弛豫时间 纵向弛豫所需要的时间称为纵向弛豫时间，即纵向磁化矢量 M_z 恢复到平衡状态初始值所需的时间，纵向弛豫通常呈现为指数增加的形式，如图 3-9 所示。纵向磁化矢量随时间的变化遵循以下公式（90°RF 时）：

$$M_z(t) = M_0 \times (1-e^{-t/T_1}) \quad \text{（式 3-4）}$$

式中，$M_z(t)$ 为时间 t 时刻的纵向磁化分量，M_0 为平衡状态下初始的纵向磁化矢量，e 是自然常数，T_1 为纵向弛豫时间常数，表示纵向磁化矢量恢复到初始值的 63% 所需的时间，单位通常为毫秒（ms）（图 3-9）。约经过五个 T_1 时间，纵向磁化矢量会完全恢复（图 3-10）。通常，我们用 T_1 值来量化这一过程，T_1 较短的组织恢复得较快，而 T_1 较长的组织则恢复得较慢。

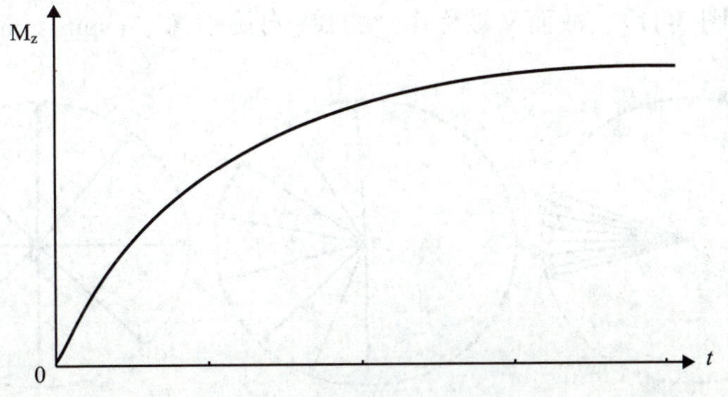

图 3-9 纵向弛豫时间曲线

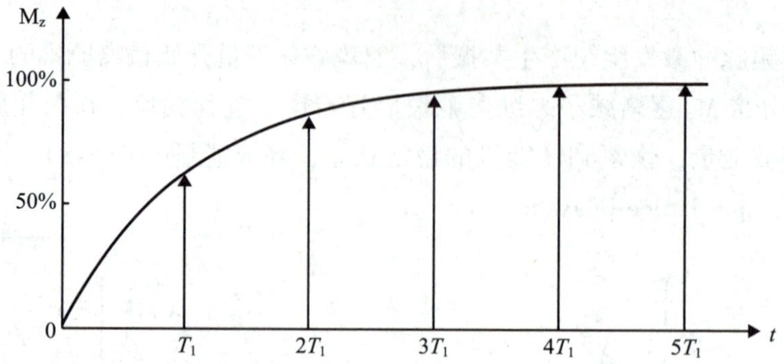

图 3-10 纵向弛豫的恢复

静磁场强度的增加通常会导致 T_1 值的增加（表 3-3）。

表 3-3 37℃下不同组织在 1.5T 及 3.0T 中的 T_1 值

组织	1.5T（ms）	3.0T（ms）
脑灰质	920	1200
脑白质	780	1010
脑脊液	2400	3120
脂肪	252	292
血液	1200	1550
肝	500	641
骨骼肌	870	1161

（二）横向弛豫

横向弛豫是射频脉冲停止后，氢质子的横向磁化矢量 M_{xy} 逐渐减小，最终恢复到零的过程。横向弛豫过程主要描述磁化矢量在水平方向上的变化。

1. 发生机制 横向弛豫主要是氢质子在 $x-y$ 平面内相位离散（去相位）的过程。与纵向弛豫不同，横向弛豫并不涉及与外部的能量交换，而是由于射频脉冲结束后自旋氢质子之间的自然去相位化引起的磁化矢量衰减（图 3-11），故而又被称作“自旋-自旋弛豫”（spin-spin relaxation）。

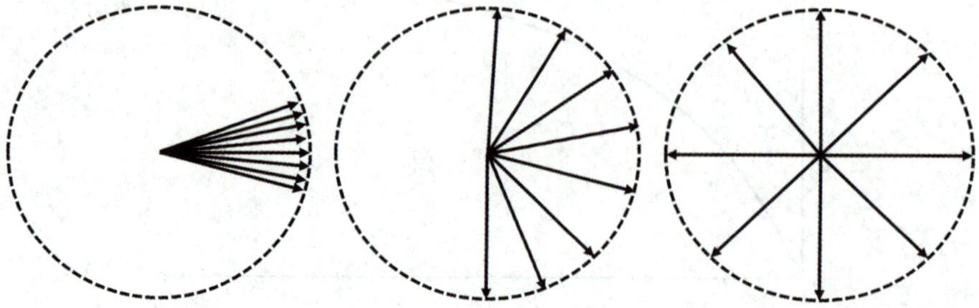

图 3-11 横向弛豫发生机制

2. 横向弛豫时间　横向弛豫所需要的时间称为横向弛豫时间，即射频脉冲结束后横向磁化矢量 M_{xy} 消失的时间。如图 3-12 所示，横向弛豫通常表现为一个快速衰减的指数函数，其数学表达式为（90°RF）：

$$M_{xy}(t) = M_{xy}(0) \times e^{-t/T_2} \quad \text{（式 3-5）}$$

式中，$M_{xy}(t)$ 为时间 t 时刻的横向磁化分量，$M_{xy}(0)$ 为初始的宏观磁化矢量，e 是自然常数。T_2 是横向弛豫时间常数，是横向磁化矢量 M_{xy} 衰减的最大值 37%所需的时间。在经历一次 T_2 时间后，横向磁化矢量会衰减至初始值的 37%；经过两次 T_2 时间后，衰减至 87%，仅剩 13%；约经过五次 T_2 时间后，横向磁化矢量会完全消失（图 3-13）。

通常，组织的 T_2 值越短，横向磁化矢量的衰减速度越快，水平磁化矢量越小，接收到的磁共振信号也越弱；反之，T_2 值越长，横向磁化矢量的衰减速度越慢，信号更强。不同组织的 T_2 值差异较大，这主要取决于组织的结构，是组织的特征性参数。一般而言，固体物质和大分子组织的 T_2 值较短，而液体（特别是纯水）的 T_2 值较长，可达 1400 毫秒以上。

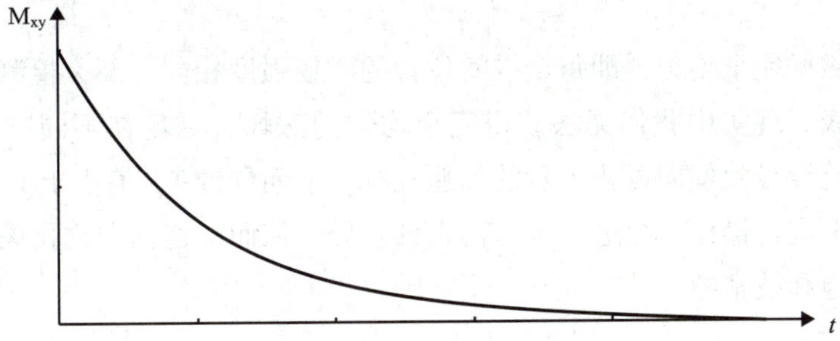

图 3-12　横向弛豫时间曲线

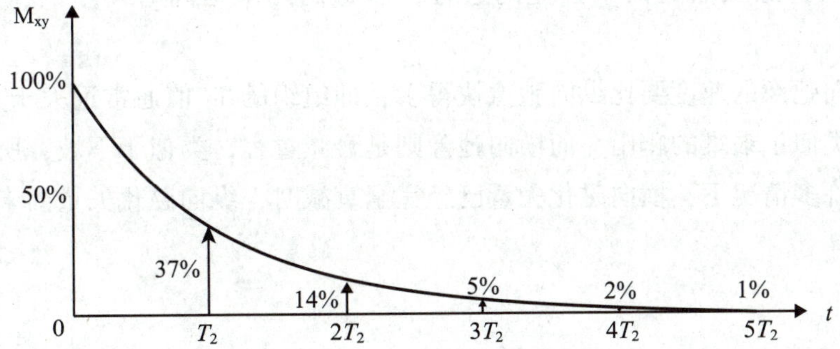

图 3-13　大约 5 个 T_2 后，横向磁化矢量完全消失

（三）T_2 和 T_2^*

磁共振信号的检测源于横向磁化矢量。当射频脉冲作用时，在水平方向上，所有质子的相位趋于同步，这一过程称为相位相干，此时横向磁化矢量最大。当射频脉冲停止作用后，弛豫过程开始，质子自旋的相位逐渐发生差异，产生去相位化现象，横向磁化矢量开始衰减。质子之间的去相位化主要有两个因素：①每个自旋质子周围的磁场环境略有不同，且这些差异会互相作用，导致质子的进动频率略有不同，从而引起相位差异。②静磁场本身在空间上并非完全均匀，导致处于不同位置的质子所受的磁场环境不同，从而加速它们产生进动频率的差异，最终导致相位离散。第一个因素源于组织本身的特性，是由质子自旋之间的相互作用引起的去相位化。在这种情况下，横向磁化矢量将按 T_2 时

间常数衰减，符合 T_2 衰减曲线。第二个因素则是静磁场的不均匀性加剧了质子之间的相位差异，导致横向磁化矢量衰减得更快。在这种情况下，横向磁化矢量的衰减并不遵循纯粹由组织自身引起的 T_2 衰减，而是呈现出更快的衰减速度，这种衰减现象被称为 T_2^* 弛豫，以区分由静磁场不均匀性引起的衰减（图 3-14）。

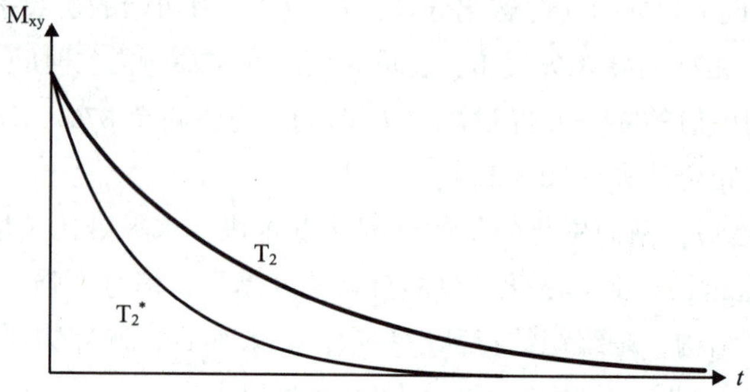

图 3-14　T_2 与 T_2^*

理论上，如果静磁场完全均匀，即每个空间位置的磁场强度相同，那么检测到的磁共振信号将遵循横向弛豫的衰减曲线。现实中我们无法获得完全均匀的磁场，磁场在不同空间位置存在极小的差异，正是这些微小的差异导致横向磁化矢量的加速衰减，从而导致 T_2^* 值小于 T_2 值。此外，若我们在人为施加的梯度磁场下进行操作，会进一步加剧磁场差异，从而加速横向磁化矢量的衰减，这一原理也被广泛应用于空间饱和技术中。

（四）T_1 值与 T_2 值

纵向弛豫和横向弛豫虽然是两个独立的过程，但它们几乎是同时发生的，并没有明确的先后顺序。

通常来说，横向弛豫的速度要比纵向弛豫快得多，即组织的 T_1 值通常远大于其 T_2 值。纵向弛豫是一个恢复过程，类似于艰难的爬山；而横向弛豫则是衰减过程，类似于下坡，所以恢复过程通常比衰减过程要慢。在许多情况下，横向磁化矢量已经完全衰减时，纵向磁化矢量尚未完全恢复。

第二节　磁共振成像的信号原理与编码技术

微课：MRI 的信号和特征

一、磁共振信号

（一）自由感应衰减信号

在磁共振成像中，通过射频脉冲激发人体内氢质子产生共振，从而得到磁共振信号。当我们施加一个与人体内氢质子进动频率相等的射频脉冲后，宏观磁化矢量方向会由纵向逐渐偏转到水平方向。此时，旋转的水平磁化矢量切割线圈，进而产生感应电流。若对这一过程不做任何干预，任其“自生自灭”，所得到的磁共振信号即为自由感应衰减（free induction decay，FID）信号，简称 FID 信号（图 3-15）。

FID 信号有两个主要特性：周期性和衰减性。横向磁化矢量产生的信号是周期性的，随着时间的推移，由于横向弛豫现象（T_2 弛豫时间的影响），信号会逐渐衰减并最终消失。

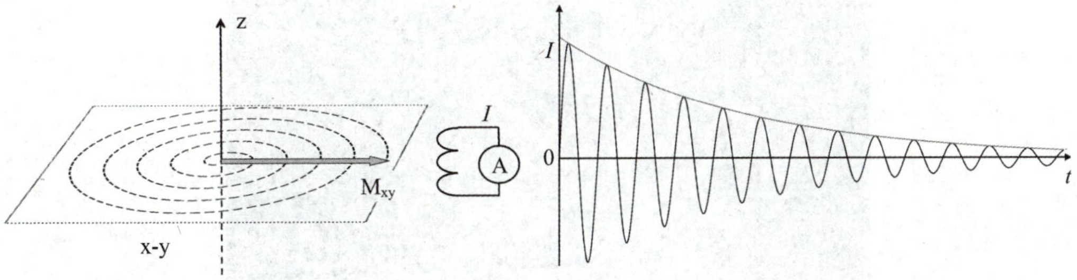

图 3-15 自由感应衰减信号

FID 信号的衰减速度受多个因素的影响，特别是磁场不均匀性。在理想情况下，如果磁场完全均匀，氢质子将会均匀地弛豫，FID 信号的衰减也会是可预测的。然而，在实际情况中，由于磁场的微小不均匀性，氢质子的进动频率会有所不同，这导致它们的去相位过程加快，从而加速了 FID 信号的衰减。在实际应用中，经常需要通过磁场矫正来改善信号的质量。

除了物理因素外，FID 信号还能够提供关于组织生物学和临床方面的重要信息。信号的衰减方式及其特征反映了氢质子所在环境的物理特性。在病理组织中，如肿瘤的组织结构和代谢活动往往发生变化，这些变化可能会导致局部磁场环境发生改变，从而改变横向磁化的衰减特性。通过分析这些微小的变化，可以帮助医生区分健康组织和病变组织，从而进行非侵入性的诊断。

从临床应用的角度来看，理解 FID 信号对于优化 MRI 扫描序列至关重要。不同的成像序列设计利用了 FID 信号及其后续回波信号，以更短的时间内获取更多的图像信息。

（二）影响信号强度的因素

在磁共振成像中，各类组织的信号受多种因素影响，包括 T_1、T_2 弛豫时间及质子密度等，且这些因素对图像形成的贡献各有差异，各自在图像显示中占据一定的权重。通过增强某一参数对信号强度的影响，从而突出该参数在图像对比度中的作用，我们可以得到该参数的加权图像（weighted image，WI）。临床上大多数常规 MRI 图像都是加权图像，每种加权图像都强调某一特定参数的主导作用。例如，T_1 加权成像（T_1 weighted image，T_1WI）主要通过不同灰度反映组织的 T_1 值的差异；T_2 加权成像（T_2 weighted image，T_2WI）则主要反映组织的 T_2 值对成像的影响。描述加权图像时，通常会在参数后加上“WI”来表示，如 T_1WI、T_2WI、PDWI 和 DWI。

我们可以通过调整扫描参数，如重复时间（repetition time，TR）和回波时间（echo time，TE），来获得不同加权图像。

1. T_1 加权成像 T_1 加权成像着重反映组织纵向弛豫方面的差异，也就是 T_1 对比度。这意味着在 T_1WI 中，组织磁共振信号的强弱主要由其自身的 T_1 值来决定。

在 T_1WI 上，不同组织由于其 T_1 值的差异会呈现出不同的信号表现。例如脂肪组织，具有短 T_1 的特性，所以在 T_1WI 上表现为高信号；而自由水的 T_1 值很长，通常达到 2000ms 以上，在 T_1WI 上呈现为低信号。

观察图 3-16 中常用的头颅 T_1WI 中，我们可以清晰地看到，脑室里的脑脊液等液体成分均为低信号，在图像中表现为黑色的区域。与之相反，头皮脂肪由于其短 T_1 的特性，在图像中为高信号，表现为白色的区域。

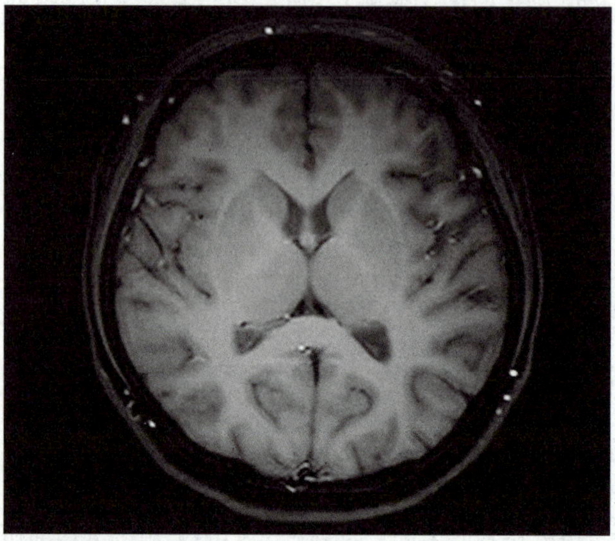

图 3-16　短 TR 短 TE 形成 T_1WI

需要特别注意的是，并非所有液体在 T_1WI 上都会表现为低信号。当液体中存在血液或者含有蛋白质等成分时，液体的 T_1 值可能会发生改变，进而有可能表现为高信号。这是因为血液中的某些特殊成分（如正铁血红蛋白）或者蛋白质会对组织的磁化特性产生影响，从而改变其在 T_1WI 上的信号表现。这种现象在临床诊断中具有重要的意义，例如在脑部疾病的诊断过程中，如果发现原本应该为低信号的脑脊液区域出现了高信号，那么这可能提示存在出血或者其他病变导致脑脊液成分发生了改变，这为医生进一步准确诊断疾病提供了重要的线索。

2. T_2 加权成像　T_2 加权成像主要功能是反映组织横向弛豫的差异，即 T_2 对比度。在 T_2WI 中，组织磁共振信号的强弱主要由组织的 T_2 值所决定。

不同组织具有不同的 T_2 值，这决定了组织横向弛豫的速度差异。T_2 值较小的组织，横向弛豫速度较快，水平方向上的信号衰减迅速；而 T_2 值较大的组织，横向弛豫速度较慢，在水平方向上残留的磁化矢量较多，因此信号强度也就较大（图 3-17）。

在 T_2WI 上，不同组织根据其 T_2 值的不同会呈现出各异的信号特征。纯液体的 T_2 值非常长，可达 2000 毫秒，因此在 T_2WI 上表现为高信号；肌腱、韧带等组织 T_2 值极短，在 T_2WI 上呈现为低信号。脂肪组织的 T_2 值虽然并不长，但在大多数 T_2WI 中表现为高信号。

观察图 3-17 中的颅脑 T_2WI 图像，我们可以清楚地看到，脑脊液在图像中表现为明显的高信号，如侧脑室及蛛网膜下腔中的脑脊液在图像中呈现为高信号，非常醒目；而脑灰质由于其相对较短的 T_2 特性，在图像中显示为深灰色。这种不同组织在 T_2WI 上的信号差异为临床诊断提供了重要的依据。例如，在脑部疾病的诊断中，医生可以通过观察 T_2WI 中脑室扩张、脑实质水肿或白质病变的信号变化，准确判断是否存在脑积水、脑梗死或多发性硬化等病理情况。

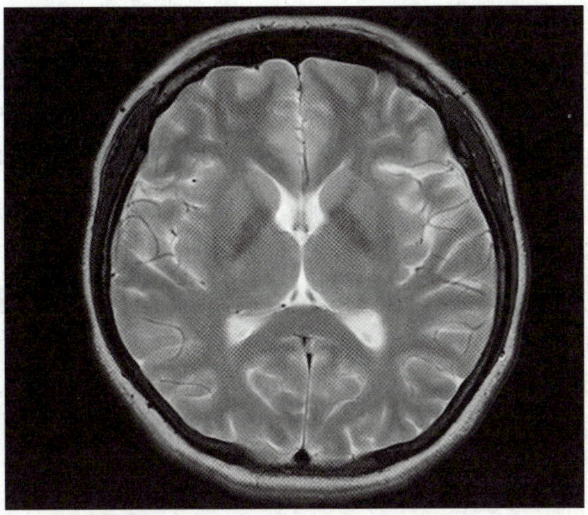

图 3-17 长 TR 长 TE 形成 T_2WI

3. 质子密度加权像 质子密度加权像（proton density-weighted image，PDWI）主要反映不同组织内氢质子的含量，其图像的信号强度主要由组织中氢质子密度的高低决定。通过参数配置，削弱 T_1 和 T_2 在图像对比中的权重，突出质子密度在图像显示中的权重，从而得到质子密度加权像。

组织间质子密度差异小，在 PDWI 上组织对比度小，因而 PDWI 在临床中的应用相对较少（图 3-18），主要用于骨关节系统的影像学检查。在这种成像模式下，组织单位体积内的氢质子数量越多，所产生的信号强度越大，图像也越亮；相反，氢质子数量越少，图像越暗。

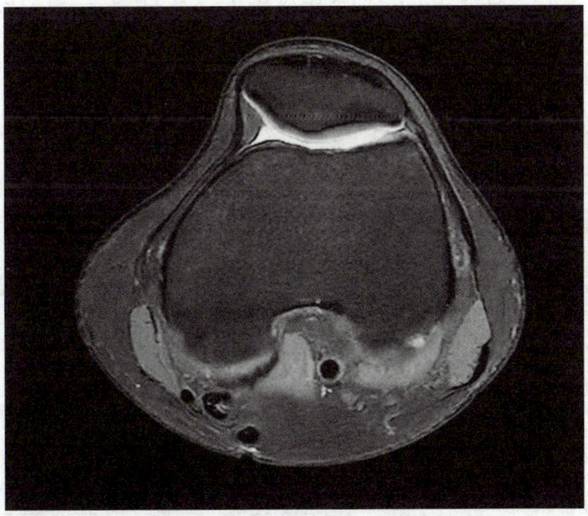

图 3-18 长 TR 短 TE 形成 PDWI

微课：空间编码

二、磁共振成像的空间定位和图像重建

（一）梯度系统

在前面的内容中，我们已经介绍了弛豫现象以及磁共振信号的产生过程。但仅仅依靠这一信号来

解读人体信息是远远不够的。

在人体中，当所有氢质子处于相同的外加磁场环境时，具有相同的进动频率。当发射一个射频脉冲激发人体内所有氢质子产生磁共振信号时，该信号是来自人体各个部位的氢质子的信号总和，无法区分不同空间位置的氢质子对信号的贡献大小，这无法满足影像成像的要求。因此要获得临床可用的影像图像，必须确保图像的空间信息与人体实际解剖关系精确对应，这就引出如何对磁共振信号进行空间定位的问题。

1. 梯度系统概念 所谓梯度，在数学上是指在空间方向上呈现某种特定线性变化规律的量。在磁共振成像技术中，为了实现对磁共振信号的空间定位，引入了梯度系统。梯度系统主要由梯度线圈、梯度放大器、模数转换器、梯度控制器等部件构成，其核心功能是产生成像所需的梯度磁场。通过梯度磁场的切换操作，能够形成梯度回波信号，而梯度磁场的主要用途正是对磁共振信号进行空间定位。

为了将磁共振信号重建为具有明确解剖意义的断层图像，即每一层图像中各个像素的空间位置与实际人体解剖结构一一对应，需要对磁共振信号进行三维空间编码，这三个维度分别为 x、y、z。具体而言，通过在梯度线圈中通入不同大小和方向的电流，就可以精准控制梯度磁场的大小和方向。在磁共振系统中，通常配备有 3 对梯度线圈，它们分别能够在三个方向（即 x、y、z 方向）产生梯度磁场。不仅如此，不同梯度线圈还可以组合使用，产生任意方向的梯度磁场，这也是磁共振成像能够实现任意方位层面扫描的基础。

如图 3-19 所示，磁共振系统中的 3 对梯度线圈分别在 x、y、z 三个方向形成梯度。其中，z 轴梯度场与主磁场方向平行，此方向与磁体的长轴方向一致，也就是人体仰卧位躺在检查床上时的头足方向；x 轴梯度方向垂直于主磁场方向，与人体冠状轴平行；y 轴梯度方向同样垂直于主磁场方向，与人体矢状轴平行。

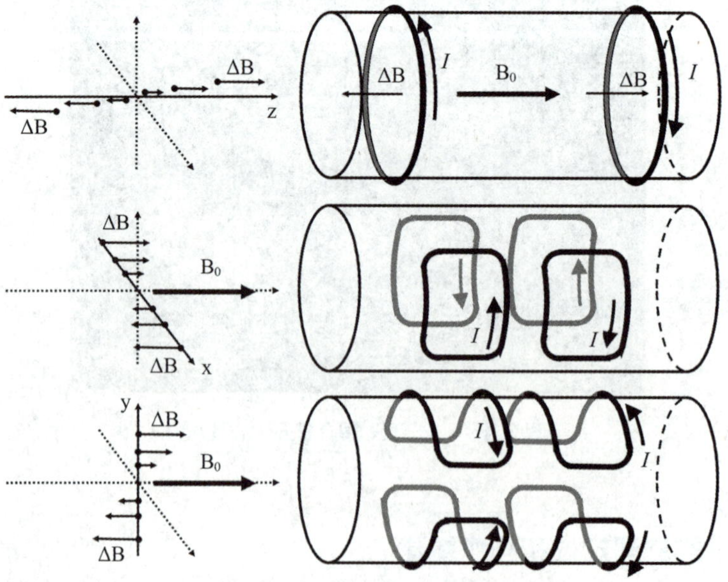

图 3-19 梯度系统

2. 梯度磁场的工作原理 通过改变叠加在主磁场上的梯度磁场大小，可以有效改变磁共振系统成像空间内各点的磁场强度。由于不同位置的质子所处的磁场强度发生了变化（此时质子所在空间位置的磁场强度不等于静磁场强度，且不同空间位置的 ΔB 各不相同），根据拉莫尔方程可知，质子的进动频率也会相应改变。基于此就能够借助质子进动频率的差异区分不同空间位置的质子。

以图 3-20 所示的 z 轴梯度场为例进行详细说明。在 z 轴方向（即头足方向），头侧（+z 位置）的梯度磁场方向与主磁场相同，大小为 10mT；足侧（-z 位置）的梯度磁场方向与主磁场方向相反，其大小为-10mT。从-z 到+z 方向，梯度磁场强度呈现依次增加的趋势；而在磁体中心位置（0 位置），梯度磁场强度为 0。假设主磁场 B_0 为均匀磁场，其强度和大小保持不变，例如在本例中为 3.0T。那么，质子在-z 点位置所处的磁场大小在 3.0T-10mT，在 0 点位置所处的磁场为 3.0T，在+z 点位置所处的磁场大小为 3.0T+10mT。由此可见，从-z 到+z 方向，不同位置的质子所处磁场强度不同，并且呈现出线性关系。基于质子进动频率的差别，我们就能够确定质子所在的空间位置。

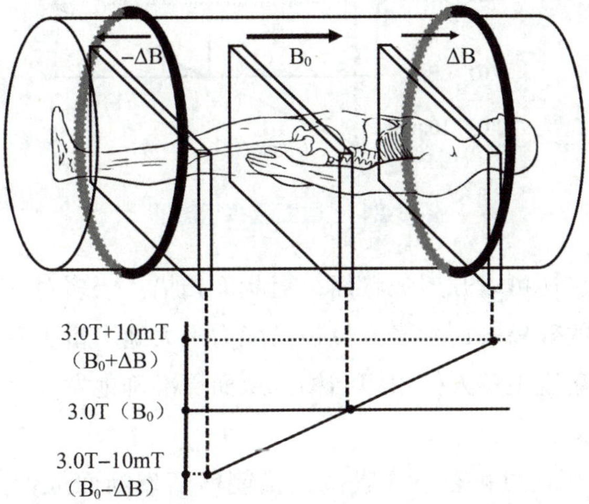

图 3-20 z 轴方向的梯度分布

3. 梯度磁场的影响 梯度磁场的引入，不可避免地导致了几何空间位置上磁场的不均匀性。磁场不均匀程度越高，质子在水平方向的去相位速度就越快，进而磁共振信号衰减得更为迅速。研究发现，磁共振信号的下降幅度与梯度磁场的大小呈正相关关系。在相同条件下，不施加梯度磁场时所获得的磁共振信号强度最高。随着梯度磁场强度的增加，磁共振信号的下降趋势越明显。

综上所述，梯度磁场在磁共振成像过程中主要产生两种重要作用：其一，使不同空间位置的质子进动频率产生差异，并且质子进动频率的变化与梯度磁场的大小及组合方式密切相关；其二，加速质子的去相位过程，从而导致磁共振信号下降，且信号衰减程度与梯度磁场大小呈正相关。这两种作用在磁共振成像技术中对于实现精确的空间定位和重建高质量的图像具有不可或缺的重要意义。

（二）层面选择与扫描层厚

1. 层面选择 在磁共振断层扫描过程中，首要步骤是层面选择。借助梯度系统，能够精确地确定扫描层面的方向、位置，以及厚度。

下面以横断面扫描为例进行详细阐述（图 3-21）。当 z 轴梯度线圈开启时，会构建起一个从脚部到头端依次线性增大的梯度磁场。被检者足侧所处的磁场强度最低，头侧所处的磁场强度最高。图 3-21 中 A、B、C 三个不同层面所处的磁场大小呈现依次增加的趋势。依据拉莫尔方程可知，这三个层面的氢质子进动频率存在差异，若要选择某一特定层面进行扫描，只需使射频脉冲的频率与该层所对应的拉莫尔进动频率相等即可。例如，A 位置质子进动频率为 ω_A，当射频脉冲频率 $\omega_0=\omega_A$ 时，那么仅有 A 位置这一层的氢质子会被激发产生信号，从而实现层面选择的目的。

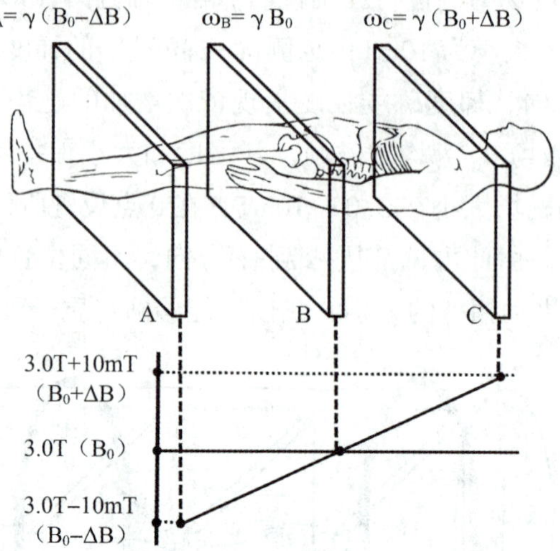

图 3-21　层面选择示意图

除常见的横断面扫描外，还可以开展矢状面、冠状面扫描。当多对梯度线圈同时开启并组合使用时，便能达成任意斜位选层的效果。这种多方位扫描能力极大地丰富了磁共振成像在临床诊断中的应用范围，使医生能够从不同角度观察人体组织结构，从而更准确地发现病变和评估病情。

2. 扫描层厚

（1）扫描层厚的概念：在理想状态下，影像扫描能够实现断面成像，即一次激发就可以得到一个没有厚度的断面图像。然而，无论是 CT 还是磁共振成像，在实际操作中所扫描的层面必然具有一定的厚度，将这个层面的厚度定义为层厚。

（2）影响层厚的因素：射频脉冲的带宽是影响扫描层厚的重要因素之一。在 3. 0T 的磁共振系统中，根据拉莫尔方程计算可得氢质子的进动频率为 42. 58MHz/T×3. 0T = 127. 74MHz。理论上，当射频脉冲频率恰好为 127. 74MHz 时，能够激发氢质子产生共振。但在实际情况中，任何射频脉冲的频率都不可能是单一的，而是在一定范围内分布，我们把这个频率范围称作带宽。例如，若射频脉冲的频率范围为 127. 2～128. 2MHz，那么其带宽则为 128. 2MHz−127. 2MHz = 1MHz。在存在梯度磁场的环境下，由于空间中不同位置的磁场强度不同，具有一定带宽的射频脉冲会激发相应空间范围内进动频率的质子。由此可知，在其他条件保持不变的情况下，射频脉冲的带宽越大，所激发的质子空间范围越广，扫描层厚也就越厚；反之，带宽越小，扫描层厚越薄。

梯度大小同样对扫描层厚有着显著影响。当其他条件固定时，梯度强度与扫描层厚之间存在着明确的关联。具体而言，梯度增大时，扫描层厚会变薄；梯度减小时，扫描层厚则会变厚。在图 3-22 中，虚线所代表的梯度变化较为陡峭，这意味着梯度较大；实线所表示的梯度变化相对平缓，表明梯度较小。在射频脉冲带宽相同的情况下，通过对比可以清晰地发现，梯度大的虚线对应的扫描层厚更薄，而梯度小的实线所对应的扫描层厚更厚。因此，对于一台磁共振系统而言，其梯度系统的性能在很大程度上决定了该机器能够扫描的最薄层厚，这也是衡量磁共振设备性能的一个重要指标。

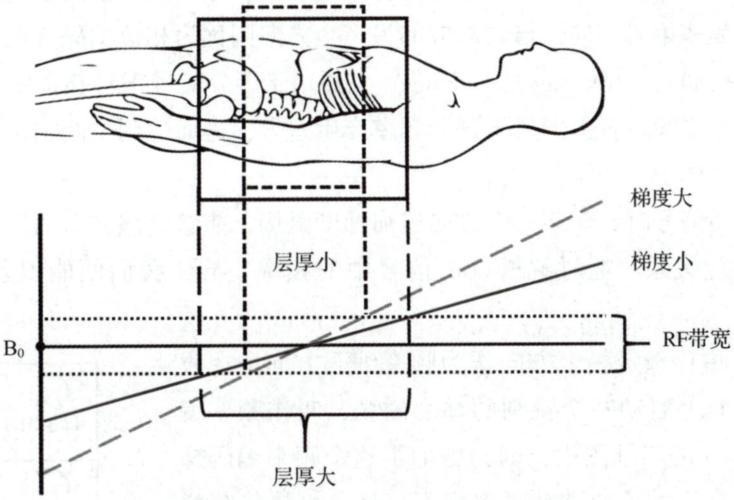

图 3-22　层厚与梯度场强度的关系

（三）空间编码

当完成层面选择后，虽然我们能区分不同断面的空间位置，实现第一维度的体素定位，但对于选定平面内的质子空间信息仍无法准确分辨。此时，空间编码技术应运而生，其核心目的是找出频率、相位与位置之间的一一对应关系，进而实现对信号空间位置的精确分辨，最终重建出二维图像。在二维傅立叶成像技术里，通过施加频率编码梯度和相位编码梯度，使层面内每个像素具备不同的进动频率和相位，从而达成这一目标。

对于一个二维平面而言，理论上似乎可以通过在平面内的不同方向施加梯度磁场来实现空间编码与定位。需要特别注意的是，由于一个平面具有两个维度，若同时在这两个方向施加梯度磁场进行编码，两个方向的梯度磁场将会相互作用，从而导致编码紊乱，导致无法确定像素的空间位置。

假设经过层面选择梯度在层面方向（即 z 方向）首先激发了一个层面，此时一个三维容积被切割成了二维平面。接下来若要在这个二维平面内进行质子的空间定位，如图 3-23 所示，如果同时在该层面的两个方向（x 方向和 y 方向）施加梯度磁场进行编码，那么在这个 3×3 的矩阵中，由于质子所处的磁场强度是静磁场 B_0 及两个方向梯度磁场的叠加，不同空间位置的质子进动频率将无法与空间一一对应，甚至可能出现编码紊乱的情况（即不同空间位置的质子进动频率相同）。所以，在对这个平面进行空间定位时，理论上不能同时开启两个方向的梯度磁场。

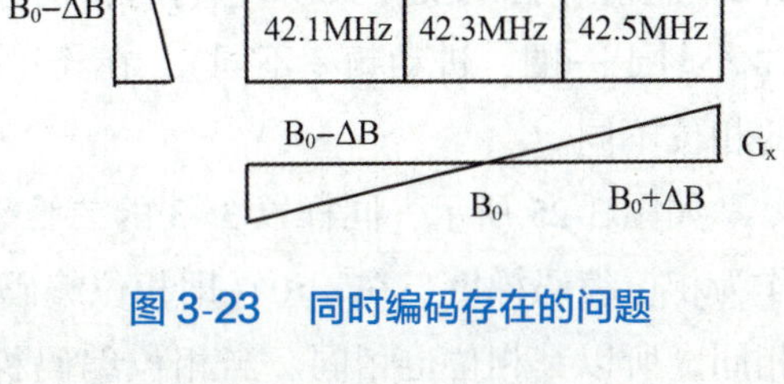

图 3-23　同时编码存在的问题

针对上述问题，我们采取分别在两个方向进行编码的方式来确定体素的空间位置。习惯上，我们将其中一个方向称为频率编码方向，与之对应的另一个方向则称为相位编码方向。

1. 频率编码 频率编码（frequency encoding）主要用于区分信号来自扫描矩阵中的哪一列。通过施加梯度磁场，使线性空间位置上的质子进动频率产生差异，进而达到空间定位的目的，这一原理在层面选择方向已经有所体现。

在磁共振系统采集信号时，于某一个方向施加梯度磁场，能够使该方向的质子进动频率与其一维空间位置形成一一对应关系。通过解析读出信号中的频率差异，我们便能识别该方向质子的空间位置。

例如，在图 3-24 中，选定一个方向作为频率编码方向。在收集信号时，在这个方向上启动一个特别的梯度磁场，叫作频率编码梯度场。在这个 3×3 的二维图中，因为施加了这个频率编码梯度场，所以 3 列中的自旋质子的进动频率都不一样。系统能分辨出这些不同的频率，并且明确每个频率对应哪一列的质子。简单来说，系统能从收集到的信号里识别出 3 种不同的频率，这样就能确定在频率编码方向上的 3 列质子各自的位置。

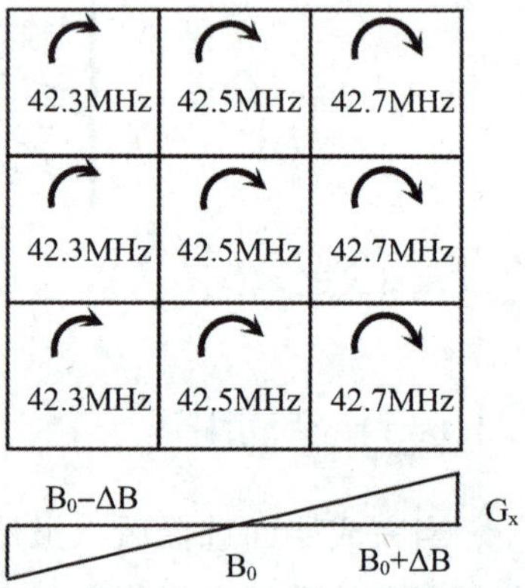

图 3-24 频率编码示意图

在实际磁共振信号采集过程中，同时开启频率编码梯度时，频率编码方向会采集到多个不同频率。例如，采集一幅矩阵为 512×512 的图像时，每次采集的磁共振信号中就包含 512 个质子进动频率。采集完信号后，借助傅立叶变换，系统可以区分这 512 个频率，从而实现该方向的空间定位。

2. 相位编码 由于不能同时在两个方向开启梯度磁场进行编码，且频率编码是在信号采集过程中进行的，所以另一个方向（相位编码方向）的编码必须在信号采集前完成。

相位编码（phase encoding）方向上的梯度磁场开启后，该方向上不同位置的氢质子因所受场强的不同，有不同的进动频率。相位编码方向上的梯度磁场关闭时，不同位置的氢质子虽然恢复了相同的进动频率，但相位因位置不同出现差异。可以理解为频率不同是过程，相位不同是结果。因此相位编码方向上的梯度磁场应先于频率编码梯度磁场开启，并在频率梯度磁场开启时（磁共振信号采集时）关闭。

为了更好地理解相位概念，我们可以用钟表进行类比。假设时针、分针、秒针代表不同的质子。初始时它们的位置相同，如果它们的转动速度一样（进动频率相同），那么经过一定时间后，这三个针的位置相同；反之，如果它们的转动速度不同（如秒针 60 秒走一圈、分针 60 分钟走一圈、时针 12 小时走一圈，进动频率不同），在经过一段时间后，这三个针的位置便会出现差异，这就代表它们的相位不同。

如图 3-25 所示，同样以 3×3 的二维平面为例。在信号采集前，先打开另一个方向的梯度磁场 G_y 作为相位编码梯度。在 $t=0$（即相位编码梯度开启的瞬间）时，该水平方向 3 行的质子因为进动频率相同，所以其相位也相同。当相位编码梯度开启后，随着时间的推移，3 行的质子进动频率产生差异，相位变得不同。

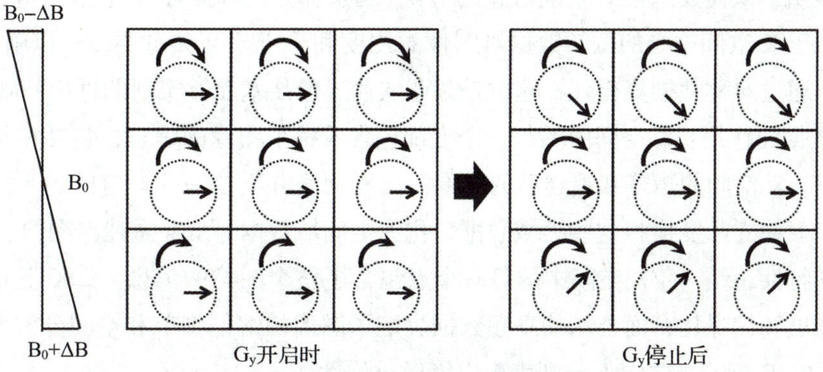

图 3-25 相位编码示意图

（四）K 空间

微课：K 空间

1. K 空间的概念 K 空间是磁共振成像中的一个非常重要的概念，它是一个用来存储原始数据的临时空间。K 空间里的数据包含了空间定位编码信息，经过傅立叶变换（Fourier transform，FT），可以重建出磁共振图像。因此，K 空间实际上是存储磁共振原始数据的空间，也就是“傅立叶频率空间”。

傅立叶变换是一种数学运算，它的作用是将空间域的函数转化为频率域的函数。由于磁共振信号经过了频率编码，它包含了多个不同的频率成分，而傅立叶变换可以帮助我们分析这些信号中的频率信息。

K 空间包括频率编码方向（K_x）和相位编码方向（K_y），其数据为信号强度（幅度信息）。这两个方向（K_x 和 K_y）共同组成了 K 空间的二维坐标系。在每次采集磁共振信号时，会得到一条 K 空间线，这条线包含了频率和相位信息，并沿着相位编码方向逐步填充 K 空间。相位编码步数 K_y 决定了信号采集的次数。一旦 K 空间数据通过所有的相位编码步骤填满，就可以通过傅立叶变换将数据转化为图像。

K 空间矩阵的大小由频率编码方向（K_x）的采样点数量和相位编码方向（K_y）的采样步数决定。K 空间中的信号强度与图像的灰度级别相关。

2. K 空间的特征

（1）K 空间的数据特点：K 空间中的数据可以根据频率高低分为低频数据和高频数据。K 空间中心部分存储的主要是低频数据，因为此时相位编码梯度较小，质子群的去相位程度较低，得到的信号较强；而 K 空间的外围部分则存储高频数据，因为此时相位编码梯度增大，质子群的去相位程度较高，信号强度较弱。

（2）K 空间对图像质量的影响：K 空间中的低频数据和高频数据对最终图像的影响不同。K 空间中心的低频数据主要决定图像的对比度和信噪比，而外围的高频数据则影响图像的空间分辨率和解剖细节。如果只用 K 空间的低频数据来重建图像，得到的图像对比度较好，但解剖细节模糊，空间分辨率较低；如果只使用高频数据，图像的结构层次和解剖轮廓清晰，但对比度差，信噪比低。

（3）K 空间的对称性：①K_x 方向的镜像对称性（频率编码方向）：由于频率编码梯度的作用，K 空间中数据在 K_x 方向上呈镜像对称分布。②K_y 方向的镜像对称性（相位编码方向）：相位编码梯度逐步变化，K 空间中的数据在 K_y 方向上也表现出镜像对称性，中心部分的相位编码梯度为零，向两侧逐渐增大。③共轭对称性：K 空间可以分为四个象限，对角线上的两个象限数据是对称的。这意味着，如果已知某一象限的数据，就可以通过数学方法推算出另一象限的数据。

这些对称性表明，只需要采集 K 空间数据的 1/4，剩余部分的数据可以通过对称性推算得到。然而，在实际操作中，由于 K 空间中心的低频数据对图像对比度和分辨率至关重要，所以中心数据必须采集，而其他数据则可以通过对称性推算得到，这也是某些快速成像技术能够实现的理论基础。

（4）K 空间数据的作用：K 空间中的每一个点都包含着整个图像的信息，包括相位、频率和信号强度。需要注意的是，K 空间的矩阵和重建后的图像的像素网格并不是一一对应的关系。K 空间的矩阵表示的是频域数据，而傅立叶变换将这些频域数据转化为空间域数据，从而重建出图像。

K 空间的基本特性总结：①K 空间中的每一个点包含了整个图像的信息。②K 空间中心的低频数据决定了图像的对比度和信噪比，而外围的高频数据决定了图像的解剖细节和空间分辨率。③K 空间具有共轭对称性，并且在 K_x 和 K_y 方向上分别表现出镜像对称性。

3. K 空间的填充方式 K 空间的填充方式有多种，不同的填充方式会显著影响最终图像的质量。K 空间填充方式可以根据填充顺序和填充轨迹这两个方面进行分类。理解这些方法如何影响图像质量，对于优化 MRI 扫描，尤其是在优化复杂的成像任务中（如血管成像、功能成像或高分辨率解剖成像）的 MRI 扫描至关重要。

（1）K 空间的填充顺序：直接决定了最终图像的对比度和信噪比。K 空间填充顺序有两种主要方式：线性填充和中心优先填充。

1）线性填充：在线性填充方法中，K 空间按顺序逐行填充，通常是从相位编码方向的一端开始（K_y=min），经过 K 空间的中心（K_y=0），然后继续填充到另一端（K_y=max），这种方法类似于逐行填充 K 空间。

在使用线性填充时，当采集时间达到一半（如总采集时间为 100 毫秒时，50 毫秒时）时，K 空间的中心（K_0）刚好被填满。这意味着决定图像对比度的低频数据是在扫描的中期采集的。因此，在使用线性填充时，图像的对比度主要由低频数据的采集时刻决定。

2）中心优先填充：与线性填充不同，中心优先填充方法在开始时就优先将信号填充 K 空间的中心区域，然后再逐渐向外围填充。在这种情况下，最初阶段采集到的信号决定了最终图像的对比度。

中心优先填充方法在一些特殊的成像中尤其重要，如血管成像，因为这些应用需要在扫描的初期就获取具有较高对比度的低频数据，从而确保能够很好地呈现血管和周围组织之间的对比。

（2）K 空间的填充轨迹：指的是采集 K 空间数据时的路径。根据轨迹的不同，K 空间填充可以分为两大类：笛卡尔（逐行）轨迹填充和非笛卡尔轨迹填充。

1）笛卡尔（逐行）轨迹填充：是传统的 K 空间填充方法。在这种方法中，K 空间是按行逐步填充的，每采集一条信号，就填充一行，直到 K 空间被完全填充。这种方法简单易懂，因此在高分辨率的解剖成像中仍然应用广泛，尤其是在被检者运动较少时。

然而，笛卡尔（逐行）轨迹填充存在扫描速度较慢、对运动伪影较为敏感等问题。如果被检者在扫描过程中有运动，可能会导致图像质量下降。尽管如此，这种方法仍是解剖成像中最常用的方式，尤其在静态成像时非常有效。

2）非笛卡尔轨迹填充：与笛卡尔（逐行）轨迹填充不同，非笛卡尔轨迹填充并不遵循逐行填充的规则，K 空间的填充路径更加复杂。非笛卡尔轨迹填充方法主要包括以下几种。①辐射填充：辐射填充方法不同于笛卡尔（逐行）轨迹填充，它从 K 空间的中心开始，然后沿着类似车轮辐条的路径向外填充。每采集一行数据后，K 空间的轨迹并不转到下一行，而是沿着中心点周围做辐条状运动。在改变相位编码方向时，轨迹会旋转一定的角度，通过旋转填充整个 K 空间。辐射轨迹的 K 空间呈圆形。这种方法特别适用于需要减少运动伪影的成像，如心脏成像或动态成像。由于每条“辐条”代表一个独立的相位编码步骤，辐射轨迹可以有效减轻运动伪影，并且具有较强的抗运动能力，适用于动态或快速成像。②锯齿轨迹：锯齿轨迹方法的填充方式则呈现出一种往复的锯齿形路径。在这种轨迹下，K空间并非按顺序逐行填充，而是按特定的锯齿形状填充。该方法提高了K空间的填充效率，适合一些对速度要求较高的特殊成像应用。③多叶/螺旋桨填充：多叶/螺旋桨填充方法结合了笛卡尔（逐行）轨迹填充和辐射填充的特点。最开始，多个K空间行按照笛卡尔（逐行）轨迹填充方式逐行填充，之后轨迹会转为辐射状，绕中心旋转一定角度，然后继续填充更多行，直到填满整个K空间。因为这种轨迹类似于螺旋桨的旋转（或者类似风车叶片的旋转），因此又称为螺旋桨填充或风车填充。这一方法非常适用于需要抗运动伪影的快速扫描，能够在运动情况下提供清晰的图像。④螺旋填充：螺旋填充方法的轨迹从K空间的中心开始，并沿着阿基米德螺旋的方式向外旋转。每一圈螺旋被称为螺旋臂，K空间的填充是通过连续的螺旋路径完成的。这种方法在扫描速度要求较高时特别有优势，因为它能够在较少的采样点下满足奈奎斯特采样定理，提高扫描速度，同时减少运动伪影，尤其适用于TOF-MRA等应用。

（五）磁共振图像重建

1. 二维图像重建

（1）二维傅立叶变换法：二维傅立叶变换图像重建方法是磁共振成像中最常用的图像重建方法。在该方法中，首先通过频率编码和相位编码对成像平面内的两个垂直方向进行编码，计算机通过傅立叶变换可以获得每个像素在二维平面内的信号强度，并将其转换为相应的灰度值，从而生成图像。傅立叶变换方法的优势在于其能够有效处理复杂信号，并能提供较高的图像质量。

（2）投影重建法：虽然傅立叶变换成像方法广泛应用，但其也存在一些缺点，尤其是在信号读出之前需要先施加补偿梯度和相位编码梯度，这会引起几毫秒的信号延迟。虽然这段延迟时间非常短，但对于一些弛豫时间非常短的组织（如肺组织），这种延迟可能会影响图像质量。在这种情况下，使用投影重建法可能更为合适。在投影重建法中，信号可以在射频激发后直接用读出梯度进行编码，而不需要先施加补偿梯度。每次信号读出后，梯度的方向会旋转（类似于CT中使用的原理），然后使用投影重建函数重建数据。这种方法的优势在于能够获得较短的回波时间，并且能够减少运动伪影。然而，其缺点是信噪比较低，并且低频样本可能会出现过度采样伪影。如果使用强梯度磁场，也可以通过傅立叶变换成像方法获得较短的回波时间。

2. 三维图像重建　在大多数临床应用中，通常使用二维傅立叶变换方法收集数据，每次采集一幅图像。但在一些特殊的应用中，可能需要三维数据收集。三维成像是指同时激发并收集一个大体积范围或体块的数据。在三维成像中，激发脉冲不仅激发一个单独的体层，而且激发一个体积块。这个体积块内的层面分割是通过z轴的相位编码梯度和体层选择梯度来实现的。z轴的相位编码梯度用于相位编码，层面的厚度取决于该梯度的大小，而层面的数量则与z方向相位编码梯度的变化次数相等。

由于三维成像还需要在z方向进行相位编码，因此三维成像的扫描时间与体积内的切片数量有关，三维成像的扫描时间可以通过以下公式表示：

$$t=N_y \times N_z \times NEX \times TR \quad \text{（式 3-6）}$$

式中，N_y 为y方向相位编码的步数，N_z 为z方向相位编码的步数，NEX 是采集的次数，TR 是重复时间。

▶知识拓展

傅立叶变换与医学影像：从数学原理到医学应用

19 世纪法国数学家约瑟夫·傅立叶在研究热传导问题时，开创性地提出任何周期函数都可以表示为正弦和余弦级数的理论，这一发现不仅解决了热传导方程的求解问题，更为现代信号处理奠定了理论基础。

在医学影像特别是磁共振成像中，傅立叶变换展现出了其独特的价值。其核心原理是将时域信号分解为不同频率的正弦波组合，实现从时域到频域的转换。MRI 接收线圈采集的回波信号作为时域信号，经过傅立叶变换处理后，能够转换为反映质子空间分布的频域信息，实现对体内组织结构的精确定位和图像重建。

现代医学影像技术的发展，特别是 MRI 技术的进步，在很大程度上依赖对傅立叶变换原理的深入理解和创新应用。这一数学工具不仅解决了医学影像重建的基础问题，更为影像质量的持续提升提供了坚实的技术支撑。

—• 考试知识点总结 •—

—• 本章小结 •—

—• 协和云课堂…… 拓展练习及参考答案 •—

（韩启超　李圣军）

第四章　脉冲序列

教学课件

学习目标

素质目标

培养严谨的科学思维，能够将脉冲序列的基本概念与临床实践相结合，科学应用各种脉冲序列实现临床意图。

知识目标

（1）掌握：磁共振脉冲序列的基本概念和表示方法；基本自旋回波序列及其衍生序列、反转恢复序列及其变形序列、基本梯度回波序列及其变形序列的构成。

（2）熟悉：回波平面成像法的基本原理。

能力目标

理解脉冲序列的工作原理及临床应用，能应用脉冲序列的原理指导临床实践。

案例导入

【案例】

在磁共振成像中，需要设置许多成像参数，对设备硬件发出正确的指令，并协调各指令间的工作时序，以得到预想的图像。在磁共振设备的发展中，科学家们不断创新，设计了各种采集信号、重建图像的方法，包括对同一解剖层面用不同的采集参数采集信号，从而形成具有不同加权对比的图像，以便于解剖结构的显示或病灶的突出显示。人们将操纵这些硬件、软件协同工作的各种指令的有机组合称为序列。现在，各大厂商的磁共振设备中均集成了大量用于不同目的的序列，其命名方式等也多有不同，因此，在临床应用过程中，需要特别注意，深刻理解脉冲序列的工作原理，以指导科学高效的临床实践。

【问题】

1. 什么是脉冲序列？
2. 为什么要设计脉冲序列？

· 核心知识拆解 ·

磁共振设备涉及诸多硬件与软件组件，要使它们协同工作，必须对它们发出正确的指令。这些指令构成了脉冲序列的各个组成部分。各种指令及相应的参数值必须以正确的时序施加，方可实现特定的成像目的，由此人们设计了多种多样的磁共振序列。掌握这些序列的构成、原理及临床应用是正确运用磁共振设备的关键。

第一节　脉冲序列基础

微课：磁共振成像序列基础

一、脉冲序列的基本概念

在磁共振成像中，需要针对临床要求对磁共振信号进行调制，也就是要通过对成像参数的各种设定获得需要的信号，进而重建出图像。这一过程涉及射频脉冲、梯度脉冲等多种因素。

要获得成像需要的信号，必须对射频脉冲和梯度脉冲进行相应的设定，从而形成脉冲序列的概念。简言之，磁共振脉冲序列就是一系列射频脉冲和梯度脉冲的有机组合，是为获得磁共振图像所采用的测量技术，是磁共振扫描的基本运行模块。

脉冲序列包含一系列硬件指令，这些指令控制射频脉冲、梯度脉冲等成像参数。在执行时还需要操作者设定很多其他相关参数，参数的初始取值通常由厂商进行设定，用户仅可以在规定的范围内进行有限的调整。

磁共振诞生以来，各种先进的成像理念不断得到应用，临床应用场景不断扩大，催生了大量序列，且仍在不断发展中。

各大厂商序列的命名多有不同。有些经典序列的命名不同厂商之间基本一致，各厂商自行开发的专有序列往往采用自己的命名规则。由于生产磁共振设备的厂商众多，使得磁共振序列的命名十分复杂，往往给科学研究和临床使用带来困扰。

尽管脉冲序列种类繁多，但基本原理都是通过射频脉冲、梯度脉冲的作用，突出不同组织在弛豫时间（T_1、T_2）、质子密度、磁化率、化学位移、流动效应、分子热运动等方面的差异，并通过对相应信号的处理形成各种加权图像。因此，脉冲序列的本质就是调控各种硬件参数（射频、梯度、采集时间等）获取磁共振信号，以形成满足临床需要的各种图像。这些参数决定了图像的分辨力、对比度、信噪比等。

脉冲序列的类型取决于希望获得的图像的特性，受采集时间的约束。从整体看，一个脉冲序列可以分成两个部分，即自旋准备和信号产生（图 4-1）。

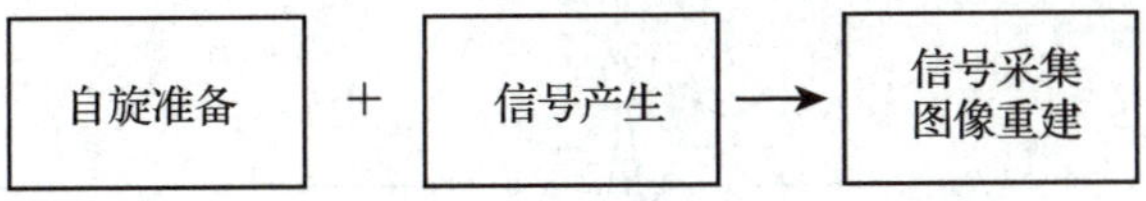

图 4-1 脉冲序列的构成

自旋准备是在梯度场配合下进行的选择性激励，以形成横向磁化强度矢量。需要注意的是，并非所有序列都需要单独的自旋准备，有的序列通过优化扫描参数可以将自旋准备集成到成像序列本身中。一般来说，单独应用自旋准备通常是为了优化图像对比度、提升空间分辨力、提高采集速度、减少伪影、减少吸收率（specific-absorption rate，SAR）等。

信号产生是在横向磁化矢量弛豫过程中形成磁共振信号。通过接收线圈接收到磁共振信号后，再通过图像重建算法重建出断层图像。

二、脉冲序列的表示方法

脉冲序列有多种表达方法。常用的表示方法有流程图法、时序图法、公式法。在各种表示方法中，时序图法是最常用的。

（一）常用符号

脉冲序列的表示要采用特定的符号，但这些符号并没有统一的标准，因此在不同资料中可能存在差异，需要注意区分。

如图 4-2 所示为采用两种符号体系绘制的序列时序图。其中对于射频脉冲、梯度脉冲、回波信号的表示符号均不相同。在自行绘制序列时序图时，可以自主选择使用何种符号体系，但最好在同一本书中保持一致，不要混用不同的符号体系。

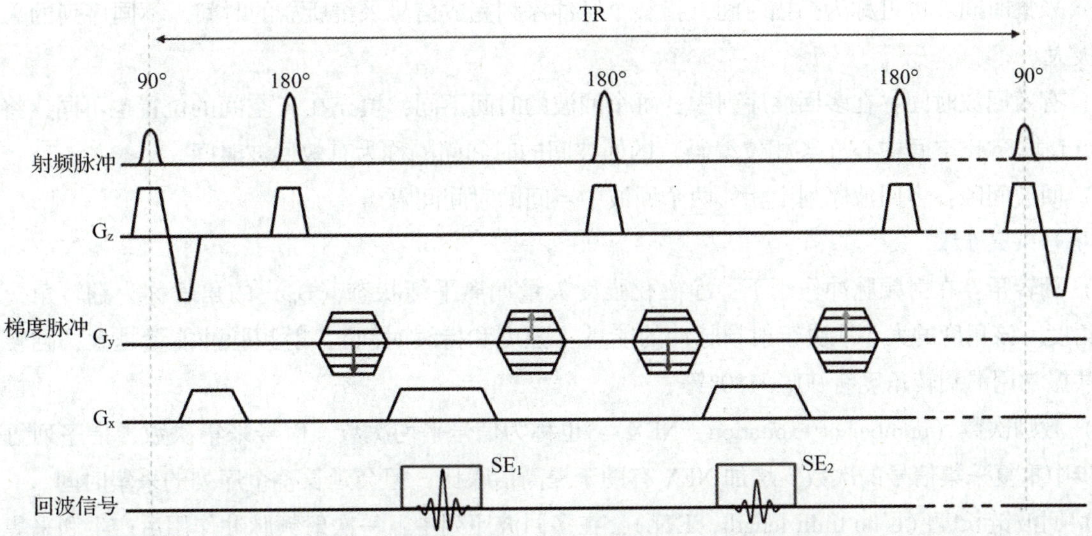

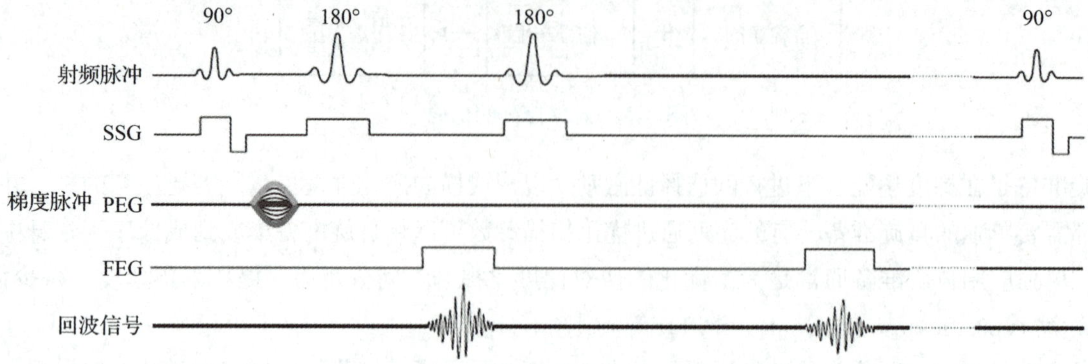

图 4-2　两种不同的脉冲序列常用表示符号体系

注：射频脉冲、梯度脉冲、回波信号等使用不同表示符号。一些资料中还有其他表示方法。

（二）脉冲序列基本参数

1. 时间参数

（1）重复时间（time of repetition，TR）：脉冲序列执行一次需要的时间称为重复时间。例如在自旋回波（spin echo，SE）序列中，相邻的两个射频脉冲间的时间间隔就是重复时间。不同的序列对重复时间的定义不尽相同，取决于其具体的脉冲序列结构。

（2）回波时间（time of echo，TE）：从产生横向磁化矢量的脉冲中点到回波信号中点的时间间隔称为回波时间。例如在 SE 序列中，从射频脉冲中点到自旋回波中点的时间间隔就是 SE 序列的回波时间。

（3）反转时间（time of inversion，TI）：在具有预反转脉冲的脉冲序列中，从预反转脉冲中点到射频脉冲中点的时间间隔称为反转时间。该时间对应某种组织的纵向磁化矢量从负的最大变为 0 所经历的时间。

（4）采集时间：也可称为扫描时间，指整个脉冲序列完成信号采集所需的时间。不同序列的采集时间差异极大。

（5）有效回波时间：在多回波序列中，每个回波的时间不同，填充在 K 空间的位置也不同，将射频脉冲中点到填充 K 空间中心（零相位编码）的回波间的时间间隔称为有效回波时间。

（6）回波间隙：多回波序列中相邻两个回波中点间的时间间隔。

2. 信号采集参数

（1）翻转角：在射频脉冲作用下，净磁化强度矢量偏离平衡状态（B_0）的角度称为翻转角，也称为激发角度。该角度的大小取决于射频脉冲的能量（强度和持续时间），射频脉冲能量越大，翻转角越大。磁共振常用的翻转角度有 90°、180°等。

（2）激励次数（number of excitation，NEX）：也称为信号平均次数、信号采集次数，指序列每个相位编码步中重复采集信号的次数。增加 NEX 有助于提高信噪比，但会延长整个序列的采集时间。

（3）回波链长度（echo train length，ETL）：在多回波序列中，一次射频脉冲作用后产生和采集到的回波的个数。也有学者把这个参数作为序列的时间参数看待。回波间隙值越小，采集整个回波链的时间越短。在 TR 不变的情况下，减小回波间隙可增加回波链长度。

3. 其他参数

（1）视野（field of view，FOV）：视野通常指图像中显示的二维区域的大小，每个维度可以用厘米（cm）或毫米（mm）为单位。在二维图像平面内，两个维度分别对应相位编码方向和频率编码方向（图 4-3）。视野的大小要根据被扫描部位的大小、磁场均匀度等进行调整。

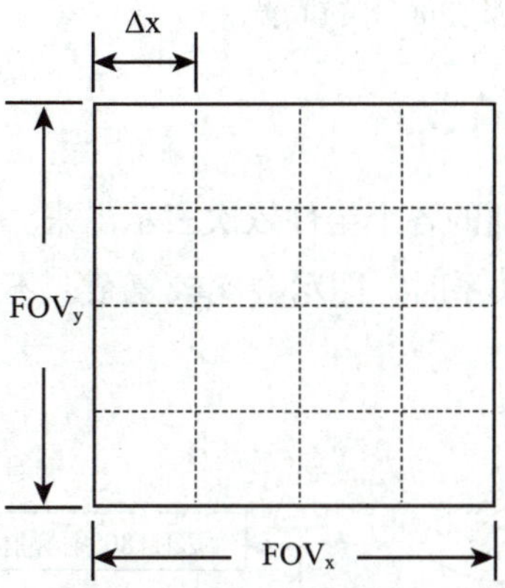

图 4-3　视野

图像的空间分辨力取决于视野的大小、相位编码步数和频率编码的点数，它们共同决定了 K 空间的采样（图 4-4）。

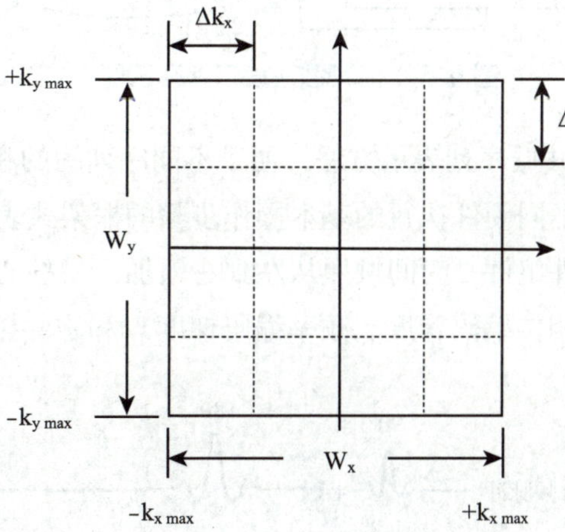

图 4-4　K 空间采样

图像空间和 K 空间的关系为

$$FOV_x = \frac{1}{\Delta k_x} \quad \text{（式 4-1）}$$

$$FOV_y = \frac{1}{\Delta k_y} \quad \text{（式 4-2）}$$

$$\Delta x = \frac{1}{W_x} = \frac{1}{2k_{x,\max}} \quad \text{（式 4-3）}$$

$$\Delta y = \frac{1}{W_y} = \frac{1}{2k_{y,\max}} \quad \text{（式 4-4）}$$

（2）矩阵：包括两方面，一个是用于信号采集的采集矩阵，另一个是用于重建图像的图像矩阵。通常用“行×列”的形式表示矩阵。如对二维图像，磁共振常用 256×256 的图像矩阵。视野和矩阵大小决定了每个维度的像素大小，进而影响图像的空间分辨力。

（3）层厚：磁共振二维扫描时在 z 轴方向需要包含一定的厚度，也就是一个切片的厚度，这个厚度称为层厚。层厚的大小可以通过射频带宽、梯度大小进行控制。层厚大则信噪比得到改善，但 z 向的空间分辨力下降；层厚薄可以提高空间分辨力，但会导致信噪比降低。

（4）层间距：二维采集时，两个相邻层面间的间隔。

（三）常用的序列表示方法

1. 流程图法 按时间先后将脉冲序列的各个组件依次表示出来，清晰展示各组件之间的顺序和相互关系。缺点是当各组件间存在多种依赖关系时，图示会比较复杂，不能精确表示时间关系，不利于分析和理解。

图 4-5 为序列的流程图法示例。

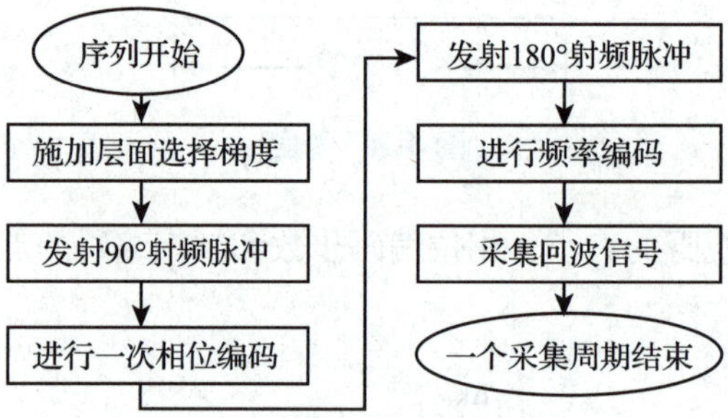

图 4-5 流程图法表示序列示例

2. 时序图法 是最常用的磁共振序列表示方法，便于不同序列间的相互比较和分析。

时序图是对序列执行过程中不同硬件执行的基本操作步骤的框架式表示。

时序图中的一行代表一个硬件组件，时间按照从左到右增加。最核心的脉冲序列通常包括：射频脉冲、梯度脉冲（层面选择梯度、相位编码梯度、频率编码梯度）和磁共振信号，如图 4-6 所示。

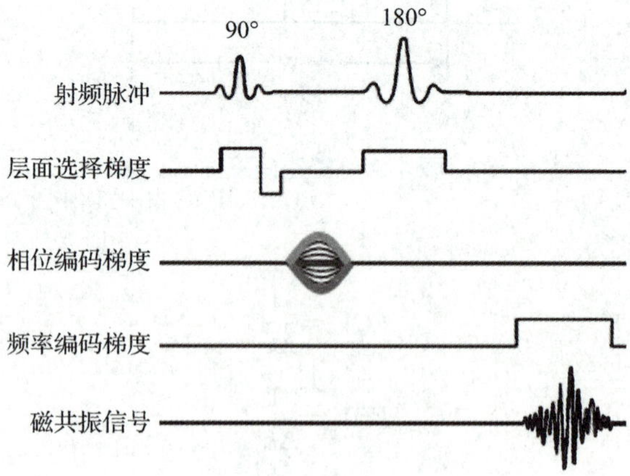

图 4-6 时序图中脉冲序列的核心组件

3. 公式法 基于布洛赫方程，用数学公式的形式表示脉冲序列。其优点是精确，便于数学推导和编程实现。缺点是比较晦涩难懂，对于非数学专业人员不够友好，极少应用，不再详细介绍。

三、脉冲序列的分类

由于磁共振脉冲序列种类繁多、应用目标各异，故存在多种分类方法。例如，可以按照采集信号的种类分类，也可以按照成像速度分类，亦可以按照应用目的等分类。

（1）按照采集信号的种类：可以分为采集自由感应衰减信号的序列、采集自旋回波的序列、采集梯度回波的序列及采集混合信号的杂合序列等。

（2）按照成像速度：可以分为普通序列、快速序列。

（3）按照应用目的：可以分为通用序列、专用序列。

（4）按照信号采集方式：可以分为完全采集序列、部分采集序列。

（5）按照采集信号的维度：可以分为二维序列、三维序列等。

第二节　自旋回波脉冲序列

微课：自旋回波序列和快速自旋回波序列

SE 序列是最基础的磁共振脉冲序列之一，在各主流厂商的设备中均有配置。

一、基本原理

（一）序列弛豫过程

标准的 SE 序列由 1 个 90°射频脉冲及 1 个 180°相位重聚脉冲组成。90°射频脉冲产生宏观横向磁化矢量，180°相位重聚脉冲产生自旋回波信号（图 4-7）。

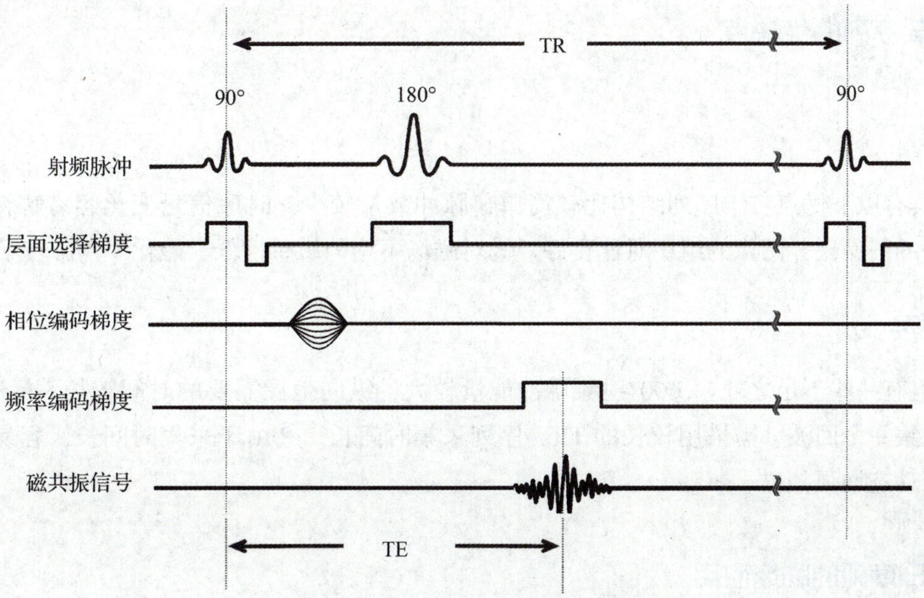

图 4-7　自旋回波序列脉冲时序

90°射频脉冲后，净磁化强度矢量被翻转到 XY 平面上。射频脉冲终止后，XY 平面上的磁矩逐渐失相位，产生 FID 信号。这里要注意，磁化强度矢量的翻转和弛豫并没有严格的先后关系，并非翻转完成后才开始弛豫。为了便于分析，暂且可以认为射频结束后才开始弛豫。

横向磁化矢量容易受到组织特性和磁场不均匀等因素影响，导致 FID 信号衰减很快，不易采集和成像。SE 序列在适当的时刻施加 180°相位重聚脉冲，使发散的相位得以重聚，产生自旋回波，便于采集。

理论上，SE 序列可以获得常规的 T_1WI、T_2WI、PDWI 图像，但由于扫描时长的限制，后面两种加权成像应用较少。

（二）序列的图像对比

SE 序列的图像对比主要由 TE、TR 决定。

TE 决定图像的 T_2 权重，TE 越长，T_2 权重越重。不同组织的 T_2 弛豫快慢不同，残留下来的宏观横向磁化矢量大小也不同，所采集的回波信号中带有不同组织的 T_2 弛豫信息。短 TE 可以减少组织 T_2 弛豫对图像对比的影响，因为此时横向弛豫还未发生。

TR 可以决定图像的 T_1 弛豫权重，TR 越短，T_1 权重越重。由于不同组织 T_1 弛豫不同，同一时刻已经恢复的宏观纵向磁化矢量大小就不同，所采集的回波信号中就带有不同组织的 T_1 弛豫信息。长 TR 可以基本去除组织 T_1 弛豫对图像对比的影响。

在图像对比上，T_1、T_2 权重的意义需要格外注意，不同权重指其在弛豫过程中对图像对比度的影响大小，加权成像实际上是重点突出某方面特性，不代表其他方面的影响就不存在。如 T_1WI 主要是突出不同组织间 T_1 弛豫差别，但这时组织的质子密度和 T_2 弛豫也同样参与了图像对比的形成。只要弛豫发生，这些影响就是不可避免的。

尽管我们尽量采用最短的 TE 去避免其他权重的影响，但采集回波需要时间。SE 序列中 TE 最短也需要 8~10 毫秒，这段时间组织的横向弛豫是不可避免在进行的，因此 T_1WI 的图像对比还是会受到组织 T_2 弛豫差别的影响。所以，序列中选用合适的 TE、TR 是非常重要的。

二、 SE 序列的优缺点

（一）优点

SE 序列具有以下优点：①序列结构比较简单，脉冲数量较少，时序信号变化容易解释。②弛豫充分，具有良好的信噪比，图像的组织对比良好。③对磁场不均匀敏感性低，磁化率伪影较小。

（二）缺点

SE 序列也有一些不足之处：①90°射频脉冲能量较大，纵向弛豫需要的时间较长，标准的 SE 序列一次激发仅采集一个回波，需采用较长的 TR，序列采集时间长。②由于采集时间长，容易产生运动伪影，难以进行动态增强扫描。

三、 SE 序列的临床应用

因为采集时间长，SE 序列很少被用于进行 T_2WI 和 PDWI 成像，目前多用于 T_1WI 图像获取。

SE 序列可以用于颅脑、骨关节、软组织、脊柱、脊髓等部位的常规 T_1WI 成像。对腹部，需要配合呼吸门控技术，才可获得质量较高的图像。呼吸不均匀的被检者，容易产生运动伪影。

由于采集时间长，不能利用 SE 序列进行动态增强扫描。

第三节 快速自旋回波脉冲序列

在 1 个 TR 周期内，SE 序列在一次 90°射频脉冲激励后利用一个 180°相位重聚脉冲采集一个自旋回波信号，需要等待回波，因此采集速度较慢。为加快成像速度，在 TR 周期内初始 90°射频脉冲后连续施加多个 180°相位重聚脉冲，并分别进行不同的相位编码，衍生出采集多个回波信号的快速自旋回波（fast spin echo，FSE 或 turbo spin echo，TSE）序列。

一、基本原理

FSE 序列中，90°射频脉冲后紧随的多个 180°相位重聚脉冲会依次产生回波信号，对每个回波采用不同的相位编码，有多少个回波，就可填充多少条 K 空间线。

通过将多条相位编码线共同用于填充单一的 K 空间，重建成一幅 MR 图像，显著减少了重复执行的次数，加快了成像速度。

相较于 SE 序列，FSE 序列扫描时间明显缩短，运动模糊效应减弱，受磁场不均匀性及顺磁性的影响也更小。不过，由于耦合效应的存在，FSE 序列中脂肪信号会比 SE 序列更高。同时，因多回波成像的特性（回波之间可能存在相位差异和幅度变化），FSE 序列的图像边缘相较于 SE 序列会略显模糊。

90°射频脉冲后采集到的是一连串回波，ETL 的长短与 FSE 序列扫描时长成反比（图 4-8）。ETL 越长，FSE 序列扫描时间越短（ETL 越长，意味着在一个 TR 周期内采集更多的回波信号，从而填充更多的 K 空间线，这样可以减少重复的激励和扫描时间，进而加快成像速度）。

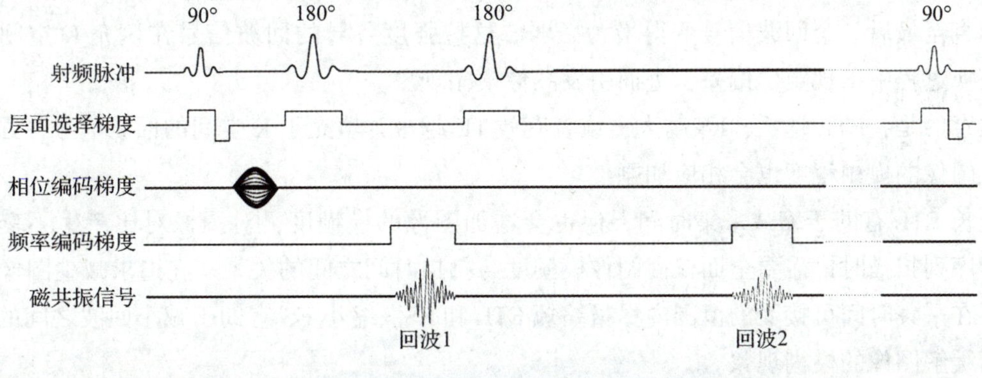

图 4-8 快速自旋回波序列脉冲时序示意（ETL=2）

以 n 记每次 90°射频脉冲激发后，180°相位重聚脉冲数量，则 ETL=n。在其他成像参数不变的前提下，采集一个 K 空间数据所需的重复激励次数只需原来的 1/n，采集时间也相应缩短到原来的1/n。

缩短回波间隔（echo spacing，ES）时，FSE 序列图像会发生如下变化：①回波链中各回波的 TE 差别缩小，图像的软组织对比增高。②回波链中各回波间的强度差异随之减小，图像模糊减轻。③在平衡图像原有组织对比和模糊效应的前提下可增加 ETL，加快采集速度。

FSE 序列的缺点在于：①脂肪组织的信号更高。②相同时间内 ES 越短，施加的 180°聚焦脉冲增多，SAR 值更高。③磁化转移效应增加，增加组织饱和并降低图像对比。

二、FSE 序列的特点

FSE 序列临床应用广泛，序列参数的选择会影响图像的质量。

1. 采集时间比 SE 序列短 由于 90°射频脉冲后的回波链采集，在其他成像参数恒定的前提下，与 SE 序列相比，FSE 序列的采集时间随 ETL 的增加缩短。

2. 回波链中每个回波信号的 TE 不同 FSE 序列在一次 90°射频脉冲后利用多个 180°相位重聚脉冲产生多个自旋回波信号，由于弛豫程度不同，每个回波信号的 TE 不同。首个回波的 TE 最短，末尾回波的 TE 最长，因此 FSE 序列的图像是由不同 TE 的回波信号构成的。

定义 90°脉冲中点到填充 K 空间中心的回波中点的时间间隔为有效 TE。

K 空间的中心区域决定图像对比。由于每个回波信号的 TE 各不相同，回波链中的各个回波会被施加不同的相位编码梯度，并填充在 K 空间相位编码方向上的不同位置。

任何一个回波都可以被填充于 K 空间的中心位置，从而对图像的对比产生决定性影响。例如，如果我们选择将第一个回波填充于 K 空间中心（即采用很短的有效 TE），组织 T_2 弛豫的影响就能被基本剔除，从而得到 T_1WI 或 PDWI 图像。同理，如果将最后一个回波填充于 K 空间中心（即采用很长的有效 TE），就能获得 T_2 加权非常重的 T_2WI。如果选择一个位于中间的合适回波填充 K 空间中心（即采用一个合适长度的有效 TE），就能得到 T_2 权重适中的 T_2WI 图像。与对应的 SE 序列相比，FSE 序列的组织对比度会有不同程度的降低。一般来说，ETL 越长，图像的组织对比度就越低。

3. FSE 序列的图像模糊效应 在 FSE 序列中，ETL 不可以无限制地增加。原因在于，90°射频脉冲激发后，受 T_2 弛豫效应的影响，宏观横向磁化强度矢量将随时间推移逐渐减弱，即随着 TE 的不断延长，任何组织的信号强度都呈现衰减趋势。

在不考虑相位编码梯度对组织信号产生的干扰时，回波链中第一个回波信号最强，随后信号强度逐步减弱，直至最后一个回波信号变得最为微弱。这些强度各异的回波信号在填充 K 空间时，会导致傅立叶变换过程中出现定位偏差，进而引发图像模糊现象。

值得注意的是，ETL 越长、ES 越大，或者有效 TE 越短，填充于 K 空间的回波信号在强度上的差异就越大，图像的模糊程度也会相应加剧。

尽管延长 ETL 有助于缩减采集时间，但也会增加图像的模糊度，对图像对比产生不良影响。因此，在进行序列扫描时，需要全面权衡图像模糊度与扫描时间之间的关系。在追求减少图像模糊的同时，也需要在采集时间可接受的范围内尽量缩短 ETL 和 ES。缩小 ES 有助于减小回波之间的信号强度差异，进而缓解图像的模糊现象。

4. 脂肪组织信号强度增高 在 SE T_2WI 上，脂肪组织呈现中等偏高信号（灰白），而在 FSE T_2WI 上，脂肪组织则呈现高信号（白）。根据现有的主流理论，这种现象主要由两大因素导致：①脂肪组织内的质子之间存在着 J-耦联，加剧磁场的波动，导致质子失相位速度加快。在 FSE 序列中，连续的 180°相位重聚脉冲能够打断这种 J-耦联，从而减缓脂肪组织中质子的失相位速度，延长其 T_2，进而提升脂肪组织的信号强度。②180°相位重聚脉冲会引发磁化转移效应，导致非脂肪组织的信号相对降低。相比之下，脂肪组织的磁化转移效应并不明显，因此其信号在 FSE 序列中相对较高。ETL 越长，ES 越小，脂肪组织的信号强度增加越显著。

5. 对磁场不均匀性不敏感 FSE 序列同样利用 180°相位重聚脉冲产生回波。由于相位翻转的原因，FSE 序列对磁场不均匀性不敏感，磁化率敏感伪影相对较少。但也存在缺点，即对于一些能够增加磁场不均匀的病变（如出血等）的检测并不理想。

6. 能量沉积增加 能量沉积增加是由于 FSE 序列的特殊结构所致。由于 FSE 序列需要多次施加 180°相位重聚脉冲，会导致脉冲能量大幅增加，使能量在人体组织中迅速积聚。由于 SAR 值提高，可能导致人体温度升高等不良反应。尤其在高场 MRI 中，这种情况会更为明显，ETL 越长，ES 越小，SAR 值增加得越明显。

三、FSE 序列的分类

FSE 序列主要包括 FSE T_1WI 序列、短 ETL 的 FSE T_2WI 序列、中等 ETL 的 FSE T_2WI 序列和长 ETL 的 FSE T_2WI 序列。

1. FSE T_1WI 序列 FSE T_1WI 序列通常选择较短的 ETL，因为随着 ETL 的增加，填充 K 空间的回波中 TE 长的回波信号也会增加，影响图像 T_1 对比度。因此，在 FSE T_1WI 序列中，应将第一回波信号填充在 K 空间的中心，选择最短的有效 TE，以尽量减少 T_2 弛豫对图像对比的影响。通常 TR 为 300~500 毫秒，有效 TE 通常为 8~15 毫秒，ETL 常为 2~4，也可以根据具体需要对这些参数进行灵活调节。

与 SE T_1WI 序列相比，FSE T_1WI 序列在采集时间上有明显优势，但同时也存在着一些缺点：①由于受 T_2 弛豫的干扰，图像的 T_1 对比度不如 SE T_1WI 序列。②FSE 序列易产生模糊效应，影响图像清晰度。因此，在选择序列时，要综合考虑 FSE T_1WI 序列的优缺点，以确保获得更准确的诊断结果。

FSE T_1WI 序列主要适用于对 T_1 对比度要求较低的部位，如脊柱、大关节和骨骼结构等。当需要更高的 T_1 对比度时，如对脑组织或腹部脏器进行检查时，一般不使用 FSE T_1WI 序列。

2. 短 ETL 的 FSE T_2WI 序列 ETL 为 2~10，实际应用中 ETL 通常为 5~10。

短 ETL 的 FSE T_2WI 序列具有以下优点：①与 SE 序列相比，成像速度更快，成像时间通常在 1~5 分钟内。②由于 ETL 较短，序列的 T_2 对比度较好，接近 SE T_2WI 的水平。③对磁场不均匀性不敏感，几乎没有磁敏感性伪影。

短 ETL 的 FSE T_2WI 序列主要缺点是用于体部成像时可能会出现运动伪影，但在对 T_2 对比度要求较高的部位仍有其独特的优势。

3. 中等 ETL 的 FSE T_2WI 序列 ETL 为 10~20，与短 ETL 的 FSE T_2WI 序列相比，序列的特点表现为：①扫描速度更快，通常只需 1~3 分钟即可完成图像获取。②由于 ETL 相对较长，导致图像的 T_2 对比度不及短 ETL 的 FSE T_2WI 序列。基于这些特点，该序列广泛应用于颅脑、耳鼻喉、脊柱脊髓、骨关节软组织、腹盆部的 T_2WI 检查。

4. 长 ETL 的 FSE T_2WI 序列 ETL≥25，序列的特点有：①成像速度快，根据成像参数，成像时间可从 20 秒到 3 分钟，从而可进行屏气扫描。②由于 ETL 较长，图像模糊效应更为显著，且 T_2 对比度会降低。③屏气扫描时，屏气不好仍有明显运动伪影。

该序列主要用于两种情况：一是在体部屏气 T_2WI 扫描中，针对由于呼吸幅度无法很好控制而导致短 ETL 的 FSE T_2WI 扫描失败的病例。二是在水成像方面，结合呼吸触发技术，进行腹部水成像，如 MRCP、MRU 等。

在对 FSE 序列进行分类时，需要注意不同厂家生产的设备或不同型号、不同配置的设备在采用不同成像参数时会导致标准不固定，具体应用时还要根据图像实际情况做调整。

5. FSE 序列的衍生序列及临床应用 随着软硬件技术的不断进步，FSE 序列也在不断被改进并衍生出多种新的序列。这些新序列具有各种不同的特点，可以满足不同的临床需求。

（1）快速恢复 FSE（fast recovery FSE，FRFSE）序列：与 SE 序列一样，都采用 90°射频脉冲进行激发，能够产生最大的宏观横向磁化矢量，获得具有良好信噪比的图像。

由于 90°脉冲传递给质子的能量较大，导致受激发组织的纵向弛豫时间较长。在进行 PDWI 或 T_2WI 时，为了减少纵向弛豫对图像对比的干扰，需要选择较长的 TR，以尽量剔除纵向弛豫对图像对比的污染。在其他成像参数不变的情况下，TR 延长意味着采集时间延长，如果能够加快组织的纵向弛豫，则可选用较短的 TR，成像速度将加快，FRFSE 序列就应用了促使组织纵向弛豫加快的方法。

FRFSE 序列原理并不复杂。该序列通过在回波链的最后一个回波采集后施加 180°相位重聚脉冲，产生一个额外的回波，但不进行采集，再在相当于这个回波的 TE 时刻施加一个负 90°射频脉冲，把 180°脉冲重聚的横向磁化矢量偏转回 B_0 方向，从而加快组织的纵向弛豫。该序列尤其适用于 T_1 值很长的组织，比如脑脊液。

FRFSE 序列利用组织 T_1 值长和 T_2 值长的特点，将残留在回波链中的横向磁化矢量迅速偏转，加速纵向磁化矢量的恢复，从而可以选用较短的 TR 进行 T_2WI 成像。

FRFSE 序列与 FSE 序列在成像参数上没有区别，唯一不同的是最后一个 180°相位重聚脉冲产生回波时的处理方式。

（2）单次激发 FSE（single shot FSE，SSFSE）序列：是一种采集速度更快的 FSE 序列。

与常规 FSE 序列相比，SSFSE 序列有以下特点：①通过一次 90°射频脉冲激发后，利用连续的 180°脉冲采集填充 K 空间所需的所有回波信号，避免了回波链长度限制，大大提高了成像速度。②由于 ETL 很长，后续回波的信号难以保证，需要设置较短的 ES，目前在 1.5T 机型上一般为 4~5 毫秒。③序列中不存在 TR 的概念，因为所有组织的宏观纵向磁化矢量都处于平衡状态，使得纵向弛豫对图像对比没有影响，无法进行 T_1WI 成像，仅用于 T_2WI 成像。④SSFSE 的 ETL 较长，导致图像模糊效应明显，T_2 对比受到影响。⑤ETL 很长，ES 很短，脂肪组织的信号很高。⑥由于能量沉积比较集中，导致 SAR 明显升高，为降低 SAR 值，常采用小于 180°的相位重聚脉冲产生回波。⑦成像速度优势，在体部成像时，即便被检者不能屏气，也不会产生明显的呼吸运动伪影。⑧由于 ETL 很长，回波链中大部分回波的 TE 较长，因此 T_2 权重很重。

SSFSE 序列的作用主要有：①颅脑超快速 T_2WI（仅用于不能配合检查的被检者）。②腹部脏器屏气超快速 T_2WI。③屏气或呼吸触发水成像（如 MRCP、MRU 等）。

（3）半傅立叶采集单次激发 FSE 序列（half-Fourier acquisition single-shot turbo spin-echo，HASTE）：该序列是 SSFSE 序列的进一步衍生序列。

HASTE 序列利用 K 空间填充的对称性特点，只采集填充 K 空间的一半多一点的数据，剩余的 K 空间数据根据 K 空间的对称性原则进行复制填充。这种方法有效地减少了数据采集时间，但由于 K 空间中央的数据对图像对比度至关重要，一般会多采集一点数据（即采集一半多一点的数据），以保证 K 空间中央区域的数据完整。以相位编码步为 256 为例，需要采集的数据一般为 136 或 144。因此，该技术被称为半傅立叶采集技术，也称为半 K 空间技术或部分 K 空间技术。该技术不仅适用于 HASTE 序列，实际上几乎可以用于所有的 MR 脉冲序列，为快速成像提供了便利。

与 SSFSE 序列相比，HASTE 序列具有如下特点：①HASTE 序列只需采集填充略多于一半 K 空间的回波信号，因此扫描时间大幅缩短。②理论上空间分辨力保持不变，影像质量不受影响。③由于实际采集的回波信号只有原来的一半，理论上图像信噪比有所降低，相当于原来的 70%左右。HASTE 序列采集的是信号较强的回波，因此信噪比降低并不明显。④人体内能量的沉积减少。⑤脂肪组织信号高和 T_2 对比较差的问题依然存在。

HASTE 序列的临床应用与 SSFSE 相仿，主要用于神经系统和腹部超快速 T_2WI 成像，也可用于腹部水成像（如 MRCP、MRU 等）。

第四节　反转恢复序列

微课：反转恢复序列

不同的生物组织具有不同的 T_1 弛豫时间。在 SE 序列中，通过 T_1WI 可以反映各组织间 T_1 的差别。反转恢复（inversion recovery，IR）序列提供了另一种研究 T_1 差别的方法。

与 SE 序列不同，IR 序列首先施 180°加射频脉冲，将纵向磁化矢量翻转到 z 轴的负向，之后纵向磁化矢量将按照 T_1 进行弛豫，每种组织均按照自己的弛豫速率向 z 轴正向恢复，在某个时刻经过 0 点，然后变为正值。在 180°射频脉冲激发后，可以延迟一段时间，使不同的组织按照各自的 T_1 进行一定程度的纵向弛豫，由于它们的弛豫率不同，从而在不同组织间形成 T_1 对比度。

从开始弛豫到纵向磁化强度矢量过 0 所经历的时间即 TI，此过程中并无横向磁化矢量，因此无法测得磁共振信号。为了获得磁共振信号，可以某个时刻再施加一个 90°射频脉冲，以产生横向磁化矢量，从而可以测得 FID 信号，获得 T_1WI 像。

IR 序列可以与其他序列结合，构造多种序列。例如，如果想测得 SE 信号，则只需要在 TE/2 时刻再施加一个 180°相位重聚脉冲即可，如图 4-9 所示。

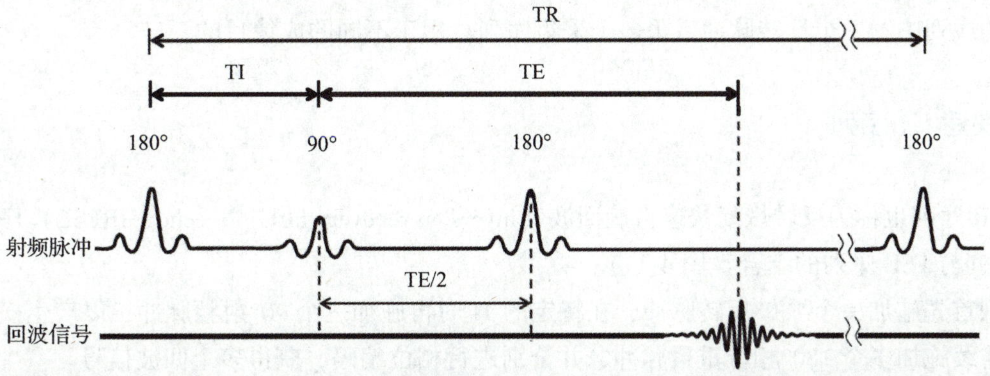

图 4-9　反转恢复自旋回波序列时序图

选择某组织的纵向磁化矢量过 0 的时刻施加射频脉冲，可使该组织不产生横向磁化矢量，从而在图像中不显示，达到抑制该组织信号的目的（图 4-10）。

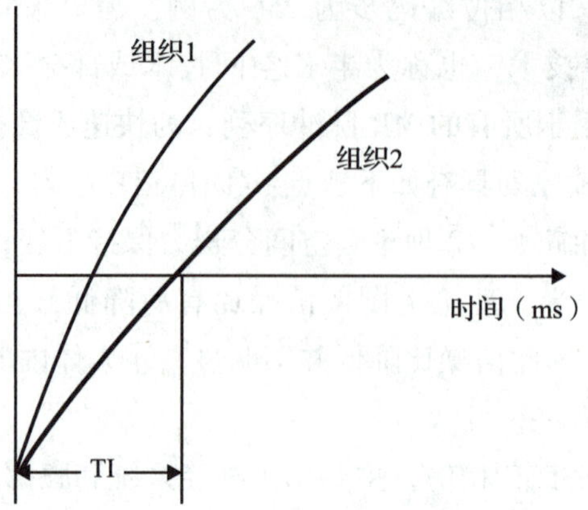

图 4-10　抑制特定组织原理

由于 TI 控制不同组织间的对比度，在 IR 序列中需要使用相对长的 TR 和短的 TE。

反转恢复序列的信号强度可表示为

$$S \propto S_0\ (1-2e^{-TE/T_2}) \qquad (式 4\text{-}5)$$

式中，S_0 是纵向磁化强度矢量。

由于使用了 180°翻转脉冲，磁化矢量发生了翻转，信号 S 可能取负值，因此有两种显示 IR 序列图像的方法。一种是图像的灰度介于 $\pm S_0$ 之间，背景（如空气）通常信号为 0，在图像中呈中等灰度。另一种是显示 $|S|$，空气等纵向磁化为 0 的组织在图像中呈黑色。

对于某种 T_1 的组织，其纵向磁化过 0 的时刻可由下式计算

$$1 - 2e^{-TI/T_1} = 0$$
$$\Rightarrow TI = T_1 ln2$$
$$= 0.693T_1 \qquad (式 4\text{-}6)$$

只要知道某种组织在特定的磁场强度下的 T_1，即可据此公式估算欲抑制其信号所需的 TI。

通常在 IR 序列中，一个反转脉冲对应一次序列采集。但在某些情况下，也可以多个反转脉冲对应一次序列采集。可以施加 2 个或 3 个反转脉冲再进行一次采集，如采用双反转恢复或三反转恢复实现“黑血”磁共振血管成像。

也有的序列中，一个反转脉冲后跟多个采集序列，用于不同的成像目的。

一、快速 IR 序列

快速 IR 序列也称为反转恢复快速自旋回波（inversion recovery fast spin echo，IRFSE）序列。其实质是 IR 序列与 FSE 序列的结合（图 4-11）。

该序列首先施加一个 180°反转脉冲，在特定的 TI 时再施加一个 90°射频脉冲，以产生横向磁化矢量，之后连续施加多个 180°相位重聚脉冲，并分别进行相位编码，获得多个回波信号。

IRFSE 序列中有回波链，与标准的 IR 序列相比，成像速度明显加快。

由于存在负向磁化矢量，在形成横向磁化矢量时就有正负，所以当使用较短的 TI 时，取采集信号的幅值（绝对值），以使 z 向磁化矢量为正。

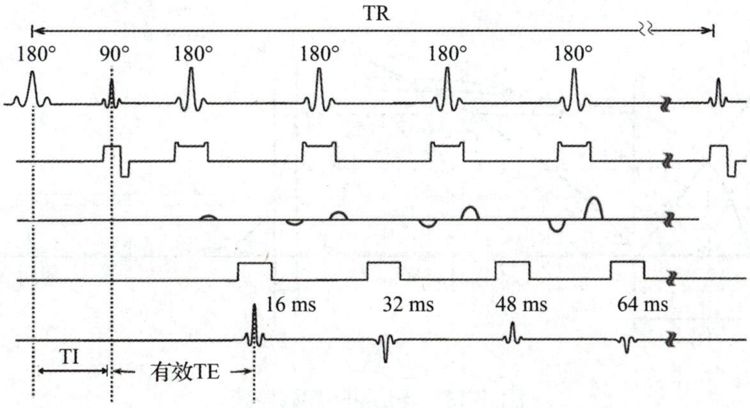

图 4-11　快速 IR 序列

二、短时 IR 序列

脂肪的 T_1 时间比较短。因此，在 IR 序列中如果要抑制脂肪的信号，只需要选择在脂肪的磁化强度矢量过 0 的时刻施加 90°射频脉冲，这种 IR 序列称为短时反转恢复（short tau inversion recovery，STIR）序列。STIR 序列的原理如图 4-12 所示。

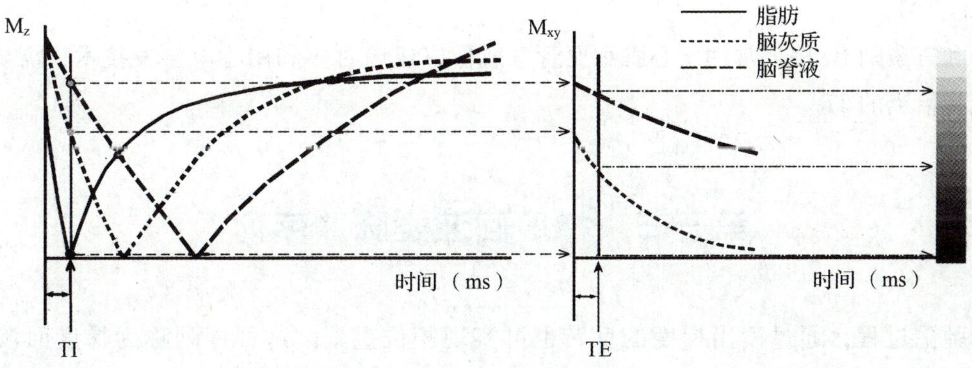

图 4-12　STIR 序列原理图

三、液体衰减 IR 序列

脑脊液和一些长 T_1 的组织在 IR 序列幅度图中往往呈过高的信号，有时会遮盖与其信号相似的组织结构或病变。液体衰减反转恢复（fluid attenuated inversion recovery，FLAIR）序列使用较长的 TI 减弱脑脊液和含水的解剖结构的信号，以便于显示原来被遮盖的解剖结构。FLAIR 序列就像是抽干池塘的水，所有的鱼就自然显露出来，即所谓“竭泽而渔”。图 4-13 是 FLAIR 序列的原理图。

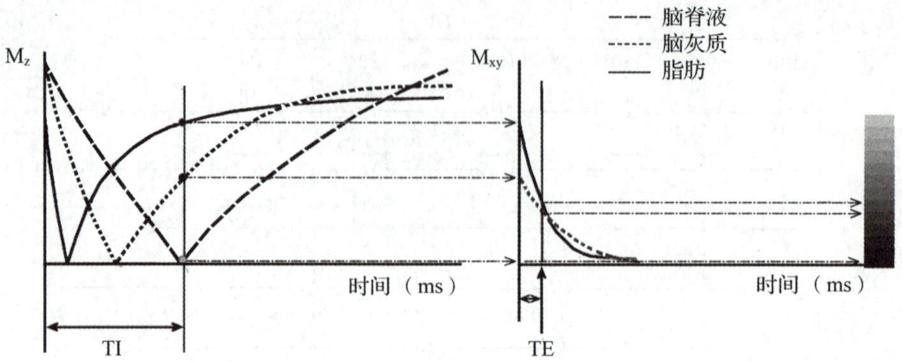

图 4-13　FLAIR 序列原理

利用 IR 序列也可实现“黑血”磁共振血管成像，其机制与 STIR 和 FLAIR 类似，不同之处是 TI 要比 STIR 长、比 FLAIR 短（血液的 T_1 在 1.5T 时大约是脂类 T_1 的 5 倍，比脑脊液的 T_1 短 3~4 倍）。另外，如果使用单次激发反转恢复，T_1 值与血液接近的静止组织的信号也会被抑制，这是不希望出现的情况。可以通过使用双反转激发 IR 序列减少上述问题。第一个 180°射频脉冲是非选择性激励，作用于整个射频线圈包括的容积，第二个 180°射频脉冲为选择性激励，仅作用于待成像层面。选择血液的纵向磁化矢量过 0 的时刻再施加产生横向磁化矢量的射频脉冲或梯度脉冲，即可获得“黑血”像。

双激励 IR 序列利用流入效应实现“黑血”，而 SE 序列是利用流出效应实现“黑血”，二者都是利用了血液的流动效应。利用 3 个 180°射频脉冲激励的 IR 序列，可以再抑制除血液外另一种组织（如脂肪）的信号。

双激励和三激励 IR 序列常用于心脏和血管壁成像，成像时多利用心电触发技术，需要根据被检者的心律选择恰当的 TR。

第五节　梯度回波类脉冲序列

在横向弛豫过程，通过读出梯度的反转也可实现相位重聚，这种序列称为梯度回波（gradient echo，GRE）序列。梯度回波序列的主要特点是使用小角度激励，成像速度快，多用于需要快速成像的场合。

微课：梯度回波序列

一、常规 GRE 序列

GRE 序列使用小角度（<60°）射频脉冲激励，通过读出梯度的反转实现相位重聚，获得回波信号（图 4-14）。

梯度回波与自旋回波不同，并不是真正的回波，而是通过梯度场翻转有意地造成 FID 信号的失相位和相位重聚，来形成一种类似于回波的信号。磁场的不均匀、顺磁性或抗磁性对比剂导致的组织磁化率信号会被强调显示。这是由于对 FID 信号的散相位和相位重聚是在相对于主磁场的同一方向进行的，外磁场不均匀性的影响无法抵消。由于外磁场不均匀，导致横向弛豫加快，横向磁化矢量以 T_2^* 弛豫，远小于 SE 序列中的真正的 T_2。

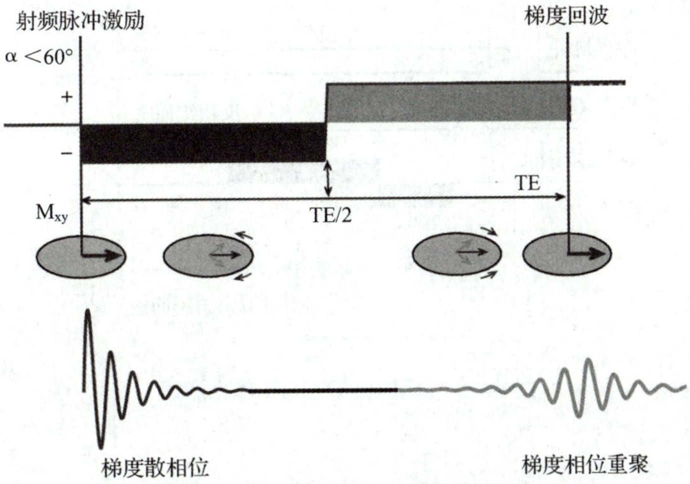

图 4-14 梯度回波序列原理

GRE 序列中控制组织对比的主要因素是翻转角。根据想获得的图像对比，翻转角可选几度或大于 90°，大多数情况下选择远小于 60°的翻转角。在 TR 非常短的情况下，小翻转角需要的激励时间更短，产生的横向磁化矢量更大。

（一）使用长 TR 的 GRE 序列

使用长 TR（大于 200 毫秒）、大于 45°翻转角的 GRE 序列的图像对比特性与 SE 序列类似，主要区别是图像对比是基于 T_2^* 而非基于 T_2 的。使用较长的 TR 会倾向于突出 T_2^* 和 T_2 间的差别，而不是改善 T_2 对比。通过使用短 TE（5~10 毫秒）可获得 T_1WI。多数情况下，除了在希望观察磁化率差异形成的对比时，长 TR 的 GRE 序列是无用的。

（二）使用短 TR 的 GRE 序列

使用小于 50 毫秒的 TR 时，横向弛豫不能充分进行，在序列和序列之间，纵向磁化矢量和横向磁化矢量形成一个“稳态”的平衡。这个稳定的横向磁化是前一个序列中的射频激励脉冲形成的，此时会产生两个信号：一个是当前射频激励脉冲形成的 FID 信号；另一个是由于稳态横向磁化存在，由前一个序列中的射频激励脉冲形成的回波信号，该回波信号包含 T_2 和 T_2^* 对比。

根据信号的混合特性，可分成不同的 GRE 序列，如相位相干、非相位相干、稳态自由进动（steady state free precession，SSFP）等，可形成不同的组织对比加权。

1. 相位相干 GRE 序列 图 4-15 是相位相干 GRE 序列的原理图。其中，在回波形成后、下次脉冲序列开始前，施加了一个与相位编码梯度强度相同、极性相反的反向相位编码梯度，以使磁化矢量相位重聚。当翻转角在 30°~60°时，组织对比主要基于 T_2/T_1，由于大多数长 T_1 的组织也是长 T_2，因而对比极低。但在某些情况如磁共振血管成像时，这种低对比有意义。

相位相干 GRE 也简称为稳态梯度重聚采集（gradient recalled acquisition in the steady state，GRASS）、稳态进动快速成像（fast imaging with steady state precession，FISP）（图 4-16）、稳态傅立叶采集（Fourier acquired steady state，FAST）等。

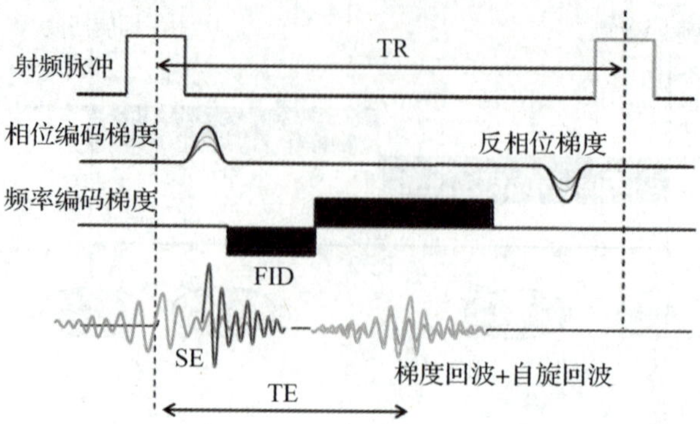

图 4-15　相位相干 GRE 序列原理

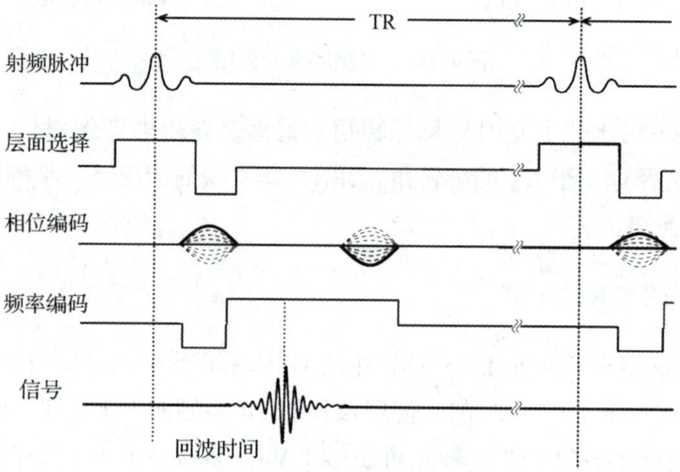

图 4-16　FISP 序列原理

使用相位相干回波的稳态序列形成的是 T_2^* 和质子密度对比，当 TR、TE 很短、翻转角很小时，无法形成可用的对比，但血流可呈高信号，有助于增强血管的对比，可应用于磁共振血管成像。

2. 非相位相干 GRE 序列　当 TR 非常短时，由于小翻转角形成的纵向磁化矢量差很小或大翻转角时 T_2^* 效应占主导，稳态采集难以形成很强的 T_1 加权。可以通过使用长 TR（至少 4~5 倍的 T_2 长）或在不同的脉冲序列中引入非相干相位差“破坏”稳态横向磁化矢量，以减轻 T_2^* 的影响（图 4-17），此序列也称为“扰相” GRE 序列或“相位损毁” GRE 序列，也称为损毁小角度激发（spoiled fast low-angle shot，FLASH）序列（图 4-18）、损毁梯度回波（spoiled gradient echo，SPGR）序列、T_1 快速场回波（T_1 fast field echo，T_1-FFE）序列等。

由于使用 GRE 序列的主要原因是快速成像，因此不常用延长 TR 的方式进行相位损毁，除非在交替多层面采集时。

实际中可以使用相位损毁梯度。使用相位编码梯度作为损毁梯度，但其对损毁横向稳态磁化矢量效果不佳，除非梯度的面积能够在不同的 TR 间动态变化。即便如此，由于梯度产生不均匀的磁场，这种损毁在空间上并不均匀。

另一个更好的方法是使用射频损毁。射频损毁方法是在两个脉冲序列间使用不同相位的 RF 激励脉冲。射频发射器和接收器都具有锁相功能，因此接收器可以区分梯度回波的相位与前一个射频激励形成的自旋回波的相位，从而将两种信号分离。射频损毁不仅可以提供空间上更加均匀的结果，还可以避免不同 TR 间的变化的涡流。

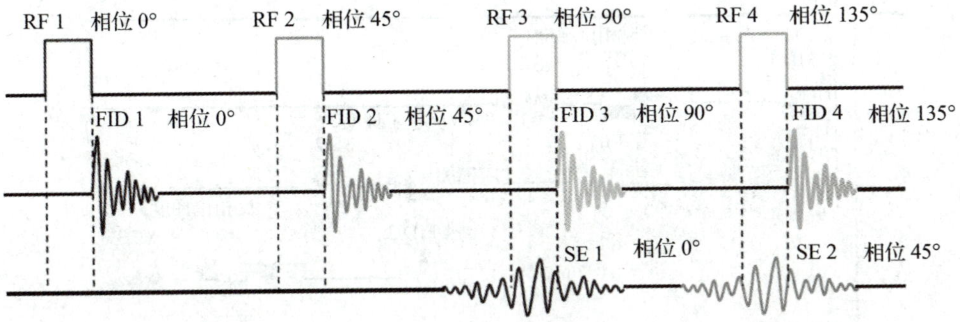

图 4-17 非相位相干 GRE 序列原理

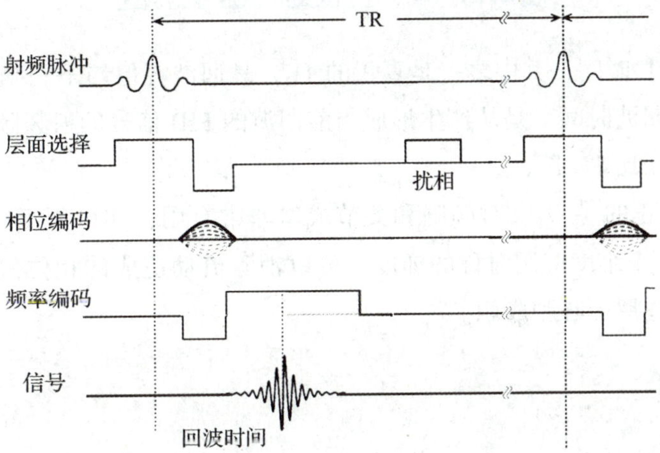

图 4-18 FLASH 序列原理

在应用射频损毁 GRE 序列时，必须在相位编码方向应用一个反相位梯度，以使在空间的三个方向上梯度的面积在各 TR 间保持不变，使损毁与空间无关。且在每个 TR 内，接收到的磁共振信号还必须移动某个设定的相位，以保证 K 空间数据的一致性。

使用短 TR、短 TE 和中大翻转角可得到 T_1WI，横向磁化破坏梯度重聚回波（spoiled transverse magnetization gradient recalled echo，SPGR）常用于三维容积采集。其采集时间短，可获得良好的解剖结构 T_1WI 像。该序列的特点是“亮血”和有磁敏感伪影。在使用钆对比剂时，由于对磁敏感性的极大灵敏度，SPGR 能产生比 SE T_1WI 高的 T_1 对比。不足之处是对化学位移伪影、磁场不均匀性等更加敏感且信噪比低。

二、稳态自由进动 GRE 序列

在 GRE 序列中，当 TR 极短（小于 50 毫秒）时，TE 的时长不足以形成 T_2 对比，此时梯度相位重聚效率低且以 T_2^* 效应为主。SSFP 序列主要检测在 2TR 时，在下一个脉冲序列出现的由前一个序列的激励脉冲形成的回波。为使该回波在时间上尽量靠前，需要专门应用一个相位反向梯度，以加速激励脉冲形成的回波的相位重聚，以使其在下一个脉冲序列前重聚并衰减（图 4-19）。

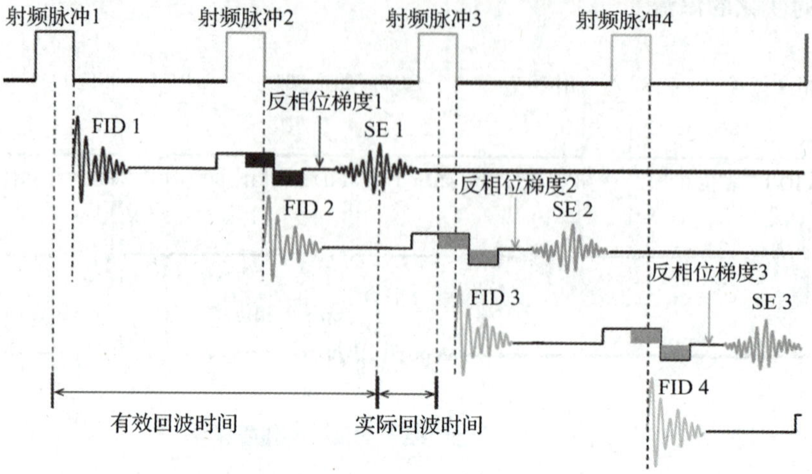

图 4-19　稳态自由进动 GRE 序列原理

在 SSFP 中有两个 TE 时间，其中之一是真正的 TE，是回波峰值与下一个激励射频脉冲间的时间间隔；另一个称为有效回波时间，是从产生形成当前回波的 FID 信号的射频脉冲到回波峰值间的时间间隔，因此有效回波时间比 TE 长。

SSFP 序列能得到真正的 T_2WI，对颅脑和关节成像非常有用，亦可用于三维容积采集。“平衡”的 SSFP 序列在空间的 3 个维度应用对称的梯度，可以消除流动造成的相位偏移，提供 T_2/T_1 的对比和高的采集速度，特别适用于心脏成像。

第六节　回波平面成像序列

微课：回波平面成像

一、基本概念

回波平面成像（echo-planar imaging，EPI）是一种数据采集技术，成像时间极短，是当前最快的磁共振信号空间编码方法之一，可以在数十毫秒的时间内生成一幅二维图像。在许多具有挑战性的磁共振成像任务（扩散成像、灌注成像、脑功能成像、心脏成像、实时成像等）中，EPI 具有重大价值。

有的书籍也将这一序列译为平面回波成像。

根据该方法的数据采集原理可知，其关键在于一次采集一个平面的数据，故可称为平面成像，又由于其采集的是由梯度振荡所形成的梯度回波，因此属于采集回波的序列，故其本意应当为“采集回波的平面成像法”。

EPI 与自旋回波或梯度回波不同之处是读出梯度和相位编码梯度的施加方式。EPI 使用一系列双极读出梯度产生梯度回波链。在相位编码梯度，则对每个梯度回波进行单独的相位编码，因此可以在一个 FID 或 SE 回波的包络中采集多条 K 空间线数据。

由于梯度回波的速度比自旋回波快得多，EPI 的成像时间极短。典型的单次激发 EPI 在一次射频激励后可以产生约 100 个梯度回波，可以重建一幅低分辨率的二维图像，相当于在 1 秒内对待成像层面进行了一次“快照”。

EPI 既可用于二维采集，也可用于三维采集，主要是二维采集应用。在二维采集时，EPI 可以利用一次激发采集整个层面的数据。

在 EPI 中，相位编码梯度在紧跟的读出梯度间不用翻转，因此在 K 空间中可以顺序填充，而在读出期间频率编码梯度在正极性和负极性间交替变化，形成梯度回波。

尽管 EPI 可以用极快的速度采集整个层面的图像数据，但它也有诸多不足。

首先，读出期间任何的相位偏差（磁场不均匀、磁敏感累积）都会造成图像失真。

其次，来回采集 N 条数据线时，任何的系统不精确都会导致回波不能精确对准。由于 K 空间是由 N/2 条偶数线和从相反方向采集的 N/2 条奇数线交替排列组成的，任何的位置偏差均可导致图像中的偏移伪影（N/2 鬼影），其表现是图像偏移半个 FOV。

EPI 易受多种伪影影响，主要是沿相位编码方向的“鬼影”。很多物理现象和系统缺陷都会给 EPI 造成伪影。在相位编码方向上，化学位移伪影尤其严重，为此，在 EPI 序列中几乎总是需要脂肪抑制。主磁场不均匀、涡流、伴随磁场等可以导致 EPI 图像严重失真并伴信号损失。梯度回波链形成过程中的 T_2^* 衰减会导致图像模糊。

EPI 采集 SNR 较差、分辨力低、伪影多（尤其是化学位移伪影和磁敏感伪影），但它提供了实时成像能力，对于研究时间相关生理过程和功能成像非常有用。应用中的安全关切主要是快速梯度切换和可能对被检者的神经刺激。噪声、图像伪影、图像失真、化学位移等因素限制了 EPI 在许多成像过程中的应用。

最初的 EPI 是单次激发脉冲序列，通过单次激发产生的回波链一次性采集重建图像所需的整个 K 空间数据。单次激发 EPI 时间分辨力高，但对硬件要求高，因此常导致图像质量降低。

多次激发 EPI 在每次射频激发时只采集部分的 K 空间数据，不同射频激发采集的数据组合起来形成完整的 K 空间，再进行图像重建。图像的空间分辨力不再受限于 ETL，可以使用 256×256 或更大的矩阵。

多次激发 EPI 能得到更好的图像质量，且对硬件的要求要低。不足之处是增加了扫描时间，故对运动更敏感。

二、常用 EPI 序列

1. SEEPI 序列 二维 SEEPI 序列在 90°射频脉冲激励和 180°相位重聚脉冲后的规定时间内，利用读出梯度和相位编码梯度产生一系列梯度回波，每个梯度回波都是在不同的 TE 测量的。如果有效 TE 等于自旋回波的 TE，图像将以 T_2 加权为主，可以提升 EPI 的图像质量。自旋回波 EPI 序列的主要不足是会减弱对血氧合水平依赖（blood oxygenation level dependent，BOLD）对比的灵敏度。

2. GREEPI 序列 GREEPI 序列先由射频脉冲产生 FID 信号，再利用一系列空间编码梯度形成梯度回波链。由于 TR 时间较长，为了使信噪比最大，通常采用 90°射频脉冲激励，并使用频率选择激励脉冲，抑制脂肪信号产生的化学位移伪影。序列最后一般会应用一个损毁梯度，使剩余的横向磁化矢量失相位。

梯度回波 EPI 序列的 K 空间线（相位编码方向）是在不同的 TE 采集的，相应的梯度回波的幅度按指数规律衰减。可以使用回波链中较靠后的回波填充 K 空间中央区域，获得重 T_2^* 加权成像，也可以通过调整参数减轻 T_2^* 权重。

微课：MRI 序列（实验）

3. IREPI 序列 IREPI 序列在梯度回波或自旋回波序列前施加反转恢复序列。该序列可用于在 FLAIR 成像时衰减脑脊液的信号，低信噪比限制了该序列在脂肪抑制中的应用。

▶知识拓展

压缩感知磁共振成像

随着磁共振成像技术的不断发展，一些新兴的脉冲序列逐渐应用于临床实践，为疾病的诊断和研究提供了新的视角和方法。例如，压缩感知磁共振成像（compressed sensing MRI，CS-MRI）是近年来备受关注的前沿技术。它基于信号的稀疏性原理，通过在数据采集过程中引入随机采样模式，结合先进的信号重建算法，能够在显著减少数据采集量的情况下重建出高质量的磁共振图像。CS-MRI 不仅大幅缩短了扫描时间，还提高了患者的舒适度，尤其适用于需要快速成像的场景，如心脏成像、神经功能成像等。

—• 考试知识点总结 •—　　—• 本章小结 •—

—• 协和云课堂…… 拓展练习及参考答案 •—

（侯庆锋　杨　帅　徐隆基）

第五章　磁共振特殊成像技术

教学课件

学习目标

素质目标

培养具备专业素养、高超技能、良好团队协作能力，树立安全意识的医学影像 MRI 技师。

知识目标

（1）掌握：磁共振脂肪抑制成像、磁共振水成像、扩散加权成像及其衍生技术、磁共振波谱成像等技术。

（2）熟悉：磁共振其他抑制成像、灌注加权成像、BOLD 脑功能成像、磁共振血流信号特点、磁共振血流成像的方法、磁敏感加权成像等技术。

（3）了解：磁共振快速成像技术、磁共振电影生理门控技术。

能力目标

能够提升医学影像技师在磁共振成像领域的专业技能、诊断准确性、技术创新及被检者关怀等方面的能力，以更好地服务于临床诊断和治疗。

案例导入

【案例】

患者，男，48 岁。厌食、消瘦半年余。

B 超检查：胆囊炎、胆总管下端结石致肝内、外胆管扩张。

【问题】

1. 该患者临床诊断应考虑什么疾病？
2. 如要明确诊断需要再进一步做何种检查？

核心知识拆解

磁共振水成像是一种利用水的长 T_2 特性进行成像的磁共振检查技术。组织里面缓慢流动的自由水具有特殊的 T_2 特性。T_2 弛豫时间是描述磁共振信号衰减速度的物理量，由于水分子具有特殊的物理和化学性质，因此其具有较长的 T_2 弛豫时间。磁共振水成像采用长 T_2 加权序列，对检查部位施加射频脉冲时，除了水之外的组织信号受到衰减，而水由于长 T_2 特性，信号不受影响，保持较高的长 T_2 信号。经过影像处理后，只显示水的成像。在图像上，含水器官或液体呈现高信号，而周围组织则呈现低信号。这种技术具有无电离辐射、多层面多方位成像、适应范围广等优势。在实际医疗操作中，这种方法能够对泌尿系统、胰脏及胆道、脊髓、内耳等众多区域进行检查，并向医师们提供宝贵的诊断资料。

第一节　组织抑制成像技术

采用磁共振成像时，为了明确病理组织的构成或是使病变部位更加明显，运用特别的扫描程序来抑制特定组织，这项技术便是组织抑制成像技术。它能够针对性地减弱脂质及非关注成像区域的信号，这一技术主要分为脂肪抑制技术和其他相关的抑制成像技术。

一、磁共振脂肪抑制成像技术

磁共振脂肪抑制成像，属于一项具体的磁共振成像手段，通过特定的成像程序来降低或去除图像内脂肪细胞形成的高信号，进而提升组织对比度，增强对病理变化的识别效果，并且能够提供区分诊断的关键数据，是 MRI 诊断过程中极其关键的技术之一。

（一）脂肪抑制技术的意义

磁共振脂肪抑制成像基于脂肪和其他组织中的氢质子在磁共振中的不同表现而实现。脂肪内的氢质子在不同组织中，其共振频率也与体内其他组织的氢质子不一致。因而，在 T_1 加权成像中，脂肪表现为高信号；在 T_2 加权成像中，也展现出相对较高的信号。这种脂肪的特殊性质，一方面有助于提高对病变的自然对比度，便于检测，但另一方面却降低磁共振成像的清晰度，并干扰对病变的准确检查。其影响主要有以下几个方面：①水分子和脂肪分子边界处发生的化学位移；②脂肪造成的运动伪影；③脂肪减少图像的对比度；④脂肪影响对比剂增强扫描的效果。

在 MRI 成像中进行脂肪抑制的重要性：第一，减轻化学位移的影响；第二，降低脂肪组织的信号强度，提升图像的组织对比度；第三，提高对比剂扫描的效果；第四，判断病变部位是否包含脂肪（如在 T_1 加权成像中，出血或含有蛋白质的液体通常会显示为高信号）。

（二）常用的脂肪抑制技术

磁共振成像技术包含多种脂肪抑制技术，这些技术基于脂肪组织的特殊性质，使用脉冲序列来抑制脂肪信号的产生。常见的脂肪抑制技术包括频率饱和脂肪抑制技术、水激发脂肪抑制技术（如 SPAIR 和 STIR 技术）、频率选择反转脉冲脂肪抑制技术、化学位移水-脂反相位成像技术及水脂分离技术。可根据不同场强，检查的部位、目的，合理选择不同的脂肪抑制技术。

1. 频率饱和脂肪抑制技术　又称化学位移抑制或脂肪抑制技术。该方法依赖于脂肪与水的质子在共振频率上约 3.5ppm 的微小差异。在采集信号之前，磁共振成像设备先给予特定频带的 RF 脉冲，即预饱和脉冲。这种射频脉冲可针对性地引导脂肪质子达到饱和状态，使其在成像过程中无法再产生磁共振信号，从而达到抑制脂肪信号产生的作用。该技术在减弱脂肪信号方面表现突出，且对其他组织的影响微小，尤其在中高磁场下效果更佳。然而，若所扫描区域的磁场强度偏差超出 3. 5ppm，所选频率的射频脉冲将效果不佳。例如，图像的周边会观察到脂肪信号抑制不均或不充分。对大视野成像时，脂肪抑制在视野边缘可能因梯度磁场而效果不理想。此外，这一技术依赖于主磁场（B_0）和射频场（B_1）的均匀性，均匀性不好，脂肪信号的抑制信号不佳。

频率饱和脂肪抑制技术广泛应用于 MRI 检查中，特别是在需要突出显示病变组织与背景组织间对比的场合。例如，在肝脏、肾上腺、盆腔等部位的检查中，该技术可以抑制脂肪组织的高信号，使其他组织的信号更加突出，从而有助于病变的检出和诊断。在使用频率饱和脂肪抑制技术时，需要注意选择合适的 RF 脉冲参数和扫描序列，以确保脂肪抑制效果。对于磁场均匀性较差的 MRI 系统或扫描部位，可能需要采用其他脂肪抑制技术或进行额外的磁场匀场处理。

2. 水激发脂肪抑制技术（如 SPAIR 和 STIR 技术） 水激发脂肪抑制技术是 MRI 中用于抑制脂肪信号的一种方法，其中 SPAIR（spectrally adiabatic inversion recovery）和 STIR（short TI inversion recovery）是两种常用的技术。

SPAIR 技术采用一种特殊的化学位移原理，达到对脂肪信号的抑制效果。其使用特殊脉冲激发脂肪信号，该脉冲略大于 90°，使脂肪组织出现一个较小的反方向纵向磁化矢量。预脉冲结束后，脂肪组织发生纵向弛豫，其纵向磁化矢量将从反向逐渐恢复到正向直至平衡状态。由于这个脉冲是选择性的，因此它只会影响脂肪信号，而不会影响其他组织的信号。在适当的反转时间后，脂肪组织的信号将被抑制，而其他组织的信号则正常显示。SPAIR 技术对射频场 B_1 分布的不平衡性承受度较高，这表明它即便在 B_1 场存在不一致性时，也能够保持有效的脂肪信号抑制功能。使用 SPAIR 技术时，除了脂肪信号被抑制外，其他组织的信号和对比度保持不变。由于 SPAIR 技术需要使用预脉冲来激励脂肪信号，这可能会增加重复时间，从而影响扫描效率。

STIR 技术基于脂肪组织的短 T_1 性质实现脂肪信号的抑制作用。在磁共振成像技术中，T_1 代表体内组织恢复至纵向磁化状态的速率。由于脂肪的 T_1 时间较短，它能迅速从最大的负磁化态回到零值状态。选取恰当的时间点作为反转时间，可以有效地减弱脂肪的信号。运用 STIR 方法时，通常将反转时间设定在脂肪的 T_1 时间约 69%，以此来确保脂肪的信号得到充分的抑制。STIR 技术对主磁场 B_0 的不均匀性相对不敏感，因此在各种磁场条件下都能提供稳定的脂肪抑制效果，它适用于大范围扫描和偏中心部位的扫描。然而，这样也可能减弱图像的信噪比，进而干扰图像的清晰度（图 5-1）。

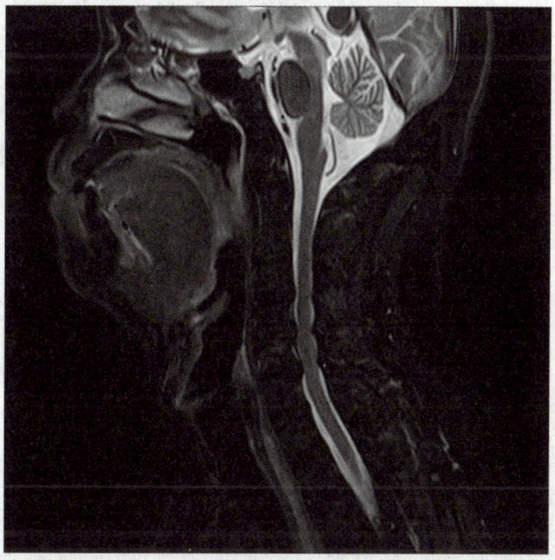

图 5-1 颈椎的 STIR 抑制图像

SPAIR 和 STIR 技术都广泛应用于 MRI 检查中，特别是在需要抑制脂肪信号以突出显示其他组织病变的场合。例如，在肝脏、胰腺、盆腔和肌肉骨骼系统的检查中，这些技术可以显著提高图像的对比度和清晰度，有助于病变的检出和诊断。

3. 频率选择反转脉冲脂肪抑制技术 结合选定频率及脂肪组织 T_1 弛豫时间特性，频率选择反转脉冲脂肪抑制技术首先针对成像容积施加一系列预先脉冲。其采用的预激发脉冲频宽较窄，以脂肪质子共振频率为中心，因而只有脂质被选择性激活。同时，其脉冲角度稍超过 90°，这样脂肪组织将出现一个较小的反方向纵向磁化矢量。当预激发脉冲完成后，脂肪的纵磁化便开始复原，从逆向过渡至零值，随后转变为正方向，并逐步增强至平衡状态。鉴于预脉冲角度仅微大于 90°，其逆转至零的过程耗时较短。如果设置一个较短的逆转时间（TI，通常在 10~20 毫秒），则通过一个预激发在三维成像区域内充分抑制脂肪信号，因此使得成像时间略有增加。该方法通常与三维快速梯度回波成像序列一起使用。另外，若 STIR 技术中使用的 180°反转脉冲是针对脂肪质子进动频率，则该技术也适用于 T_2 加权成像，从而提高 STIR 在抑制脂肪组织方面的特异性。

4. 化学位移水－脂反相位成像技术 化学位移水-脂反相位成像技术，也称为磁共振化学位移成像技术或同反相位成像技术，其依赖于水分子和脂肪分子在化学位移上的差异，即水分子中的质子相对于脂肪分子的质子进动频率快约 3.5PPM。在射频脉冲激发后，水质子与脂肪质子会出现周期性的同相位和反相位现象。在它们的相位对立时，便获取反相位成像数据。使用该技术可在反相位图上观察到因水脂信号相互补偿引起的信号显著衰减现象，其衰减程度一般超过频率饱和脂肪抑制技术。由于纯净脂肪组织内几乎不含水，它们在反相位成像上的信号不会有明显变化。然而当某器官与脂肪组织毗邻时，相同位置内的水和脂肪信号会互相消除，导致该区域在反相位图像中信号大幅下降，帮助勾画出器官的轮廓，产生勾边效应（图 5-2）。

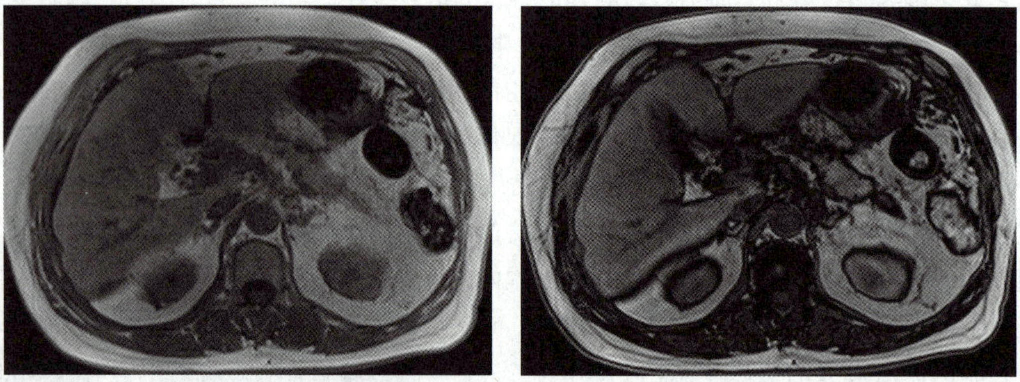

（a）　　　　（b）

图 5-2　化学位移水－脂反相位成像技术在肝脏中的应用

注：（a）化学位移成像同相位；（b）化学位移成像反相位。

目前，化学位移水-脂反相位成像技术在临床上具有广泛的应用价值，主要包括以下几个方面。①肾上腺病变的鉴别诊断：由于肾上腺腺瘤常含有脂质，在反相位图像中，腺瘤的信号强度会显著降低，有助于鉴别诊断；②脂肪肝的检测诊断与鉴别诊断：化学位移成像对脂肪肝的诊断敏感性高于传统的 MRI 和 CT，能够准确评估肝脏的脂肪变性程度；③评估肝脏局部病灶内是否伴有脂肪变性：存在脂肪变性的肝脏局部病变多为肝细胞腺瘤或高分化肝细胞癌，该技术有助于判断肝脏局灶病灶的性质。

5. 水脂分离技术 水脂分离技术采用不同的进动频率分辨水与脂肪分子。随着时间的推移，它们将在同相和反相之间交替。同时获取的同相和反相图像允许以两种方式对图像进行数学组合，从而产生总共四个序列，即同相（水+脂肪）、反相（水-脂肪）、仅脂肪［同相-反相，即（水+脂肪）-

（水-脂肪）］和纯水图像（可看作脂肪抑制的图像）。与其他脂肪抑制技术相比，DIXON 技术的脂肪信号抑制更均匀，受伪影的影响更小，可与多种序列类型（如自旋回波、梯度回波）和权重（如 T_1、T_2 和质子密度）结合使用，不仅可以显示微观脂肪的存在，还可以量化脂肪的量。可用于肝脏、肾脏、肾上腺等脏器的病变鉴别诊断，以及骨肌磁共振成像中的骨髓和局灶性病变评估。

二、磁共振其他抑制成像技术

（一）区域饱和技术

磁共振区域饱和技术是一种通过特定手段抑制选定区域内组织信号的技术。在 MRI 扫描中，当某一区域的组织受到射频脉冲的饱和作用时，其纵向磁化矢量将发生反转并逐渐恢复到平衡状态。在重建阶段，若重新对该区域应用射频脉冲实现成像，那些处于饱和状态的组织因未能将其磁化矢量恢复至能发出强烈信号的程度，其信号便会受到抑制，这样就能让其他非饱和区域的信号更为凸显。通过抑制非饱和区域的信号，该技术可以减少由运动或流动等因素引起的伪影，提高图像质量。饱和区域的位置、大小、形状等可以根据需要进行调整，以适应不同的扫描需求和病变情况。

在血管成像中，磁共振区域饱和技术可用于抑制静脉或动脉血流信号，以突出显示动脉或静脉血管结构。例如，通过抑制静脉血流信号，可以更清晰地显示动脉血管的形态和走行。在肿瘤成像中，该技术可用于抑制肿瘤周围正常组织的信号，以突出显示肿瘤组织。这有助于医生更准确地评估肿瘤的大小、形态和位置等信息。在功能 MRI 中，磁共振区域饱和技术可用于抑制非功能区的信号，以突出显示功能区的活动情况。这有助于研究大脑等器官的功能活动和神经连接。

（二）磁化传递技术

磁化传递技术利用人体中水分子的不同状态来选择性地抑制组织信号，从而提高图像的对比度。在人体中，水的存在形式有两种：一种是自由流动的水，即自由水；另一种是与大分子如蛋白质相结合的水，即结合水。自由水的进动频率范围很窄，而结合水的进动频率范围明显大于自由水。磁共振成像技术中采用了磁化传递技术，这一技术运用特殊的预饱和脉冲，其频率与组织固有的共振频率有所不同，这种频率的偏差一般位于 1000～2000Hz，常见的选择是 1200Hz。当用此预饱和脉冲来处理组织时，仅会使结合水达到饱和，自由水则几乎不受影响。结合水和自由水的质子会持续快速地进行化学上的交换作用，维系着动态均衡。因此，通过磁化传递技术脉冲饱和的结合水会把它所得的能量传递给自由水的质子，导致自由水被饱和。在接下来的成像脉冲施加时，这些已饱和的自由态水分子便无法产生信号，导致组织信号强度下降。利用此机制，磁化传递技术能够针对性地减少含有丰富蛋白质的组织信号，由此增加图像的对比度。通过抑制背景信号，磁化传递技术可以突出显示目标组织，如血管、肌肉等。磁化传递技术能够侧面反映出组织内部大分子蛋白质水平的变化，为疾病的研究提供关键信息。

脑部成像技术中普遍采用磁化传递技术以提升脑内结构的对比度，使得微小血管和疾病损伤部位得以更清晰地显示。同样，MTR 技术也被用来研究如多发硬化和阿尔茨海默病等神经系统疾病。在肌肉成像中，磁化传递技术可以抑制肌肉周围的脂肪信号，从而更清晰地显示肌肉结构。磁化传递技术同样适用于 MRA，其通过减少背景噪声来提升血管图像的对比度。

磁化传递技术主要影响对 MT 敏感的组织，如肌肉、透明软骨、脑白质、脑灰质等。而对 MT 不敏感的组织，如纯液体、脂肪组织、血液等，则不受影响。虽然磁化传递技术可以提高图像的对比度，但也会增加扫描时间。因此，在实际应用中需要权衡扫描时间和图像质量的关系。

应用 MT 技术时，部分病变区域可能在尚未注入对比剂的情况下加强相对信号，表现为信号偏高。因此，在分析经 MT 技术处理所增强的成像时须特别留意。在进行增强扫描之前，先完成一次经 MT 技术作用的常规扫描，作为对比参考。

第二节　磁共振水成像技术

磁共振水成像技术是利用体内静态或缓慢流动液体（如脑脊液、胆汁、尿液、胃肠液、淋巴液、滑膜液）在磁场中的特殊性质来生成体内液体分布的清晰图像，具有信号强度高、对比度大、安全无创、无须对比剂的优点。

在 MRI 扫描过程中，各种组织的 T_2 弛豫时间（即横向磁化矢量衰减到初始值的 37% 所需的时间）各有不同。水分子具有较长的 T_2 弛豫时间，这意味着在施加射频脉冲后，水分子中的氢质子能够保持较长时间的共振状态，从而产生较强的信号。相比之下，其他组织中的氢质子在施加射频脉冲后会迅速衰减，产生的信号较弱。在运用 T_2 加权磁共振成像技术时，身体内部静止或缓慢流动的液体相较于其他组织而言，具有更长的 T_2 弛豫时间。因此，当应用此项技术进行成像时，非水性质的组织的成像信号会相对减弱，不会成为成像的重点。相反，含水分子较多的组织由于在 T_2 加权成像中保持了较高的横向磁化矢量，从而呈现高信号。利用这种差异，磁共振水成像技术能够有效地突出含水量高的组织结构。

近年来，随着 MRI 设备硬件及软件的不断发展，成像速度不断加快，图像质量不断提高，使磁共振水成像技术得到广泛应用，下面介绍临床常用的几种磁共振水成像技术。

一、磁共振胆胰管成像技术

磁共振胆胰管成像技术是目前临床上最常用的磁共振水成像技术。此技术无须侵入人体，便可清晰显现胆和胰管的形态和结构，用于评估相关系统健康状况。通过该技术能识别胆管的阻塞现象、查明狭窄区域与严重程度，同时适用于诊断胰腺相关疾病。此外，可通过调整观察角度和方位，多角度全方位进行观察分析。常用的磁共振胆胰管成像方式有三维容积采集和二维厚层块投射扫描两种（图 5-3）。

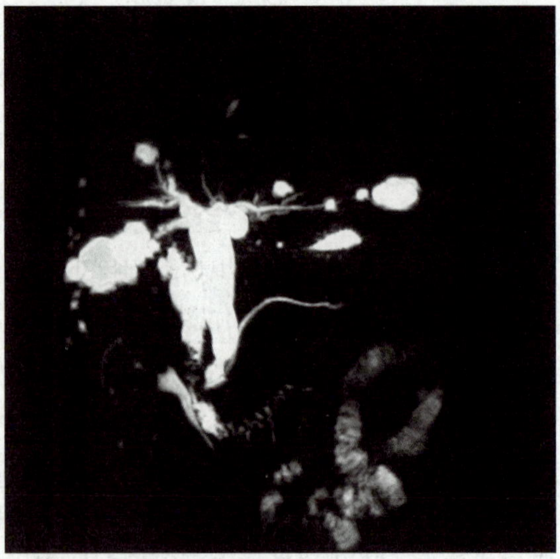

图 5-3　磁共振胆胰管成像

1. 三维容积采集　采用快速自旋回波薄层扫描的方式。由于采用的是容积采集方式，其信噪比高，能够实现对任意切面的再现。然而，此技术的扫描耗时较长，对体内动态变化敏感，因此需要被检者保持均匀且稳定的呼吸，以确保获取高质量的影像结果。

2. 二维厚层块投射扫描　采用单次激发 SSFSE 厚层（30~60mm，8~12 层）径向扫描的方式。这种技术具备快速成像的优势，适用于展现较大体积的充盈缺损征象。然而，因为使用了较长的回波链，图像可能呈现较为明显的模糊效果，并且信噪比偏低，空间分辨率不高，难以清晰显示细小病变。另外，由于其容积效应显著，故仅适用于对胰胆管的整体状况进行评估。

上述两种磁共振胆胰管成像方法各有优缺点，在具体运用当中，应依据检查对象的真实状况与可用的软件硬件环境选择适宜的扫描方案，以期取得最优质的成像效果。

二、磁共振尿路成像技术

磁共振尿路成像技术是一种无创性的尿路检查方法，它利用磁共振技术来显示尿路的形态和结构。基于磁共振成像原理，尿液内的水分作为天然对比剂。尿内丰富的水分具有较长的 T_2 弛豫时间，而尿路周围的组织为短 T_2 弛豫。借助重 T_2 加权，能够增强尿路中水分的信号并抑制周围组织的信号。进而，经过原始图像的后处理，包括最大密度投影、三维重建及多角度旋转，最后形成了磁共振尿路影像图。

磁共振尿路成像主要应用于泌尿系统病变的检测，特别针对肾脏积水、尿路梗阻、先天性尿道异常和各类肿瘤等疾病。通过高清晰度的图像显示，这一技术辅助医师精确探知病灶所在、严重程度以及病理特征。磁共振尿路成像技术也常被用来观察泌尿系手术后的恢复情况，由于它的无创性、高安全性能及详细的诊断信息，此检查方法十分适合身体虚弱的成年人和儿童，包括婴幼儿、妊娠期妇女及肾衰竭病患。然而，磁共振尿路成像技术也存在一些不足和注意事项，需要在医生的指导下进行选择和操作（图 5-4）。

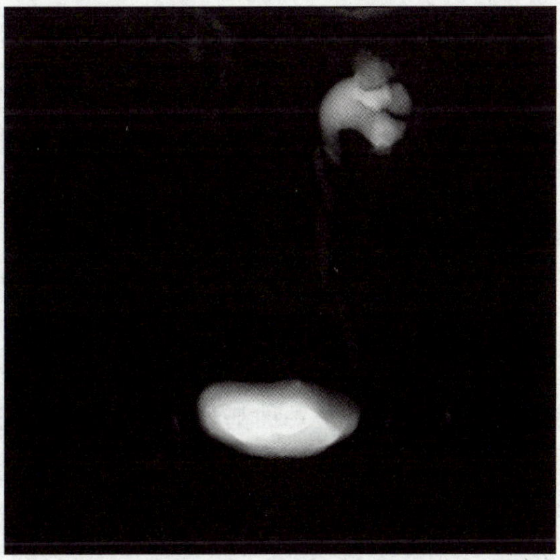

图 5-4　磁共振尿路成像

三、磁共振内耳水成像技术

利用磁共振成像原理来显示内耳的形态和结构。磁共振内耳水成像技术基于内耳迷路内的淋巴液以及内听道中的脑脊液具有长 T_2 弛豫时间的特性。这些液体在磁共振扫描仪的磁场中会产生共振信号，通过采集这些信号并进行处理，可以得到清晰、立体的内耳结构图像。在图像上，淋巴液和脑脊液呈现为高信号区域，而周围组织则呈现为低信号区域，从而实现了内耳结构的突出显示。主要用于诊断各种内耳疾病，如迷路炎、迷路积水、梅尼埃病等。这些疾病通常会导致内耳结构的异常变化，通过磁共振内耳水成像技术可以清晰地观察到这些变化，为医生提供准确的诊断依据。除此之外，磁共振内耳水成像技术能够用以评估内耳结构，为执行内耳微创手术奠定了精确的解剖学基础。

四、椎管水成像技术

椎管水成像技术，也被称为磁共振脊髓成像，是一种利用磁共振成像技术显示椎管内脑脊液及周围结构的方法，利用脑脊液在磁场中的特性进行成像。脑脊液在椎管内流动缓慢，具有较长的 T_2 弛豫时间。通过调整 MRI 的扫描参数，特别是使用重 T_2 加权技术，可以使脑脊液呈现为高信号区域，而周围组织则呈现为低信号区域。该技术主要用于诊断椎管内的病变，如脊髓肿瘤、脊髓损伤、脊髓空洞症、椎间盘突出等。这些病变通常会导致椎管内脑脊液的形态或信号发生变化，通过椎管水成像可以清晰地观察到这些变化，为医生提供准确的诊断依据。此外，椎管水成像技术还可以用于评估脊髓的功能状态，为治疗方案的制订提供重要参考。

第三节　磁共振功能成像技术

磁共振功能成像技术包括扩散加权成像及其衍生技术、灌注加权成像技术和 BOLD 脑功能成像技术。

一、扩散加权成像

扩散加权成像通过测量水分子扩散程度的特征来获取图像，其成像依赖于水分子扩散引起的磁共振信号的变化，形成 MRI 图像。它是观测细胞内水分子扩散程度的成像技术。作为磁共振成像技术的重要部分，扩散加权成像及其衍生技术发挥着重要作用。

（一）扩散加权成像技术

1. 基本原理　扩散加权成像技术（DWI）是一种基于测量组织内水分子的随机布朗运动的磁共振成像技术。它利用磁共振成像技术对水分子的自由扩散进行成像，从而得到生物组织的微观结构和物理特性信息。具体来说，扩散加权成像技术通过测量水分子在多个方向上的扩散情况，可以反映出组织结构的各向异性。

2. 成像过程　扩散加权成像技术的成像过程涉及多个不同方向的梯度脉冲，这些脉冲会对水分子在组织中的自由扩散程度进行测量。通过计算这些测量值，可以得到反映组织微观结构和物理特性的图像。

3. 临床应用　扩散加权成像技术在临床上的应用非常广泛，特别是在神经系统疾病的诊断中。例如，在脑梗死中，扩散加权成像技术能够在发病后很短的时间内（如 30 分钟）检测到病变，为临床争取了宝贵的溶栓治疗时间。此外，扩散加权成像技术在肿瘤良、恶性的鉴别及恶性肿瘤治疗后评估中也具有较大优势（图 5-5）。

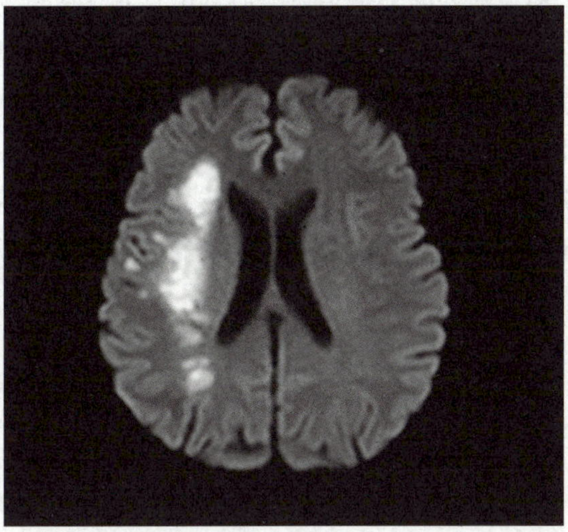

图 5-5　脑梗死扩散加权成像技术图

4. 衍生指标　表观扩散系数（ADC）是扩散加权成像技术序列衍生出的一项参考指标，能够间接反映病变的密度。表观扩散系数值的大小与组织的扩散特性密切相关，对肿瘤的良、恶性及脑梗的具体分期具有参考价值。

（二）扩散加权成像的衍生技术

1. 弥散张量成像技术（DTI）　弥散张量成像技术代表着一项创新的 MRI 技术手段，此技术利用水分子的无规则运动（即布朗运动）作为成像的基础。通过监测水分子在弥散过程中导致的磁振信号的减弱现象，弥散张量成像技术能够探测并反映出生物组织内部水分子弥散的方向、强度以及各向异性等信息（图 5-6）。

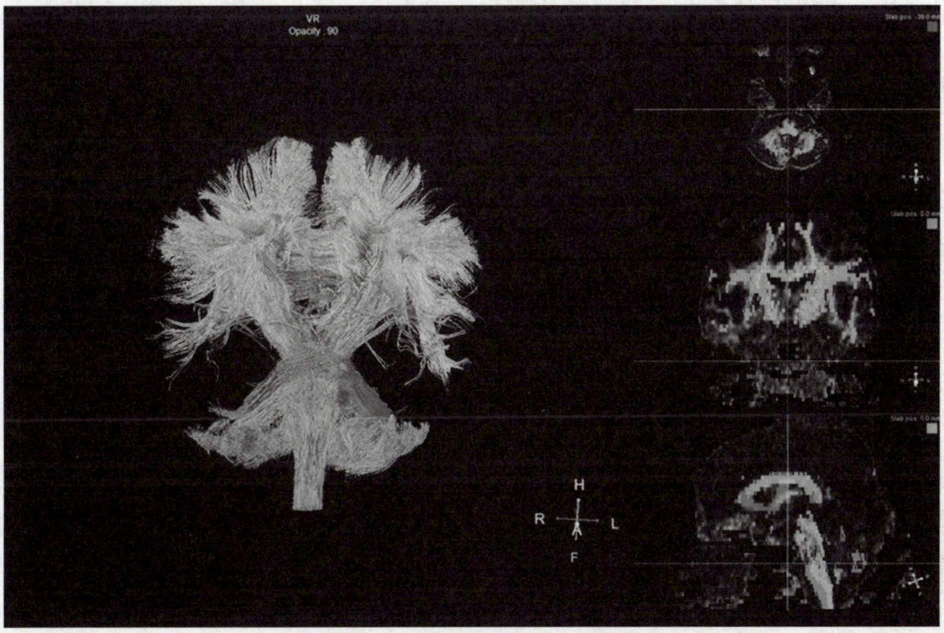

图 5-6　脑组织弥散张量成像图

临床应用：弥散张量成像技术能够显示脑白质纤维束的走行方向，有助于了解脑白质的结构和功能。在神经科学研究、神经系统疾病诊断及精神疾病研究中具有重要意义。

2. 其他衍生技术 除了弥散张量成像技术外，还有其他一些基于弥散张量成像技术的衍生技术，如扩散峰度成像、扩散光谱成像等。这些技术通过采用不同的数学模型和算法，进一步提高了对组织微观结构和物理特性的检测能力。

这些技术在神经系统疾病的诊断、肿瘤病变的评估及神经科学研究等领域具有广泛的应用前景和重要的临床价值。随着技术的不断发展将在未来发挥更大的作用。

二、灌注加权成像

灌注加权成像（PWI），属于脑功能性磁共振成像方式之一，本质是根据血流产生的特定效应进行成像。此成像法主旨在检测脑内微观血管结构及其血液灌注水平，并据此揭示脑内微循环的流动规律和特性。目前临床上最常用的是脑部 PWI。

（一）成像原理

磁共振灌注加权成像通过向被检者注射对比剂，然后利用 MRI 扫描仪对大脑或其他组织器官进行成像。对比剂流经身体组织时会产生信号的改变，这样就可以对血流速度和血液对器官的供应状况等一系列生物指标进行检测。按照成像技术的不同，PWI 技术主要分为对比剂首次经过法和动脉自旋标记法。

1. 对比剂首次经过法 对比剂首次经过法利用高压注射器把含钆的对比剂 Gd-DTPA 输送至被检者的周围静脉，并且借助分辨率极高的快速成像技术对感兴趣的器官进行不断的多个时间点的动态监测。通过观察对比剂随血流第一次流过被检查组织时所引发的组织信号强度伴随时间的变化状况，能够观察该组织的血流动力学特性。通过测算 T_1 和 T_2 弛豫时间的变化速率，可以显示组织中对比剂浓度的动态变化情况，进而反映出血流动力学的变化。通过应用适当的数学模型，可以计算得到检测组织的半定量血流动力学参数，如组织血流量（CBF）、血容量（CBV）、对比剂的平均通过时间（MTT）及达峰时间（TTP）等，并可在磁共振成像图上彩色标记这些参数。对比剂首次经过法是目前脑组织灌注磁共振成像最常用的方法（图 5-7）。

2. 动脉自旋标记法 内源性氢质子作为示踪剂的脑部血流量磁共振成像技术，这项前沿的医学影像技术使用血管内自然存在的氢质子作为标记物，无须额外的对比剂。之所以能实现这种方法，是因为当血液流经被观察的脑部区域时，会通过一个特定的翻转脉冲来进行核磁标记，改变血液中氢质子的相位。在一定的时间间隔之后，标记过的血流抵达目标脑层，这时收集到的数据形成了标记像。作为对照，同时会采集一幅未受新标记血液影响的控制像。通过分析比较和相减这两幅图像，就能够获取显示目标层面血流动态的灌注图像，这就是动态动脉自旋标记法的关键步骤。动态动脉自旋标记分为连续式和脉冲式两种类型，前者在成像层上游以一连串恒定的射频脉冲来改变血流的纵向磁化，持续时间较长，因而形成的影像更为清晰。后者则采用短暂的射频脉冲来完成磁化标记，在此之前，它会在成像层施加一个饱和脉冲以排除任何潜在的干扰信号。

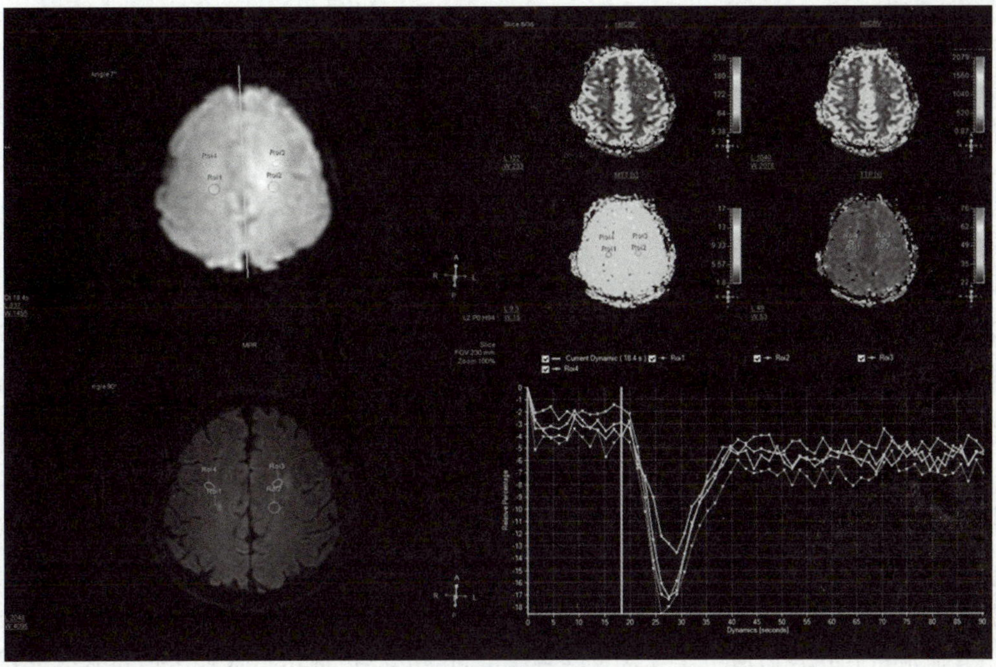

图 5-7　脑组织 PWI 图

（二）常用参数

1. 脑血容量（CBV）　根据时间-密度曲线下方封闭的面积计算得出。

2. 脑血流量（CBF）　脑血流量值越小，意味着脑组织的血流量越低。

3. 平均通过时间（MTT）　从开始注射对比剂到时间-密度曲线下降至最高强化值一半时的时间，主要反映的是对比剂通过毛细血管的时间。

4. 峰值时间（TTP）　在 TDC 上从对比剂开始出现到对比剂浓度达到峰值的时间，TTP 值越大，意味着最大对比剂团峰值到达脑组织的时间越晚。

（三）常用脉冲序列

1. 动态磁敏感对比法灌注加权成像脉冲序列　此技术通过应用团注顺磁性对比剂，使血液中对比剂形成强烈的微观磁敏感梯度，导致局部磁场发生改变，以此实现图像的形成。其常用的脉冲序列可能包括梯度回波序列（GRE）或其变种，如扰相梯度回波序列（SPGR/FSPGR/T_1-FFE/FLASH）等。这些序列能够迅速捕捉对比剂通过血管时的信号变化，从而反映组织的血流灌注情况。

2. 动脉自旋标记法灌注加权成像脉冲序列　动脉自旋标记法无须引入外源性对比剂，而是以机体内部的动脉血流作为内源性示踪剂。该技术经常采取一系列具体的脉冲序列，如用于标记和追踪动脉血液中的氢质子的标签脉冲和控制脉冲。在成像过程中，标签脉冲会反转流经特定区域的动脉血液中的质子相位，而控制脉冲则用于采集未标记的血液信号。通过比较标签像和控制像的差异，可以计算出组织的血流灌注情况。具体来说，动脉自旋标记法灌注加权成像中常用的脉冲序列可能包括连续式动脉自旋标记（cASL）、脉冲式动脉自旋标记（pASL）和伪连续式动脉自旋标记（pCASL）等。这些序列在标记脉冲的施加方式、标记后延迟时间及图像采集策略等方面存在差异，但都能有效地评估组织的血流灌注状态。

（四）临床应用

MRI 灌注成像技术在医学领域得到了普遍运用，尤其是在脑病的检测与治疗方面起着至关重要的作用。其临床应用包括如下。

1. **脑缺血性病变** 如短暂性脑缺血发作、急性缺血性脑梗死等。

2. **颅内占位性病变** 如原发性胶质瘤、脑外肿瘤、脑原发淋巴瘤、脑转移瘤等。

3. **立体定向引导穿刺** 用于辅助手术定位。

4. **脑胶质瘤术前分级研究** 有助于确定肿瘤的恶性程度和手术方案。

5. **脑肿瘤治疗后疗效评估及早期复发诊断** 通过测量肿瘤及瘤周组织的生理参数，评估治疗效果和预测复发风险。

三、脑部血氧水平依赖成像技术

脑部血氧水平依赖成像技术，亦称为 BOLD 脑功能成像技术，它通过获取大脑活跃过程中伴随的脑血液动态、血流量变化及血液中氧气含量的细微能量变化，以此进行成像。该技术以非侵入手段显现神经元的活动状态。

（一）成像原理

BOLD 脑功能成像基于脑组织中血红蛋白的氧合状态与脱氧状态之间的磁化率差异。当大脑活跃时，相关脑皮质区域的血流会随之增加，但该部分脑组织所耗的氧并没有显著上升。这使得氧合血红蛋白浓度上升，而缺氧血红蛋白浓度下降。由于氧合血红蛋白和缺氧血红蛋白分别具备抗磁性和顺磁性的不同属性，血红蛋白的这种变化进一步引起局部磁场的变化，进而影响了磁共振成像的信号输出。通过检测这种信号变化，可以间接反映神经元的活动情况。

（二）成像技术

BOLD 脑功能成像通常采用外刺激法，即给予受试者一定的外部刺激（如视觉、听觉、触觉等），同时用平面回波序列（echo planar imaging，EPI）等快速成像技术来检测脑血氧饱和度及血流量的变化。这种变化与脑功能部位的刺激密切相关，因此可以显示特定的脑功能激活区域。

（三）临床应用

BOLD 脑功能成像技术在神经科学、认知科学及临床医学等领域具有广泛的应用价值。它可以用于研究大脑的认知活动、智力发展、情感反应等，为认知神经科学研究提供了有力的工具。此外，BOLD 脑功能成像技术还可以用于评估基于内在神经–血管耦合的神经活动，检测脑功能变化情况，以及辅助诊断一些神经系统疾病（如脑肿瘤、脑梗死等）。BOLD 脑功能成像技术是一种重要的磁共振成像技术，具有无创性、高时间分辨率和高空间分辨率等优点。

第四节 磁共振血管成像技术

磁共振血管成像（MRA）作为一项重要的医学影像技术，在磁共振检查中被广泛应用，并逐渐发展成为一种常规诊断工具。相对于传统的数字减影血管造影，MRA 在许多方面的优势十分显著。其无创性的特点使被检者在避免侵入性操作风险的同时，操作过程也比较简单，降低了检查的复杂程度。此外，由于大多数情况下 MRA 不需要使用对比剂，因此检查费用相对较低，也减少了使用对比剂可能产生的不良反应风险。

与其他血管成像方法相比，MRA 不仅可以直观地展现血管的形态结构细节，还具备很强的功能成像能力。例如，通过特定的成像序列，MRA 可以精确地获取血流方向、速度、流量等参数，从而提供血流动力学的综合信息。这种能力使 MRA 不仅在评估血管狭窄、闭塞或动脉瘤等病变时表现优异，而且在分析血流功能和动态变化时也能发挥重要作用。正因如此，MRA 成为临床诊断血管疾病的关键技术之一，并逐渐取代了许多场景下侵入性更强的传统造影血管方法。

一、血流的基本类型

血液的各种流动作用与血管中血液的流动形式有关。人体内的血液是黏稠的液体，有以下几种流动情况。

1. 层流 血的流向与血管长轴平行，属于非湍流的线性流动，流速呈抛物线分布。靠近血管壁的血流速度很低，接近于零；越靠近血管中央，流速越大；血管腔中央部位的流速最快，约为平均流速的 2 倍。整个血流速度轮廓呈抛物线状，以规则均匀的运动形态表现出来。

2. 湍流 血液在其他方向以不规则的方式快速运动，这是一种紊乱的流动形式，除了顺着血管长轴的方向流动之外。这种血流紊乱在宏观上表现为随机方向的流动特征，多发于高速血流区或血管形态异常部位。

3. 涡流 指血液流经血管狭窄处后，在血管两侧形成涡状流动状态。血质子除了沿着血管长轴的方向运动外，还会在各个方向形成大小不一的涡旋，这些涡旋都是不规则的形状，涡流常与层流或湍流（乱流）共存。在磁共振中，涡流容易造成质子失相（相位弥散），造成信号丢失。

二、血流信号

微课：磁共振血流信号特点

血流信号的表现特征受到多种因素的共同影响，这些因素包括但不限于血流的形态、流向和流速，所采用的磁共振脉冲序列，以及具体设定的成像参数。这些变量共同决定了磁共振图像中血流信号的呈现方式，使其特点变得更加复杂。具体而言，血流可能表现为高信号，其具体影像表现依赖于血流的动力学特性及成像条件的综合作用。

在静态组织成像中，血流产生的流动效应通常会造成伪影的出现。这些伪影往往是由于静态组织的相对运动——血液的运动使相位发生变化而引起的。伪影会使组织结构边界模糊不清，从而对诊断的准确性造成影响。因此，在针对静态组织成像时，需要采取优化措施，如对扫描参数进行调整或应用伪影抑制技术，将流动效应的干扰降到最低。

但是，当血管和其中的血液成为影像研究的重点时，这些流动效应反而成为 MRI 血管成像的理论依据。磁共振技术可以通过特定的成像序列和参数选择，利用血流带来的相位变化或信号特性，突出血管的形态和功能特点。例如，利用时间飞跃效应或相位对比效应，可以有效提升血管与周围组织的对比度，从而提供血管的精确图像。这使磁共振血管成像成为诊断血管疾病的重要工具之一。

（一）低信号的血流

常规 MR 成像中血流信号较低的现象主要源于成像序列特性，在使用自旋回波（SE）或快速自旋回波（FSE）序列时尤为明显。主要原因如下。

1. 流空效应 当扫描层次垂直于血流方向时，在 90°脉冲激发后，血管内血液在 TE/2 时间内已流出该层面，不能接受 180°脉冲的激发而产生回波，导致血管腔内无信号，呈现“黑色”，这种现象称为流空效应。

2. 位置移动引起的信号衰减 当扫描层面与血流方向平行时，血流中质子群位置的变化导致信号衰减，因为 180°相位重聚脉冲无法纠正质子失相位。

3. 层流速度差异引起的相位离散 当血流沿频率编码梯度方向流动时，质子群的速度分布差异会导致相位累积不同，从而引起信号衰减。

4. 分子旋转造成的失相位 层流导致质子群流速不同，水分子旋转导致相位改变，质子失相位，信号强度下降。

5. 血流的长 T_1 特性 在一些超快速 T_1WI 中，流空效应对血液信号的影响较小，血液的长 T_1 值导致呈现相对较低的信号。

6. 湍流 由于体素内质子群的相位失相干，导致质子群体的相位丧失，这种现象通常由湍流或涡流引起，表现为血流方向和速度的无规律变化。湍流和涡流易发生于血管狭窄处、转弯分叉部位或动脉瘤等区域。

（二）高信号的血流

1. 流入增强效应 当血流水平垂直于 MR 扫描层面且选择的重复时间较短时，静止组织的质子群可能因纵向弛豫不充分而饱和，无法接受新的脉冲激励导致信号衰减。但对于血流而言，总会未被激发的质子群流入扫描层面，这些质子在脉冲激发后会产生较强信号。因此，与静止组织相比，血流会呈现相对高信号。这种与血液流入相关的信号增强现象称为流入增强效应。

2. 梯度回波序列 在 GRE 序列中，血流通常表现为较高信号。与自旋回波序列（SE）不同，GRE 的回波是通过梯度场切换产生的，不需要选择特定层面。因此，即使血流在小角度激发后离开扫描层面，只要在有效梯度场和接收线圈的范围内，仍能感应到梯度场切换并产生回波，保持较大的信号强度。

3. 血液流速极慢 在椎旁静脉丛等血管中，血流速度极慢，此时流速所造成的失相位或流空作用不明显。所以，这些血管内的血流信号与流动没有太大关系，主要看血液的 T_1 值。血液可以在加权成像中显示出很高的讯号。

4. 舒张期假门控现象 动脉血流速度受心动周期影响显著，收缩期最快，舒张期逐渐减慢，到舒张中末期最慢。如果在舒张中后期以血液 T_1、T_2值为主的刺激采集 MR 信号时，使用心电门控制技术对流动影响较小的血液信号进行采集，可能会呈现信号偏高的情况。如果 TR 恰好与心动周期吻合（如心率为 60 次/分，TR 为 1000 毫秒或 2000 毫秒），刺激和采集正好落在舒张中后期，血管内的血液就会以较高信号表现出来，这种现象就叫作舒张期假门控现象。

5. 偶回波效应 在 SE 序列中多回波成像时，若选择的 TE 分别是 20 毫秒、40 毫秒、60 毫秒和 80 毫秒，则血流信号在单数回波（TE 为 20 毫秒和 60 毫秒）图像上表现为低信号，而在双数回波（TE 为 40 毫秒和 80 毫秒）图像上表现为高信号，这种现象称为偶回波效应。

6. 对比增强结合超短 TR、TE 的梯度回波 T_1WI 序列 在选用超短 TR 时。当 TE 的梯度回波 T_1WI 序列时，血液信号受流动的影响较小，这主要取决于血液的 T_1 值。静态组织的讯号较低，因为这个序列的 TR 较短。血液的 T_1值（比脂肪的 T_1值明显缩短）可以通过静脉注射顺磁对比剂得到明显的缩短，因此血液信号会以很高的信号强度显示出来。

三、磁共振血管成像的方法

MRA 已成为目前血管疾病的重要检查手段之一，能够详细评估血流的形态、方向及速度。MRA 的成像方法主要包括两种：时间飞跃法（time of flight，TOF），用于检测组织磁化矢量的大小，以及相位对比法（phase contrast，PC），用于显示磁化矢量的相位信息。随着快速成像技术的发展，对比增强磁共振血管成像（contrast-enhanced MRA，CE-MRA）的应用范围也在不断扩大。

（一）时间飞跃法血管成像

1. 基本原理 时间飞跃法 MRA 是采用最广泛的 MRA 方法之一，其原理基于流动血液与静止组织之间磁化状态的差异。TOF-MRA 所采用的补偿梯度回波序列，其 TR 较短，且成像容积内的静止组织在 TR 远小于组织 T_1 的情况下，连续多次受到反复激励而处于饱和状态，磁化矢量很小，使静止组织的 MR 信号受到抑制；而超过成像体积的血液由于没有接收射频脉冲，磁化矢量很大而处于完全磁化状态，所以当血液流入成像体积的速度达到一定的速度时，就会产生高 MR 信号，从而使流动的血液和静止的组织产生高信号反差。TOF-MRA 必须使用附加梯度脉冲的流动以消除流动造成的失相位，从而增加血流信号。

2. TOF-MRA 分类

（1）2D-TOF MRA：采用 TOF 技术连续薄层采集，每层一次被射频脉冲激发，在采集下一个相邻层之前，再采集一个层次，然后对原始图像进行处理重建后，就可以完成对下一相邻层的采集工作。通常使用扰动相位的 GRE T_1加权成像序列，在 1.5T 扫描仪中，重复时间（TR）一般设置为 20～30 毫秒，并选择最短的回波时间（TE）以减少流动失相位。通过施加较大的射频脉冲翻转角（通常设置为 40°～60°），利用不同组织的 T1 弛豫差异，抑制背景组织的信号。

1）2D-TOF MRA 的优点：①该技术通过降低血流饱和程度，能够有效显示缓慢血流，即使血流速度较低时仍能保持良好的信号对比度。② 2D-TOF 饱和作用小，扫描速度快，采集时间短。③ 背景组织信号抑制较好，由于采用的是较短的 TR，翻转角度较大，所以可以做大尺寸成像。

2）2D-TOF MRA 的缺点：① 空间解析力比较低，体素比较大，丢失相位比较明显，特别是乱流冲击比较大时，容易产生错觉。② 三维成像后处理及重建效果欠佳。③ 层间配准错误，由于原来的形象变形，血管容易产生扭曲。

3）2D-TOF MRA 质量改善方法：①在允许的情况下，使用较薄的厚层，以改善其质量。②扫描与血流方向保持垂直。③对于走行较直的血管，应优先考虑采用此技术。④减少搏动伪影，采用心电门控制门控技术。

（2）3D-TOF MRA：通过三维容积激发并采集整个成像区域的信号。该技术通常采用扰相梯度回波（spoiled GRE）序列，在 1.5T 磁共振设备中，其典型参数为 TR 25～45ms，TE 6.9ms（对应于脂肪与水信号的反相位状态），翻转角一般设置为 25°～35°。

1）3D-TOF MRA 的优点：①空间分辨率高，特别是由于采用三维采集技术，原图层厚 1mm，在层次方向上可以小于 1mm。②由于体素较小，湍流引起的相位分散效应相对较轻。③图像的信噪比明显优于 2D-TOF MRA，相应的矩阵和层厚。④画面质量较好，便于后期处理与重建。

2）3D-TOF MRA 的缺点：①缓慢的血流在成像体积中停留的时间较长，在显示血流缓慢的情况下，由于多次脉冲激励，可能会导致信号饱和丢失。②血管狭窄严重、流速小的静脉血管和动脉血管一般不宜使用。③扫描时间长。④背景组织抑制作用小于 2D-TOF MRA。

当前临床常规应用的血管成像技术以脑部检查为主，主要采用时间飞跃法磁共振血管成像技术进行大脑、颈部及下肢血管的检查。有以下几个因素需要在实际运用中加以考虑。①饱和效应：当血液在成像区域停留时间过长时，反复的射频激发可能导致信号衰减。血管饱和效应受血流速度影响，其主要影响因素包括重复时间和扫描层厚参数。血液的快速流动和垂直于成像平面的血流饱和作用都比较小。血管的 MR 信号在满足条件 V＝D/TR 时达到最高值（其中 V 为流速，D 为层厚）。②2D-TOF MRA 更适用于走行较直的血管，如颈部或下肢血管；而对于脑部血管，3D-TOF MRA 则是更合适的选择。③血流速度：通常，流速较快的动脉（如脑部动脉）多采用 3D-TOF MRA，而流速较慢的静脉则多使用 2D-TOF MRA。④目标血管长度：对于较短的目标血管，采用 3D-TOF MRA 的方法比较合适，而对于较长的血管下肢血管，一般采用 2D-TOF MRA 的方法。

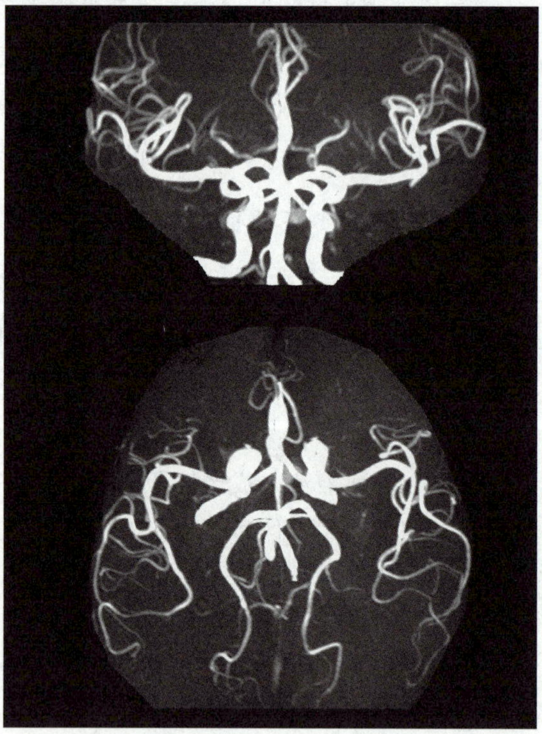

图 5-8　颅脑 3D-TOF MRA

在临床实践中，脑动脉检查一般采用 3D-TOF MRA（图 5-8），颈动脉可选择 2D-TOF MRA 或 3D-TOF MRA，而下肢和静脉血管检查则多使用 2D-TOF MRA。

（二）相位对比法血管成像

1. 基本原理　相位对比法 MRA（PC-MRA）是一种通过抑制背景信号，突出血管信号的磁化矢量的相位或相位差异来产生图像的技术。这种方法在射频脉冲激发后进行，通过双极梯度场编码血流速度，并在两个方向相反的梯度场之间施加同样强度和持续时间的层次选择梯度。双极梯度的第一节是负向，第二节是正向。两个梯度的作用对静止组织的质子群会互相抵消，使其横向磁化矢量在 TE

时相位为零；而运动的质子在负梯度时进得慢，正梯度时进得快，所以净相位产生正的变化。这样，运动质子和静止组织之间就形成了相位差和质子速度成正比，血流信号就凸显出来了。

血流的相位偏移与流速成正比，同时也与梯度的强弱和时间间隔成正比。通过调节梯度强度和时间间隔，可以使特定速度的血流在图像上产生最大相位差，从而显示出最强的信号。这样就能对特定速度的血液流动实现最佳相位差检测。在扫描前，通过选择合适的速度编码值，设定适当的梯度强度和时间间隔，可使血流信号在目标速度范围内得到最佳呈现。

PC-MRA 成像过程包含以下 3 个步骤。

（1）信息收集：获取两组不同相位的运动质子资料。

（2）相位减法：通过对具体算法的取舍，对所采集到的相位资料进行减缩，静态组织的相位减缩后为零，而流动组织则根据不同速度时的相位差。

（3）图像显示：将相位差转换为像素强度，血流信号呈现在图像上。

PC-MRA 的像素强度相对于 TOF-MRA，表达的是相位或相位差，而非组织的磁化强度。PC-MRA 可以显示血流的速度和方向，可以在减影后彻底清除背景信号。但 PC-MRA 有资料量大、计算时间长、成像速度慢的弊端。虽然它的参数选择灵活，但成像过程更加复杂，操作难度比 TOF-MRA 还要高。

2. PC-MRA 分类

（1）2D-PC MRA：通过成像单个厚层块，每个像素点的亮度直接反映血流速度，生成的血管图通常不需要经过后期处理而形成其他投影。

1）2D-PC MRA 的优点：扫描时间短，信号强度与血流速度有直接关系。

2）2D-PC MRA 的缺点：①只提供二维血管影像，不能多视角观察血管结构。②3D-PC 成像前空间分辨率较低，用于流速预测。

（2）3D-PC MRA：通过 3D 数据采集的方式，利用 MIP 显示血管影像，可以投影出多个视角的血管。

1）3D-PC MRA 的优势：① 可以编码各种流动速率，显示动脉血管及静脉血管。② 降低体素的内失相位，使复杂的流速和无序的流速得到改善。③ 具有较高的空间解析力。

2）3D-PC MRA 的缺点：①成像时间较长。②对缓慢血流不敏感。③需要先进行 2D-PC MRA 来确定流速的最佳编码。④相对于 TOF 法敏感的是湍流引起的信号丢失。

电影 PC 是通过在心动循环的不同时相获得影像的一种基于二维 PC 的成像方法，它要求心电或脉动门控。电影 PC 用于对各种病理流的搏动血流和流动状态的评估。

3. PC-MRA 的应用　临床上，PC 法 MRA 的应用相对较少，主要用于以下几个方面。①检查静脉病变。②分析心脏和大血管的血流。③分析脑脊液流速。

PC 法相对于 TOF 法具有较好的背景抑制能力及较高的血管对比度，可与脂肪及增强肿瘤组织等高信号组织区分开，提高对小血管或缓慢血流速度的检测敏感性。此外，PC 法还能利用固有的速度相位关系获取血流定量信息，并能提供血流方向信息。在高场强（1.0~1.5T）条件下，两种方法都能很好地进行血管成像；而在低场强（0.5T）条件下，PC-MRA 对头部和体部的成像效果较好，而 TOF 法只能显示大血管，如 Willis 环、颈动脉等。

（三）对比增强血管成像

1. 基本原理　对比增强磁共振血管成像（CE-MRA）是近年来发展起来的一项先进成像技术，通过注入顺磁对比剂，显著缩短血液 T_1 松弛时间，使含有对比剂的血液在图像中呈现高信号，显著增强血管的视觉化效果。CE-MRA 的应用范围十分广泛，特别是在活动频繁的区域，可以提供胸腔血管（包括大血管和肺血管腹腔血管）等清晰的血管成像效果。

该技术重复时间极短（TR ≤ 5 毫秒），回波时间极短（TE ≤ 2 毫秒），使回波成像具有快速梯度。组织纵向磁化矢量显著压缩，因 TR 和 TE 极短而减小。注入顺磁对比剂后，血液的 T_1 值大大降低，远远低于周围组织，使血液与背景形成强烈反差。在动态采集过程中，首次通过对比剂对血管的时间进行精确监测，可优化采集瞬间，从而有针对性地对动脉或静脉血管进行成像（图 5-9）。

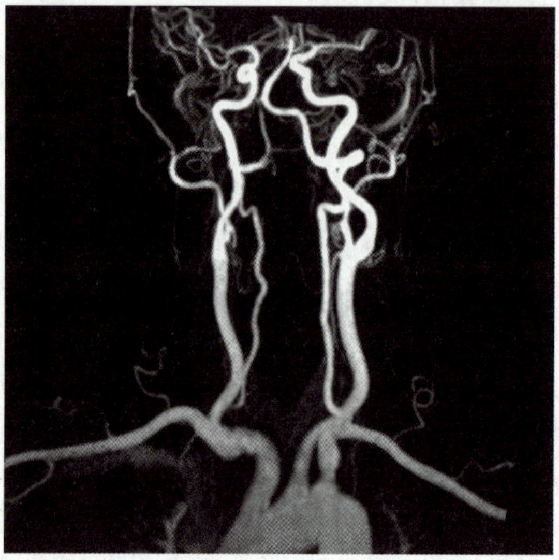

图 5-9 颈部 CE-MRA

2. CE-MRA 的特点

（1）CE-MRA 的优点：①成像速度快，可快速获取优质图像。②对常见的失相伪影敏感度不高，成像效果稳定。③可精确显示血管狭窄程度，有利于确诊。④一次注射对比剂，可同时显示多条动静脉血管，减少遗漏概率。

（2）CE-MRA 的缺点：①需要注射对比剂，增加一定操作步骤。②成像过程受时间因素影响，静脉信号可能受到干扰。③不能直接提供血流动力学的相关信息。

（3）CE-MRA 的技术要点

1）对比剂的使用：①与一般胞外液型非特异性离子对比剂（如 GD-DTPA）相比，对比剂是 CE-MRA 的核心部分。②根据检查目的，对对比剂的注射速率等进行合理调整。③常见的注射部位包括前肘区和手背浅静脉，足背浅静脉推荐在下肢或下腔静脉检查时使用。④高压注射器或人工推注均可用于对比剂注射，GD-DTPA 的低黏度操作方便。⑤通常注射剂量为 0.1～0.3mmol/kg。

2）成像参数的调整：重点参数有重复时间（TR）、回波时间（TE）、激发角度、层厚、层数、矩阵和视场（FOV），其中，关键参数是回波时间。这些参数的优化对画质的提升有一定的帮助。

3）扫描时机的掌握：CE-MRA 成像成功的关键在于准确掌握扫描时机。当达到峰值时，K 空间的中心信号被采集到目标血管内对比剂浓度上。需要考虑的关键参数包括循环时间（从注射开始到对比剂到达目标血管的时间）、序列采集时间（TA）和 K-space 填充方式（如中心区域信号的优先采集）。扫描启动过早或过晚都可能导致成像失败，因此准确预估对比剂的峰值时间至关重要。

第五节　磁敏感加权成像

微课：磁敏感加权成像

磁敏加权成像（susceptibility weighted imaging，SWI）是一种具有高分辨率、薄层重建和充分的流动补偿等特点的三维成像技术。相较于传统的 T_2 加权成像（T_2WI）和质子密度加权成像（PDWI），SWI 能较清楚地体现组织固有磁敏感性差异，特别在显示静脉血管、出血（红细胞降解产物不同阶段）及钙化、铁沉积方面，表现出显著优势。

一、基本原理

SWI 与组织的磁敏感特性密切相关，其核心原理是以物质的磁化率为基础。磁化率是在外磁场作用下，测定物质磁化强度和磁场强度比值的参数。磁化率越高，表明该物质磁敏感性越强。根据磁化特征不同，物质可分为三类：抗磁性物质的磁化率为负值；顺磁性物质的磁化率为较小的正值；铁磁性物质的磁化率为显著的正值，其磁敏感性远高于顺磁性物质。

1. 血红蛋白及其降解产物的磁敏感性特征　血红蛋白的磁敏感性因其氧合状态不同而存在差异。氧合血红蛋白呈抗磁性，而脱氧血红蛋白则表现出较弱的顺磁性。正铁血红蛋白同样具有较低的顺磁性。相比之下，血红蛋白降解后形成的含铁血黄素顺磁性显著增强。在四种状态中，脱氧血红蛋白的磁敏感性最为显著。

2. 非血红蛋白铁及钙化的磁敏感性　铁可以以多种形式存在于体内代谢过程中，其中最常见的就是铁蛋白，它具有很强的顺磁性。铁质沉积量在正常个体会随年龄增长逐渐升高。但在某些神经退行性疾病（如帕金森病和阿尔茨海默病）中，铁的异常沉积被认为与这些疾病的病理机制有很大的关联。

二、成像技术

采用三维高分辨率采集技术，SWI 在空间分辨率方面显著提升；通过薄层采集可有效降低背景场 T_2^* 噪声；配合优化的运动补偿技术，大幅减少了动脉搏动伪影。SWI 序列可以产生四种类型的图像，包括强度图（幅值图）、相位图、SWI 图、最小密度的投射图。对原始数据强度数据的相位数据进行单独的重新排列，强度图和相位图可在收集完成后生成。因为空气和组织界面不均匀，需通过数据处理，对相位图进行高过滤，从而达到校正相位图的目的，消除主磁场不均匀而产生的低频噪声。最后，校正后的相位图在强度图上反复叠加，就可形成 SWI 图像。由于 SWI 采用的是三维立体的采集方式，为了显示大脑中小静脉血管的整体状况，可以进行最小密度的投影重建（图 5-10）。

目前，SWI 技术已经可以应用在 1.5T 和 3.0T 两种磁共振成像器件上，其中 3.0T 比 1.5T 成像效果更好。1.5T 和 3.0T 系统由于外界磁场强度的差异，所采用的成像参数也不尽相同，因此需要根据具体的成像用途进行相应的调整。

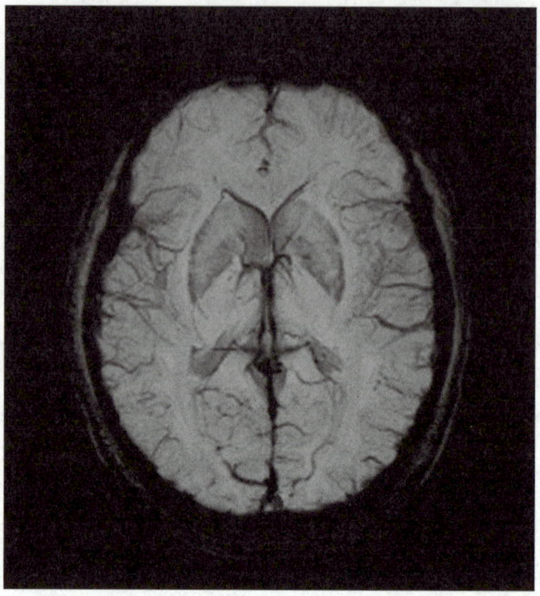

图 5-10　SWI 最小密度投影

三、临床应用

1. 创伤性脑损伤　脑外伤后明显出血灶可在常规 CT 及磁共振中清晰显示，但常规成像方法一般很难发现，特别是由于剪切力造成的弥漫性脑白质损伤（如脑弥漫性的轴索损伤），对部分微小的出血灶尤其如此。相比而言，SWI 技术能够对这些微小的出血灶进行有效的识别。

2. 小血管及静脉畸形　SWI 对顺磁性成分如脱氧血红蛋白有很高的敏感度，故在小静脉成像方面有优异的表现。这使 SWI 在诊断微血管扩张症、小静脉畸形及海绵状血管瘤等病灶方面具有得天独厚的优势（图 5-11）。

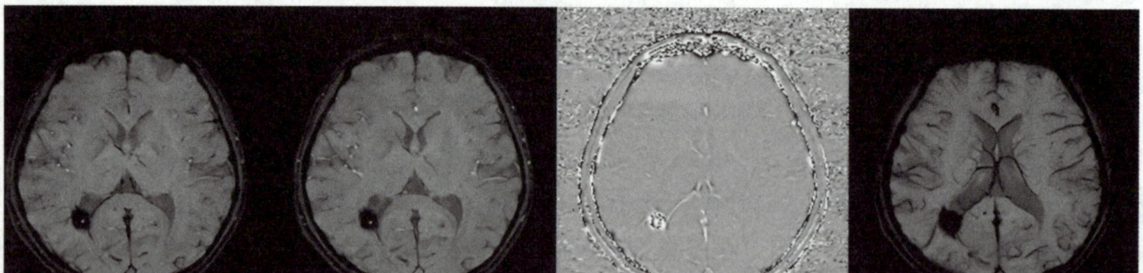

图 5-11　SWI 动脉畸形

第六节　磁共振波谱成像

微课：磁共振波谱技术

一、基本原理

磁共振波谱（MRS）是一种特有的非侵入性技术，可以观测活体组织的代谢和生物化学的变化。它和磁共振一样，都是遵循 Ramol 法则来进行的。MRS 透过短射频脉冲激发原子核，所收集的信号被称为自由感应式衰减信号（free induction decay，FID），傅立叶转换后这些信号形成波谱。MRS 的基本原理依赖于两种物理现象：化学位移和 J-耦合。

1. 化学位移　在不同分子中，由于周围电子云结构不同、分布不同、运动状态不同，导致原子核局部磁场强度发生变化，因此同一类型原子核的屏蔽作用也不同。同一原子核由于化学环境的差异，在不同化合物中的共振频率不同，这种现象称为化学位移。化学位移是 MRS 的一个重要理论基础。MRS 之所以能区分不同化合物，是因为不同化合物间存在频率的差别。在不同的静磁场下，不同化合物的频率差异也会不同，如 1. 5T 磁场中，水分子和脂肪的频率差异为 225Hz，而 3T 磁场中则有 450Hz 的频率差异。由于不同化合物的频率差值不容易记忆且随外界静磁场变化，因此这些频率差异在不受场强影响的情况下是恒定的，用“百万分之几”（ppm）来表示。以氢离子为实例，水分子中的氢离子的共振频率差为 3. 5ppm，与长链脂肪酸中的氢离子相同，在任意外加磁场中氢的共振频率相同，这一特性帮助 MRS 频线显示清晰。

2. J-耦合　J-耦合现象指自旋磁矩间的相互作用从而形成自旋耦合，由于原子核间的共价键引起自旋磁矩的相互影响。J 值作为一个常量，其数值越高，耦合强度越大，波形的分离度也相应增大。基于这两种物理特性，不同化合物中的同一类型原子核可以在频率轴上进行区分，在同一化合物中也可以区分不同分子基团。化学位移与自旋耦合现象共同构成一个细密的波谱结构。

单质子的磁比不一样，所以它们的进动频率在外界静磁场下也会不一样。例如，像 1H、31P、13C、19F 和 23N 等核能够发出 MRS 信号。氢质子的旋磁比最大（42. 58MHz），也是生物体中含量最高的，所以产生了与常规磁共振使用的激发和接收频率相匹配的最强的 MRS 信号，使其在临床上得到最成熟、最方便、最广泛的应用。其他原子核的成像需要发射和接收相应共振频率有关的软件来支持。

二、 MRS 谱线解析

MRS 谱线的横坐标表示速度移动（也就是频率），化合物的信号强弱则由纵坐标表示。与化合物浓度成正比关系的是谱线的峰值高度及其下部面积。谱线的宽度称为线宽，在最大峰值一半的范围内，也称为半高全宽。

三、 MRS 信噪比

通常定义频率域中最大代谢物峰值的高度与频率域中非信号区噪声振幅的平均方根之比，影响谱线质量的关键因素是 MRS 的信噪比。

四、 MRS 的特点

1. MRS 提供的信息，通常用谱线和数值来表示，而不是解剖图。

2. 对于磁场强度和均匀度的要求较高。

3. 增加外部磁场强度可以提高 MRS 的质量。

4. 由于信号较弱，通常需要多次平均才能获得足够的信噪比，因此检查时间较长。

5. 代谢产物浓度的测定为相对值，通过 2 种或多种代谢物的浓度比值反映代谢变化，通常用于评估组织代谢状态。

6. 针对特定原子核，需选择稳定的化学物质作为代谢产物进动频率的参考标准。例如，^{1}H-MRS 中使用三甲基硅烷（TMS）作为参考物，将其共振频率设为 0ppm；^{31}P-MRS 中则以磷酸肌酸（PCr）为参考物，将其共振频率设为 0ppm。

五、 MRS 序列的选择

1. PointAnalysis 波谱序列（PRESS） 该序列由两个 180°射频脉冲和一个 90°射频脉冲两部分产生自旋回波，从而对感兴趣的体积进行选择。两个 180°射频脉冲的两侧为相对应的梯度脉冲。PRESS 序列主要是在 STEAM 序列中利用重聚相位的 180°射频脉冲来降低信号的损失。但在 PRESS 序列中，若选择较长时间的回波（TE 50 毫秒），则可能造成代谢产物 T_2 的信号损失，同时也会降低信噪比。

2. 激励回波采集序列（STEAM） 该模式通过三个相互垂直的 90°射频脉冲分别激励 3 个不同平面，产生刺激回波，最终获取三者交集区域的信号完成定位。STEAM 的 TE 较短（20~30 毫秒），对 T_2 较敏感，适合观察短 T_2 代谢物，如肌醇、脂质等。相较于 PRESS，STEAM 可以获得较多代谢产物波峰，在肿瘤的鉴别诊断中，STEAM 检查代谢产物具有十分重要的意义。不过 STEAM 的噪声比较小，对运动干扰比较灵敏。

3. 化学位移成像序列（CSI） 这是一种多体素成像技术，通过在每次扫描中逐渐递增的选择性射频脉冲和三维梯度来实现空间定位，属于能同时对多个体素进行编码的多维相位编码技术。每个体素选定的矩阵和扫描视野决定。采集数据时无梯度，可获得多层定位数据和多次采集全部平面或体积的化学位移信号，当测量条件稍有变化时即可。CSI 的优点是可以一次收集多个感兴趣区域的信号，方便对正常组织的谱图进行比较。但缺点是有效体积小、信号强度低、采集次数多、扫描时间长，这是目前国内普遍的一种扫描方式。另外，在进行化学位移序列资料收集时，测量较大体积时，由于磁场不均匀，容易造成解析力下降，所以必须保证高场强磁场的均匀性。

六、影响 MRS 信噪比和分辨率的主要因素

1. 感兴趣容积（VOI） VOI 设置太小，会造成比较长的扫描时间和比较低的信号强度；而过大的 VOI 则容易被非目标性组织信号搅乱。因此，虽然增加 VOI 可以改善信噪比，但需要权衡其干扰

影响。

2. 体素位置与大小　为确保高灵敏度，VOI 的设置应尽量避免周围组织的影响，例如脑脊液、脂肪、骨骼、气体和血管等的干扰。肿瘤组织通常是非均质性的，可能不能准确反映肿瘤的特征。若体素太小，代谢活动区域没有覆盖；若体素过大，则会影响谱线分析，原因是部分容积效应掺杂了正常的脑组织信号。整体而言，增加体素有助于提高信噪比，但会使空间分辨率下降，因此如何合理设置体素的位置，以尺寸为标准，尤为重要。

3. 磁场强度　提高磁场强度可增加不同代谢峰之间的分辨率，帮助更准确地区分代谢物，同时还能显著提升 MRS 的信噪比。

4. 单体素与多体素技术　通过两种方法可以测量代谢产物的松弛时间和浓度。多体素技术可以在一次采集中获得多个区域的谱线信息，反映同一时刻代谢产物在不同部位的浓度分布，并且具有体素小、涉及面广等优点，因此可以实现多体素技术。而且，多体素方法本质上是由多个单体素组成的，它允许对任意一个点进行进一步的单体素分析。

七、 MRS 中常见代谢物及其意义

1. N-乙酰天门冬氨酸（N-acetyl-aspartate）　位于 2. 02ppm 的 N-乙酰天门冬氨酸在正常颅脑的 1H-MRS 中形成最显著的峰，是成熟神经元的标志物，其含量可直接反映神经元的功能状态。NAA 减少症通常指神经元受损或丧失，常见于肿瘤、多发性硬化、脑梗死、缺氧、神经退行性疾病、代谢障碍和脱髓鞘疾病等。对于不含神经元的脑部肿瘤（如脑膜瘤、转移性肿瘤和淋巴瘤），MRS 显示出 NAA 的缺失。唯一会引起 NAA 升高的疾病是中枢海绵状变性（由 NAA 水解酶缺乏引起）。

2. 胆碱（choline, Cho）　Cho 的峰值出现在 3. 2ppm，反映脑内总胆碱储备，主要与细胞膜磷脂的代谢有关。Cho 水平的上升，通常预示着细胞增生活跃，可作为评估脑肿瘤的指标之一。在大多数原发性或继发性脑肿瘤（除颅咽管瘤）中，Cho 峰增高与细胞膜代谢加快导致的细胞增生有关。

3. 肌酸（creatine，Cr）　Cr 的峰值是脑能量代谢的标志物，位于 3. 03ppm。当能量代谢降低时 Cr 会升高，当代谢增强时 Cr 会下降。因为 Cr 在很多病理过程中比较平稳，所以经常被用作 Cho/CR 和 Naa/Cr 比值，作为代谢物的参照值。

4. 乳酸（lactate, Lac）　由质子 J-耦合效应产生的 Lac 峰位于 1. 32 ppm，呈双峰特征的乳酸 Lac 峰。它的存在通常预示着有氧呼吸被抑制，是无氧糖酵解的最终产物。脑氧不足、血液不足、癫痫发作、肿瘤发作，这些都可见 Lac 峰增高。

5. 脂质峰（lipids，Lip）　脂质峰由脂肪酸的甲基、亚甲基和乙烯基组成，位于 0. 8、1. 2、1. 5 和 6. 0ppm。脂质峰的增高，通常反映水平较高的星形细胞瘤中存在组织坏死。

6. 谷氨酸和谷氨酰胺（glutamate and glutamine, Glu and Gln）　它们的代谢峰位于 2. 1～2. 5ppm，因相邻而常统称谷氨酸复合物。参与脑氨排毒作用的谷氨酸是神经递质兴奋作用；谷氨酰胺具有排毒的重要功效，在调节神经递质方面，谷氨酰胺的作用非常明显。在肝性脑病和脑缺血缺氧的情况下，谷氨酰胺的水平会显著增加。

7. 肌醇（myo-inositol, MI）　参与调节渗透压力、细胞营养和抗衰老过程的神经胶质细胞标志物，峰值位于 3. 56ppm，其水平升高提示神经胶质细胞增生。也有不可忽视的作用，可以保持神经胶质细胞体积的稳定。

八、正常与异常 MRS 谱线的区分

正常 MRS 谱线通常以 NAA 为主要峰，其含量占优势，其次是 Cr 和 Cho。异常谱线可表现为 NAA 减少、Cho 或 Lac 增高、脂质峰的出现或异常代谢物的检测。具体的病理状态需要结合代谢物的峰值变化及比率来综合分析（图 5-12）。

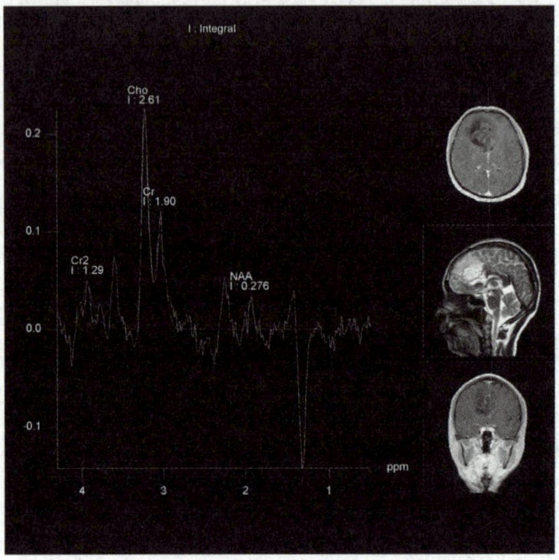

图 5-12　脑胶质瘤 MRS

九、 MRS 的临床应用价值

MRS 在诊断和鉴别颅内占位性病变及前列腺、乳腺等部位病变时，具有重要的参考意义。它可以帮助区分脑内原发肿瘤外肿瘤（如转移瘤和淋巴瘤），并可以评估星形细胞瘤的恶性程度。此外，MRS 还提供了有效的线索来鉴别颅内囊性病变（如脑脓肿）。

在前列腺 MRS 检查中，可通过检测柠檬酸盐水平来区分非癌组织与癌变组织。而在乳腺 MRS 检查中，胆碱含量的变化是评估肿瘤恶性程度的重要指标。

第七节　磁共振快速成像技术

微课：磁共振快速成像技术及并行采集技术

得益于软硬件技术的飞速发展，MRI 的成像速度已经大幅提高，快速成像技术一直是磁共振领域的主要发展方向。有效地运用这些技术不仅可以缩短 MRI 检查的时长，还能显著提高检查图像的质量，更好地利用 MRI 无电离辐射、软组织对比好的特性。MRI 快速扫描除了利用前文中的各类快速序列及 K 空间特征，通过软件算法及硬件方面也能实现，其主要技术有 MRI 并行采集技术及压缩感知技术。

一、并行采集技术

并行采集技术（parallel acquisition technique，PAT）作为一项新兴的磁共振成像技术，在临床上得到了广泛的应用，并随着设备的进步不断迭代，极大地提升了 MRI 数据采集的效率。各磁共振成像设备供应商都有自己的 PAT 技术类型，本节将从基础原理出发探讨该技术的不同类别及特点。

（一）PAT 的原理

K 空间中的相位编码线数量直接影响采集时间，K 空间的填充是获取图像的基础。K 空间中相位编码线的密集度不仅决定了采集时间，还直接影响图像在相位编码方向的视野。应用矩形 FOV 技术，可以减少所需的相位编码线数量，实现 K 空间的稀疏填充，从而成比例地缩短采集时间，同时保持图像的空间分辨率不变。这种技术一般应用于特定的解剖组织，如手臂轴位成像，FOV 本身即为矩形，利用稀疏填充可以减少时间，避免卷褶。

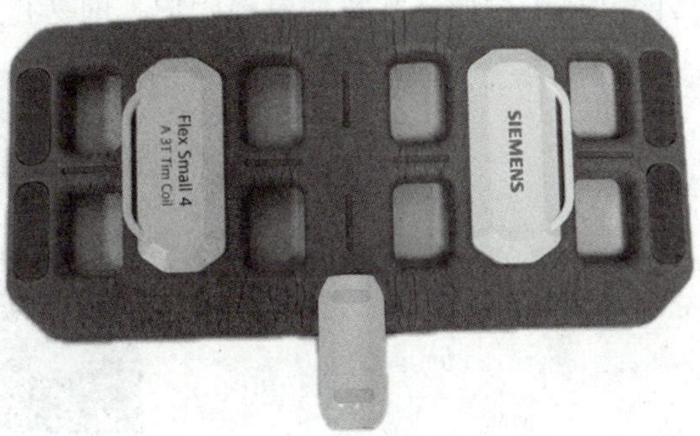

图 5-13　多通道表面线圈

PAT 在采集过程中引入了空间敏感度的方式获取信息，传统方法仅依赖于相位编码梯度产生的 K 空间相位编码线。PAT 能够利用相控阵线圈的空间敏感度来补充图像的空间信息。这意味着，在 PAT 中，相位方向上的空间分辨率是由相位编码梯度和接收线圈的敏感度共同决定的。通过这种结合，PAT 能够提高成像效率，同时保持甚至提高图像的空间分辨率。

由于表面线圈的空间敏感度不均，组织信号强度会随着与线圈的距离增加而降低。相控阵线圈由多个子线圈构成，共同形成了一个敏感度阵列。在单通道表面线圈的情况下，靠近线圈的组织会产生较高的信号，而远离线圈的组织信号则较低，同时，如果 FOV 设置为矩形且存在超出相位编码方向 FOV 的组织结构，这些结构会在图像的另一侧产生卷褶。通过利用相控阵线圈中两个表面线圈的敏感性函数，结合适当的算法，可以精确地获取成像组织内每一点上的敏感度信息。这些信息能够作为相位编码方向上空间定位的补充，弥补因减少数据采样而损失的空间信息，有效去除卷褶伪影，从而获得完整的 FOV 图像。

（二）PAT 采集步骤

PAT 虽然有多种不同的实现方式，但它们的基本操作流程是类似的。以下是 PAT 的一般操作步骤。

1. 参考扫描以获得成像区域内的敏感度分布，这一步是 PAT 的核心步骤，它收集了后续重建 FOV 图像所需的敏感度数据。

2. 采集磁共振信号，稀疏填充 K 空间的相位编码线，通常需与矩形 FOV 技术相结合，以减少采集数据量，缩短成像时间。

3. 利用敏感度信息和特定的数学算法，对稀疏 K 空间数据进行处理，从而消除卷褶伪影，重建图像。

PAT 中，去除卷褶的算法主要分为两大类，它们都依赖于参考扫描获得的相控阵线圈敏感度信息。

1. 敏感度编码（SEN sitivity encoding，SENSE）技术 各个相控阵线圈首先收集到的矩形 FOV 数据会经过傅立叶转换，形成初步的卷褶图像。随后使用参考扫描的敏感度信息来校正这些卷褶，从而重建出完整的 FOV 图像。

2. 空间协调同时采集（simultaneous acquisition of spatial harmony，SMASH）和一般性自动校准部分并行采集（generalized auto calibrating partially parallel acquisition，GRAPPA）技术 SMASH 和 GRAPPA 技术在傅立叶转换之前使用参考扫描得到的敏感度信息来预先填充 K 空间。这能够在进行傅立叶转换重建图像之前获得全部 FOV 的空间信息，有效去除卷褶（图 5-14）。

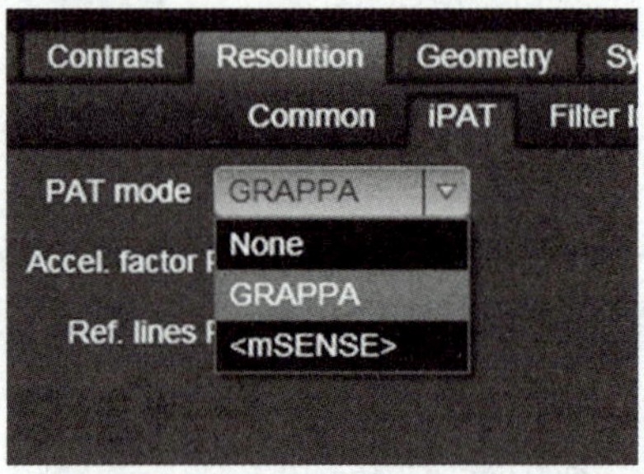

图 5-14　不同并行采集技术选择

（三）PAT 注意事项

由于空间信息的应用，在使用 PAT 时，需要注意以下情况，才能确保图像质量：①在成像过程中，必须保持线圈与受检部位的相对位置与参考扫描时相同，以避免在去除卷褶时出现错误。②为减少卷褶伪影，相位编码方向应与相控阵线圈的排列方向一致。③合理选择加速因子，虽然理论上加速因子可以很高，但过大的加速因子可能会降低图像信噪比并增加卷褶伪影的风险，增加伪影。④注意 SENSE 和 GRAPPA 技术的适用场景，进行 EPI 扫描或扫描体积较大而 FOV 较小的部位时，GRAPPA 可能是更好的选择。对于腹部横断面扫描，SENSE 或 SENSE-GRAPPA 技术可能更为合适，可优化图像质量和减少伪影。

（四）PAT 优缺点

1. PAT 的优点 ①显著减少采集时间，根据加速因子的不同，采集速度可提高数倍。②提升空间分辨力和成像范围，扩大三维成像的范围。③由于采集速度加快时间分辨力变相提高。④增加重复采集次数，提高图像质量并减少伪影。⑤减少磁敏感伪影。⑥提升图像质量，缩短单次激励 EPI 或单次激励自旋回波序列的回波链。

2. PAT 的缺点 ①减少相位编码线会导致图像信噪比降低。②PAT 技术可能未能完全去除所有卷褶伪影，尤其是在加速因子较大或线圈分布不合理的情况下，这种伪影的风险会增加。

（五）PAT 的临床应用

PAT 因其能够提高成像效率和图像质量，在临床磁共振成像中有着广泛的应用，以下是 PAT 的一些关键临床应用。①缩短采集时间：PAT 通过减少所需的相位编码线，加快了图像采集速度。②提升空间分辨率：在不增加扫描时间的前提下，PAT 能够提升图像的空间分辨率，适用于需要精细结构显示的高分辨率成像。③优化屏气扫描：在体部成像中，PAT 有助于缩短屏气时间，适合老年和体弱患者。④动态成像：对于心脏等运动脏器的成像，PAT 能够提供更快的成像速度，提高时间分辨率。⑤减少 EPI 序列伪影：在单次激励 EPI 序列中，PAT 通过缩短回波链和有效回波时间，减少磁敏感伪影，提升图像质量。⑥改善 FSE 序列成像：PAT 通过缩短 FSE 序列的回波链和回波间隙，提高图像质量。⑦在高场强 MRI，尤其是 3.0T 及以上的设备中，PAT 有助于降低 SAR 值，减少对被检者的热效应。

二、压缩感知技术

压缩感知（compressed sensing，CS）是一种创新的信号处理架构，其理论根源可以追溯到图像压缩技术。2006 年，CS 理论被正式提出并很快在 2007 年被引入 MRI 领域，引发了 MRI 成像技术的变革。CS 技术利用信号的稀疏性质，在远低于奈奎斯特率的采样条件下，准确地重建信号，这使得 MRI 成像更加高效，同时减少扫描时间。

（一）基本原理

1. CS 相关的 MR 图像特点　CS 技术是一种先进的信号处理方法，它利用欠采样数据来还原真实的信号特征。这一技术的核心在于：①采集到的少量数据必须包含原信号的全局信息。②需要有合适的算法来从这些数据中恢复出完整的信号。

以 MR 图像为例，CS 技术特别适用，因为 MR 成像过程中采集的每个信号实际上都包含了全层或全容积的信息。这意味着即使只采集部分数据，只要这些数据能够代表全局信息，CS 技术就能够通过特定的算法从这些欠采样数据中重建出完整的图像。这种技术的应用，使得在保持图像质量的同时，可以显著减少成像所需的时间和数据量，从而提高成像效率。

2. MR 图像的信息冗余与稀疏性　CS 技术依赖于信号的稀疏性，即信号中包含大量重复或相似的信息及少量显著不同的信息。在图像处理中，如果一个图像的大部分区域都是单一颜色或信号，而只有少数区域有显著不同的信号，那么这个图像就具有高稀疏性。磁共振血管成像图像就是一个高稀疏性的例子，因为只有血管腔呈现高信号，而背景组织几乎无信号。

在 CS 技术中，稀疏性是关键，因为它允许从少量的采样数据中恢复完整的信号。由于许多临床 MR 图像并不具有高天然稀疏性，CS 技术通过将图像转换到另一个域（如小波域）来增加图像的稀疏性，从而只需要较少的采样信号就能重建整个图像。这种方法不仅提高了成像效率，还减少了数据采集的需求，使得 CS 技术在 MRI 领域中得到了广泛的应用。

磁共振（MR）图像的稀疏性可以从三个维度进行理解，这对于 CS 技术的应用至关重要。

（1）空间域稀疏性：这涉及图像在空间层面的分布特性，具有高信噪比和高对比度的 3D 图像比 2D 图像展现出更高的稀疏性。

（2）时间域稀疏性：在动态成像序列中，如多期动态增强或动态电影成像，不同时间点捕获的图像之间存在相似性，表明在时间维度上也存在信息的冗余和稀疏性。

（3）线圈子单元稀疏性：当使用多通道线圈进行成像时，各个子单元采集的信息存在重叠，每个子单元提供的信息中包含冗余部分，从而在空间分布上展现出稀疏性。

这些维度的稀疏性为 CS 技术在 MRI 中的应用提供了理论基础，使得在保持图像质量的同时，能够减少所需的采样数据量，提高成像效率。通过利用 MR 图像在空间、时间和线圈子单元分布上的稀疏性，CS 技术能够更有效地从欠采样数据中恢复出完整的图像信息。

3. CS 技术的 K 空间欠采样 CS 技术通过在 K 空间进行策略性的欠采样，实现了 MRI 扫描速度的显著提升，其方法与 PAT 有所不同。CS 技术的核心在于利用信号的稀疏性质，通过减少必要的采样点来加速数据采集过程，同时保证图像质量。CS 技术采用的 K 空间欠采样方式与 PAT 有所区别，它侧重于在保持图像质量的同时减少扫描时间。均匀欠采样虽然能够缩短扫描时间，但可能导致卷褶伪影。PAT 可以在一定程度上减少这些伪影，但无法完全消除因欠采样而增加的背景噪声。相比之下，CS 技术的随机欠采样可以大幅度缩短扫描时间，但可能会引入类似背景噪声的伪影，这些伪影实际上是由于欠采样导致的信号溢出。同时在临床实践中，K 空间中心的采样对于图像质量至关重要（图 5-15）。CS 技术在进行随机欠采样的同时，通常会在 K 空间中心区域增加采样密度，以确保图像质量。通过在 K 空间中心区域增加采样密度，CS 技术在轻微牺牲扫描速度的情况下，可以显著提高图像质量，实现扫描速度与图像质量之间的平衡。

（二）临床应用

在临床应用中应基于检查的具体需求，包括部位、序列、检查方式和目的来决定是否采用 CS 技术。CS 技术特别适合于对比度高、结构简单的成像，如 MRA 和水成像，这些情况下可以采用更高的加速因子。在 3D 采集中，CS 技术的效果通常优于 2D 采集。多期动态扫描，如灌注成像和动态增强扫描从 CS 技术中也获益更多。对于自然对比度低和组织结构复杂的图像，使用 CS 技术尤其是高加速因子可能会降低组织对比度。许多设备制造商已经将 CS 技术与 PAT 相结合，以提高成像效率减少扫描时间，提升被检者体验和检查流程，在不增加扫描时间的情况下，增强空间分辨率，提升动态扫描的时间分辨率。

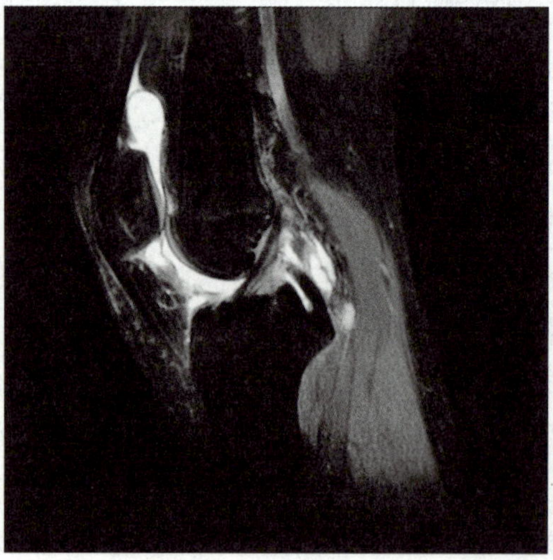

（a）

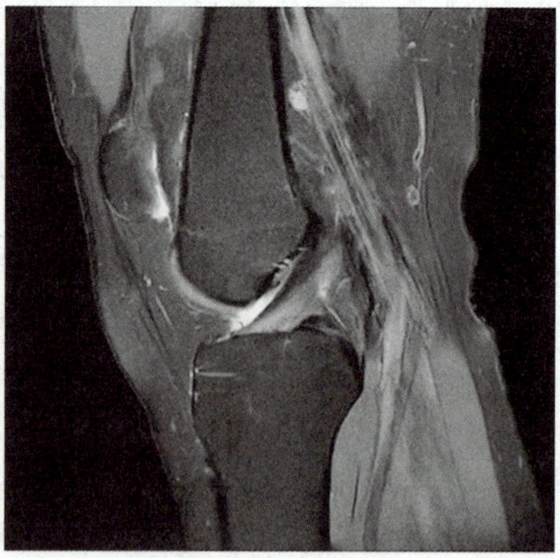

（b）

图 5-15 普通加速与 CS 加速图像

注：（a）普通加速图像；（b）CS 加速图像。

第八节　其他磁共振成像技术

一、磁共振电影成像技术

磁共振电影成像是一种先进的磁共振成像技术，它通过运用快速成像序列对动态器官进行连续捕捉，实现对每个单独帧的相对“冻结”。这一过程能够生成一系列在不同时间点捕捉到的静态图像，这些图像共同构成了器官运动的动态序列。通过将这些连续的帧组合起来，创建出一个完整的动态影像序列，可以通过类似电影的播放方式展示。

（一）磁共振电影技术原理

电影成像技术通过在特定时间间隔内对感兴趣区域进行连续扫描来获取动态图像，通常专注于单一层面。在心脏成像中，这种技术通过与心电图同步，在整个心动周期的多个时间点上进行数据采集。K 空间被分割成多个部分，每个部分对应心动周期的不同阶段。在心动周期的各个阶段收集的成像数据被分配到相应的 K 空间区域。这个过程需要多个 R-R 间隔来采集数据，然后从每个 K 空间重建图像，并将它们在电影序列中展示，这种连续播放的图像序列，模拟出电影般的动态视觉效果，对于心脏功能和运动特征的评估具有极其重要的意义。这种技术结合软件能够分析出心脏在收缩和舒张过程中的细微变化，从而对心脏的泵血功能和瓣膜活动进行精确分析。这种成像方式要求使用具有非常短的重复时间和回波时间的快速成像技术，如平衡稳态自由进动序列或扰相梯度回波序列。

（二）磁共振电影成像技术序列

1. 梯度回波电影成像序列　基于流入增强效应的梯度回波电影成像序列是通常结合心电触发和分段 K 空间成像来成像。被检者在屏气状态下进行数据采集，以减少呼吸运动对图像质量的影响。成像参数的选择需要综合考虑心动周期中的相位数量、相位编码数量以及分段 K 空间线数，以确保在被检者保持屏气时间可接受的同时，实现高时间分辨率和良好的空间分辨力。梯度回波电影序列技术的原理与时间飞跃序列相似，其中流动的质子因为流入增强效应而呈现高信号，而静止的质子则显示为低信号。然而，缓慢的血流容易受到饱和效应的影响，导致信号减弱。其已逐渐被 B-SSFP 序列替代。

2. 平衡稳态自由进动序列　平衡稳态自由进动（balanced steady-state free precession，B-SSFP）序列在心脏磁共振成像中尤为重要。B-SSFP 序列的特点是在层面选择、频率编码和相位编码三个方向上都施加对称的梯度场，同时保持纵向磁化矢量与横向磁化矢量的平衡，以实现信号的稳态。

在心脏磁共振成像中，B-SSFP 序列因其快速成像、高信噪比而被广泛应用，适用于电影成像、冠状动脉血管成像以及各种实时成像技术。这种序列的优势在于其出色的血池-心肌对比度、高信噪比、较少的运动伪影以及快速成像能力，使其成为心脏电影成像和功能分析的首选脉冲序列。B-SSFP 序列通常采用心电触发（图 5-16），以确保在心动周期的相同阶段采集数据，从而减少心脏运动引起的伪影。采集过程需要被检者在屏气状态下完成，以减少呼吸运动对图像的影响。在设置参数时，需要考虑到被检者可能的屏气配合时间，通常屏气时间为 12～20 秒，这对应于 16～24 个心动周期。这样的设置可以确保在被检者能够舒适屏气的同时，获得足够的数据以生成高质量的图像数据。

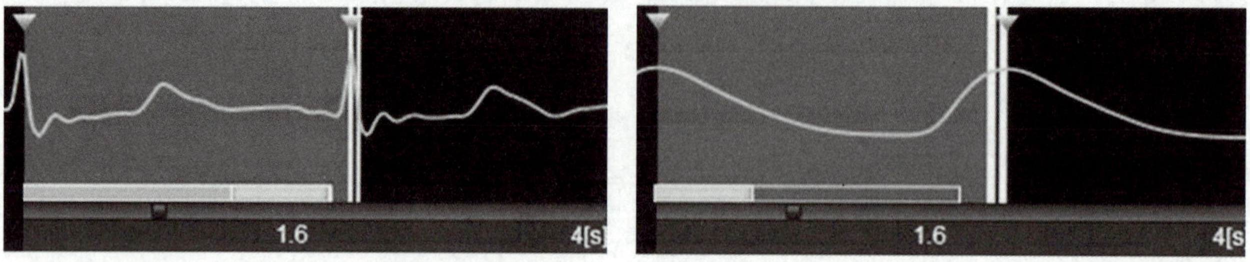

（a）　　　　（b）

图 5-16　心电及呼吸信号采集窗口

注：（a）心电门控；（b）呼吸门控。

3. 其他序列　用于关节、肌肉、肠道运动电影成像的半傅立叶单激发快速自旋回波 HASTE 序列及磁共振相位对比电影成像（phase contrast cine magnetic resonance imaging，PC-MRI）序列，其中 PC-MRI 是一种新兴的对流体进行定性和定量评估的影像技术，它通过正负两极组成梯度磁场，这两个磁场具有相同的正负幅度和梯度，以及相同的磁场应用时间。HASTE 前文中已有详细介绍。

（三）电影成像临床应用

目前比较常见电影成像的是心脏电影成像，是 CMR 检查中最常用的序列，用于评价心室大小、室壁厚度、室壁运动、心包及瓣膜形态等临床特征。

其他部位电影成像也可以评估不同肌肉的收缩功能，如盆底肌松弛的电影成像、吞咽电影成像、颞颌关节电影成像、子宫电影成像及小肠电影成像等。这类电影成像一般使用 HASTE 序列，扫描过程中嘱咐患者做匀速缓慢的相应动作，连续对感兴趣层面反复扫描，根据需求设置期数。

PC-MRI 因其无创操作测量脑脊液流动的优点越来越受到关注，被广泛用于评估脑积水、小脑扁桃体下疝畸形、脊髓空洞症等中枢神经系统疾病，神经外科手术后对脑脊液流体动力学的监测等也可使用该技术进行检查。

二、生理门控技术

在体部 MRI 检查过程中，人体生理运动如呼吸和心脏跳动常常导致显著的运动伪影，这会降低图像质量。为了应对这些挑战，采用特定的技术来处理具有周期性的生理运动图像，包括心电门控技术、脉搏门控技术、呼吸门控技术。这些技术通过精确控制数据采集时机，可以有效控制生理运动对成像质量的影响，实现良好的图像质量（图 5-17）。

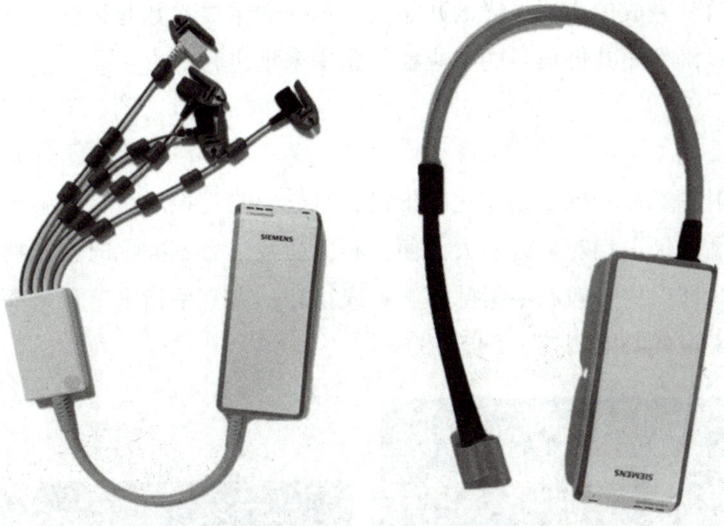

（a）　　（b）

图 5-17　不同门控设备

注：（a）心电门控设备；（b）脉搏门控设备。

（一）心电门控技术

心电门控技术依托于心电图信号，以此作为心脏周期性运动的参考，确保 MRI 数据采集与心脏搏动周期保持同步。在临床实践中，心电门控技术的应用旨在实现两个目标：①减少由于心脏跳动引起的血管搏动伪影，从而提高成像的清晰度和准确性；②利用门控技术与快速成像技术相配合，可以获得心脏大血管生理功能如血流动态、心脏室壁运动等信息。

1. ECG 的获得和心动周期　用于 MRI 心电门控的心电图信号一般从 4 个电极获得，电极贴敷于前胸壁，具体方法参照设备厂商的说明书。以下是实施心电门控时的一些关键步骤和注意事项：①在贴敷电极的部位，需要对被检者胸部的皮肤进行彻底清洁，以减少阻抗并提高信号质量；②导联线走向与主磁场方向一致，避免弯曲、移动；③嘱被检者平静呼吸，尽量减少呼吸运动对心电及图像质量的影响。

2. 心电门控技术原理及方法　心电图门控技术一般是指回顾性心电图门控，它在心脏周期的每个阶段都进行射频激发和数据采集。该技术将心电信号整合进磁共振成像过程中，通过选取心脏周期内相同阶段的磁共振信号来构建图像，有效减少了心脏运动产生的伪影。

采用多时段重建方法时，可以充分利用整个心脏周期的磁共振信号。利用不同时段的磁共振信号来重建相应时段的图像，以电影图像的形式展示心脏各室的收缩和舒张状态。这种技术不仅能够观察心脏的动态变化，还可用于评估如射血分数等关键生理指标。

3. 心电触发技术　心电触发技术也称前瞻性心电门控技术，在 R 波波峰被探测后，经过一个延时时间段，即心室舒张中期时刻，这是心脏运动相对静止，MR 序列被触发启动，进行射频激励和信号采集，到下一次心室收缩前 MR 序列暂停，MR 信号的采集基本保证在心室舒张中后期进行，可以明显减少运动伪影。

采用心电触发技术时，为了使每次采集都位于心脏搏动周期的同一个位置，需要根据被检者心率设置序列的参数，有效 TR 应为 1 至数个 R-R 间期。延迟时间是指探测到 R 波至成像序列开始采集的时间间隔，延迟时间后就是成像序列采样的开始点。另一个重要参数是采样的终止点，采样开始点和终止点的正确设置可以确保磁共振信号的采集在舒张中末期进行。

（二）脉搏门控技术

心电门控容易受射频脉冲和梯度场变化的干扰有时会影响门控质量，场强越高，影响越大，而且心电门控技术需要粘贴电极，相对来说不太方便，心电门控信号不准确时，脉搏门控技术可以弥补心电门控的一些不足。脉搏门控一般利用指脉探测夹或指套，夹套手指末节，来探测脉搏随心动周期的变化，作为门控信息来取代心电门控（图 5-18）。

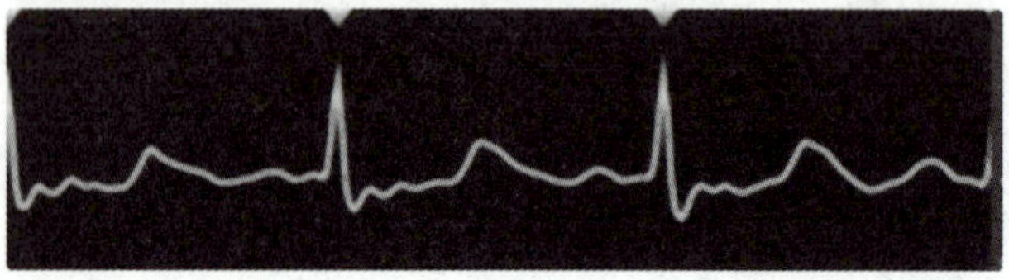

（a）

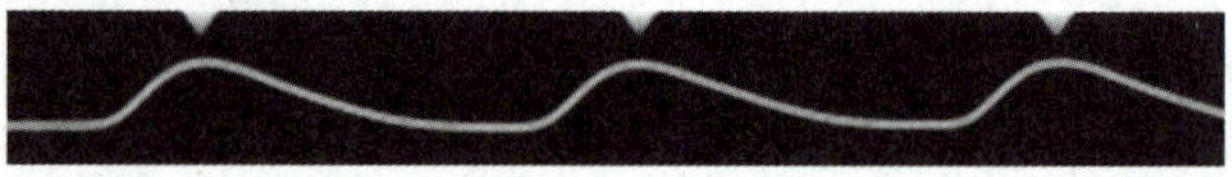

（b）

图 5-18　心电门控及脉搏门控信号曲线

注：（a）心电信号；（b）脉搏信号。

（三）呼吸门控技术

呼吸门控技术是利用压力探测传感器探测到的呼吸波来减少呼吸运动伪影的技术。一般用弹性呼吸风箱带或呼吸压力垫。呼吸带来的胸腹壁运动将改变探测器内部的压力，吸气时压力增加，而呼气时压力降低。呼吸门控技术主要包括呼吸补偿技术和呼吸触发技术。

1. 呼吸补偿技术　呼吸补偿（respiratory compensation，RC）技术主要用于体部 SE T_1WI 序列。RC 有多种实施方式，其中一种方法为呼吸秩序相位编码（respiratory ordered phase encoding，ROPE）技术。该方法依据监测到的呼吸波形来确定 MR 成像过程中的相位编码顺序。其操作原理是利用一个压力传感器，将被检者的呼吸波形信号整合进磁共振成像系统中。在完整的呼吸周期内，MR 信号采集持续进行，对于呼吸周期内相似的时间点，采用相同的相位编码策略。一般而言，在呼气末期的平台阶段，会使用低频相位编码来采集对呼吸运动较为敏感的 K 空间中心区域；而在呼吸周期的其他时段，则会使用高频相位编码来采集对呼吸运动相对不敏感的 K 空间外围区域。

这种方法使得原本因呼吸运动而产生的随机相位偏移，经过与呼吸信号的整合和相位重排后，转变为有序变化。同时，那些高频随机性的伪影信号被推向视野边缘或视野之外，有效降低或消除了视野内因呼吸运动产生的伪影。

采用 RC 技术要求被检者的呼吸频率和幅度保持相对稳定，否则将严重影响抑制伪影的效果。因此检查前需要对被检者进行呼吸训练。

2. 呼吸触发技术　呼吸触发是一种前瞻性呼吸门控技术，依赖于个体的呼吸节律。在正常的呼吸周期中，大多数人在平静吸气后紧接着呼气，从一次呼气结束到下一次吸气开始之间存在一个呼吸运动相对静止的阶段，这个阶段被称为平台期。通常选择呼气末期作为触发点，即开始磁共振信号采集的时机，而下一次吸气前则作为采集的终止点。通过这种方式，磁共振信号采集主要在呼吸运动相对静止的平台期进行，有效减少呼吸运动引起的伪影。

与呼吸补偿技术一样，呼吸触发技术要求被检者的呼吸频率和幅度保持相对恒定，因此检查前的呼吸训练至关重要。在被检者能够维持均匀呼吸的情况下，呼吸触发技术的成功关键在于正确设定磁共振信号采集的起始点和终止点，即合理规划采集时段，总体原则是将采集时段安排在呼气末期的平台期。虽然呼吸触发技术可以用于梯度回波 T_1WI 序列，但它更常用于 FSE/TSE 类的 T_2WI 序列。

▶ **知识拓展**

磁共振功能成像在法医学领域的应用

磁共振功能成像在法医学领域的应用是在不断发展。该技术以磁共振成像为基础，并通过血氧水平依赖（BOLD）增强对比效果的原理，能够无创、高分辨率地检测大脑的功能活动。具体应用有脑部病变研究、创伤分析、活体检测、心理学应用、毒物学分析及确定死因和死亡方式等，磁共振功能成像在法医学领域具有广泛的应用前景和重要的价值。随着技术的不断进步和研究的深入，磁共振功能成像在法医学中的应用将更加广泛和深入，为法庭提供更加准确、可靠的证据。

—• 考试知识点总结 •—

—• 本章小结 •—

—• 协和云课堂……　拓展练习及参考答案 •—

（李　欢　袁　梦　杨　帅）

第六章　磁共振检查介绍

教学课件

学习目标

素质目标

具备严谨求实的科学态度，能够将本章内容与其他领域的知识相结合，确保技术的合理、合法、合规应用。

知识目标

（1）掌握：MRI 检查的适应证、禁忌证以及检查前的准备工作。

（2）熟悉：MRI 平扫及增强检查步骤和对比剂的分类及应用。

（3）了解：对比剂的增强机制。

能力目标

（1）提升磁共振适应证及禁忌证的把握能力，使检查前准备工作更充分。

（2）能够掌握磁共振相关检查技术及对比剂应用，提升临床实践能力。

（3）能够运用所学知识分析问题、提出有效的解决方案。

案例导入

【案例】

患者，男，50 岁。因近期出现持续性的腰背疼痛、活动受限而前往医院就诊。初步诊断为可能存在腰椎疾病，医生建议进行 MRI 检查以明确病因。在 MRI 图像上，医生准确地识别出其腰椎是否存在椎间盘突出、椎管内占位、软组织损伤、韧带损伤或者炎症等问题。

【问题】

1. 磁共振检查都有哪些适应证和禁忌证？
2. 检查前都需要做哪些准备工作？
3. 根据疾病的情况是选择平扫还是增强扫描？
4. 在增强扫描过程中，应该注意些什么？

· 核心知识拆解 ·

磁共振成像是一种利用磁场和射频脉冲对人体进行成像的医学影像技术。磁共振检查是影像学检查方法的一种，在临床上比较常用。通常应用磁共振的现象产生磁共振信号而形成图像的检查方法。这项检查对于人体没有任何的损害，也没有放射性，所以对于孕妇也可以进行检查。但是对于体内有金属物品的被检者应避免进行检查，如安装心脏起搏器、骨科术后体内有钢钉的被检者或者体内有节育器之类的被检者都不能够进行这项检查。其多参数、多序列、多技术的应用，为临床工作提供重要的诊断依据。

第一节　磁共振检查的适应证与禁忌证

微课：磁共振检查的适应证和禁忌证

一、适应证

MRI 检查适用于人体大部分解剖部位和器官疾病的诊断，如肿瘤性、炎症性、寄生虫性、血管性、代谢性、中毒性、先天性、外伤性等疾病。

1. 中枢神经系统疾病　MRI 检查对软组织分辨力高，因此在中枢神经系统颅脑、脊髓的应用最具优势。对于颅内肿瘤、颅内感染、脑血管性病变、脑白质病变、发育畸形、退行性病变、脑室系统及蛛网膜下腔病变、脑挫伤、颅内亚急性出血、颅内慢性出血、颅内转移瘤及脊髓肿瘤、感染、血管性病变、椎体、脊髓外伤等定位定性诊断具有很高的临床诊断价值。MRI 扫描检查是中枢神经系统除颅骨骨折及颅内急性出血外的最佳影像学检查方法。

2. 颅颈移行区病变　MRI 具有无骨伪影干扰和多方位成像的优点，对后颅凹（小脑以及脑干）及颅颈交界区病变的诊断具有独特的优势。

3. 颈部病变　MRI 具有软组织高分辨率的特点及血管流空效应，可清晰显示咽、喉、甲状腺、颈部淋巴结、血管及颈部肌肉，对颈部病变疾病的诊断具有重要价值。

4. 胸部病变　在磁共振图像上，纵隔内血管由于流空效应呈低信号，而脂肪呈高信号，可形成良好对比。因此，MRI 对纵隔病变及肺门淋巴结肿大、占位性病变的诊断具有较大的价值。但是由于肺部含有大量气体且缺乏氢质子，MRI 在肺部的应用受到限制，导致肺部的磁共振成像质量通常较差。因此对于肺部病变仍首选 CT 检查。

5. 心脏大血管病变　心脏的功能成像、MR 电影、MR 血管成像的应用，可以显示某种冠状动脉闭塞后相应供血的心肌活性，在心血管疾病的诊断具有重要的价值。根据心脏具有周期性搏动的特点，运用心电门控触发技术，可对心肌、心腔、心包病变、某些先天性心脏病作出准确判断。

6. 消化系统疾病　MRI 扫描对肝脏病变的诊断具有重大价值，如肝囊肿、肝海绵状血管瘤、肝癌、肝转移瘤等。因胰腺周围有脂肪组织与之形成对比，MRI 扫描可显示胰腺及胰腺导管，对胰腺疾病的诊断具有重要意义。磁共振胰胆管成像是一种非介入性胰胆管成像技术，无须对比剂，不受操作技术的影响，仅采用 T_2 加权成像使胆汁和胰液呈明亮高信号而周围器官组织呈低信号，从而获得类似内窥镜逆行胰胆管造影和经皮肝穿胆道造影的胰胆管图像。

7. 泌尿生殖系统疾病 在 MR 图像上，肾与肾周围组织、肾实质与肾盂内尿液的高低信号可形成良好的对比，可较好显示肾脏的形态及结构，对肾疾病的诊断有较高的临床价值。磁共振尿路成像 MRU 对肾盂、输尿管和膀胱的尿液进行尿路成像，不需要使用对比剂。磁共振尿路成像 MRU 对肾盂、输尿管、膀胱的显示近似于 IVP，对输尿管梗阻、狭窄的诊断有重要意义。

8. 盆腔疾病 MRI 对前列腺、子宫等脏器疾病有重要的诊断意义，是盆腔肿瘤、炎症、子宫内膜异位症、转移癌、前列腺癌等病变的最佳影像学检查手段。

9. 肌肉骨骼关节系统疾病 MRI 对软组织病变、关节和关节周围病变、骨髓腔病变有重要的诊断意义。对关节软骨损伤、半月板损伤、关节积液等病变的诊断优于其他影像学检查。MRI 检查是膝关节外伤或损伤的首选检查方法。

二、禁忌证

由于 MR 成像的生物效应，MRI 检查具有绝对禁忌证和相对禁忌证。

（一）绝对禁忌证

下列情况的患者进入磁体室扫描区域后会发生生命危险或重大伤害，这类患者禁止做 MRI 扫描检查。

1. 装有心脏起搏器、心脏铁磁性金属瓣膜、冠状动脉铁磁性金属支架者。
2. 装有电子耳蜗者。
3. 颅脑手术后颅脑留有铁磁性金属止血夹者。
4. 眼球内存留有铁磁性金属异物。

（二）相对禁忌证

下列情况的患者进入磁体室扫描区域后可能会发生潜在伤害，但通过去除金属物品等处理后仍能进行检查的情况。

1. 体内有金属置入物，如人工关节、固定钢板、钢钉、止血夹、金属义齿、避孕环等。
2. 带有呼吸机和心电监护设备的危重患者。
3. 体内置入有金属药物泵，如胰岛素泵等的患者。
4. 妊娠 3 个月以内的早期妊娠妇女。
5. 幽闭恐惧症患者；不能平卧 30 分钟以上、神志不清、严重缺氧、烦躁不安需要抢救的患者。

第二节 磁共振检查前准备

MRI 检查是成像长、相关影响因素多的成像技术。在进行磁共振扫描检查前，必须排除禁忌证，并确保被检者在检查过程中的配合，以确保获得高质量的 MR 影像，并充分发挥 MRI 设备的最佳性能。

一、机器的准备

1. 检查温度、湿度 MRI 设备环境温度要求为 18～22℃；湿度要求为 40%～60%，环境还需保持良好清洁度。

2. 检查 MRI 设备 确保 MRI 设备正常运行，并定期做好设备维护。

二、被检者的准备

1. 仔细阅读 MRI 检查申请单 认真核对被检者相关信息，明确检查部位、目的和要求。对检查目的和部位不明确的申请单，应与临床医师核准正确后方可进行检查。

2. 确保被检者无禁忌证 在进行 MRI 检查前，必须详细询问被检者病史以确保无禁忌证。

3. 去除带磁性的物品 进入检查室之前，要求被检者去除身上所有金属物品、通信电子物品及带磁性的相关物品，如手机、义齿、钥匙、硬币、耳环、项链、戒指、银行卡等，并让家属妥善保管。

4. 腹部及盆腔脏器检查前准备 进行腹部检查前应常规禁食，少量进水。盆腔检查前需要充盈膀胱。对于体内置有金属节育器而又必须进行盆腔被检者，应嘱咐被检者取出金属节育器再进行检查。

5. 签署检查同意书 在进行增强扫描之前，应向被检者及其家属讲述所用对比剂的安全性及可能发生的不良反应，取得被检者及其家属的同意并签字后方可检查。

6. 介绍检查过程 MRI 检查之前应告知被检者检查大约所需时间及检查过程所产生的噪声，尽量减少被检者恐惧心理。被检者在检查过程中如遇到不适情况应及时联系工作人员。

7. 必要时使用镇静药 对于婴幼儿、躁动不安及患幽闭恐惧症的被检者，应在临床医生指导下，适量使用镇静药，用于提高检查成功率。

8. 应对急危重症被检者 急危重症患者应在磁体室外配备齐全的急救药品和抢救器械的情况下，由临床医师陪同进行磁共振检查。一旦发生突发情况，应立即将被检者移至磁体室外进行抢救。

三、技师的准备

1. 认真阅读 MRI 检查申请单，核对被检者的一般信息，如姓名、性别、年龄、科室等。阅读主诉及现病史，了解被检者体征、辅助检查结果等，以明确检查部位、检查目的和要求。对填写不完整或者不清楚的申请单，应及时与临床医生沟通联系确认被检者信息，预防可能出现的差错。

2. MRI 设备周围具有强大磁场，所有人员在进入 MRI 扫描室之前，必须接受详尽的询问和彻底的检查，严禁携带任何铁质金属物品、通信设备、义眼、易燃易爆品、腐蚀性化学物品、液体等物品进入扫描室，确保被检者人身安全、所采集图像质量及磁共振设备的正常运行。

3. 告诫被检者贵重物品由家属妥善保管，以防丢失。

4. 确保被检者无禁忌证，详细询问被检者及其家属，并嘱咐被检者详细认真阅读检查须知，确定被检者无 MRI 检查禁忌证后方可进行 MRI 扫描检查，以避免出现生命危险和发生意外。

5. 在进行增强扫描的检查之前，应向被检者及其家属说明对比剂必要性，解释对比剂安全性并告知可能会发生的不良反应。被检者及其家属考虑清楚并签署检查同意书，方可进行检查。

6. 对于预约就诊被检者，应事先询问是否按要求准备，然后再进行登记、建档；复诊被检查者，应当查阅先前拍摄的 MRI 图像，以便进行对照。

7. 向被检者讲述检查过程，消除被检者紧张情绪，争取被检者配合，告知被检者大概所需检查时间及扫描时所发生噪声，请被检者和家属做好心理准备，尽可能保持静止，平静呼吸即可。

8. 按照检查部位要求，进行被检者的呼吸训练。告知被检者，如果发生不适，应通过话筒及时联系工作人员。

9. 对于急、危、重患者一般不做 MRI 检查，如果病情特别需要，应由临床医师陪同，所有抢救器械、药品必须在扫描室外齐备。

第三节　检查步骤

1. 仔细核对 MRI 检查申请单　通过检查申请单了解被检者病史及辅助检查结果，明确检查部位、目的和要求。

2. 选择合适的线圈　按照被检者的检查部位、检查范围选择相应的线圈。

3. 被检者的定位　大部位 MRI 检查时采用仰卧位，但是特殊部位除外，如乳腺 MRI 检查时采取俯卧位、腕关节 MRI 检查时采用侧卧位。

4. 扫描方案的确定　在制订具体扫描方案时，影像技术人员应注意如下事项。

（1）在选择被检者的定位方式时，必须按照其标准解剖姿势正确输入被检者的真实体位和进床方向，绝不允许发生错误。

（2）在进行选择检查平面和扫描序列时，必须遵循 MRI 检查原则，目的是既能显示正常异常结构，又能反映病变特点。

（3）在设置扫描序列时，应选择实际连接的线圈，避免选择的线圈与其不匹配。

（4）在进行扫描参数修改时，注意从所选脉冲序列兼容的成像中选择对应选项，使信噪比、空间分辨力、层数达到最优化，并减少运动伪影。

5. MR 预扫描及扫描　影像技术人员在 MRI 操作系统上利用软件提供的拖拽功能选用扫描协议列表中预先设定的协议（包含了扫描序列及一系列参数设置，如重复时间、回波时间、反转时间、翻转角、层厚、层间距、射频脉冲的带宽、梯度场场强、切换率、矩阵等）进行扫描，或根据实际情况自行调整参数并保存作为患者自定义的扫描协议以备将来使用，接下来就可以进行磁共振扫描成像。通常情况下扫描序列越多，整个扫描时间就越长。

6. 扫描后处理　被检者经 MRI 扫描后所得到的原始数据，经计算机专业数据处理软件处理后，方可得到所需的 MR 图像。

7. 协助被检者离开检查床并安全撤离磁体室　如果被检者保持卧位姿势时间过长，在起身时可能会出现头晕症状。因此，在被检者离开检查床时，影像技术人员应提供必要的协助。

MRI 检查可按照以下步骤进行（图 6-1）。

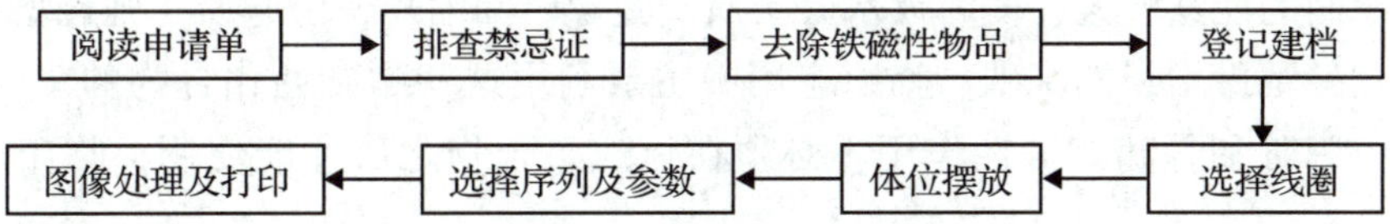

图 6-1　MRI 检查步骤

第四节　磁共振对比剂

在影像学检查中，通常使用对比剂来增加人体不同组织或不同体液成分之间的对比度，以使检出更多病变或获得更多的诊断信息。磁共振对比剂是一类能够加强 MRI 信号对比度、提高诊断准确度、增强组织分辨力的磁性物质。由于对比剂能够缩短周围质子的 T_1 或 T_2 弛豫时间，从而达到提高 MRI 的灵敏度、对比度和特异性的目的。常规磁共振成像在多数情况下可以获得良好的组织对比，但组织与组织之间的弛豫时间有较大的重叠时，对于病变组织常规磁共振平扫提供的疾病信息非常有限，不能达到定性诊断的要求。因此开发了磁共振对比剂，即采用特殊方法引入人体，改变组织弛豫时间及组织信号强度，有助于病变的早期诊断、小病灶的检出和疾病的定性诊断。

微课：磁共振对比剂分类

目前临床上最为常用的是钆喷酸葡胺（dimeglumine gadopen-tetate），又名钆-二乙烯三胺五乙酸（gadolinium-diethyl triamine pentoacetic acid，Gd-DTPA），商品名有马根维显（Magnevist）或磁显葡胺（Gadopentetate dimeglumine）等。其为顺磁性物质，不能通过完整的血脑屏障，不被胃黏膜吸收，完全在细胞外间隙内，也无特殊靶器官分布，有利于鉴别病变的性质，扩大了影像诊断检查范围。还有一些对比剂已开始临床使用，如超顺磁性对比剂、细胞内对比剂等。

一、对比剂的增强机制

传统 X 线造影检查使用的钡剂、碘剂、油剂及 CT 增强扫描中使用的离子型、非离子型碘对比剂，是利用含钡或碘的对比剂本身对 X 线的衰减作用来达到造影增强的目的；而磁共振对比剂的作用机制则不同，其本身不显示 MR 信号，只对邻近质子产生影响和效应，对比剂通过影响质子的弛豫时间，间接地改变组织的信号强度。

MRI 的组织信号强度主要取决于该组织的质子密度和弛豫时间（T_1 或 T_2），对比剂通过与周围质子相互作用来影响 T_1 和 T_2 弛豫时间，一般使 T_1 和 T_2 时间都缩短，程度不同时，以其中一种为主，来达到增强或降低其信号强度的目的。

MRI 对比剂的这种特性还受到对比剂浓度、对比剂积聚处组织弛豫性、对比剂在组织内相对弛豫性及 MR 扫描序列参数等多种因素的影响。

（一）顺磁性对比剂的增强机制

某些金属离子如钆（Gd）、锰（Mn）等具有顺磁性，其原子具有几个不成对的电子，未成对的电子弛豫时间长，产生较大的磁矩，改变局部磁场（表 6-1）。在磁共振检查过程中，组织中引入不成对电子的顺磁性物质时，顺磁性物质通过扩散或旋转运动，产生原子水平的局部磁场的巨大波动，有利于受激励质子间的能量转移，使邻近水分子质子弛豫时间缩短，引起质子弛豫增强。这种弛豫效应，是顺磁性对比剂弛豫增强的基础。临床应用中主要利用这些顺磁性化合物的 T_1 效应。由于游离的钆离子对肝脏、脾脏和骨髓有毒性作用，必须在形成螯合物之后才能使用，临床用得最多的是与 DTPA 的螯合物。

以 Gd-EOB-DTPA 为例，它是一种既具有高度亲水性，又有一定亲脂性，还具有极高热力学稳定性的化合物。在 T_1 加权扫描时，钆离子诱导处于激发态的原子核，使其自旋-晶格弛豫时间缩短、信号强度增强，进而使肝脏组织的图像对比度增加。

表 6-1　几种重要顺磁性元素及其性质

元素	不成对电子	电子自旋弛豫时间（s）
钆（Gd^{2+}）	7	10^{-9} ~ 10^{-8}
锰（Mn^{2+}）	5	10^{-9} ~ 10^{-8}
镝（Dy^{3+}）	5	10^{-13} ~ 10^{-12}
铁（Fe^{2+}）	4	10^{-11} ~ 10^{-10}

顺磁性对比剂缩短 T_1 或 T_2 弛豫时间与下列因素有关。

1. 顺磁性物质的浓度　在一定浓度范围内，浓度越高，顺磁性越强，对 T_1 或 T_2 弛豫时间的影响就越明显。

2. 顺磁性物质的磁矩　顺磁性物质的磁矩大小取决于其不成对电子数，不成对电子数越多，磁矩就越大，顺磁作用就越强，对 T_1 或 T_2 弛豫时间缩短的作用就越明显。

3. 顺磁性物质局部磁场的扑动率　局部磁场的扑动率是由于顺磁性物质的中心位置与质子之间的相互作用形成的。质子与中心位置的原子不断结合，构成局部磁场的扑动，实际扑动的大小可以用结合时间来衡量。

4. 顺磁性物质结合的水分子数　顺磁性物质结合的水分子数越多，顺磁作用就越强。在所有这些正离子中，钆（Gd^{3+}）的顺磁性最强。

此外，磁场强度、环境温度及金属离子的周围结构均会对弛豫时间产生影响。

（二）超顺磁性和铁磁性对比剂的增强机制

此类对比剂由氧化铁微粒或晶体组成。超顺磁性和铁磁性粒子类对比剂又叫微粒类对比剂，其增强原理与顺磁性对比剂的增强原理不尽相同。这两类微粒类对比剂的不成对电子，与其周围环境中的水质子之间的距离大于 0.3nm，但它们的磁性和磁化率远大于人体组织结构和顺磁性对比剂。超顺磁性氧化铁（superparamagnetic iron oxide，SPIO）的磁矩是顺磁性钆离子型对比剂 Gd-DTPA 磁矩的 100 倍。由此可见，此类对比剂会造成局部磁场的不均匀性，当水分子在此区域扩散时，其质子横向磁化的相位发生变化，从而很快产生去相位，缩短 T_2 或 T_2^* 弛豫时间，形成 T_2 或 T_2^* 的增强，增强信号呈黑色低信号，这种效应称磁化率效应（susceptibility effect）。微粒类对比剂的磁化率或磁矩越大，上述相位发散过程进行得越快。这类对比剂对 T_1 效应较弱。

二、磁共振对比剂的分类

理想的磁共振对比剂必须具有出色的成像效果和特异性，能在组织中保留一段时间并显示出良好的对比度。成像后，大部分对比剂应从靶组织排泄，具备半衰期短、化学稳定性好、清除率高、弛豫率高等特点。对比剂可以从不同角度进行分类，可以根据对磁共振信号增强或减弱、构成材料、作用机制等分类。根据对比剂在体内分布、磁化强度、对组织的特异性，MRI 对比剂分类如下。

（一）细胞内、外对比剂

根据对比剂在体内的生物分布特点，分为细胞内、外对比剂。

1. 细胞外对比剂　细胞外对比剂目前应用最为广泛。它在体内呈非特异性分布，可在血管内或细胞外间隙自由通过。此类对比剂多通过肾脏排泄，又称肾性对比剂。目前，临床上广泛应用的钆制剂属此类。

2. 细胞内对比剂　以体内某一组织或器官的一些细胞作为目标靶来分布，如肝细胞特异性对比剂（如钆贝葡胺和钆塞酸二钠）、网织内皮系统对比剂（reticulo-endothelial system，RES）、血池对比剂等。对比剂从静脉注入以后，迅速从血中廓清并与靶细胞相结合。摄取对比剂的组织和没有摄取对比剂的组织产生对比，此类对比剂不经过或仅部分经过肾脏排泄，又称非肾型对比剂。

（二）磁敏感性对比剂

在物理学上，不同物质在单位场强的磁场中磁化的能力称为磁敏感性（也称磁化率），其大小用磁化强度来表示。按照不同的磁化率，MRI 对比剂可分为顺磁性、超顺磁性和铁磁性三类。

1. 顺磁性对比剂　由顺磁性金属元素组成，如钆、锰等。在磁场中具有磁性，而置于磁场外则磁性消失。顺磁性对比剂浓度低时，主要使 T_1 缩短，MRI 信号增强；浓度高时，则组织 T_2 缩短，超过 T_1 效应，MRI 信号降低。常用 T_1 效应作为 T_1 加权像中的阳性对比剂。

2. 超顺磁性对比剂　指由磁化强度介于顺磁性和铁磁性之间的各种磁性微粒或晶体组成的对比剂。由于这种微粒或晶体的磁矩比电子磁矩高出上千倍，故其磁化的速度快于顺磁性物质，外加磁场不存在时，其磁性消失，如超顺磁性氧化铁。

3. 铁磁性对比剂　由紧密排列的一组原子晶体组成（如铁-钴合金），磁化后即使没有外加磁场作用仍带有一定磁性，如枸橼酸铁铵（ferric ammonium citrate，FAC）。

（三）组织选择特异性对比剂

组织选择特异性对比剂是一种特殊的对比剂，它们能够被体内的某种特定组织吸收，并在其结构中较长时间驻留，从而产生对比增强作用。特异性对比剂对增强的器官或组织有选择性，具有器官特异性或组织特异性。这类对比剂包括肝特异性对比剂、血池对比剂、淋巴结对比剂等多种类型。

1. 肝特异性对比剂　主要分为两大类：一类是由网状内皮系统摄取的对比剂，如 SPIO，另一类则是由肝细胞摄取的对比剂，如钆塞酸二钠（Gd-EOB-DTPA）。SPIO 具有高度的特异性，能够精准地与网状内皮系统组织（其中涵盖了肝脏、脾脏、骨髓及淋巴结等重要部位）相结合，并有效地被运送至这些组织。而钆剂中的 Gd-EOB-DTPA 则能够被肝细胞高效摄取，因此，它被广泛用作肝脏的特异性对比剂。这样的分类和特性使得这两种对比剂在肝脏疾病的诊断与鉴别诊断中发挥着至关重要的作用。

2. 血池对比剂　即血池性对比剂，是缩短 T_1 的对比剂。它主要用于 MR 血管造影、心肌缺血时心肌生存率的评价，以及肿瘤血管性能和肿瘤恶性度的评价。由于血液循环有相对长的时间，可从稳态中获取高分辨率和较高的 SNR。目前利用 USPIO 粒子。静脉注射入 USPIO 后其不能进入间质而留于血池中数小时，可使 T_1 持续缩短而应用于 MRA，USPIO T_2^* 效应还可用于脑和心肌的灌注成像。

3. 淋巴结对比剂 专门设计用于观察淋巴结的形态、结构及功能上的改变，在磁共振成像检查中发挥着重要作用，有助于医生更准确地诊断淋巴结相关的疾病（如淋巴结的炎症、肿大、转移癌等），如 SPIO。

4. 其他特异性对比剂 如胰腺特异性对比剂锰螯合剂 Mn-DPDP、肾上腺特异性对比剂 Gd-DO3A-cholesterol 等。

三、磁共振对比剂的临床应用

磁共振对比剂是通过弛豫效应和磁化率效应间接地改变组织信号强度。目前临床上最为常用的磁共振对比剂为离子型非特异性细胞外液对比剂，即钆喷酸葡胺（Gd-DTPA），这也是最早在临床上应用的磁共振对比剂。

（一）钆螯合剂

钆螯合剂（gadoppentetate dieglumine，magnevist，Gd-DTPA），是基于顺磁性稀土元素 Gd 的磁共振对比剂，常规作为非特异性细胞外对比剂。它能显著缩短周围组织 T_1 和 T_2 值，从而增强组织对比度，有助于对小病灶及弱强化的病灶的检出。钆类对比剂主要应用于中枢神经系统 MRI 检查：①发现平扫未显示的病变，尤其是脑外、脊髓外等信号的小病灶。②确定脑外肿瘤或脑内肿瘤。③进一步显示肿瘤内部情况，为治疗方案的确定提供依据。④鉴别水肿与病变组织。⑤CT 扫描异常，但因碘过敏不能做进一步被检者。⑥在某种程度上区分肿瘤性病变与非肿瘤性病变，如脑瘤、梗死、感染、急性脑脱髓鞘病变及脊髓肿瘤、炎症病变的强化等，也可使某些正常结构强化，如垂体、静脉窦等。此类对比剂还可用于头颈部血管增强（图 6-2）及腹部、乳腺、肌骨系统病变增强的检查。

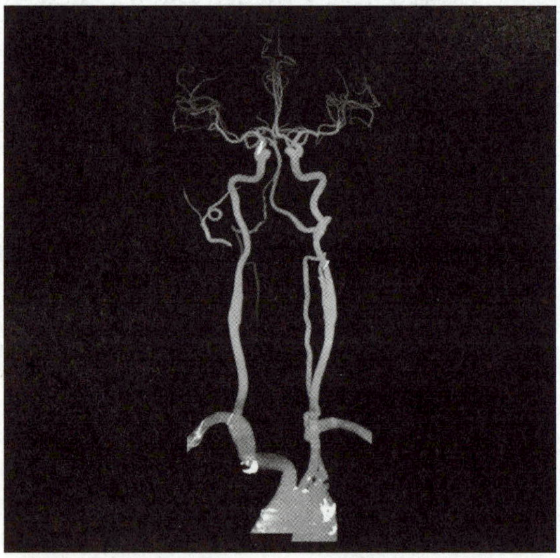

图 6-2 头颈部血管

1. 药代动力学 Gd-DTPA 已成为临床广泛使用的磁共振对比剂，具有较为理想的药代动力学特性，副作用小，使用安全。静脉给药的 Gd-DTPA 与水溶性碘对比剂相似，具有高度水溶性，口服不吸收，与蛋白质的亲和力较小，细胞内的穿透性低。几乎全部分布于细胞外间隙，由肾小球滤过排泄。在生物学分布上无特殊的靶器官，注入机体后分布没有特异性，迅速分布到心脏、肝、肾、肺、脾、膀胱等组织器官中，在组织中的分布情况因各组织的血供及微血管的通透性不同而异，不进入有毛细血管屏障的组织，如脑、脊髓、眼及睾丸。经静脉注射后，循环于血管及细胞间隙，然后由肾脏浓缩以原形随尿排出，也有少量分泌于肠道后随粪便排出。Gd-DTPA 与碘对比剂相似，在静脉注射下不透过细胞膜，主要在细胞外液分布，不易透过正常的血脑屏障，只有血脑屏障遭破坏时才能进入脑组织和脊髓。Gd-DTPA 在器官中的浓度，与该器官的血液供应丰富与否有关，血供丰富的器官，则浓度高，T_1 缩短信号增强，血供不丰富的器官则强化不明显。对病变组织亦如此。Gd-DTPA 静脉给药后 5 分钟内血中浓度达到高峰，而后血中浓度下降，3 小时后 80%的药物已从尿中排出，7 小时后约 90%的药物从尿中排出；因其不能进入细胞，在体内以原形排出，主要经肾小球滤过从尿液中排出，少量随粪便排出，肾功能受损者慎用。正常人静脉注入 0. 1mmol/kg，最高血药浓度为 0. 6mmol/L，45 分钟后降至 0. 25mmol/L，这有利于提高磁共振的成像效果及延长扫描时间。6 小时后注入量的 90%以上经尿排泄，24 小时后 98%从尿中排泄。

2. 用法与剂量　Gd 类对比剂一般采用经静脉团注法，用量一般为 0. 1mmol/kg，对于血供差的病变，剂量可适当增加，一般不超过 0. 5mmol/kg，增强效果与血液供应成正比。但是，超过 0. 5mmol/kg 时，增强效果不随剂量的增加而增加，如多发性硬化、转移瘤可用至 0. 2~0. 3mmol/kg，以便发现更多病变。对于背景信号低及血供丰富的病灶，对比剂用常规剂量甚至半剂量都能达到很好的增强效果，如垂体检查时用量可减为 0. 05mmol/kg，对发现微腺瘤有利。因其主要经肾脏排泄，在单纯行肾脏检查时用量可减少。在行胸腹部血管检查时对比剂用量应增加，考虑到首过效应，应注意注药的时间和速度。

3. 适应证　应用对比剂进行增强检查的目的就是强化病灶，进一步进行定性诊断，进一步确切显示病变范围、显示平扫未能发现的病灶，评价器官功能等。因此，中枢神经系统许多疾病都是应用 Gd-DTPA 的适应证，如原发性肿瘤、转移瘤、血管性疾病、感染性疾病及某些代谢性疾病等。

4. 不良反应与禁忌证　Gd-DTPA 在体内较稳定，过敏反应少见，副作用少。轻度不良反应有头晕、头痛、恶心、呕吐、咳嗽、喷嚏、瘙痒、皮疹、心前区不适、注射局部冷感等，反应一般较轻，且呈一过性，稍经休息可自行缓解。重度不良反应发生概率很低，为 1/450 000~1/350 000，被检者常有呼吸道病史、哮喘及过敏史，一般表现为呼吸急促、喉头水肿、血压降低、过敏样反应、反射性心动过速、支气管痉挛、肺水肿、惊厥、震颤、抽搐、意识丧失、休克，甚至死亡，出现严重反应者多原有呼吸系统疾病或过敏史；对于有癫痫病史者，给药后可能诱发癫痫发作。

对钆对比剂过敏的被检者、既往应用钆对比剂出现过中重度不良反应的被检者、急性肾功能不全的患者、终末期肾功能且未进行规律透析的患者、肾功能不全的妊娠被检者和哺乳期被检者、钆对比剂说明书中规定禁用的其他情况的被检者，属于钆对比剂的禁忌证；既往应用钆对比剂出现过轻度不良反应的被检者、过敏性疾病患者、对一种或多种过敏原产生重大过敏反应的患者、不稳定性哮喘患者、肾功能不全患者，需要慎重使用钆对比剂。因此，MR 检查室应准备必要的抢救设备和药品。

使用钆对比剂对比增强 MRI 前，必须签署知情同意书，按照产品说明书确定使用的范围和剂量。被检者在签署知情同意书时，应主动询问被检者是否有肾功能不全等肾脏病史。需要反复多次进行影像学检查的被检者，应注意钆对比剂使用的间隔时间问题，一般建议间隔使用时间为 7 天。

目前，尚不清楚钆对比剂对胎儿的影响，因此妊娠被检者和备孕被检者应当谨慎使用钆对比剂。只有当增强 MR 成像检查对妊娠被检者或胎儿有显著益处时，才应考虑。哺乳期被检者使用钆对比剂后，仅有非常少量的钆对比剂通过乳汁排泄。如果担心微量钆对比剂对婴儿的影响，可以在使用钆对比剂 24 小时后进行母乳喂养。

（二）超顺磁性氧化铁对比剂

SPIO 为颗粒物质，经静脉被肝脏的网状内皮系统（reti-culo endothelial system，RES）Kupffer 细

胞从血中清除，SPIO 由晶体氧化铁作为颗粒核心，用稳定剂葡聚糖或羧葡聚糖包裹，依大小分为小 SPIO（直径 50~150nm）及超微 SPIO（USPIO）（<50nm），常用的制剂有 AMI-25 和 SHU-555。经静脉注入后，SPIO 被 RES 摄取后降解成游离铁，80%被肝脏的网状内皮系统内的 Kupffer 细胞从血中清除。SPIO 主要作为 RES 定向肝对比剂，正常肝实质强化后在 SE T_2WI 上及 GRE T_2^* WI 上信号明显减低，肝恶性肿瘤无强化呈相对高信号，多用于肝恶性肿瘤的诊断。因肝恶性肿瘤缺乏 Kupffer 细胞，因此，增强后与正常肝形成对比。与平扫相比 90%的肝细胞癌、95%的肝转移瘤和 100%的肝局灶性结节增生可以得到诊断。所用剂量为 0. 015mmol/kg，需用 100ml 5%葡萄糖稀释，在 30 分钟或以上缓慢滴入。MRI 扫描在滴入末期进行，延迟 30~60 分钟扫描为宜。

（三）肝细胞特异性对比剂

肝细胞特异性对比剂主要有 Gd-EOB-DTPA 和 Gd-BOPTA，即在 Gd 对比剂中加入芳香环，增加其亲脂性以便与肝细胞结合。正常肝实质摄入对比剂后，肝脏呈高信号与肿瘤组织形成对比。Gd-EOB-DTPA 全部剂量的 50%、Gd-BOPTA 全部剂量的 4%最后通过胆道排泄。

Gd-EOB-DTPA 通过肝肾排泄的比例受肝肾功能的影响，互相补偿。Gd-EOB-DTPA 的成人推荐使用剂量是 0. 1ml/kg（相当于 25μmol/kg），在注射后的前 2 分钟信号强度急剧增强（图 6-3），然后是信号强度缓慢增加，一直持续到注射后 20 分钟左右。一般患者在 2~5 分钟达到移行期，10~20 分钟可达到肝胆特异期。肝胆特异期的扫描时相可于增强后延迟 10~40 分钟进行，10~20 分钟是临床常用的选择，但在肝功能异常患者中该期相可有不同程度的延迟、减退，且这种改变可能是潜在的无创评价肝功能和肝脏储备功能的手段之一。

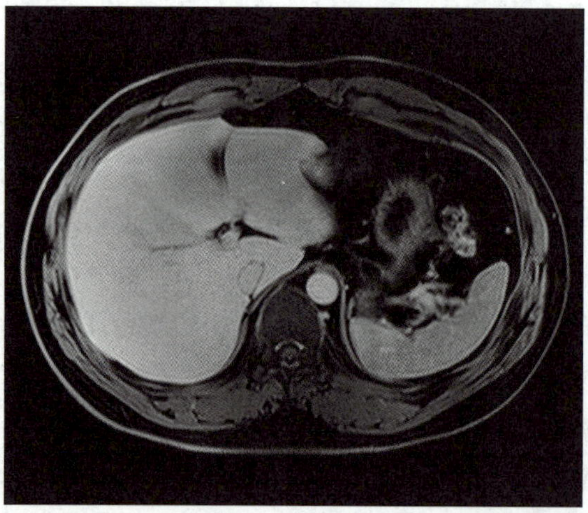

图 6-3　注射 Gd-EOB-DTPA 后的前 2 分钟成像

在注射药物后，动态期成像中（包括动脉期、门脉期及移行期），不同的肝脏病变在各时间点表现为不同的增强特征，据此可对病变进行定性分析。同时，利用 Gd-EOB-DTPA 的清除方式，以相同剂量通过肝胆和肾脏途径完全清除，还可以行胆管成像（contrast-enhanced MR cholangiography，CE-MRC）（图 6-4）和泌尿系成像（图 6-5）。

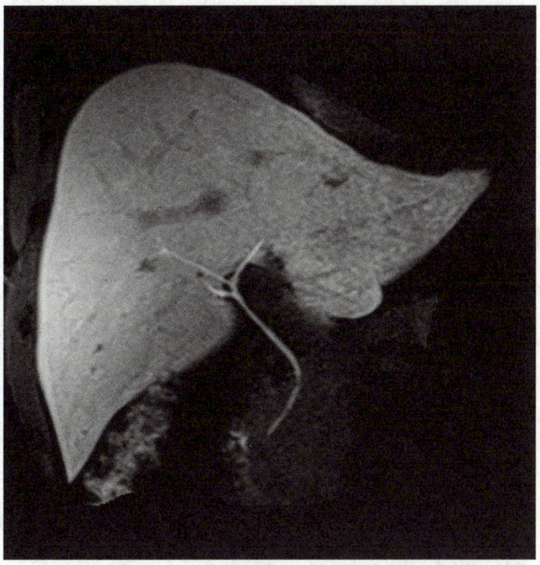

图 6-4 Gd-EOB-DTPA 胆管成像

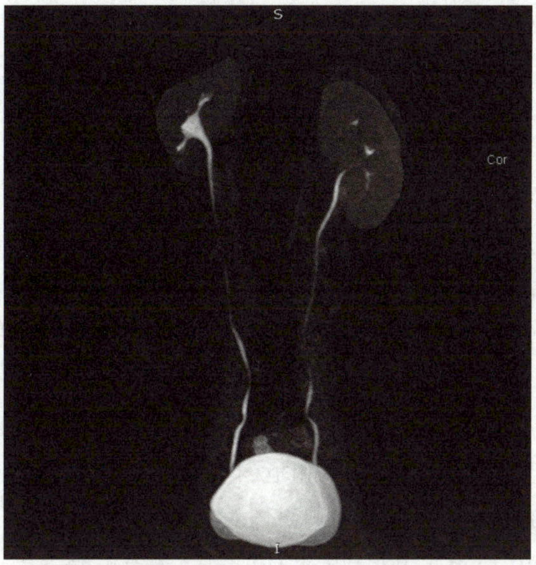

图 6-5 Gd-EOB-DTPA 泌尿系成像

（四）血池对比剂

血池对比剂主要是缩短 T_1 的对比剂，由于在血液循环中存在时间较长，通过使用 SSFP 脉冲序列可获取高分辨力和较高的 SNR 的图像。目前，主要使用超微粒 SPIO（USPIO）粒子。静脉注射 USPIO 后其不能进入间质而留于血池中数小时，可使 T_1 持续缩短而应用于 MRA，USPIO T_2^* 效应还可用于脑和心肌的灌注成像。

（五）口服对比剂

常用的口服对比剂主要有两类：阳性对比剂和阴性对比剂。阳性对比剂常用 Gd-DTPA 与甘露醇配合，缩短 T_1 和 T_2 值，服用后肠腔呈高信号。阴性对比剂为 SPIO 口服剂，主要是缩短 T_2 值，降低 MRI 信号强度，服用后肠腔呈低信号，应用较多的有黏土混合物、气体、硫酸钡混悬液、超顺磁微粒等。良好的 MRI 对比剂必须无毒、对胃肠黏膜无刺激性、能耐酸碱和消化酶的作用，目前较成熟的对比剂主要是阴性对比剂，如超顺磁性氧化铁和全氟溴辛烷。口服对比剂主要用于区分肠道与周围正常、病理的器官或组织，使胃肠道壁显示清晰。服药后造影效果持续 20 分钟左右，与服药者的胃排空时间有关。消化道不吸收对比剂，经粪便排出。例如，枸橼酸铁铵（FAC）能够有效缩短组织的弛豫时间，抑制胃肠道内高信号。在低浓度时，以缩短 T_1 为主，信号强度随浓度升高而升高，呈阳性对比剂效果；在高浓度时，以缩短 T_2 为主，信号强度随浓度升高而降低，呈阴性对比剂效果。

有关胃肠的 MRI 检查中，超顺磁性氧化铁混悬剂颗粒大小及浓度适宜，且稀释液提供了适当黏度的介质，能防止 SIOP 的凝集和沉淀，从而避免了造影伪影的出现，且未出现需对症处理的不良反应，其在 T_1WI 和 T_2WI 上均呈低信号，有利于区别肠腔和肠周脂肪，可提高 MRI 成像质量，是一种较为理想的 MRI 胃肠腔对比剂。

第五节　磁共振检查方法

MRI 扫描方法主要包括平扫和增强扫描。

平扫是指不注射对比剂的 MRI 检查，它利用人体不同组织在 MRI 设备中的弛豫差别形成良好对比，适用于绝大多数患者，尤其是初诊者。平扫可获得多种图像，如 T_1WI、T_2WI、PDWI 及 T_2^*WI 和重 T_1WI、重 T_2WI、FLAIR、STIR 等，对发现病变、全面了解病变情况、观察解剖结构都有重要意义。

增强扫描则是在静脉内注入对比剂后进行扫描的方法，通常用于平扫发现病变或可疑病变后，进一步明确病变的性质和范围。增强检查可分为正增强（目标组织信号强度增加）和负增强（信号强度减弱）。临床常用顺磁性对比剂钆喷酸葡胺 Gd-DTPA（商品名马根维显），它可使周围组织结构在 T_1WI 或重 T_1WI 上显示高信号，属于正增强。通常在平扫后进行增强扫描。

一、常规平扫检查

微课：自旋回波序列

（一）自旋回波脉冲（SE）序列

1. 原理　SE 序列是磁共振成像中经典的脉冲序列。它通过施加一个 90°射频脉冲，使宏观磁化矢量翻转到横向平面，然后经过一段时间（TE/2）后施加一个 180°脉冲，使得横向磁化矢量发生重聚，从而在 TE 时刻产生回波信号。通过调整重复时间（TR）和回波时间（TE），可以获得不同权重的图像，如 T_1 加权像（T_1WI）、T_2 加权像（T_2WI）和质子密度加权像（PDWI）。

2. 临床应用及特点　以神经系统为例，在 T_1WI（图 6-6）上，头皮脂肪显示高信号，这是因为脂肪组织中氢质子含量丰富且 T_1 弛豫时间短；脑脊液为低信号，其 T_1 弛豫时间长；白质呈现中等信号，灰质显示为中等偏低信号，这与它们各自的质子密度和 T_1 弛豫特性有关。在 T_2WI（图 6-7）上，头皮显示中等偏低信号，脑脊液为高信号，由于脑脊液中水分子的 T_2 弛豫时间长，而白质是中等偏低信号，灰质呈现稍高信号。然而，SE 序列的成像速度相对较慢，T_1WI 成像时间一般需要 3 分钟左右，T_2WI 成像时间则长达十几分钟之久。这种较慢的成像速度限制了其在一些对时间要求较高的检查中的应用，如腹部、心脏等动态成像。但因其图像对比度标准，在临床中仍常用于头部和关节等对时间不太敏感部位的 T_1 对比成像，以及一些对图像质量要求较高的情况。

（二）快速自旋回波脉冲（FSE）序列

1. 原理　FSE 序列是在 SE 序列基础上发展而来的。它通过多次施加 180°重聚脉冲，在一次 90°脉冲激发后可以采集多个回波信号，从而大大缩短了扫描时间。每个回波信号的 TE 值不同，通过对这些回波信号进行加权处理，可以同时获得多个不同权重的图像，或者在相同扫描时间内获得更高分辨率的图像。

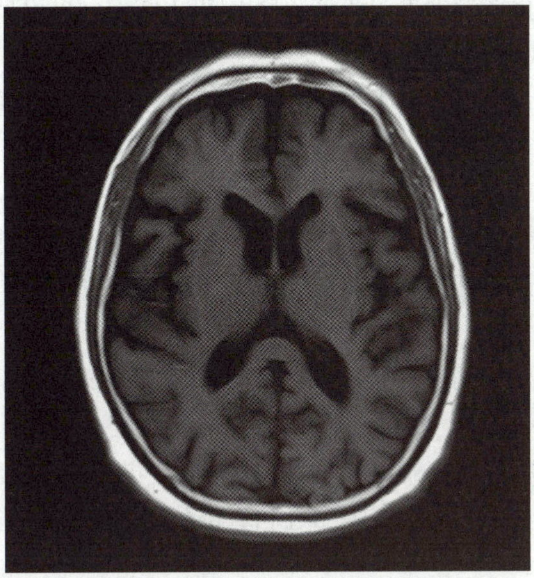

图 6-6　脑组织 SE 序列 T_1WI

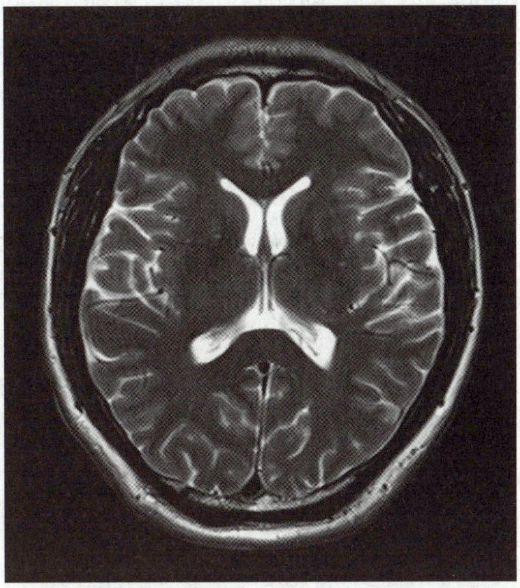

图 6-7　脑组织 SE 序列 T_2WI

2. 临床应用及特点　FSE 序列在临床应用极为广泛，其快速扫描的特性使其基本取代了 SE 序列，用于全身各部位的扫描检查。在头部横断面扫描中，FSE 序列 T_1WI 的对比度与 SE 序列 T_1WI 类似。但在 T_2WI 上，由于其回波链的影响，头皮脂肪通常呈较高信号，基底核区的对比度相较 SE 序列偏灰（图 6-8）。在腹部、盆腔等对运动伪影敏感的部位，FSE 序列优势明显。例如，在肝脏扫描中，能够快速获取清晰图像，减少呼吸运动等带来的伪影干扰，有助于早期发现微小病变，如肝脏的小结节性病变、胰腺的早期炎症或肿瘤等。在骨骼肌肉系统中，对于肌肉拉伤、肌腱损伤等疾病的诊断，其快速扫描能更准确捕捉病变部位的信号变化，提高诊断准确性。

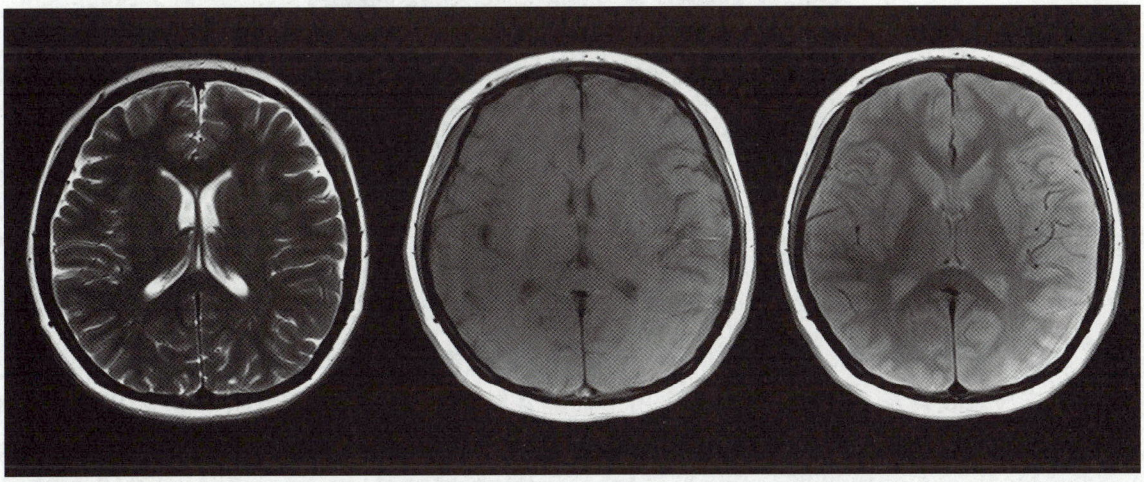

图 6-8　FSE 序列形成不同对比度的头部轴面 MR 图像

（三）反转恢复（IR）序列及其衍生序列

1. 反转恢复（IR）序列

（1）原理：IR 序列首先施加一个 180°反转脉冲，使磁化矢量反转到与主磁场相反的方向，经过一段时间（TI，反转时间）后，再施加一个 90°脉冲进行信号采集。通过选择不同的 TI 值，可以抑制特定组织的信号，如选择合适 TI 值可抑制脂肪信号或脑脊液信号。

（2）临床应用及特点：IR 序列因扫描时间过长，已较少在临床常规检查中使用，但其为后续一些衍生序列奠定了基础。

2. 反转恢复快速自旋回波脉冲（FIR）序列

（1）原理：FIR 序列结合了 IR 序列和 FSE 序列的特点，先施加 180°反转脉冲，然后在 TI 时刻后施加一系列 180°重聚脉冲，采集多个回波信号，最后加权处理得到图像，主要用于高场强 MRI 系统脑部 T_1 加权成像（图 6-9）。

（2）临床应用及特点：在高场强 MRI 系统中，FIR 序列能提供较好的 T_1 对比度，对显示脑部解剖结构和病变有重要价值。在低场强 MRI 中，可结合 STIR 技术观察靠近脑脊液的小病变。例如，在脑部微小梗死灶或炎症性病变早期诊断中，FIR 序列可提供清晰解剖结构信息，帮助判断病变位置和范围；与 STIR 技术联合应用时，对于脑室内微小肿瘤或脉络丛病变等靠近脑脊液的微小病变，能增强病变与周围组织对比度，提高病变检出率。

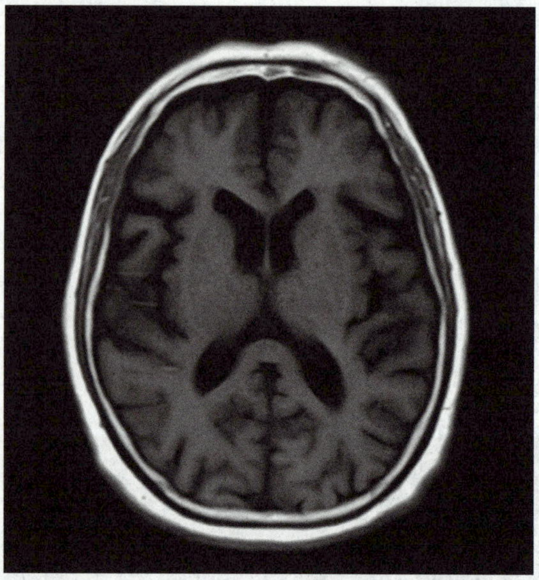

图 6-9　FIR 序列图像

3. 液体衰减反转恢复（FLAIR）序列

（1）原理：FLAIR 序列是特殊的 IR 序列，通过选择合适 TI 值，使脑脊液磁化矢量在信号采集时刻接近零，有效抑制脑脊液信号，从而在 T_2WI 或 PDWI 图像上突出其他组织病变。

（2）临床应用及特点：FLAIR 序列主要用于神经系统 MR 成像，是脑组织常规 MRI 检查必不可少的扫描序列（图 6-10）。在多发性硬化症诊断中，能清晰显示脑白质脱髓鞘斑块，斑块在 FLAIR 序列上呈高信号，与被抑制的脑脊液信号对比鲜明，提高病变可视性；在脑部感染性疾病如脑炎、脑膜炎等诊断中，有助于早期发现病变区域水肿和炎症细胞浸润。还可用于观察脊髓病变，对脊髓空洞症、脊髓肿瘤等疾病诊断和鉴别诊断有重要意义。

4. 短时间反转恢复（STIR）序列

（1）原理：STIR 序列基于 IR 原理，选择较短 TI 值（通常 100～200 毫秒）抑制脂肪信号，对磁场均匀性要求相对较低，在低场强 MRI 设备或磁场不均匀区域仍可获得较好的脂肪抑制效果。

（2）临床应用及特点：STIR 是常用的脂肪抑制技术，用于 T_2 加权脂肪抑制成像。在高场强 MRI 设备中，对颈部冠状面（图 6-11）、髋部冠状面、肩关节冠状面等部位成像时，脂肪抑制效果最佳。在颈部成像中，可清晰显示颈部淋巴结、甲状腺等结构，对判断颈部肿瘤范围、淋巴结转移情况意义重大；在髋关节和肩关节成像中，有助于发现隐匿于脂肪组织中的微小病变，如股骨头早期缺血性坏死、肩关节盂唇损伤等，提高早期诊断率。但 STIR 序列对运动伪影敏感，被检者轻微运动可能导致图像质量下降，且抑制脂肪信号可能掩盖与脂肪相关的病变信息，如脂肪浸润等。

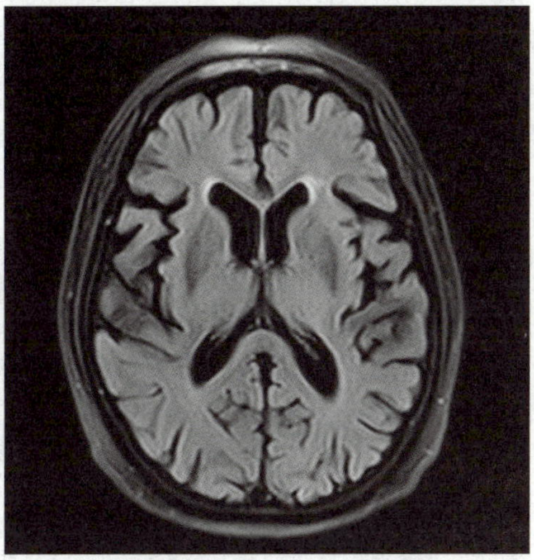

图 6-10　水抑制 MR 图像

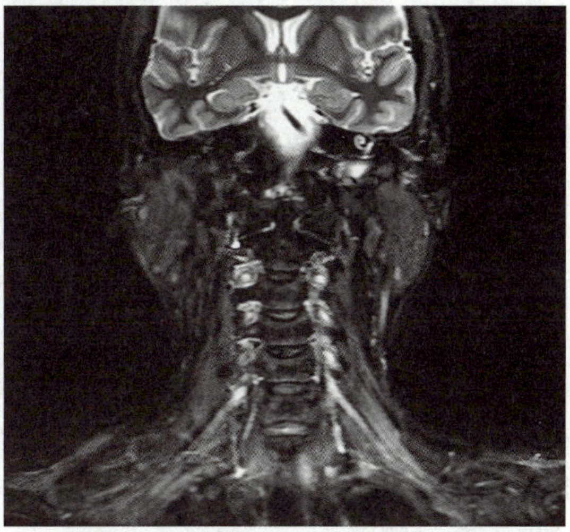

图 6-11　颈部冠状面 STIR 序列压脂图像

（四）梯度回波脉冲（GRE）序列

1. 原理　GRE 序列利用梯度磁场切换产生回波信号，施加小于 90°射频脉冲（通常为 30°~60°）使宏观磁化矢量翻转到横向平面，然后通过快速切换梯度磁场使横向磁化矢量相位重聚产生回波信号。其 TE 和 TR 较短，扫描速度快，且对磁场不均匀性敏感，图像对比度主要取决于 T_2^* 弛豫。

2. 临床应用及特点　GRE 序列 T_2 图像显示中，液体通常为高信号，临床上常用其作 T_2 图像。二维扰相 GRE T_2WI 序列主要用于大关节病变检查，尤其膝关节半月板损伤检查时，能清晰显示半月板形态、结构及损伤情况；用于脊柱退行性病变检查，可观察椎间盘退变、椎体骨质增生、脊髓受压等；在出血病变检查中，对急性出血敏感，有助于判断出血部位、范围及分期。三维扰相 GRE T_2WI 序列用于磁敏感加权成像，对微小出血灶、钙化灶、静脉血管结构等显示良好。在脑部血管畸形诊断中，GRE 序列 T_2WI 可清晰显示畸形血管内血流情况及是否伴有出血、钙化等病变；在某些代谢性疾病导致脑内异常金属沉积（如肝豆状核变性中的铜沉积）检测中，也能提供有价值的诊断信息（图 6-12）。GRE 序列扫描速度快，能减少运动伪影影响，对出血和钙化等病变敏感，但图像信噪比相对较低，T_2 对比度不如 T_2WI

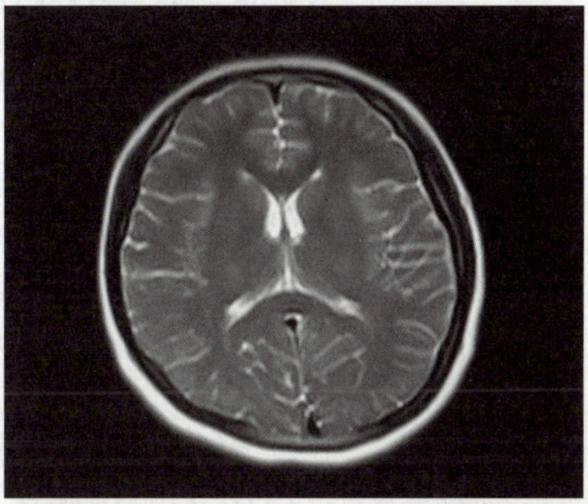

图 6-12　GRE 脑部图像

对比度明显，在显示细微结构和病变时可能不如其他序列清晰。

二、特殊平扫检查

（一）弥散成像（DWI）

1. 原理 弥散成像又称扩散加权成像，是研究水分子微观运动的成像方法。通过施加梯度磁场来检测水分子的扩散情况。施加两个大小相等、方向相反的梯度磁场，第一个使水分子磁化矢量相位分散，第二个使其重新聚焦。若水分子在两次梯度磁场间发生扩散运动，磁化矢量不能完全重新聚焦，导致信号衰减，衰减程度与水分子扩散系数有关，扩散系数越小，信号衰减越明显，在 DWI 图像上表现为高信号。

2. 临床应用及特点 DWI 最初应用于颅脑疾病诊断及研究，后应用范围不断扩大。在急性脑梗死早期，细胞外水分子进入细胞内受阻，水分子扩散下降，DWI 上表现为高信号（图 6-13），能在发病数小时内发现病变，为早期诊断和治疗提供重要依据。在肿瘤及囊性病变鉴别诊断中作用独特，如脓肿与肿瘤囊变坏死、胆脂瘤与蛛网膜囊肿等的鉴别。在前列腺疾病、肝胆脾胰疾病、乳腺疾病、肾缺血性疾病、胃肠道疾病等病变诊断中，可提供组织微观结构和功能状态信息。全身 DWI 近年来在临床上用于评估恶性肿瘤全身转移情况，能一次性大范围扫描发现潜在转移病灶，为肿瘤分期和治疗决策提供重要参考。但 DWI 图像易受磁敏感伪影和运动伪影影响，导致图像质量下降，影响诊断准确性。

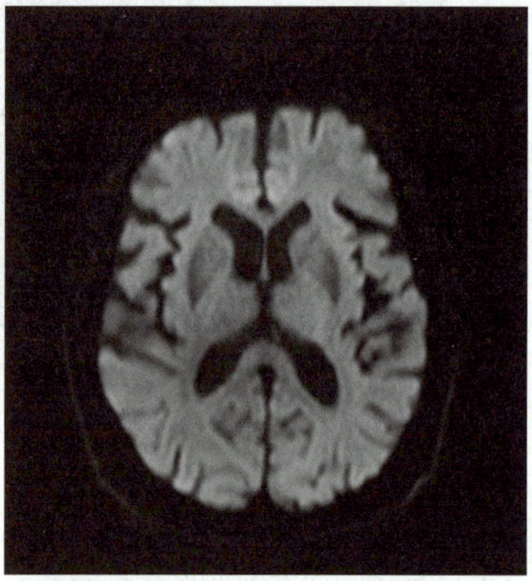

图 6-13　脑扩散加权成像

（二）时间飞跃磁共振血管造影（TOF-MRA）

1. 原理 TOF-MRA 是无创血管成像方法，基于血液流入增强效应。未饱和血液流入成像层面时，纵向磁化矢量大，受射频脉冲激发产生强信号，而周围静止组织多次受射频脉冲作用处于饱和状态，信号低，从而形成对比。SE 和 FSE 序列 TE 长，血流多表现为流空效应（动脉低信号）；GRE 和 SPGR 序列 TE 短，血流通常表现为流入增强效应（动脉高信号）（图 6-14）。

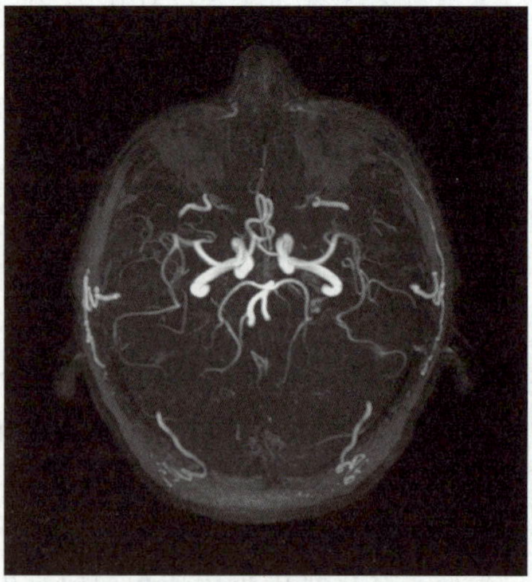

图 6-14　TOF-MRA 成像

2. 临床应用及特点 TOF-MRA 能清晰显示血管形态、走行及狭窄程度，广泛应用于头颈部血管、脑血管、外周血管等检查，对血管病变如动脉瘤、血管畸形、动脉粥样硬化等诊断意义重大。可为血管疾病治疗方案选择（手术、介入治疗等）提供参考依据，在血管疾病随访中，可通过定期检查观察病变部位动态变化，评估治疗效果。无创且无须对比剂，操作相对简单，能快速获得血管图像。但对于血流缓慢或复杂血流血管，其显示效果可能不理想，易出现信号丢失或假象，对血管狭窄程度评估可能存在误差，诊断时需结合其他影像学检查方法综合判断。

（三）磁共振水成像（MRH）

1. 原理　磁共振水成像又称液体成像，利用 MR 水的长 T_2 特性使含水组织、器官显影。通过选择合适序列参数，延长 TE 值，使其他组织信号衰减，含水组织信号保留，突出显示含水器官形态和结构。

2. 临床应用及特点　包括多种技术，如 MR 胆胰管成像（MRCP）（图 6-15）、MR 尿路成像（MRU）、MR 内耳迷路水成像、MR 脊髓成像（MRM）、MR 涎腺管成像（MR sialography）和 MR 输卵管成像（MR salpingography）、MR 泪道造影、MR 脑室系统造影等。MRCP 可清晰显示胆管、胰管形态、结构及结石、狭窄、扩张等病变，对胆胰系统疾病诊断和鉴别诊断具有重要意义；MRU 用于观察泌尿系统形态及梗阻情况，辅助诊断泌尿系统结石、肿瘤、先天性畸形等疾病；MR 内耳迷路水成像可清晰显示内耳细微结构，有助于诊断内耳疾病如迷路炎、耳硬化症、内耳畸形等；MRM 能清晰显示脊髓形态及周围脑脊液间隙，对脊髓病变诊断有重要价值；其他如 MR 涎腺管成像等也分别在相应器官疾病诊断中发挥重要作用，为含水器官疾病诊断提供有价值的信息。

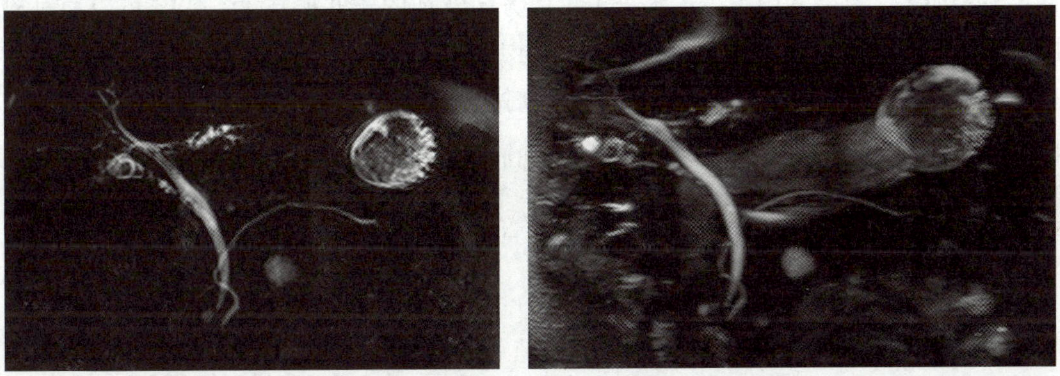

（a）　（b）

图 6-15　MR 胆胰管成像

注：（a）MRCP 二维厚层块投射扫描；（b）MRCP 三维容积采集。

（四）磁共振波谱成像（MRS）

1. 原理　MRS 是反映不同化学物质含量的波谱图像技术，是测定化合物组成成分及其含量的检测技术。其利用质子所处化学环境不同，产生波谱上的差异，探测质子所处化学环境的物质结构（图 6-16）。

2. 临床应用及特点　早期仅用于中枢神经系统，目前已用于诊断前列腺和乳腺疾病等。在前列腺癌诊断中，通过检测前列腺组织中胆碱、枸橼酸盐等代谢物变化，判断肿瘤存在及恶性程度；在乳腺疾病中，可分析乳腺组织代谢情况，辅助鉴别良、恶性病变。在肝脏、脑部等疾病研究中也有潜在应用价值，如肝脏疾病中可评估肝脏功能状态和疾病进展情况，脑部疾病中可研究神经退行性疾病的病理生理机制等。

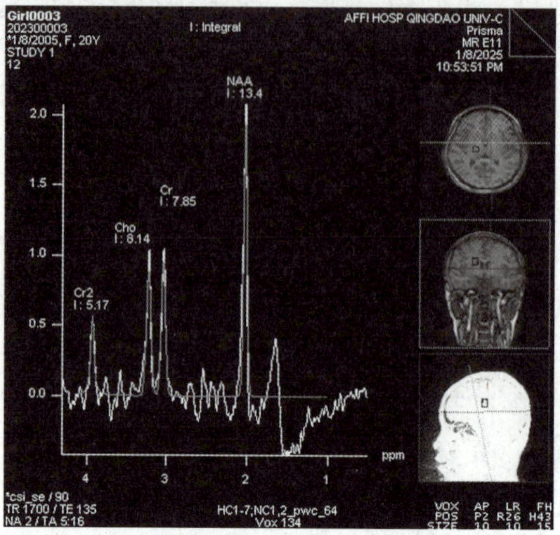

图 6-16　3. 0 脑白质 MRS 谱线中各代谢产物的波峰位置

此外，临床上还会用到 BOLD、DTI、ASL 等技术。脑功能 MRI 中有一种技术，称为血氧合水平依赖（BOLD）效应的脑功能磁共振技术成像（fMRI）技术。该技术是利用脑组织中血氧饱和度的变化来制造对比的 MRI 技术。常用 GRE-EPI（或称 FID-EPI）T_2^*WI 序列。弥散张量成像（DTI）是在 DWI 基础上发展而来，是一种用于描述水分子扩散方向特征的磁共振技术。DWI 可以通过检测水分子扩散快慢来提供脑结构信息，因此，它可以显示出脑白质纤维束的走向和排列的紧密程度。动脉自旋标记法（ASL）是一种利用血液作为内源性示踪剂的磁共振 PWI 方法。该技术不用静脉注入对比剂，扫描时间短，图像质量和 PWI 图像相当，但图像信噪比低，获得功能信息较少。

三、增强检查

（一）常规增强检查

1. 适用范围与临床意义　常规增强扫描在中枢神经系统和骨骼肌肉系统中应用广泛。在中枢神经系统，如脑肿瘤（胶质瘤、脑膜瘤等）、脑血管疾病（脑梗死、脑出血等）、炎症（脑炎、脑膜炎等）的诊断和鉴别诊断中发挥重要作用。对于脑肿瘤，增强扫描有助于确定肿瘤的位置、大小、形态及与周围组织的关系，还能通过观察肿瘤的强化特征判断其血供情况，进而推断肿瘤的性质。例如，胶质瘤多呈不均匀强化，脑膜瘤通常为明显均匀强化。对于骨骼肌肉系统，可用于观察骨骼肿瘤（骨肉瘤、骨巨细胞瘤等）、软组织肿块（脂肪瘤、纤维瘤等）的强化情况，辅助鉴别诊断及评估病变的活性，如骨肉瘤多呈明显不均匀强化，而脂肪瘤一般无强化或仅有轻度边缘强化。

对于一些疾病，常规增强扫描能提供更多诊断信息。例如，在脑部疾病中，能够显示血脑屏障的破坏情况，当血脑屏障受损时，对比剂可进入病变组织使其强化，有助于发现早期病变及隐匿性病灶。在骨骼肌肉系统中，可清晰显示肿瘤对周围组织的侵犯范围，帮助制订手术方案及评估预后。

2. 扫描序列与技术要点　通常采用平扫序列如 SE 序列、FSE 序列、GRE 序列等进行增强后的 T_1WI 采集。SE 序列 T_1WI 增强扫描可提供良好的解剖结构图像，其图像信噪比相对较高，有助于观察细微结构，但扫描时间较长。FSE 序列在保证一定对比度的同时，扫描速度更快，可减少运动伪影的影响，适用于不能长时间保持静止的被检者或对运动较为敏感的部位，如脊柱等。GRE 序列可用于快速获取 T_1WI 图像，尤其适用于动态增强扫描中的快速序列采集，其对磁场不均匀性相对敏感，可利用这一特性显示某些病变特征，如出血等。

对比剂注射时，一般遵循缓慢注射的原则，以确保对比剂在病变组织中充分弥散，达到良好的强化效果。注射速率通常在 1~2ml/s，注射时间根据对比剂剂量和注射速率而定，一般在 1~40 分钟完成注射。在注入对比剂后 20~30 分钟，可较好地显示兴趣区的强化对比（图 6-17），此时对比剂在病变组织和正常组织中的分布相对稳定，能提供较为准确的诊断信息。例如，在脑部增强扫描中，这段时间内可清晰观察到脑肿瘤的强化特征，判断其与周围组织的关系；在骨骼肌肉系统中，能准确显示肿瘤组织与正常组织的强化差异，评估肿瘤的范围和性质。

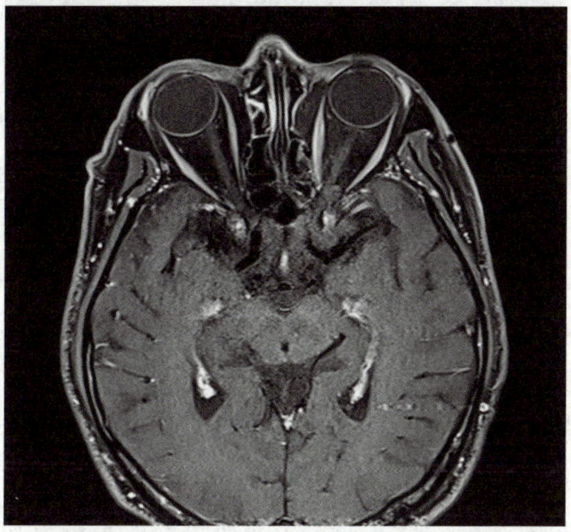

图 6-17 SE 序列 T_1WI 普通增强扫描

（二）动态增强检查

1. 常规动态增强扫描

（1）适用范围与扫描序列要求：主要用于观察肝脏、垂体及乳腺等软组织的病变。肝脏是实性器官，天然对比相对较差，动态增强扫描对于肝脏病变的诊断和鉴别诊断具有重要意义，如肝癌、肝血管瘤、肝转移瘤等。垂体动态增强扫描对于垂体微腺瘤（强化迟于正常垂体）及其他垂体占位性病变的诊断和鉴别诊断非常关键。乳腺动态增强检查则有助于鉴别乳腺良、恶性病变，如乳腺癌、乳腺纤维腺瘤等。

这种检查方法具有很强的时间依赖性，必须选择快速采集图像的 T_1 加权序列，首选扰相 GRE 脉冲序列。以腹部 T_1 动态增强扫描为例，通过调整适当参数，扫描时间可以缩短到 20 秒左右（图 6-18）。这是因为扰相 GRE 脉冲序列具有较短的重复时间（TR）和回波时间（TE），能够在短时间内多次采集图像，从而准确捕捉病变在不同时间点的强化变化。例如，在肝脏动态增强扫描中，快速采集图像可以清晰地显示动脉期、门脉期和延迟期肝脏实质和病变的强化特征，对于鉴别富血供肿瘤（如肝癌在动脉期明显强化）和乏血供肿瘤（如肝转移瘤在门脉期相对低强化）具有重要价值。

（2）扫描方式与时间点选择：其扫描方式是在兴趣区部位相同位置的数个层面反复扫描。垂体选用冠状面扫描，便于观察垂体柄是否偏斜及垂体是否左右对称；肝脏、乳腺等首选横断面扫描，这样可以在一次屏气或短时间内完成对整个器官或病变区域的扫描，减少呼吸运动等伪影的影响。

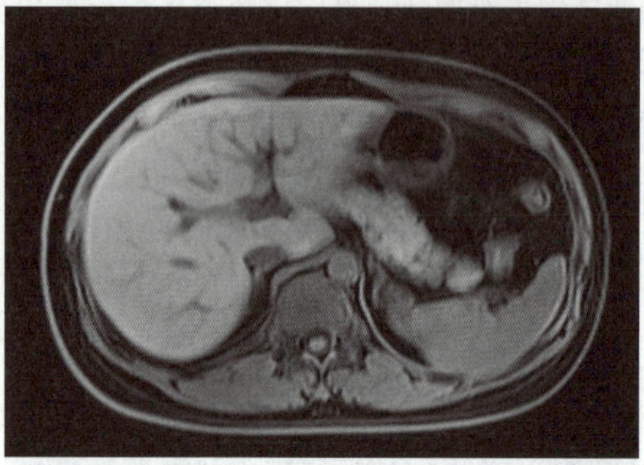

图 6-18　扰相 GRE 脉冲序列屏气扫描轴面腹部图像

肝脏动态增强扫描时相大致分三期，即动脉期、门脉期及延迟期。动脉期的扫描时间对于不同序列有所不同，对于没有采用 K 空间中心优先采集技术的三维扰相 GRET$_1$WI 序列，如果整个序列的采集时间是 20 秒，则一般在注射对比剂后 15~18 秒开始动脉期采集；对于采用 K 空间中心优先采集技术的三维扰相 GRET$_1$WI 序列，则在注入对比剂后 22~23 秒开始采集。而门脉期的扫描，无论任何序列都是在注射对比剂后 50~60 秒，平衡期为 3~4 分钟。在动脉期［图 6-19（a）］，肝实质轻度强化，脾脏花斑状强化，肾脏皮质髓质分界清晰，动脉显示为高信号，门静脉信号弱于动脉，肝静脉低信号，如果肝静脉信号增强则表示进入门脉期。在门脉期［图 6-19（b）］，肝实质信号增强到高峰，脾均匀强化，肾皮质髓质分界依然清晰，肝静脉信号最高，门静脉信号较动脉期明显增高。在平衡期［图 6-19（c）］，动脉、静脉信号相似，肝实质信号有所下降，肾脏皮质髓质分界不清，肾盂肾盏信号增高。通过对不同时相肝脏强化特征的观察，可以准确判断肝脏病变的性质。例如，肝血管瘤在动脉期周边结节样强化，随后逐渐向中心填充，延迟期呈等密度或高密度；而肝肿瘤在动脉期多呈明显强化，门脉期强化程度下降，延迟期呈低密度。

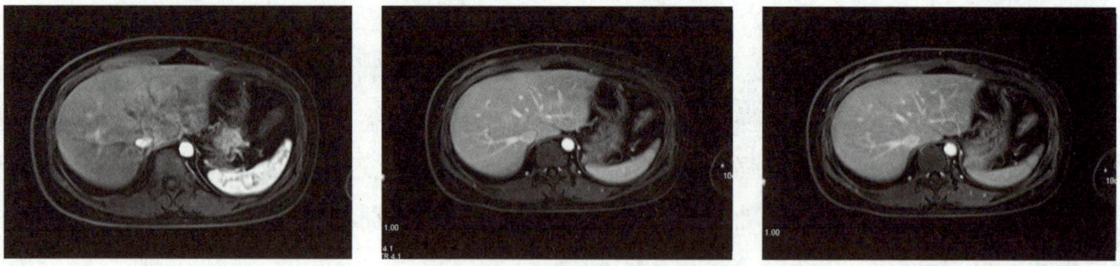

（a）　　（b）　　（c）

图 6-19　肝各期强化扫描

注：（a）肝强化动脉期；（b）肝强化门脉期；（c）肝强化平衡期。

垂体微腺瘤及垂体占位性病变小于 1cm^2 时，选择动态增强扫描，即多时相采集。扫描方位采用垂体冠状面（平行经过垂体柄），T$_1$WI-fs 序列快速动态连续成像 6~10 次时相（图 6-20），单次采集时间 10~30 秒。第一时相采集后，立即静脉快速团注 Gd-DTPA 对比剂，注射速率 2~3ml/s。垂体微腺瘤强化迟于正常垂体（6~200s），应在注射对比剂后 2 分钟内完成扫描，此时垂体微腺瘤信号低于正常垂体。如果延迟扫描，则肿瘤信号可高于正常垂体。通过这种动态增强扫描方式，可以提高垂体微腺瘤的检出率，准确判断垂体病变的情况。

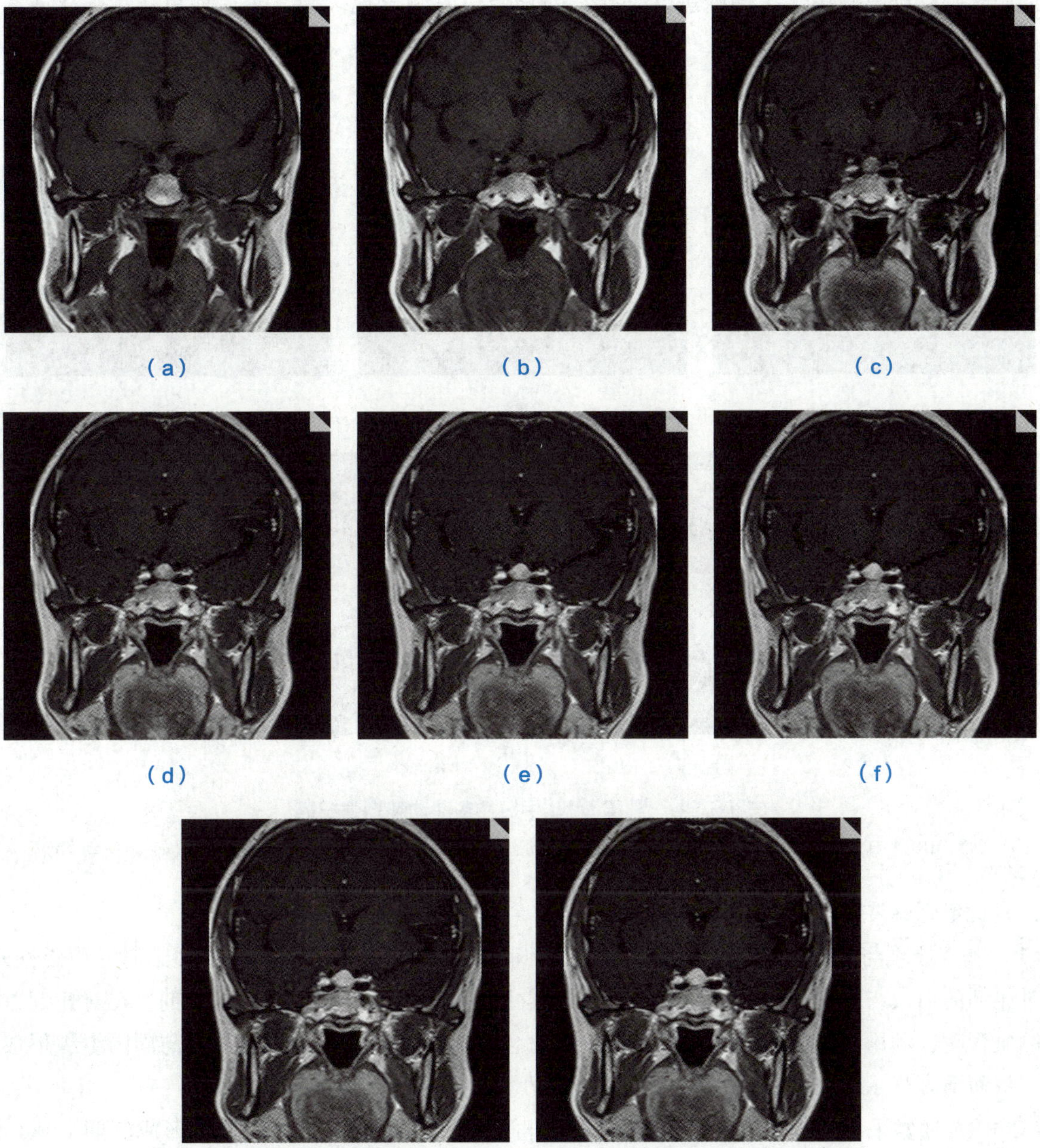

(a)　(b)　(c)　(d)　(e)　(f)　(g)　(h)

图 6-20　垂体平扫及各期增强扫描

注：(a) 垂体平扫；(b) 垂体 1 期；(c) 垂体 2 期；(d) 垂体 3 期；(e) 垂体 4 期；(f) 垂体 5 期；(g) 垂体 6 期；(h) 垂体 7 期。

乳腺动态增强检查多采用三维 GRE 序列（如 FLASH 或 SPGR 序列），进行薄层（小于 3mm）无间距扫描，从任意角度或方向重建图像，在较短时间内对所有层面进行信号测量和采集。常用对比剂是 Gd-DTPA，使用剂量为 0. 1~0. 2mmol/kg，一般采用静脉内团注法，注射速度 2~3ml/s。在注射对比剂前、后用 T_1WI 连续扫描多个不同时相（图 6-21），延迟时间一般为 10~15 秒，每分钟扫描 1~2 个时相。根据 MRI 扫描方案，一般连续扫描 7~10 分钟，获得 7~20 个时相的动态图像。通过分析乳腺病变的动态强化曲线，如早期强化率、强化峰值时间、延迟强化情况等，可以辅助鉴别乳腺良、恶性病变。例如，乳腺癌通常表现为早期快速强化，强化峰值时间出现较早，延迟期呈平台型或流出型强化；而乳腺纤维腺瘤多为缓慢渐进性强化，强化峰值时间出现较晚，延迟期呈持续强化或平台型强化。

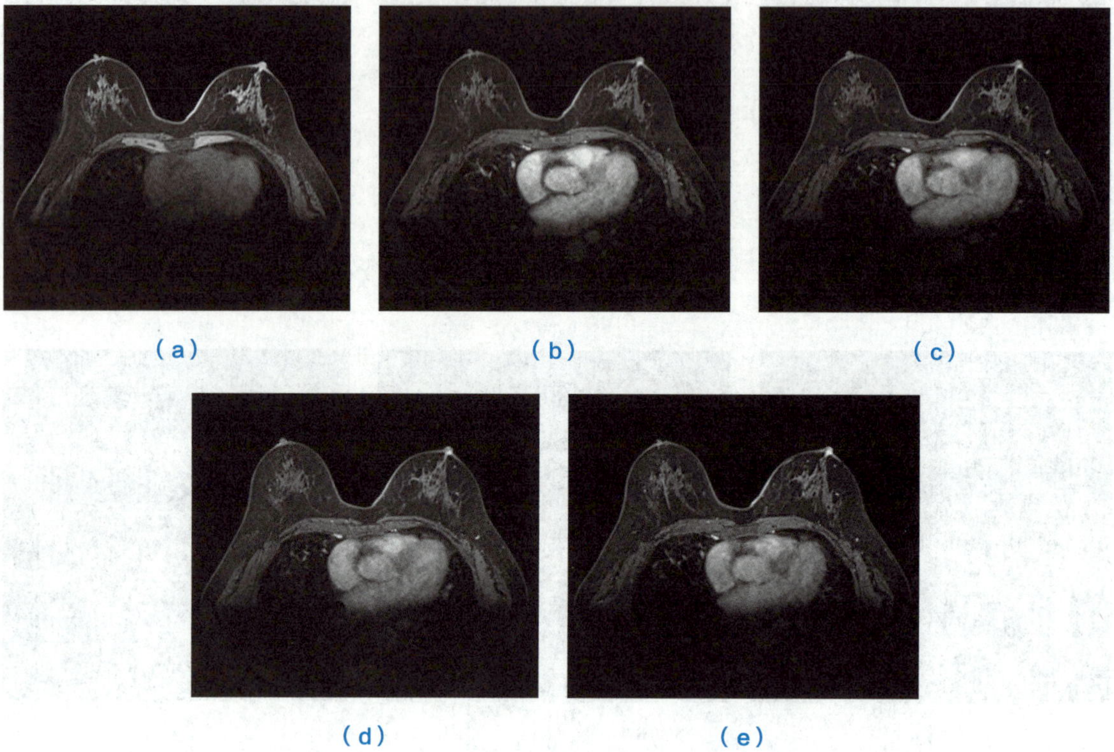

图 6-21　乳腺 MRI 平扫及多期动态增强扫描

注：(a) 乳腺 MRI 平扫；(b) 乳腺动态增强 1 期；(c) 乳腺动态增强 2 期；(d) 乳腺动态增强 3 期；(e) 乳腺动态增强 4 期。

2. 对比增强磁共振血管造影（CE-MRA）

（1）基本原理与技术特点：CE-MRA 也是一种动态增强检查，利用顺磁性对比剂的顺磁性效应，使含对比剂的血液与背景信号对比增大而成像。其主要原理是通过静脉注射对比剂，在对比剂首次通过目标血管时，利用快速成像序列采集图像，此时含对比剂的血液呈现高信号，与周围组织形成鲜明对比，从而清晰显示血管的形态、结构和病变情况。

CE-MRA 通常采用三维扰相 GRET_1WI 序列，再加上脂肪抑制技术，二者可形成鲜明对比。三维成像可提高空间分辨力，能够更清晰地显示血管的细节，如血管壁的光滑程度、有无狭窄或扩张、分支血管的形态等。脂肪抑制技术可以减少脂肪信号对血管图像的干扰，使血管显示更加清晰。例如，在腹部血管成像中，脂肪抑制后的 CE-MRA 图像可以清晰地显示腹主动脉、肾动脉、肠系膜上动脉等血管的形态和病变，对于诊断动脉瘤、血管狭窄、血管畸形等血管疾病具有重要意义。

（2）临床应用与优势：主要用于胸腹部大血管及其分支的成像，尤其是在腹部静脉成像中应用价值较高。在胸部大血管成像中，可以清晰显示主动脉弓、升主动脉、降主动脉等血管的形态和病变，对于诊断主动脉夹层、主动脉瘤等疾病具有重要作用（图 6-22）。在腹部血管成像中，对于评估肝脏、肾脏等器官的血供情况，以及诊断腹部血管疾病如肠系膜血管病变、肾血管狭窄等具有重要意义。例如，在评估肝脏移植术前供体和受体的血管情况时，CE-MRA 可以准确显示肝动脉、门静脉和肝静脉的解剖结构和变异，为手术方案的制订提供重要依据。

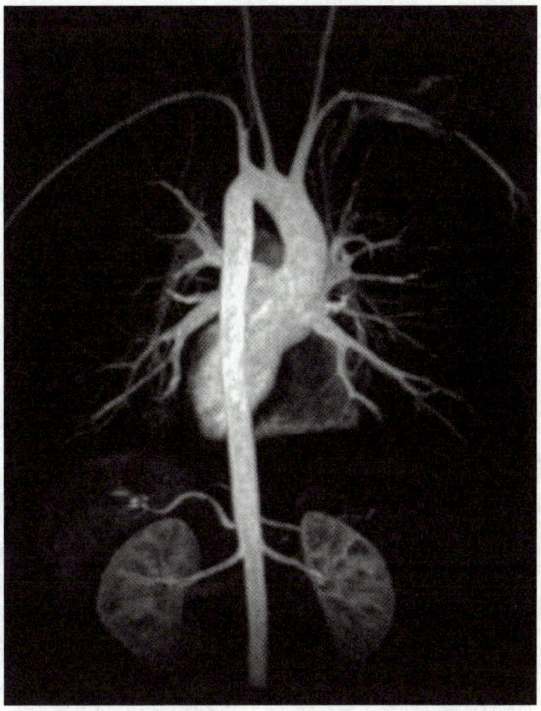

图 6-22　CE-MRA 胸部大血管图像

与其他血管成像方法相比，CE-MRA 具有无创、相对安全、图像质量高等优势。与传统的血管造影相比，CE-MRA 不需要插入导管，减少了被检者的痛苦和并发症的发生风险；与 TOF-MRA 相比，CE-MRA 对于血流缓慢或复杂血流的血管显示效果更好，能够减少信号丢失和假象的发生，更准确地评估血管病变的程度和范围。

（三）特殊增强检查

1. 磁共振灌注加权成像技术（PWI）

（1）基本原理与技术方法：PWI 是建立在流动效应基础上，显示显微镜下或组织水平的血流灌注情况的成像方法。它可以描述血流通过组织血管网的情况，通过测量一些血流动力学参数，如脑血容量（CBV）、脑血流量（CBF）、平均通过时间（MTT）等，来评价组织的血流灌注情况，最常用的是脑部 PWI。

PWI 技术主要有对比剂首过法 PWI 和动脉自旋标记法 PWI 两种，其中对比剂首过法 PWI 用于增强检查。其操作方法是用高压注射器在一定时间内团注顺磁性对比剂后，进行连续多时相的信号采集，检测对比剂首次流经组织时的信号变化情况。位于血管内的对比剂会引起周围组织 MR 图像上信号强度的变化，对比剂通过后信号部分恢复。临床上对比剂最常用 Gd-DTPA，剂量为 0.1～0.2mmol/kg。GRE-EPIT_2^*WI 是目前脑部对比剂首过法 PWI 最常用的序列。

（2）临床应用与意义：PWI 在脑部疾病中应用广泛，如急性脑梗死的早期诊断和治疗评估。在急性脑梗死发病后的超早期，PWI 可以发现脑血流灌注减低的区域，即缺血半暗带，这对于判断患者的预后和指导溶栓治疗具有重要意义。如果缺血半暗带范围较大，及时进行溶栓治疗可能使部分脑组织恢复血流灌注，改善患者的神经功能预后。此外，PWI 还可用于脑肿瘤的诊断和鉴别诊断，通过评估肿瘤组织的血流灌注情况，有助于判断肿瘤的级别和性质。例如，高级别胶质瘤通常表现为高灌注，而低级别胶质瘤灌注相对较低。

2. 磁化传递技术

（1）原理与技术特点：磁化传递（magnetization transfer，MT）是一种选择性的组织信号抑制技术。人体组织中的氢质子主要存在两种状态：自由水（自由水分子，运动相对自由，T_2 较长，进动频率范围窄）和束缚水（与蛋白质等大分子紧密结合的水分子，运动受限，T_2 极短，进动频率范围宽）。常规 MRI 主要检测自由水信号，束缚水信号因其极短 T_2 而迅速衰减无法被采集。在 MRI 过程中，通过施加一系列特殊的射频脉冲，使与束缚水质子发生磁化传递，这些质子的磁化矢量变化会影响周围自由水质子的弛豫过程，从而有目的地增加图像对比。

因此，MT 技术的特点在于能够间接地、选择性地抑制富含大分子蛋白（即束缚水含量高）的组织信号，如肌肉、脑实质、软骨等，而对自由水为主的区域，如血液、脑脊液等，影响相对较小。这一特性使其在磁共振血管成像中尤为重要，通过有效抑制背景组织信号，显著提高血管与周围组织的对比度。

（2）临床应用与优势：MT 技术现已应用于中枢神经系统、骨骼、乳腺组织等 MRI 检查中。在中枢神经系统中，除了上述提到的在 MRA 和增强扫描中的应用，在多发性硬化等疾病的诊断中也有一定价值，其可以提高病变组织与正常白质之间的对比度，有助于发现早期的脱髓鞘病变。在骨骼和乳腺组织中，有助于提高病变的检出率。

3. 脂肪抑制技术

（1）原理与方法分类：在 MR 成像中，脂肪、血液中的正铁血红蛋白，以及顺磁性对比剂的增强病灶均显示为高信号，容易引起误诊、漏诊。脂肪抑制技术可以使某一局部脂肪信号减小或消失，从而增强 MR 图像的对比度，提高疾病检出的敏感性和诊断的精确性。脂肪抑制的方法很多，主要包括频率选择饱和法（SPIR CHESS）、短时间反转恢复（STIR）、DIXON 法。

SPIR 法利用脂肪质子与水质子之间约 3. 5ppm 的化学位移差异，通过施加特定频率的射频脉冲，选择性地饱和脂肪信号，使其在图像上显示为低信号。STIR 序列则基于反转恢复技术，通过选择合适的反转时间（TI），使脂肪组织的磁化矢量在信号采集时刻接近零，从而抑制脂肪信号。DIXON 法通过采集两组具有不同回波时间（TE）的图像，利用脂肪和水在不同 TE 下的相位差异，将脂肪信号和水信号分离，实现脂肪抑制。

（2）临床应用与效果：在多种疾病的诊断中具有重要作用。在腹部 MRI 检查中，脂肪抑制技术可以清晰地显示胰腺、肾上腺等器官的病变，因为这些器官周围通常有较多的脂肪组织，脂肪抑制后可以减少脂肪信号的干扰，提高病变的显示率。例如，在胰腺癌的诊断中，脂肪抑制后的 T_1WI 增强扫描可以更清晰地显示肿瘤的轮廓、强化程度及其与周围血管的关系。在骨骼肌肉系统中，对于肌肉骨骼肿瘤的诊断，脂肪抑制技术有助于观察肿瘤在肌肉和脂肪间隙中的侵犯范围。在乳腺疾病中，如乳腺 MRI 检查时，脂肪抑制技术可以突出乳腺实质内的病变，提高微小病变的检出率，同时在增强扫描时能更好地显示强化效果和病变的强化强度，有助于鉴别乳腺良恶性病变。在头颈部 MRI 检查中，如颈部淋巴结肿大的评估，脂肪抑制技术可以使淋巴结与周围脂肪组织区分更明显，准确判断淋巴结的大小、形态和内部结构。

▶知识拓展

幽闭恐惧症患者可以做磁共振检查吗?

幽闭恐惧症的患者通常不可以做磁共振成像。幽闭恐惧症是指在封闭空间中出现过度紧张与恐惧的情绪，如电梯、汽车、飞机等密闭场所。磁共振成像检查时需要在封闭的空间内完成，而且检查时间较长，幽闭恐惧症患者进行该项检查时有可能会出现惊慌、呼吸急促、心跳加快等症状，严重时甚至可能有濒死感，出现晕厥等症状。因此，一般不建议幽闭恐惧症患者做磁共振成像。

—• 考试知识点总结 •—

—• 本章小结 •—

—• 协和云课堂……　拓展练习及参考答案 •—

（周锐志　韩启超　张　娜）

教学课件

第七章　各部位磁共振检查

学习目标

素质目标

（1）具备严谨求实的科学态度，确保检查过程的精准与安全。

（2）能够将各部位磁共振检查技术与临床医学各领域知识相结合，为不同部位疾病的诊断和治疗提供全面支持，确保技术的合理、合法、合规应用。

知识目标

（1）掌握：各部位磁共振检查（颅脑、头颈部、脊柱及脊髓、胸部、腹部、盆腔、四肢关节）的定义、优势和局限性。

（2）熟悉：各部位磁共振检查在临床医学中的应用范围，包括对各系统疾病的诊断价值。

（3）了解：各部位磁共振检查技术的发展历史与现状，关注其在不同疾病诊断中的最新进展。

能力目标

（1）具备信息检索、分析和综合能力，能够根据临床需求选择合适的各部位磁共振检查技术。

（2）具备临床实践能力，能够熟练操作磁共振检查设备，获取高质量的图像，为临床诊断提供有力支持。

案例导入

【案例】

患者，孙某，女，48 岁，办公室文员。主诉近一个月来颈部疼痛加剧，尤其是在长时间使用电脑后，疼痛感更为明显。伴有右上肢间歇性麻木和无力，夜间痛感加重，影响睡眠。患者自述过去几年间断性颈部不适，但未进行系统治疗。近期症状加重，遂来医院就诊。

外院 X 光检查显示：颈椎生理曲度变直，颈 3/4、颈 4/5、颈 5/6 椎间盘突出可能，颈椎退行性改变。建议进一步行颈椎磁共振检查以明确诊断。

查体：颈部活动受限，前屈、后伸及旋转活动均受限。右侧臂丛神经牵拉试验阳性，霍夫曼征阳性。

实验室检查：血常规、血沉、C 反应蛋白均在正常范围内。

【问题】

1. 针对此患者，收到申请单后应如何制订检查流程？在检查过程中，如何确保患者的舒适度和安全性，尤其进行长时间检查过程时？

2. 在检查过程中应选择哪些序列？是否需要根据患者的症状和体检结果调整序列选择？应如何优化检查方案以提高诊断的准确性？

3. 检查中如发现椎间盘突出或椎管狭窄等病变，是否需要进一步进行其他特殊序列检查，如脂肪抑制序列、MR 脊髓造影等？

·核心知识拆解·

颅脑磁共振检查对脑部肿瘤、脑血管病、脑外伤、脑部炎症等多种疾病的诊断具有重要意义，能够清晰显示脑组织结构，对脑部微小病变和早期病变的检出率高。头颈部磁共振检查适用于眼、耳、鼻、喉等部位病变的检查，可清晰显示这些部位的解剖细节。脊柱及脊髓磁共振检查能够清晰显示脊柱、脊髓结构，对椎间盘突出、脊髓病变等诊断有重要意义。胸部磁共振检查对肺部、纵隔、心脏等病变有独特诊断价值，可提供丰富的生理和生化信息。腹部磁共振检查可清晰显示肝、胆、胰、脾、肾等器官病变，对腹部肿瘤、炎症、结石等疾病的诊断有重要意义。盆腔磁共振检查对前列腺、子宫、膀胱等盆腔器官病变有重要诊断价值，可为临床治疗提供重要依据。四肢关节磁共振检查可清晰显示关节结构及周围软组织病变，对关节损伤、关节炎等疾病的诊断有重要意义。

各部位磁共振检查的适应证与禁忌证：适应证包括多种疾病的诊断，如脑部肿瘤、脑血管病、脊柱及脊髓病变、肺部肿瘤、腹部肿瘤、盆腔肿瘤、四肢关节损伤等。禁忌证主要包括体内有金属植入物（如心脏起搏器、金属夹等）、幽闭恐惧症等，需严格评估患者情况。

第一节 颅脑磁共振检查

一、颅脑磁共振常规检查

（一）适应证

1. 脑血管疾病，如缺血性卒中、脑出血、蛛网膜下腔出血、脑血管畸形、颅内静脉窦及脑静脉血栓、遗传性脑血管病等。

2. 颅内占位性病变，如颅内肿瘤、脑脓肿、脑囊肿、脑寄生虫病等。

3. 中枢神经系统感染性疾病，如脑膜炎、脑炎、脑寄生虫病、脑脓肿、朊蛋白病等。
4. 神经系统变性疾病，如运动神经元病、阿尔兹海默病，多系统萎缩等。
5. 神经系统发育异常疾病，如颅颈区畸形、脑瘫、先天性脑积水等。
6. 中枢神经系统脱髓鞘疾病，如多发性硬化、视神经脊髓炎、脑白质营养不良等。
7. 运动障碍性疾病，如肝豆状核变性、小舞蹈病等。
8. 颅脑外伤、颅骨疾病、脑退行性病变等。

（二）检查前准备

1. 仔细询问被检者病史，排查有无 MRI 检查的禁忌证，认真核对申请单。

2. 被检者进入检查室前需去除随身携带的金属物品、磁性物品、通信器材等；铁质担架、轮椅等禁止推入检查室。

3. 向被检者仔细讲述检查过程，消除其恐惧心理，保持身体放松，嘱咐其在检查过程中禁止随意移动，若有不适及时告知检查医生。

4. 婴幼儿、出现烦躁不安症状及幽闭恐惧症等被检者在必须做检查时，可给予适量镇静类药物，如安定、水合氯醛等，以提高检查成功率。急危重症患者必须做 MRI 检查时，应由临床医师陪同检查，若发生紧急情况，应迅速移至检查室外抢救。

5. 检查前给被检者佩戴棉团或耳麦，尽可能地减少噪声对患者听力的影响，保护听力，以便提高检查舒适性。

6. 做增强 MRI 检查时，被检者提前由护理人员开通静脉通道。

（三）检查方法

1. 射频线圈 颅脑专用线圈（图 7-1），不同线圈的成像质量有所区别，有颅脑单通道线圈、颅脑多通道线圈、颅脑正交线圈等。

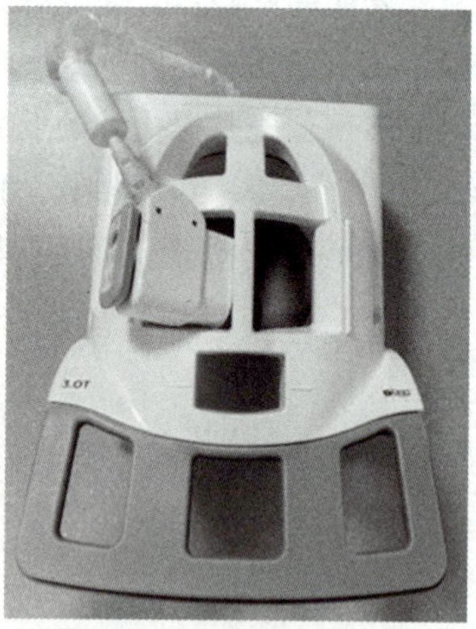

图 7-1 颅脑线圈

2. 被检者体位与成像中心

（1）被检者仰卧位，头先进，双上肢置于身体两侧，人体长轴与床面长轴保持一致，身体居中，并保持两侧对称，肩部紧贴线圈，头颅正中矢状面与线圈纵轴尽量保持一致，并垂直于床面。佩戴耳塞或耳麦保护听力，头颅固定不能转动，患者缺乏配合时用海绵垫加以固定。

（2）将被检者头部置于线圈内，鼻根或眉间为成像中心，定位灯纵向连线对准头颅正中矢状面，横向连线平行于双眼外眦，提醒被检者激光灯打开后闭眼，保护视力。移动床面位置至十字定位灯对准线圈中心，锁定位置后送至磁体中心。

（3）婴幼儿由于头颅较小，可在他们的枕背部增加软垫，以保证被检者头颅中心与线圈中心一致，同时在耳塞周边加三角垫以保证耳塞紧贴患儿耳朵。对颈椎骨折等强迫体位患者，应采用被检者自然体位，并加以固定。驼背的患者应根据被检者具体情况选择采用侧卧、臀部垫高等方法。对昏迷、瘫痪或病情危重等不能自主运动的患者应将其头转向一侧，预防呕吐物堵塞呼吸道引起窒息，同时检查过程需医护人员陪同，以便发生紧急情况时及时抢救。

3. 扫描技术

（1）扫描方位及定位方法　首先采用三平面定位梯度回波序列快速扫描，同时获得横断面、矢状面、冠状面三个方位的定位像，再据此定位像制订扫描计划。

1）横断面：常规扫描方位，以矢状面和冠状面作为参考定位像，矢状面上定位线与前后联合连线（AC-PC）平行［图 7-2（a）］；冠状面上定位线平行于两侧颞叶底部连线［图 7-2（b）］，相位编码方向为左右方向；在横断面定位像上调整视野（FOV），使头部横断图像位于视野正中。扫描范围从后颅窝底至颅顶。

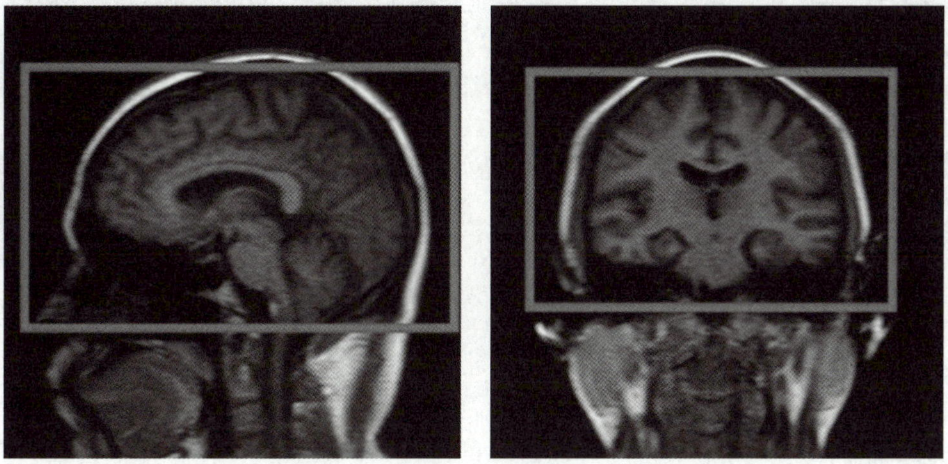

（a）　（b）

图 7-2　头颅横断面定位线的设置

注：（a）头颅横断面在矢状面定位像上的设置；（b）头颅横断面在冠状面定位像上的设置。

2）矢状面：常规扫描方位，以横断面和冠状面作为参考定位像，横断面上定位线与大脑纵裂平行［图 7-3（a）］；冠状面上定位线与大脑纵裂及脊柱中线平行［图 7-3（b）］；相位编码方向为前后方向；在矢状面定位像上调整视野范围，扫描范围视病变大小而定。

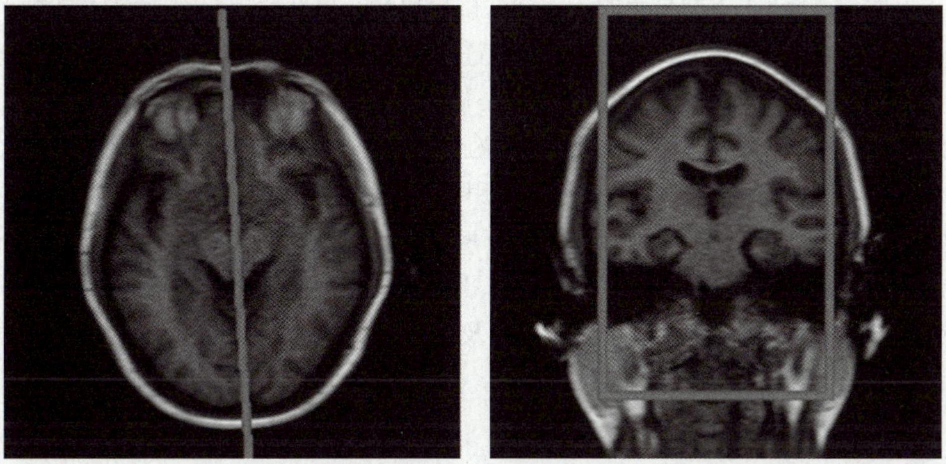

（a）　（b）

图 7-3　头颅矢状面定位线的设置

注：（a）头颅矢状面在横断面定位像上的设置；（b）头颅矢状面在冠状面定位像上的设置。

3）冠状面：常规扫描方位，以横断面和矢状面作为参考定位像，在横断面上定位线与大脑纵裂垂直［图 7-4（a）］；矢状面上定位线与脑干平行［图 7-4（b）］，相位编码方向为左右方向。在冠状面定位像上调整视野。扫描范围视病变大小而定。

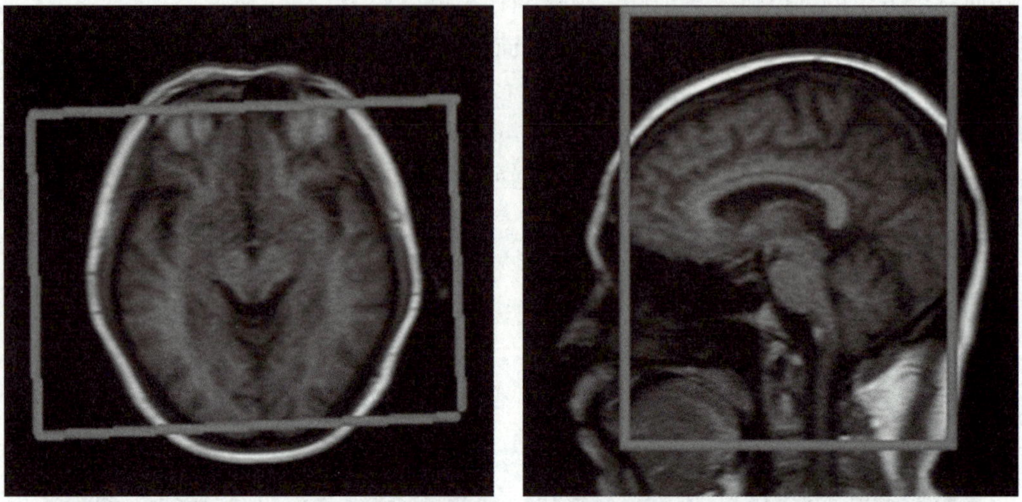

（a）　　（b）

图 7-4　头颅冠状面定位线的设置

注：（a）头颅冠状面在横断面定位像上的设置；（b）头颅冠状面在矢状面定位像上的设置。

（2）扫描平面及序列

1）颅脑扫描以横断面为主，常规扫描序列以快速自旋回波序列为主。包括横断面 FSE-T_2WI、T_1WI-FLAIR、T_2WI-FLAIR，同时配合矢状面 T_2WI 序列或 T_1WI 序列。FLAIR 序列又称液体衰减反转恢复序列，特点是能够有效抑制脑脊液信号，更敏感地检测出蛛网膜下腔和脑实质内的病灶，尤其是对于邻近脑室或蛛网膜下腔的病灶，可避免其被高信号的脑脊液所遮盖。

2）特殊序列：根据不同病情的患者需要，可配合加做相应的优势序列。例如，大面积脑梗死后出血倾向增加的患者，以及急性脑梗死静脉溶栓治疗后、长期服用抗血小板聚集药物的患者，建议加做 SWI 序列，可发现颅脑 CT 不能显示的无症状性微出血灶，更好地指导临床诊疗；对于超急性期脑梗死，DWI 序列比较敏感，在症状出现数分钟内就能显示出缺血灶，同时可加做 TOF-MRA，了解脑动脉狭窄情况。MRI 对癫痫病变比较敏感，尤其是冠状面薄层 T_2-FLAIR 扫描能够较好地显示海马病变。PWI 成像可显示脑血流动力学状况和脑组织缺血情况；其余包括脑波谱分析、脑 fMRI 等。

（3）增强扫描：对颅脑病变定性具有重要作用，选用钆对比剂，常规剂量为 0.1～0.2mmol/kg，静脉注射速度为 0.5～1.0ml/s，注射完后开始进行增强扫描，做横断面、矢状面、冠状面 FSE T_1WI。在 T_1WI 像上脂肪和对比剂增强区域均显示为高信号，为提高增强后病灶与背景组织间的对比，增强前后 T_1WI 应采用脂肪抑制序列。扫描层面、层厚及层间隔与平扫一致。

（4）推荐的颅脑 MR 成像参数：如表 7-1 所示。

表 7-1 颅脑常规平扫序列参数

序列	视野（mm）	层厚（mm）	间隔（%）	矩阵	TR（ms）	TE（ms）
横断面 T_2WI	240×200	5~6	10~20	384×224	3000~4500	80~120
横断面 T_1WI	240×200	5~6	10~20	320×192	400~700	5~30
横断面 FLAIR	240×200	5~6	10~20	320×192	6000~10000	80~120
矢状面 T_2WI	240×200	5~6	10~20	384×224	3000~4500	80~120

注：因设备场强和机型等有所不同，本表中参数仅供参考。

（四）图像显示及后处理技术

1. 图像质量要求及图像显示

（1）FSE T_2WI 序列：主要用以提高病灶检出率，发现病灶。T_2WI 上脑脊液、脑灰质由于含水量多表现为高信号，脑白质由于含水量少表现为中等信号。大部分病灶以水肿为主，故在 T_2WI 上呈高信号（图 7-5）。

（2）FIR T_1WI 序列（T_1FLAIR）：为常规颅脑扫描序列，脑灰质、脑白质对比度高，对解剖结构显示较好，脑白质为高信号，脑灰质为等信号，脑脊液为低信号。图像质量好，对比度佳，扫描时间不长，因此优于常规快速自旋回波 FSE T_1WI（图 7-6）。

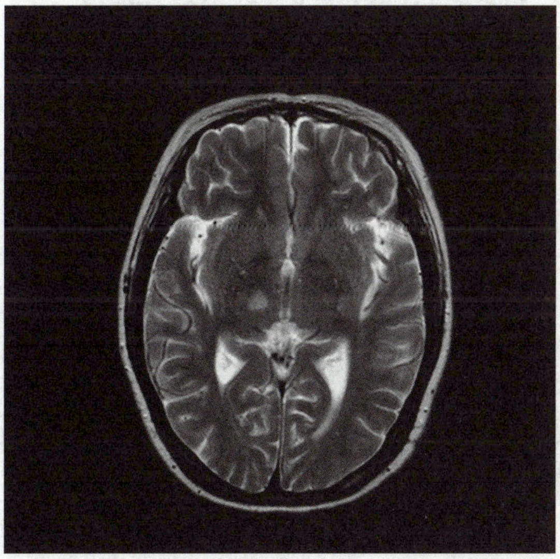

图 7-5 颅脑 T_2WI 显示

注：T_2WI 示右侧丘脑高信号梗死灶。

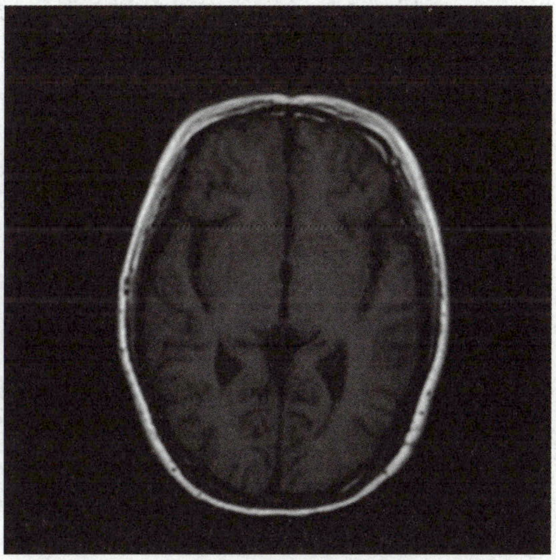

图 7-6 颅脑 T_1WI 显示

注：T_1WI 示右侧丘脑低信号梗死灶。

（3）T_2FLAIR 序列：通过抑制水的信号，获得脑脊液为低信号的 T_2 加权像，避免 T_2 高信号病灶被脑脊液遮盖显示不清，提高了对比度，可更好地显示病灶，对显示靠近脑室系统及脑表面的病变效果更佳（图 7-7）。

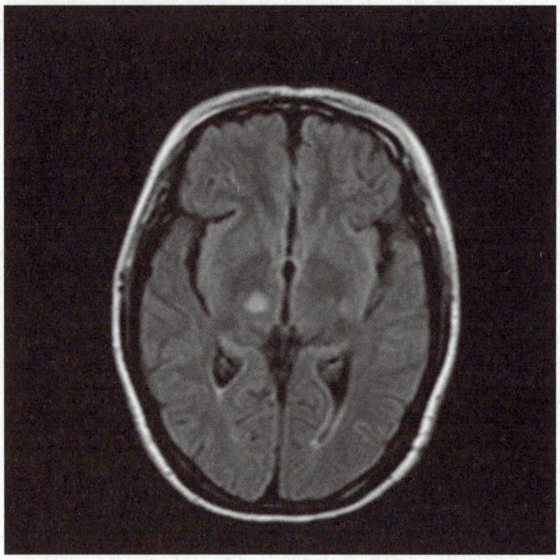

图 7-7　颅脑 T_2 FLAIR 显示

注：脑脊液信号被抑制，右侧丘脑病变显示更清晰。

（4）DWI 序列：DWI 序列在临床中得到广泛应用，尤其是脑卒中的早期诊断，对超早期急性缺血性病灶最敏感，在症状出现数分钟就可显示缺血灶（图 7-8）。

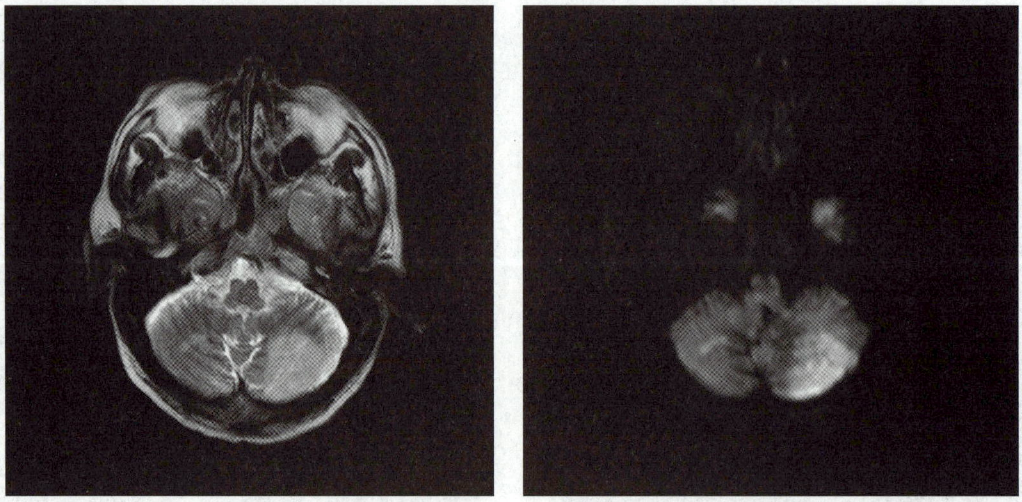

（a）　　（b）

图 7-8　急性缺血性卒中的磁共振表现

注：（a）T_2WI；（b）DWI。

（5）矢状面 FSE T_2WI 序列：一般在常规序列的基础上加做一个 FSE T_2WI 或 T_1WI 矢状面序列。可充分地显示第三脑室、中脑导水管及第四脑室等形态结构。由于 FSE T_2WI 序列对大部分病灶检出率较 T_1WI 序列更高，在不做增强扫描时，矢状面选 FSE T_2WI 序列。若做增强扫描，可采用强化后的 T_1WI 矢状面扫描（图 7-9）。

（6）增强扫描：通过观察病灶的强化特点，对病变进行定性，以明确病变的范围和性质，尤其是血供丰富的占位性病变破坏血脑屏障后，可出现明显强化（图 7-10）。

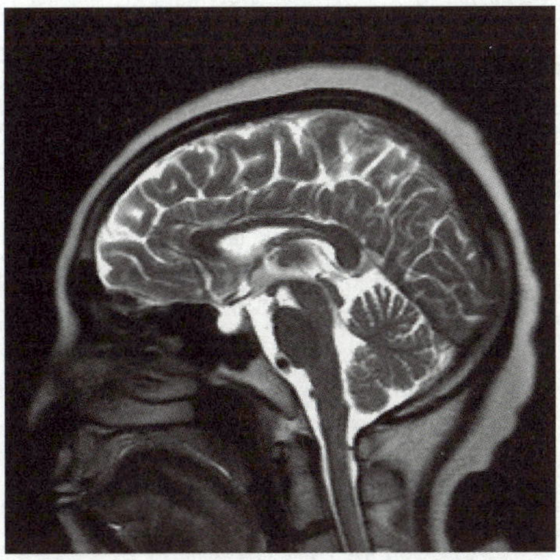

图 7-9　矢状面 T_2WI

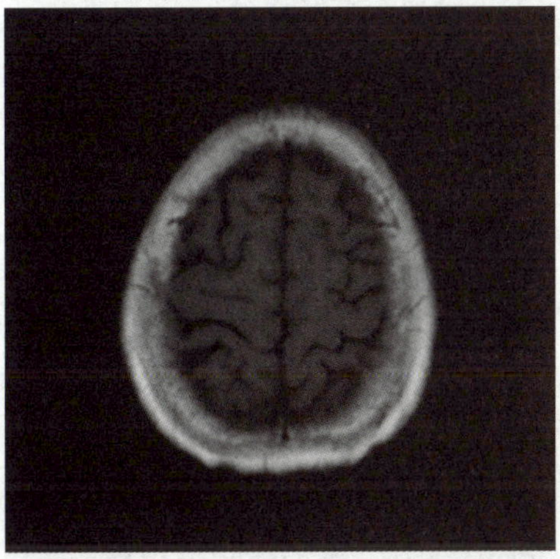

（a）

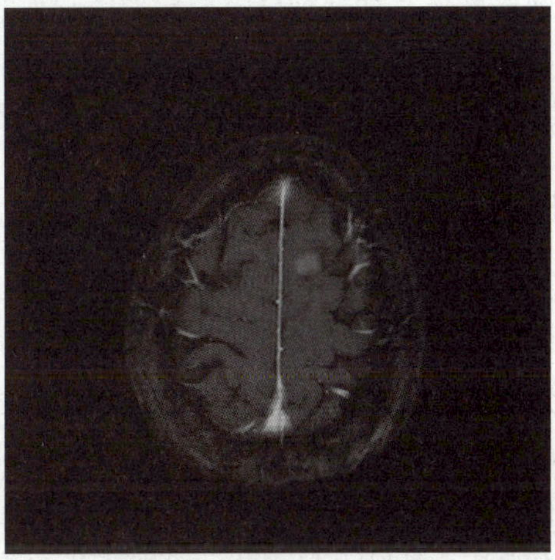

（b）

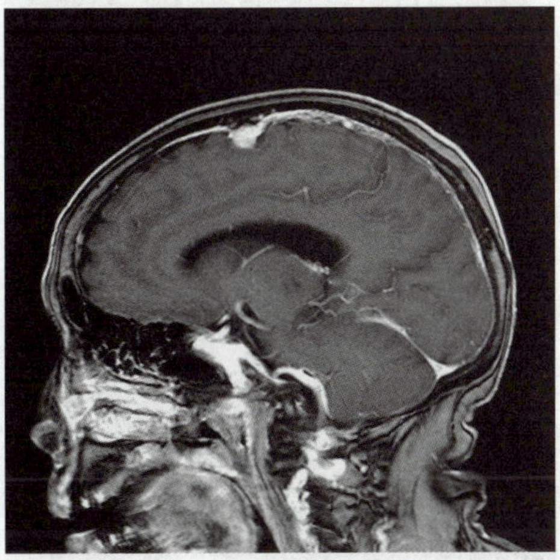

（c）

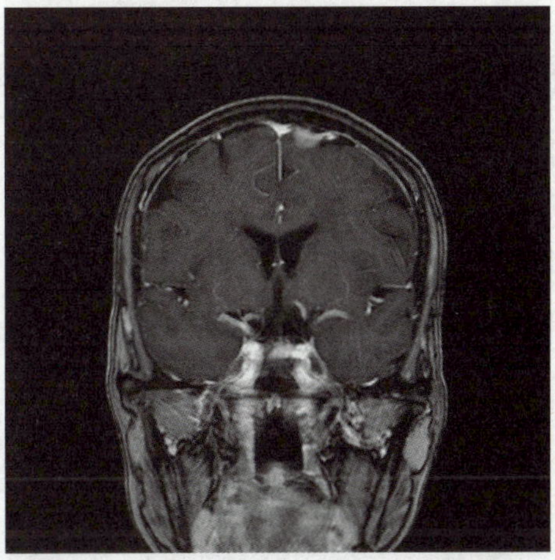

（d）

图 7-10　脑膜瘤磁共振增强后显示病灶强化

注：（a）平扫脂肪抑制 T_1WI 序列显示病灶呈低信号；（b）（c）（d）强化后，横断面、矢状面、冠状面 T_1WI 病灶显示高信号，矢状面上可见脑膜尾征。

2. 图像后处理技术 常规序列扫描一般无须进行后处理。

二、颅脑血管磁共振检查

微课：颅脑磁共振血管成像

颅脑血管成像包括非增强血管成像与对比剂增强血管成像。临床检查中最常用的是颅脑非增强血管成像技术，是本节重点学习内容。颅脑非增强血管成像技术无须注射对比剂即可获得造影的动脉或静脉高信号影像，分为颅脑动脉血管成像（MRA）及颅脑静脉血管成像（MRV），根据成像原理的不同分为 TOF 法和 PC 法。

（一）适应证

1. 颅内动脉瘤。
2. 颅内动脉粥样硬化、狭窄或闭塞。
3. 颅内血管畸形，如动静脉畸形、海绵状血管瘤、毛细血管扩张症等。
4. 颅内静脉窦及脑静脉血栓形成。
5. 颅内异常血管网病，如 Moyamoya 病、烟雾病等。

（二）检查方法

1. 线圈 同颅脑常规检查线圈。

2. 体位 同颅脑常规检查体位。

3. 扫描方位及定位方法 首先采用三平面定位梯度回波序列快速扫描，同时获得横断、矢状、冠状三个方位定位像。

（1）颅脑动脉血管成像定位方法：采取横断位，在矢状面定位像上设置多个横断面三维扫描块，扫描平面与多数颅内动脉走行成角，或者平行于前-后联合连线；在冠状面定位像上定位线应平行于两侧颞叶底部连线，确保图像左右对称；在横断面定位像上调整 FOV，扫描方向从上到下，扫描范围下至颅底，上包括胼胝体上缘，具体根据患者情况调整层数。相位编码方向为左右方向。预饱和带设置在颅顶，以起到饱和矢状窦及其引流静脉血流，从而消除静脉血流信号（图 7-11）。

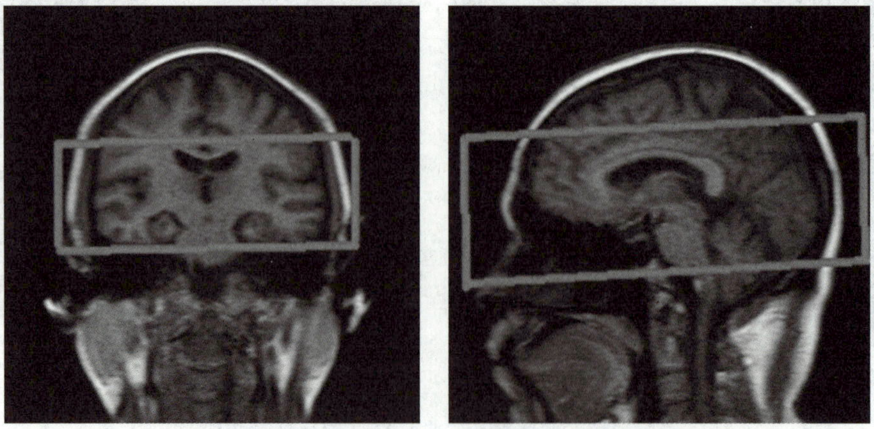

（a）　　（b）

图 7-11　颅脑 3D-TOF-MRA 扫描定位图

注：（a）冠状面 T_1WI 定位像；（b）矢状面 T_1WI 定位像；（c）横断面 T_1WI 定位像；（d）3D-TOF-MRA。

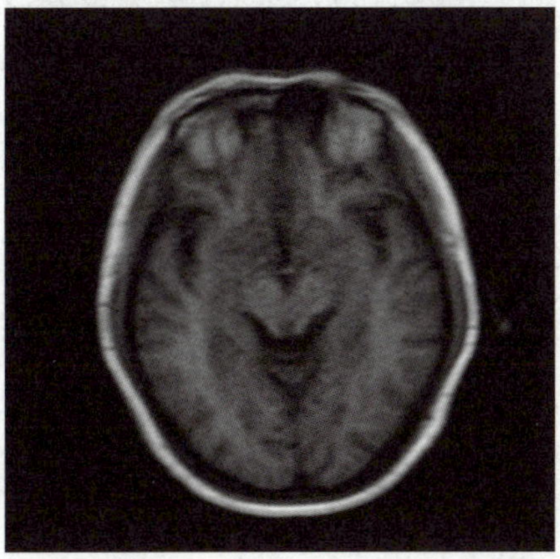

(c)

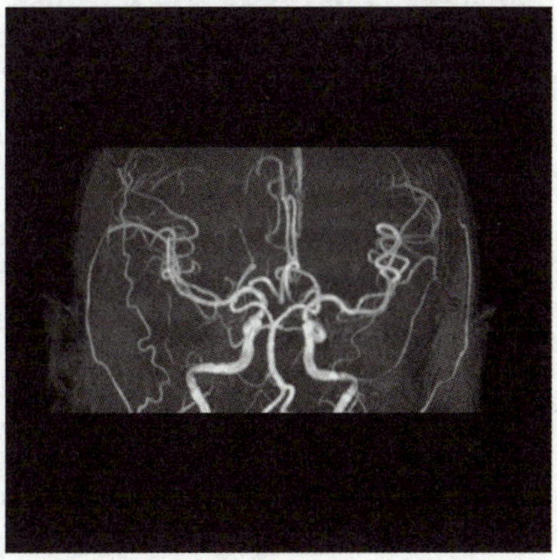

(d)

图 7-11 （续图）

（2）颅脑静脉血管成像定位方法：采取冠状面或斜矢状面。斜矢状面扫描时，在横断面定位像上设置 2D-TOF-MRV 斜矢状面扫描层面，扫描平面与颅脑正中矢状面大约成 15°角，保证成像层面最大限度与大部分颅内静脉成角，扫描范围在横断面及冠状面定位像上应包含左右两侧乙状窦外缘。在矢状面上调整 FOV，并在扫描层面下方设置预饱和带，消除动脉血信号。冠状面扫描定位时，在矢状面定位像上范围包括上矢状窦及窦汇，FOV 下方加饱和带，消除动脉血流信号，横断面定位像上使定位像左右对称（图 7-12）。相位编码方向为左右方向。

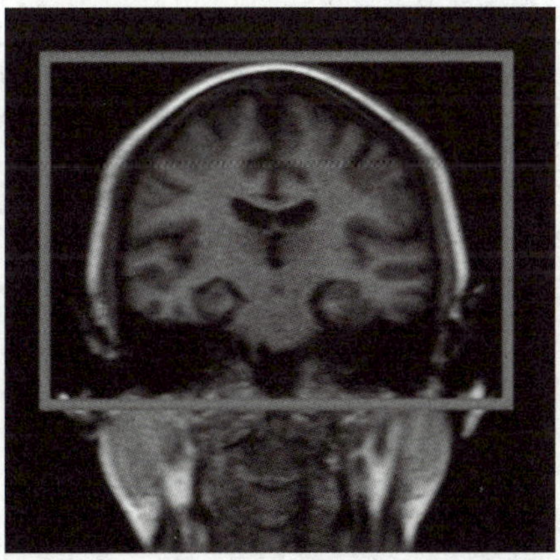

(a)

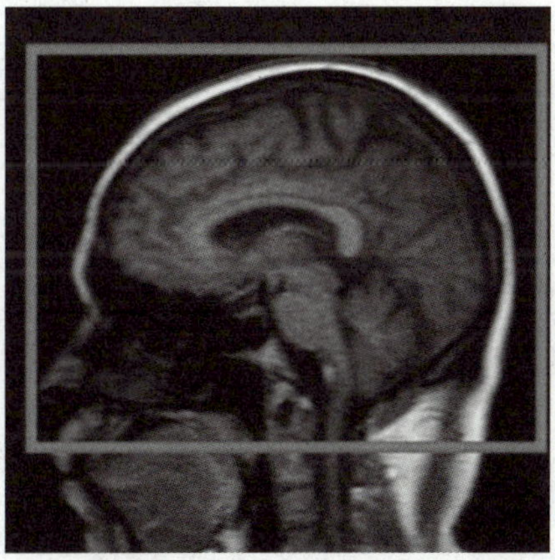

(b)

图 7-12 颅脑 2D-TOF-MRV 扫描定位图

注：(a) 冠状面 T_1WI 定位像；(b) 矢状面 T_1WI 定位像；(c) 横断面 T_1WI 定位像；(d) 2D-TOF-MRV。

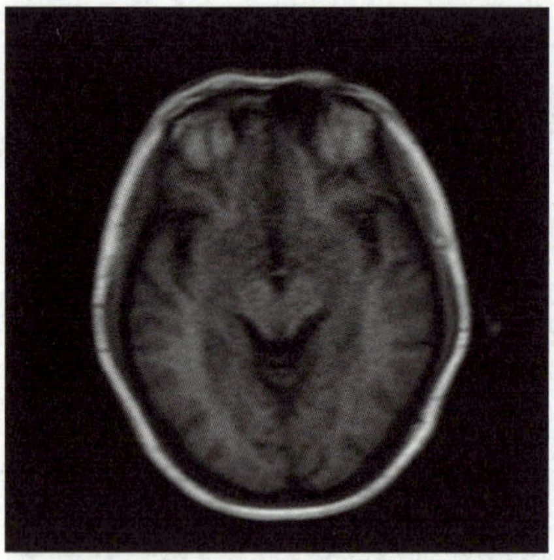

（c）

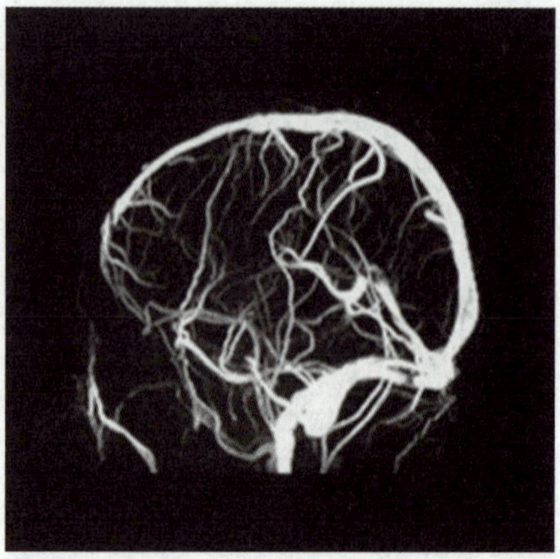

（d）

图 7-12 （续图）

4. 扫描序列及参数推荐选择

（1）颅脑动脉血管成像：采用 3D-TOF-MRA 技术。

（2）颅脑静脉血管成像：采用 2D-TOF-MRV 技术。

（3）特殊序列：相位对比法包括 2D-PC 血管成像、3D-PC 血管成像，由于血管显示效果差、成像时间长等原因，临床中目前已很少作为血管成像的主要序列。

（4）推荐颅脑血管成像参数见表 7-2，仅供参考。

表 7-2 颅脑 MR 血管成像参数

序列	TR	FA	TE	矩阵	FOV（cm）	层厚/间隔（mm）	NEX
3D-TOF-MRA	20~40ms	15°~25°	最短（设备容许的最小值）	(192~256)×(256~512)	20~22	0.5~1.0/0	1~2
2D-TOF-MRV	最短（设备容许的最小值）	50°~70°	最短（设备容许的最小值）	(192~256)×(256~512)	20~22	0.5~2.0/0	1~2

注：因设备场强和机型等有所不同，本表中参数仅供参考。

（三）图像显示及后处理技术

1. 图像显示

（1）3D-TOF-MRA 显示：脑梗死患者的 3D-TOF-MRA 如图 7-13 所示。

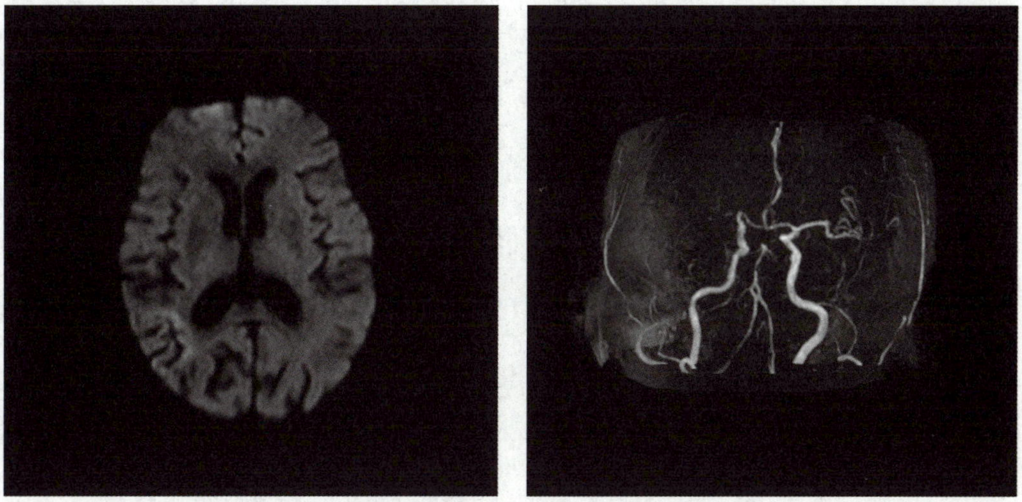

（a）　　　　　　　　　　（b）

图 7-13　脑梗死患者的脑动脉 3D-TOF-MRA

注：（a）DWI 可见右侧颞枕叶梗死灶；（b）按照常规定位得到的 TOF-MRA，可见右侧大脑中动脉狭窄闭塞。

（2）2D-TOF-MRV 显示：2D-TOF-MRV 如图 7-14 所示。

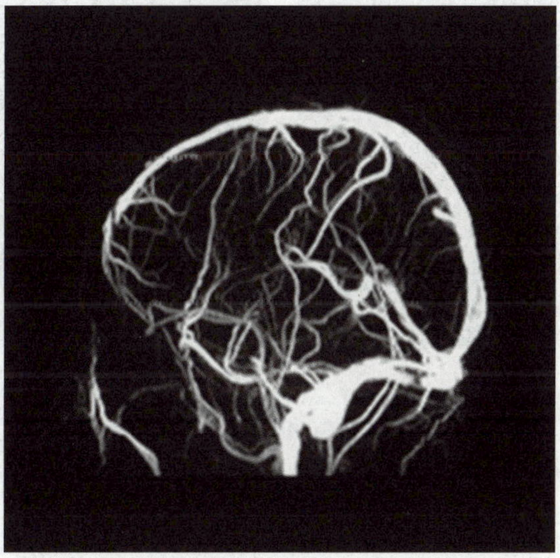

图 7-14　2D-TOF-MRV

注：上矢状窦、直窦、乙状窦等清晰显示。

2. 图像后处理　图像需进行三维后处理，将所得原始图像进行最大密度投影（maximum intensity projection，MIP），从而产生三维血管解剖图。重建后 MIP 图可做任意方位旋转（图 7-15）。

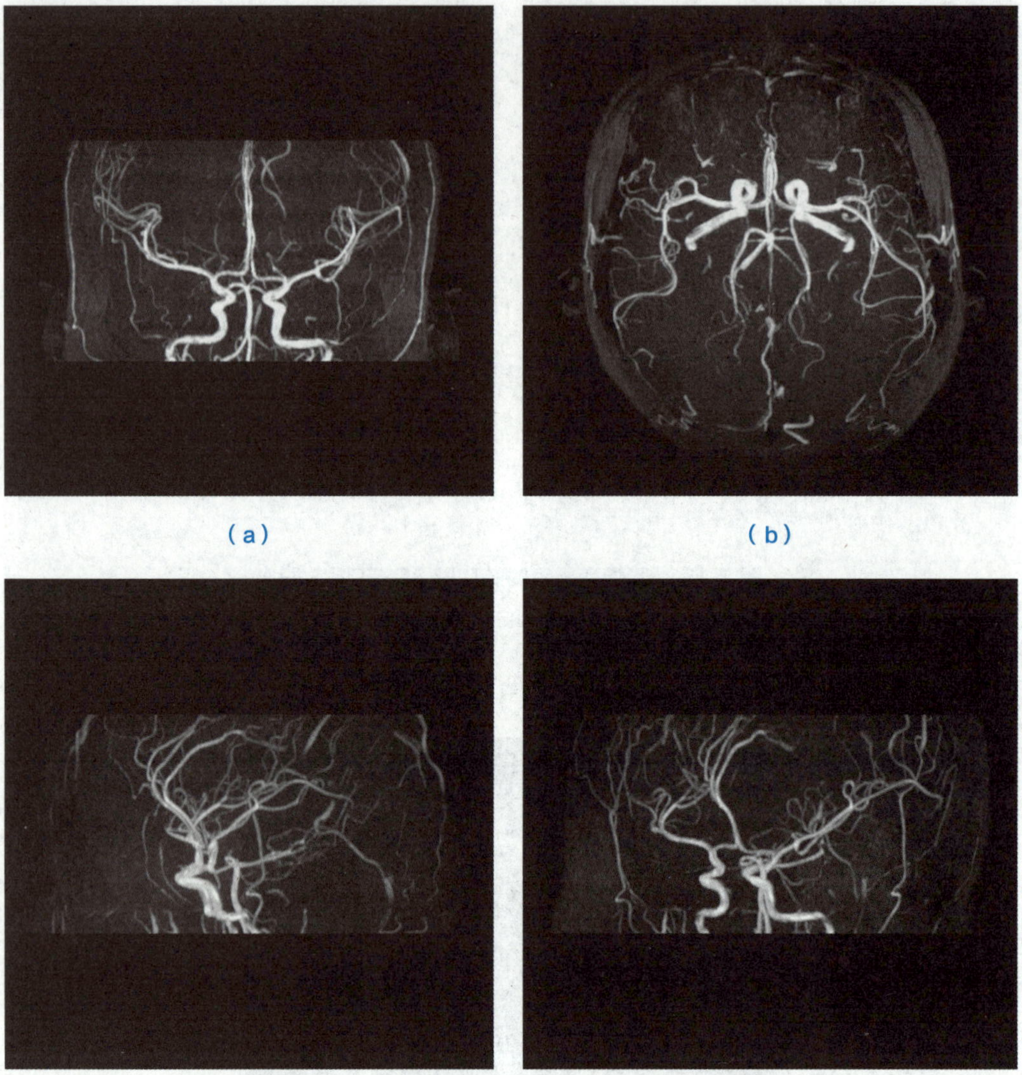

（a）（b）（c）（d）

图 7-15　3D-TOF-MRA 的 MIP 多角度旋转

注：（a）冠状面 MRA；（b）横断面 MRA；（c）矢状面 MRA；（d）任意角度 MRA。

三、鞍区磁共振检查

（一）适应证

1. 鞍区肿瘤，垂体微腺瘤和垂体腺瘤。
2. 鞍区感染性病变。
3. 鞍区先天性发育异常。
4. 鞍区骨源性疾病。
5. 鞍旁占位。
6. 空蝶鞍。

（二）检查前准备

1. 询问病史，确定有无 MRI 检查的禁忌证，仔细核对申请单。

2. 被检者进入检查室前去除随身携带金属物品等磁性物品、通信器材；铁质担架、推车、轮椅禁止推入检查室。如果条件允许，建议被检者更衣。

3. 定位时嘱被检者闭眼，向被检者讲述检查过程，消除其恐惧心理，嘱被检者检查过程中不要随意运动，若有不适及时与检查人员联系。

4. 婴幼儿、烦躁不安者及幽闭恐惧症者，可给予药物，如安定、水合氯醛等进行镇定，以提高检查成功率。急危重患者必须做 MRI 检查时，应由临床医师陪同观察，发生紧急情况时，应迅速移至检查室外抢救。

5. 检查前给被检者佩戴棉团或耳机，保护听力，提高检查舒适性。

6. 增强检查需提前由护理人员开通静脉通道。

（三）检查方法

1. 线圈 头颅正交线圈或头颈联合线圈。

2. 体位 仰卧位，头先进，身体与床体保持一致，双肩紧靠线圈，使扫描部位尽量靠近主磁场及线圈的中心，双手置于身体两侧，头部用海绵垫固定，枕部可适当垫高，注意保护听力。

3. 扫描方位

（1）矢状面扫描：以冠状面和横断面作为参考定位。扫描基线平行于大脑矢状裂，双侧对称扫描。扫描范围包括整个鞍区，根据病变大小整体调节，需包括整个病变（图 7-16）。

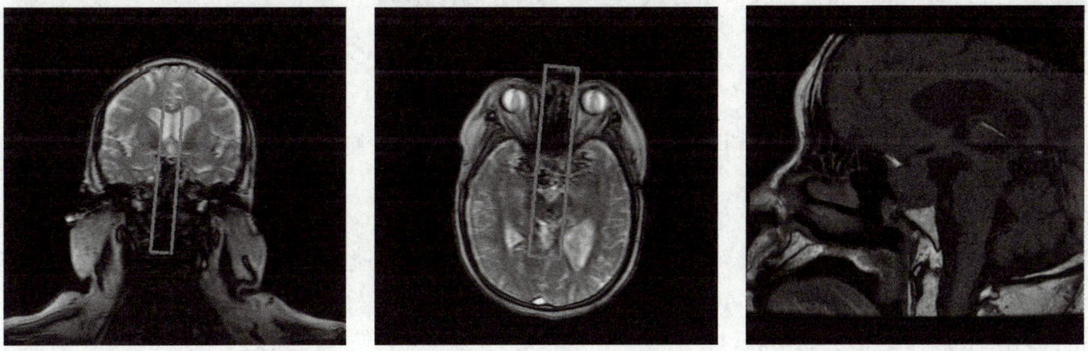

（a）　　（b）　　（c）

图 7-16　鞍区矢状面成像

注：（a）鞍区矢状面在冠状面上定位；（b）鞍区矢状面在横断面上定位；（c）鞍区矢状面 T_1WI 成像。

（2）冠状面扫描：以矢状面和横断面作为参考定位，扫描平面垂直于鞍底（或平行于垂体柄），横断面上与大脑纵裂垂直，双侧对称扫描，范围包含鞍区或病灶区域（图 7-17）。

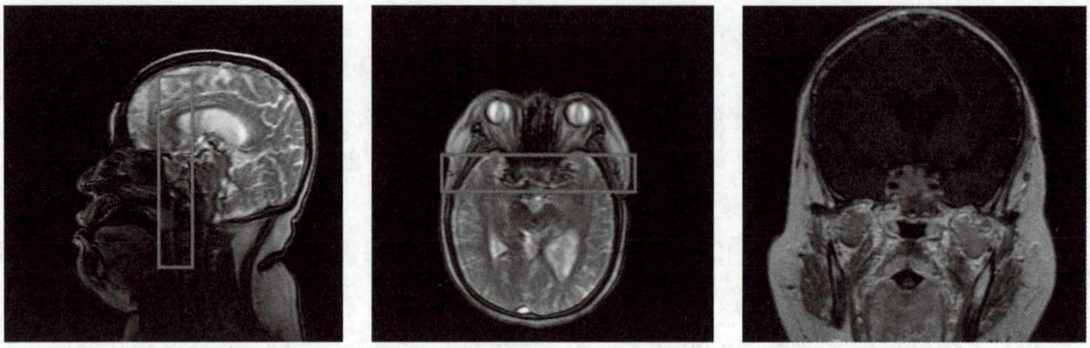

（a） （b） （c）

图 7-17 鞍区冠状面成像

注：（a）鞍区矢状面扫描定位；（b）鞍区横断面扫描定位；（c）鞍区冠状面 T_1 图像。

（3）横断面扫描：在冠状面或矢状面定位像上使成像层面与两侧颞叶底部连线平行且经过鞍区（图 7-18）。

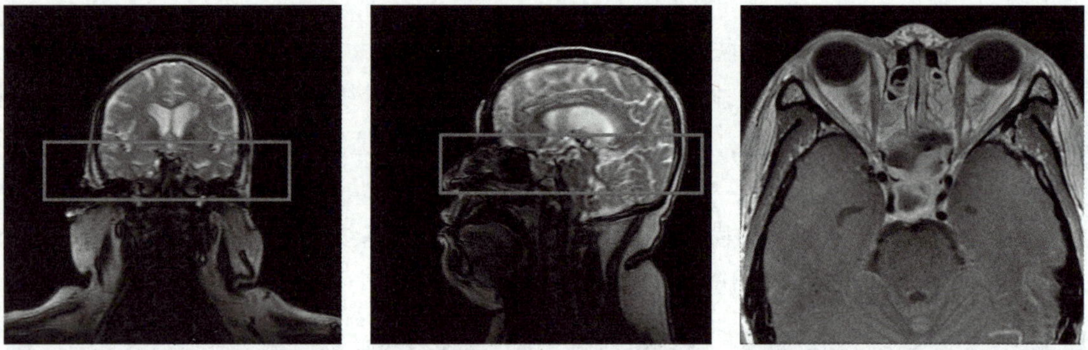

（a） （b） （c）

图 7-18 鞍区横断面成像

注：（a）鞍区冠状面扫描定位；（b）鞍区矢状面扫描定位；（c）鞍区横断面 T_1WI+C 成像。

4. 扫描序列及参数选择

（1）常规序列：常规采用高分辨率、薄层序列扫描。以快速自旋回波序列为主，包括矢状面 T_1WI、冠状面 T_1WI 及 T_2WI，建议矢状面 T_1WI 序列加脂肪抑制，用来鉴别鞍区病变的出血或脂肪成分，同时亦作为增强序列（表 7-3）。

表 7-3 鞍区 MR 成像序列

平扫	序列名称	说明
1	3-pl GRE T_2^* WI	三平面定位
2	Sag FSE T_1WI+FS	矢状面脂肪抑制 T_1WI 成像
3	Cor FSE T_1WI	冠断面 T_1WI 成像
4	Cor FSE T_2WI	冠断面 T_2WI 成像

（2）增强扫描：快速静脉注射 MR 钆对比剂的同时即开始冠状面动态增序列扫描，注射速率 3ml/s，0. 2ml/kg，0. 1mmol/kg。

垂体微腺瘤病变或垂体病变<1cm 时，需行动态增强扫描，即多时相采集，冠状面脂肪抑制 FSE T_1WI 序列快速动态连续成像 6~10 次，单次采集时间 10~30 秒。应注意的是，作为注药前蒙片用的第一期时像采集后，高压注射器立即静脉快速团注 Gd-DTPA 对比剂，注射速度 2~3ml/s。

非垂体微腺瘤（大于 1cm 病变）：一般情况可行普通增强扫描，即以较慢速率静脉注射对比剂后开始普通增强序列扫描，对比剂量 0.2ml/kg，0.1mmol/kg。

（3）参数：小视野及薄层扫描，相位编码方向注意防止卷积伪影。因设备场强、机型不同，具体参数如表 7-4 所示。

表 7-4　鞍区序列参数表

序列	视野（mm）	层厚（mm）	矩阵	TR（ms）	TE（ms）	激励次数
T_1WI	160~200	2~3	256×256	300~700	10~30	2~4
T_2WI	160~200	2~3	256×256	2000~4000	90~120	1~2
动态	160~200	2~3	256×256	300~400	5~10	1~2

（四）图像显示及后处理技术

（1）清晰显示蝶鞍、垂体、垂体柄、视交叉、下丘脑、海绵窦、颈内动脉、大脑前动脉主干等结构，矢状面及冠状面最大化显示垂体柄长度。

（2）无明显运动伪影，磁敏感伪影不影响鞍区影像诊断。

第二节　头颈部磁共振检查

一、眼及眼眶磁共振检查

MRI 在眼科诊断中具有广泛的应用价值，能够提供高清三维成像能力，精确定位眼部结构，并清晰显示神经、眼底、外眼肌和眼眶等部位的解剖细节。其高分辨率的眼底成像可帮助准确诊断视网膜相关疾病如视网膜剥离和黄斑变性，同时通过展示眼球周围的 6 个外眼肌的具体位置和相互连接关系，为临床诊断提供重要参考；结合对比度调节功能，MRI 能够有效识别软组织病变，相较于传统 X 线检查更具优势。

微课：头颈部磁共振检查

（一）适应证

1. 眼眶肿瘤，包括眼球、视神经与眶内的各种肿瘤。
2. 眼肌疾病，如眼格氏病。
3. 血管性疾病，包括眶内静脉曲张、血管畸形、颈内动脉海绵窦瘘等。
4. 外伤。

5. 非金属性眼内和眶内异物。

6. 眶内炎症，包括炎性假瘤与眶内感染。

（二）检查前准备

1. 询问病史，确定有无 MRI 检查的禁忌证，仔细核对申请单。

2. 被检者进入检查室前去除随身携带金属物品、磁性物品、通信器材；铁质担架、轮椅禁止推入检查室。

3. 向被检者讲述检查过程，消除其恐惧心理，嘱被检者在检查过程中不要随意运动，眼部磁共振检查着重对被检者强调眼球不要动，保持闭眼状态。下颌可以微微内收，这样被检者容易保持不动的状态。若有不适及时与检查人员联系。

4. 婴幼儿、烦躁不安者及幽闭恐惧症者，可给予药物，如安定、水合氯醛等进行镇定，以提高检查成功率。急危重患者必须做 MRI 检查时，应由临床医师陪同观察，发生紧急情况时，应迅速移至检查室外抢救。

5. 检查前给被检者佩戴棉团或耳机，保护听力，提高检查舒适性。

6. 增强被检者提前由护理人员开通静脉通道。

（三）检查方法

1. 线圈 头颅专用线圈（图 7-19）包括单通道线圈、多通道线圈、正交线圈、相控阵线圈及头颈联合线圈，需根据检查部位选择，不同线圈的成像质量存在差异。

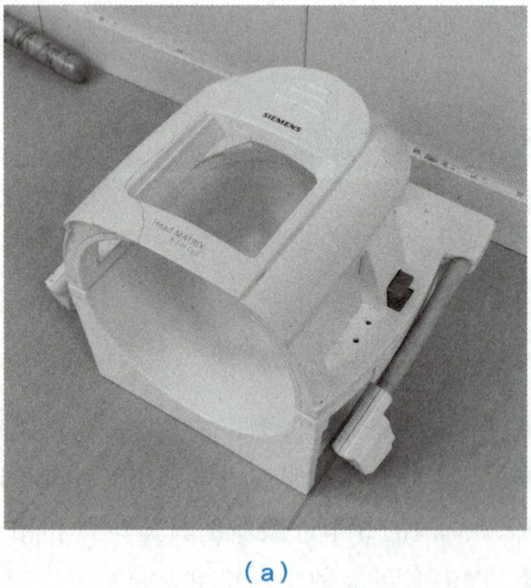

（a）

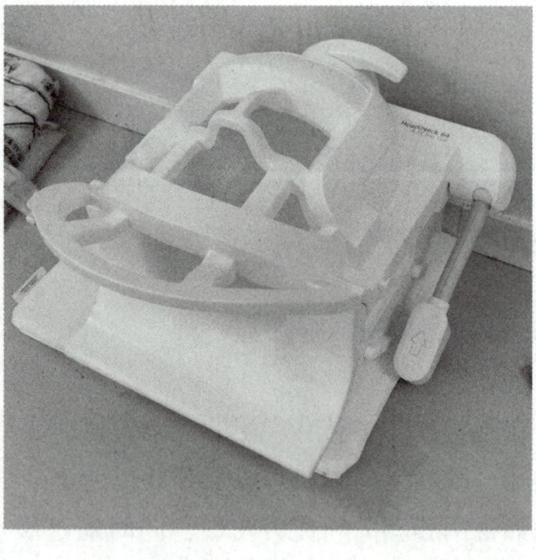

（b）

图 7-19　头颅线圈及头颈联合线圈

注：（a）16 通道头部线圈；（b）64 通道头颈联合线圈。

2. 体位

（1）仰卧位，头先进，双臂置于身体两侧，人体长轴与床面长轴一致，居中，并保持两侧对称，肩部紧贴线圈。头部固定不能转动，被检者不能配合时用三角垫予以固定。嘱被检者在检查过程中双眼平视前方或闭眼，使眼球保持不动。

（2）头部置于线圈内，激光定位十字线位于被检者鼻根部，激光定位时嘱被检者闭眼，避免视网膜光损伤，锁定位置后进床至磁体中心。

（3）婴幼儿因头颅较小，需在其的枕背部加软垫，以确保被检者头颅中心与线圈中心一致。在耳塞周边加三角垫以保证耳塞紧靠患儿耳朵。对颈椎骨折等强迫体位者，被检者应采取自然体位，并加以固定。驼背被检者应根据具体情况采用侧卧、臀部垫高等方法。对意识不清者应将头转向一侧，以防止呕吐物堵塞呼吸道，同时需医护人员陪同。

3. 扫描方位　定位完成后，首先采用三平面定位梯度回波序列快速扫描，同时获得横断面、矢状面、冠状面三个方位的定位像，再通过三平面定位像制订扫描计划。

（1）横断面：矢状面图像上定位横断面，扫描线平行于视神经走行，范围包括眼眶上下壁，冠状面定位像上调整扫描线角度并使之左右对称，横断面定位像上旋转适宜角度（图 7-20）。

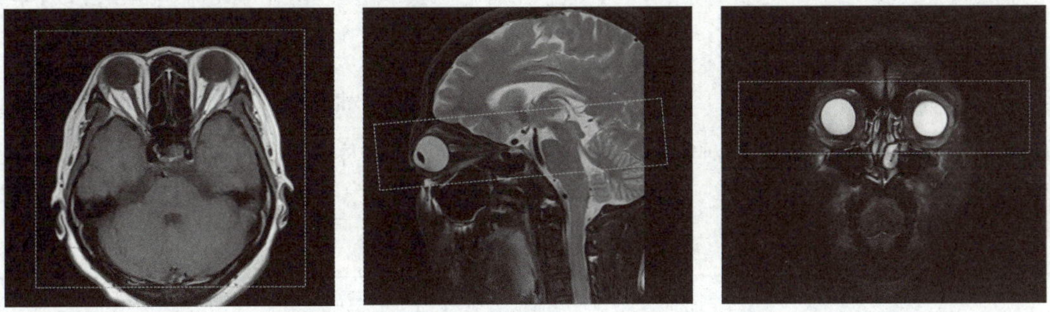

（a）　（b）　（c）

图 7-20　眼及眼眶横断面定位线的设置

注：（a）眼眶横断面在横断面图像定位；（b）眼眶横断面在矢状面图像定位；（c）眼眶横断面在冠状面图像定位。

（2）斜矢状面：横断面图像上定位斜矢状面，扫描线平行于视神经长轴，范围包括眼眶内外侧壁，冠状面上以视神经为中心，调整上下范围，矢状面定位像上旋转到适宜角度。眼部斜矢状面为左右两侧分别定位扫描，定位方法相同（图 7-21）。

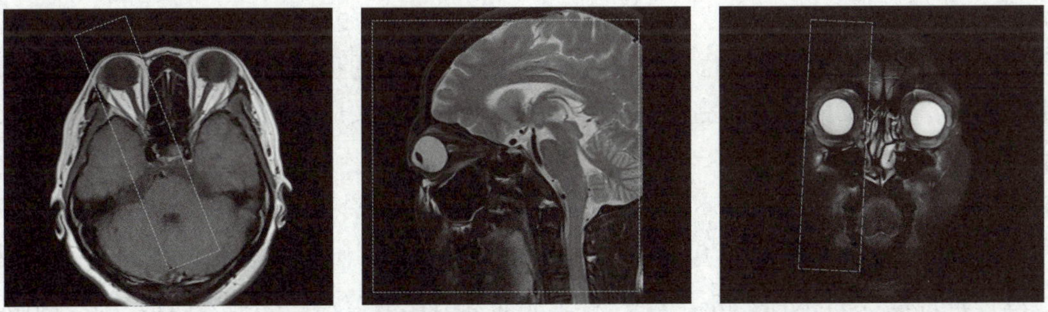

（a）　（b）　（c）

图 7-21　眼及眼眶斜矢状面定位线的设置

注：（a）眼眶斜矢状面在横断面图像定位；（b）眼眶斜矢状面在矢状面图像定位；（c）眼眶斜矢状面在冠状面图像定位。

（3）冠状面：矢状面图像上定位冠状面，扫描线垂直于视神经长轴范围包括眼睑前缘至蝶鞍后床突，横断面定位像上调整扫描线角度并使之左右对称，冠状面定位像上旋转到适宜角度（图 7-22）。

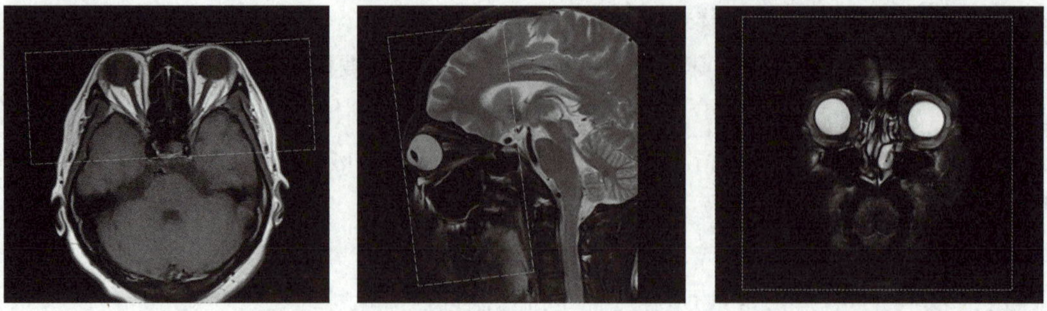

（a）　　（b）　　（c）

图 7-22　眼及眼眶冠状面定位线的设置

注：（a）眼眶冠状面在横断面图像定位；（b）眼眶冠状面在矢状面图像定位；（c）眼眶冠状面在冠状面图像定位。

4. 扫描序列及参数选择

（1）平扫序列：常规序列组合（表 7-5）以快速自旋回波序列为主，是基本扫描序列，其信噪比高，并能提供良好的组织对比度，对解剖结构的显示是梯度回波序列不可比拟的。

表 7-5　眼及眼眶常规扫描序列

序列名称	说明
3-pl GRE T_2^* WI	GRE 三平面快速定位成像
Tra FSE T_2WI	横断面快速自旋回波 T_2 加权成像
Tra FSE T_1WI	横断面快速自旋回波 T_1 加权成像
Tra FSE DIXON/SPAIR T_2WI	横断面快速自旋回波脂肪抑制 T_2 加权成像
Sag FSE DIXON/SPAIR T_2WI	矢状面快速自旋回波脂肪抑制 T_2 加权成像
Cor FSE T_1WI	冠状面快速自旋回波 T_1 加权成像

（2）特殊序列：根据病情需要，可加扫相应的优势序列。如眼部占位可加扫扩散加权（DWI）序列进行辅助诊断。由于眼眶这个位置磁场均匀度差，组织结构也很复杂，所以常规的 DWI EPI 序列变形很大。推荐使用读出方向分段 K 空间的多次激发扩散加权成像序列或 DWI TSE 序列来进行扫描，以减少磁敏感伪影（图 7-23）。

（3）增强扫描：对于平扫疾病不明显或肿瘤占位定性不明确的，需要进行增强扫描，眼部检查使用非特异性钆对比剂，常规剂量 0.1～0.2mmol/kg，以 0.5～1.0ml/s 速度静脉注射后，做横断面、矢状面、冠状面 FSE T_1WI 成像。由于 T_1WI 像上脂肪及对比剂增强区域均为高信号，为增加增强后病变与背景组织间的对比差异，增强前后 T_1WI 应采用脂肪抑制序列。扫描层面、层厚及层间隔与平扫一致。

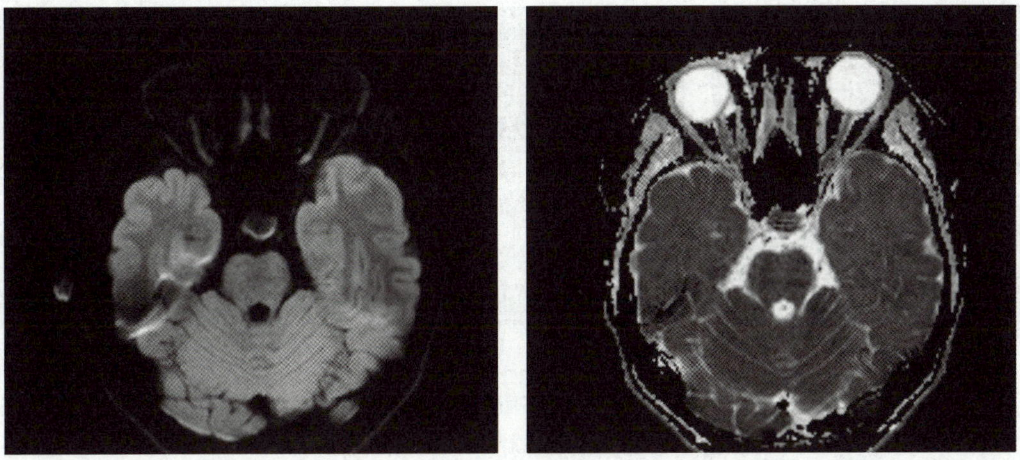

（a）　　　　　　　　　　　　（b）

图 7-23　DWI TSE 序列成像

注：（a）视神经横断面 B 值 1000DWI 图；（b）视神经横断面 ADC 图。

（4）成像参数：因设备场强、机型等不同而有所不同，表 7-6 仅供参考。

表 7-6　眼及眼眶常规平扫序列参数

序列	视野（mm）	层厚（mm）	间隔（%）	矩阵	TR（ms）	TE（ms）
横断面 T_2WI	200×200	2～3	0～10	384×320	3000～4000	80～100
横断面 T_1WI	200×200	2～3	0～10	320×256	300～600	<20
横断面脂肪抑制 T_2WI	200×200	2～3	0～10	320×320	4000～5000	80～100
矢状面 T_2WI	200×200	2～3	0～10	256×224	4000～5000	80～100
冠状面 T_1WI	200×200	2～3	0～10	320×256	300～600	<20

（四）图像显示及后处理技术

1. 图像显示

（1）横断面 T_2WI 序列常用来发现病变，初步判断病变性质，并能很好地显示内外侧直肌及眼球内容物［图 7-24（a）］，增加脂肪抑制技术后可抑制眼眶内脂肪信号，更能突出显示病变［图 7-24（b）］。

（2）横断面 T_1WI 可清楚地显示解剖结构，帮助初步判断病变性质［图 7-24（c）］。冠状面 T_1WI 能很好地显示眼内外、上下直肌及与视神经的关系。

（3）矢状面 T_2WI 平行于视神经扫描，可更好地观察视神经及上下直肌［图 7-25（a）］。

（4）冠状面 T_1WI 能很好地显示眼内外、上下直肌与视神经的关系［图 7-25（b）］。

（5）DWI 序列可对肿瘤的诊断起到辅助作用［图 7-25（c）］。

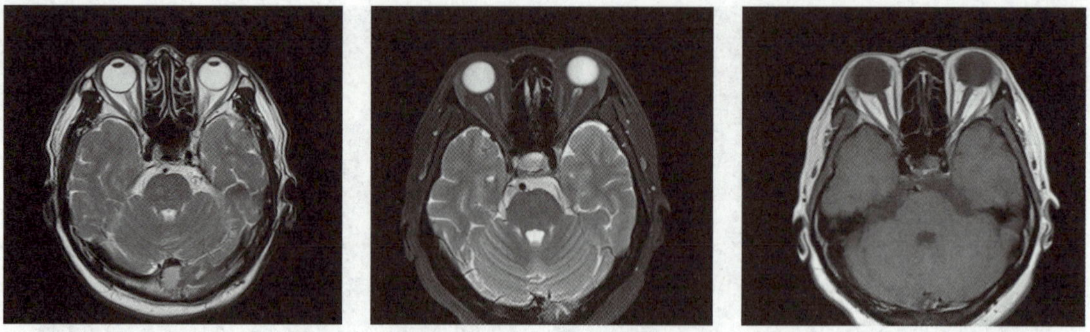

（a）（b）（c）

图 7-24　眼及眼眶磁共振横断面

注：（a）T_2WI；（b）脂肪抑制 T_2WI；（c）T_1WI。

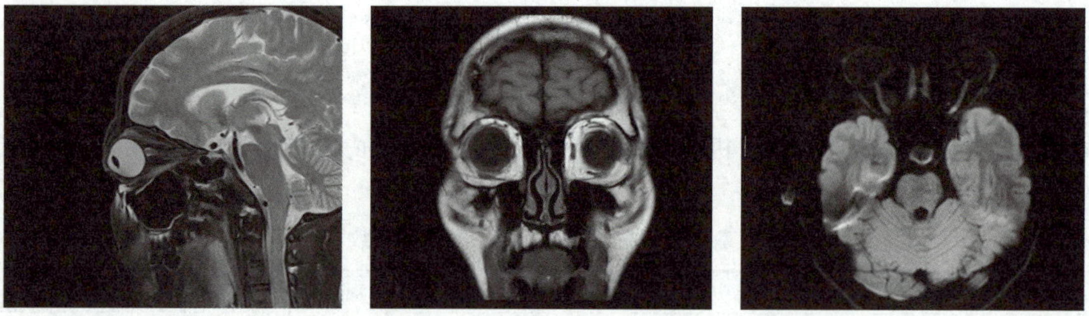

（a）（b）（c）

图 7-25　眼及眼眶磁共振矢状面、冠状面及 DWI 成像

注：（a）T_2WI 矢状面；（b）T_1WI 冠状面；（c）DWI。

（6）增强扫描：观察病变强化特征，利于定性。占位性病变破坏血脑屏障后，供血丰富，强化明显（图 7-26）。

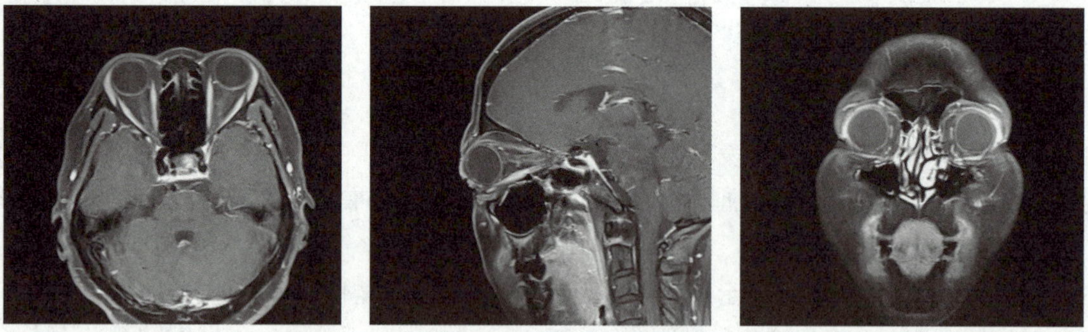

（a）（b）（c）

图 7-26　眼及眼眶磁共振强化图像

注：（a）横断面；（b）矢状面；（c）冠状面。

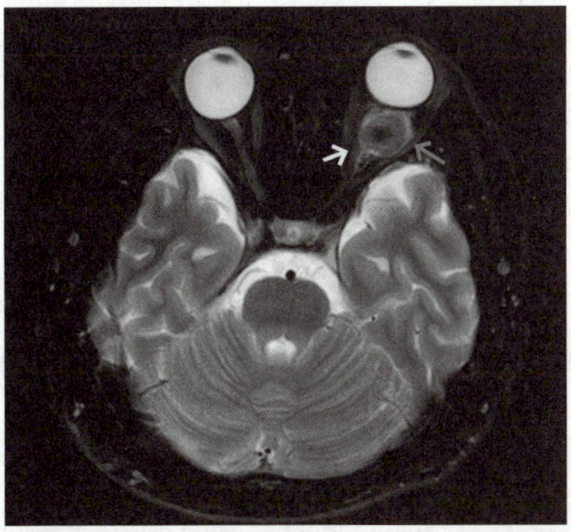

（a）

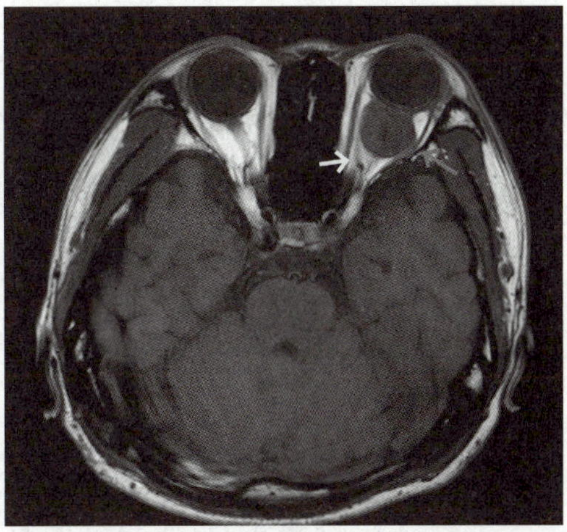

（b）

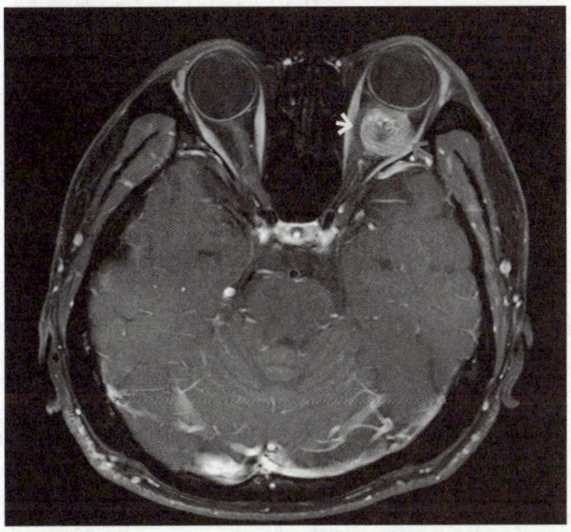

（c）

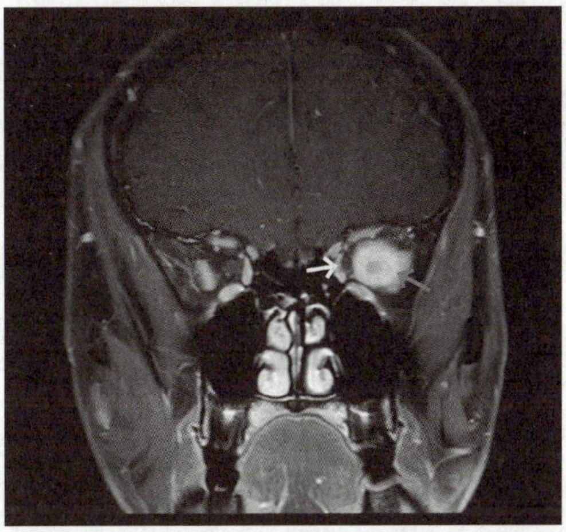

（d）

图 7-27　左侧眼球后方肌锥见类圆形等 T_1，长短 T_2 混杂信号（右侧箭头），病变推压视神经（左侧箭头）内移，增强扫描病灶呈明显不均匀强化（符合左侧眼球后方肌锥内肿瘤 MRI 表现）

注：（a）横断面脂肪抑制 T_2WI；（b）横断面 T_1WI；（c）（d）增强后，横断面、冠状面脂肪抑制 T_1WI。

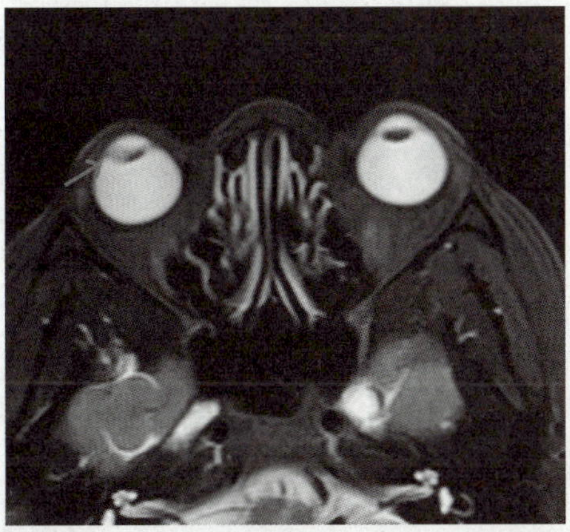

（a）

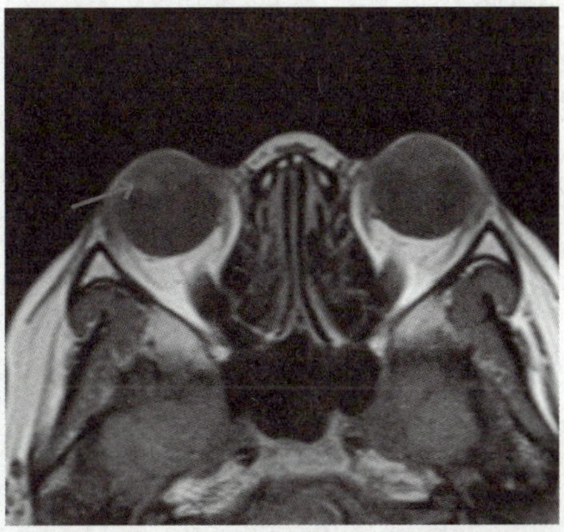

（b）

图 7-28　右晶状体外下缘见一略短 T_1 等 T_2 异常信号灶（箭头），增强扫描明显强化，边界清（符合肿瘤 MRI 表现）

注：（a）横断面脂肪抑制 T_2WI；（b）横断面 T_1WI ；（c）（d）增强后，横断面、矢状面脂肪抑制 T_1WI。

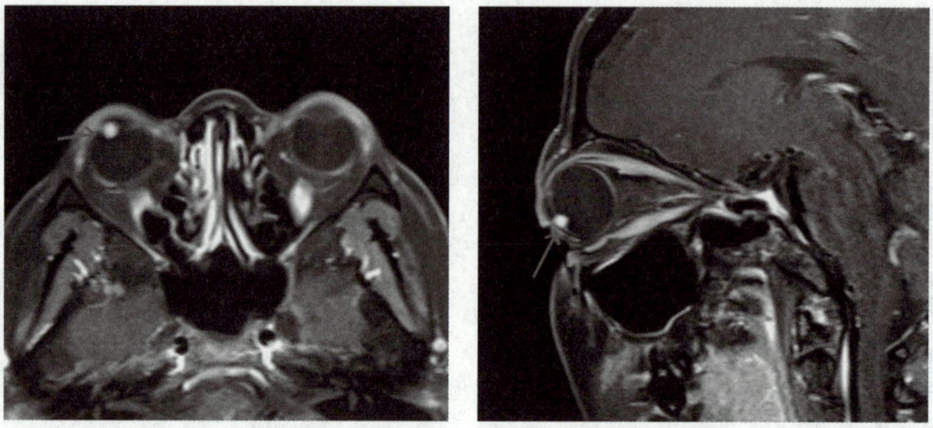

（c）　　（d）

图 7-28 （续图）

2. 后处理技术　常规序列扫描一般无须做后处理。

二、颞骨（内耳）磁共振检查

内耳磁共振检查凭借其高分辨率成像能力，能够清晰显示内耳结构，如耳蜗、前庭和半规管，为评估内耳功能提供重要参考；同时，其无创性特点使其备受青睐，多方位成像技术进一步增强了对内耳各部位的观察。此外，MRI 在软组织分辨率上有显著优势，能够清晰区分不同组织，并通过多参数对比提高诊断准确性。内耳磁共振水成像和钆造影技术分别提供了高对比度和内淋巴积水显示功能，极大提升了对内耳疾病如梅尼埃病的诊断能力。

（一）适应证

1. 耳鸣、眩晕等。
2. 中耳炎症性病变。
3. 外耳道外伤。
4. 占位性病变，如各种良恶性占位病变。
5. 内耳先天性发育异常。

（二）检查前准备

参见本节“一、眼及眼眶磁共振检查技术”。

（三）检查方法

1. 线圈　参见本节“一、眼及眼眶磁共振检查技术”。

2. 体位

（1）仰卧位，头先进，双臂置于身体两侧，人体长轴与床面长轴一致，居中，并保持两侧对称，肩部紧贴线圈。头部固定不能转动，被检者不能配合时用三角垫予以固定。嘱被检者在检查过程中双眼平视前方或闭眼，使眼球保持不动。

（2）头部置于线圈内，定位中心位于双耳中心连线，激光定位时嘱被检者闭眼，避免视网膜光损伤，锁定位置后进床至磁体中心。

（3）婴幼儿因头颅较小，需在他们的枕背部加软垫，以确保被检者头颅中心与线圈中心一致。在耳塞周边加三角垫以保证耳塞紧靠患儿耳朵。对颈椎骨折等强迫体位者，应采用被检者自然体位，并加以固定。驼背的被检者应根据具体情况采用侧卧、臀部垫高等方法。对意识不清者，应将头转向一侧，以防止呕吐物堵塞呼吸道，同时需医护人员陪同。

3. 扫描方位　定位完成后，首先采用三平面定位梯度回波序列（3-plan）快速扫描，同时获得横断面、矢状面、冠状面三个方位的定位像，再通过三平面定位像制订扫描计划。

（1）横断面：横断面扫描是内耳的主要扫描方位，目的是观察内耳临近结构及附近脑组织结构，一般以内耳道为中心按照颅脑正常周围扫描。如果对内耳道解剖不是非常了解，可以以第四脑室中心为扫描中心层面（图 7-29）。

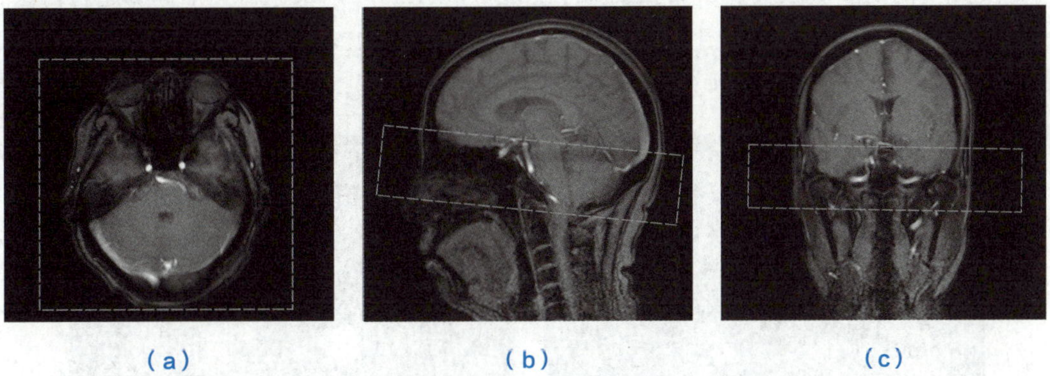

图 7-29　颞骨（内耳）横断面定位线的设置

注：(a) 颞骨（内耳）横断面在横断面图像定位；(b) 颞骨（内耳）横断面在矢状面图像定位；(c) 颞骨（内耳）横断面在冠状面图像定位。

（2）冠状面：加扫冠状面可以使横断面定位更加准确，更对称（图 7-30）。

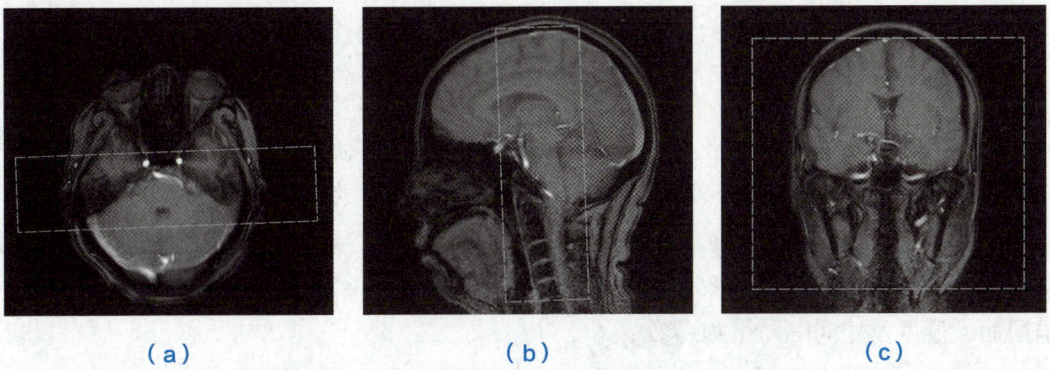

图 7-30　颞骨（内耳）冠状面定位线的设置

注：(a) 颞骨（内耳）冠状面在横断面图像定位；(b) 颞骨（内耳）冠状面在矢状面图像定位；(c) 颞骨（内耳）冠状面在冠状面图像定位。

4. 扫描序列及参数选择

（1）平扫序列：即常规扫描序列（表 7-7），以快速自旋回波序列为主，是基本扫描序列，其信噪比高，并能提供良好的组织对比度，对解剖结构的显示是梯度回波序列不可比拟的。

表 7-7 颞骨（内耳）常规扫描序列

序列名称	说明
3-pl GRE T_2^* WI	GRE 三平面快速定位成像
Cor FSE T_2WI	冠状面快速自旋回波 T_2WI
Tra FSE T_2WI FS	横断面脂肪抑制 T_2WI
Tra FSE T_1WI	横断面快速自旋回波 T_1WI
T_2 tra space iso	超长 TE 薄层 3D 序列

（2）特殊序列：①颞骨（内耳）占位可加扫扩散加权（DWI）序列进行辅助诊断。由于颞骨（内耳）这个位置磁场均匀度差，组织结构也很复杂，所以常规的 DWI EPI 序列变形很大。推荐使用读出方向分段 K 空间的多次激发扩散加权成像序列或 DWI TSE 序列来进行扫描。②超长薄层 3D 扫描序列是为了显示内耳神经的走行［图 7-31（a）］，并可以利用 MIP 功能完成半规管及耳蜗水成像后处理［图 7-31（b）］，同时也是观察神经和血管关系最重要的序列。

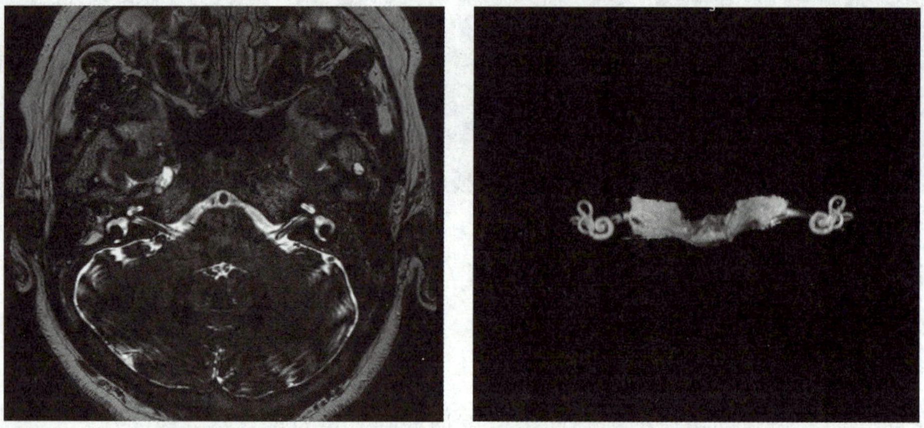

（a）　（b）

图 7-31 颞骨（内耳）超长 TE 薄层 3D 序列

注：（a）薄层序列显示内耳神经走行；（b）MIP 功能重建后的半规管及耳蜗水成像。

（3）增强扫描：对于平扫疾病不明显或肿瘤占位定性不明确的，需要进行增强扫描，颞骨（内耳）检查选用的是非特异性对比剂钆喷酸葡胺（Gd-DTPA），常规剂量 0.1～0.2mmol/kg，以 0.5～1.0ml/s 速度静脉注射后，做横断面、矢状面、冠状面 FSE T_1WI 成像。由于 T_1WI 上脂肪及对比剂增强区域均为高信号，为增加增强后病变与背景组织间的对比差异，增强前后 T_1WI 应采用脂肪抑制序列。扫描层面、层厚及层间隔与平扫一致。

（4）成像参数：因设备场强、机型等不同而有所不同，表 7-8 仅供参考。

表 7-8　颞骨（内耳）常规平扫序列参数

序列	视野（mm）	层厚（mm）	间隔（%）	矩阵	TR（ms）	TE
冠状面 T_2WI	200×200	2～3	0～10	384×320	3000～4000	90～120ms
横断面脂肪抑制 T_2WI	200×200	2～3	0～10	384×384	4000～5000	90～120ms
横断面 T_1WI	200×200	2～3	0～10	320×320	300～500	最小

（四）图像显示及后处理技术

1. 图像显示

（1）横断面 T_2WI 序列作用是发现病变，初步判断病变性质［图 7-32（a）］。

（2）横断面 T_1WI 序列作用是为了评判病变性质，提供参考信息［图 7-32（b）］。

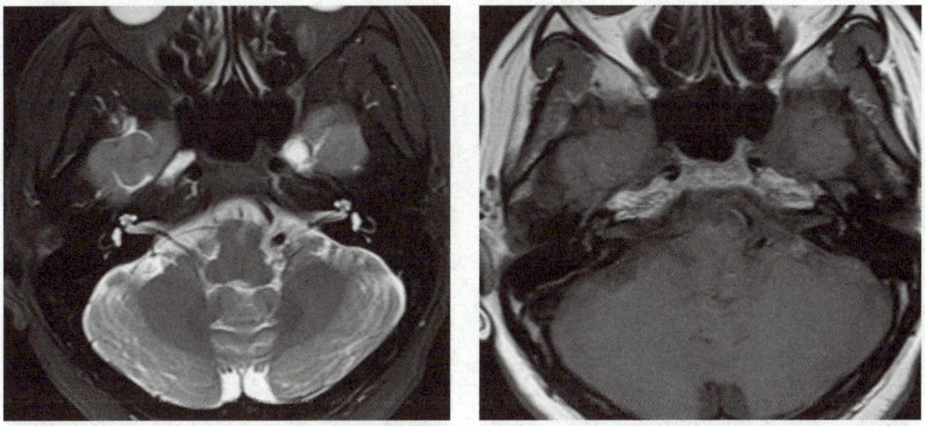

（a）　（b）

图 7-32　颞骨（内耳）横断面显示

注：（a）横断面脂肪抑制 T_2WI，（b）横断面 T_1WI。

（3）增强扫描：观察病变强化特征，利于定性（图 7-33，图 7-34）。

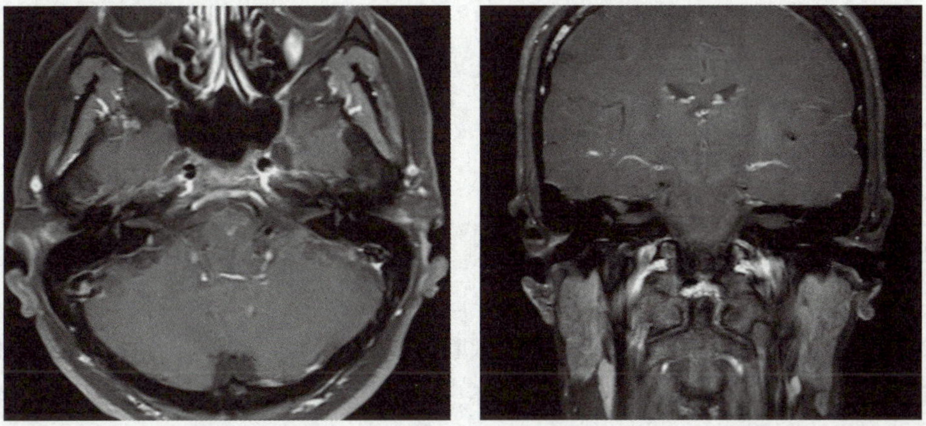

（a）　（b）

图 7-33　颞骨（内耳）磁共振强化图像

注：（a）横断面；（b）冠状面。

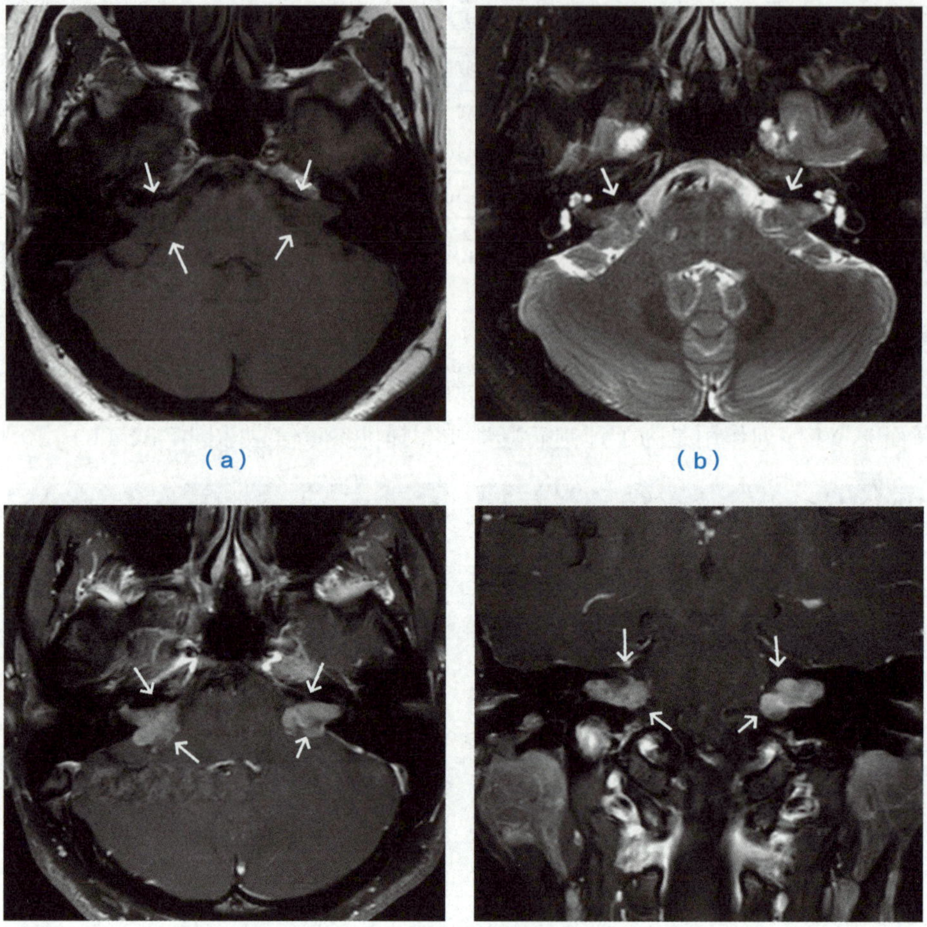

(a)　(b)　(c)　(d)

图 7-34　颞骨（内耳）神经源性肿瘤磁共振强化图像

注：双侧桥小脑角见不规则团块状（箭头）等长 T_1［图 7-34（a）左上］等 T_2［图 7-34（b）右上］信号灶，边界清，增强明显强化［图 7-34（c）左下，图 7-34（d）右下］，局部凸入内听道内，双侧内听道明显扩大，双侧面神经显示欠清，符合神经源性肿瘤 MRI 表现。

2. 后处理技术　常规序列扫描一般无须做后处理。

三、鼻窦及鼻咽部磁共振检查

磁共振成像在鼻咽部软组织的诊断中具有优势，能够提供高清晰度的图像，比 CT 的诊断价值更高。MRI 的不同序列扫描各有特点，尤其适用于诊断鼻窦炎、鼻息肉和鼻窦肿瘤等病症。MRI 的高敏感性能清晰展示鼻窦和鼻腔结构，帮助医生准确判断病变位置和严重程度，并提供眼眶和颅底等周围结构的详细信息，对制订治疗方案至关重要。此外，MRI 是诊断鼻窦肿瘤的重要工具，能够提供详细的解剖信息，帮助区分肿瘤性质（良性或恶性），评估肿瘤扩散范围，对规划适当的治疗如手术或放疗至关重要。磁共振检查还能评估鼻窦炎和鼻息肉可能引起的并发症，如眼眶或颅内并发症，对于这些可能需要紧急处理的并发症，MRI 能提供关键信息，帮助医生快速做出反应。对于正在接受治疗的患者，定期的鼻窦磁共振检查可用于监测治疗效果，通过比较治疗前后的影像，医生可以判断治疗是否有效，或者是否需要调整治疗方案。

（一）适应证

1. 鼻咽部肿瘤，如鼻咽癌、纤维血管瘤和脊索瘤等。
2. 鼻咽部肉芽肿性病变。
3. 鼻窦肿瘤、囊肿、炎症、息肉及黏膜增厚、窦内积液、积脓等。
4. 其他部位病变侵犯鼻咽部黏膜间隙者。

（二）检查前准备

参见本节“一、眼及眼眶磁共振检查”。

（三）检查方法

1. 线圈　头颅专用线圈加颈部专用线圈或头颈联合线圈（图7-35）。

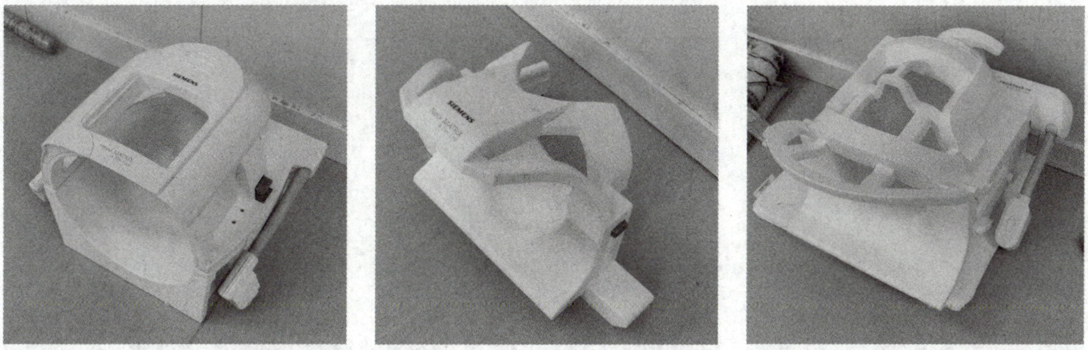

（a）　（b）　（c）

图7-35　线圈

注：（a）头颅线圈；（b）颈部线圈；（c）头颈联合线圈。

2. 体位

（1）仰卧位，头先进，双臂置于身体两侧，人体长轴与床面长轴一致，居中，并保持两侧对称，肩部紧贴线圈。头部固定不能转动，被检者不能配合时用三角垫予以固定。

（2）头部置于线圈内，定位十字中心位于被检者鼻尖，激光定位时嘱被检者闭眼，避免视网膜光损伤，锁定位置后进床至磁体中心。

（3）婴幼儿因头颅较小，需在他们的枕背部加软垫，以确保被检者头颅中心与线圈中心一致。在耳塞周边加三角垫以保证耳塞紧靠患儿耳朵。对颈椎骨折等强迫体位者，应采用被检者自然体位，并加以固定。驼背的被检者应根据具体情况采用侧卧、臀部垫高等方法。对意识不清者，应将头转向一侧，以防止呕吐物堵塞呼吸道，同时需医护人员陪同。

3. 扫描方位　定位完成后，首先采用三平面定位梯度回波序列（3-plan）快速扫描，同时获得横断面、矢状面、冠状面三个方位的定位像，再通过三平面定位像制订扫描计划。

（1）横断面：在三平面定位像的矢状面定位像上定位横断面，使扫描平面平行于硬腭，在冠状面定位像上调整角度使之左右对称，横断面定位像上旋转到适宜角度。扫描范围上至额窦上缘，由于鼻咽癌患者经常需要观察颈部淋巴结的转移情况，可根据病变范围增加层数或层厚来扩大扫描范围（图7-36）。

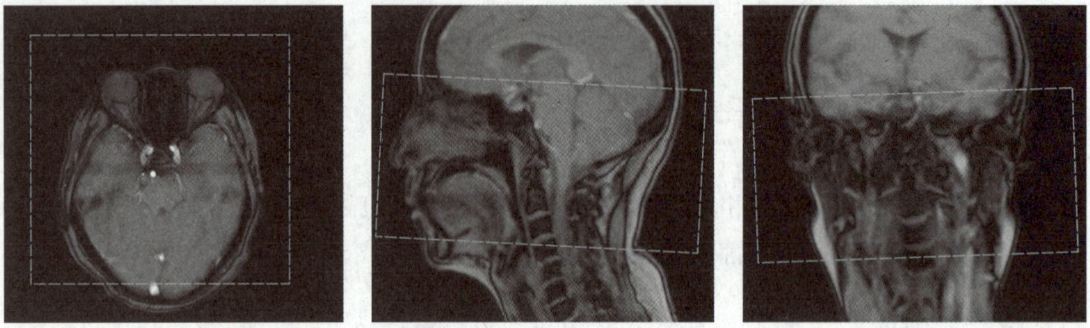

（a）　（b）　（c）

图 7-36　鼻窦及鼻咽横断面定位线的设置

注：(a) 鼻窦及鼻咽横断面在横断面图像定位；(b) 鼻窦及鼻咽横断面在矢状面图像定位；(c) 鼻窦及鼻咽横断面在冠状面图像定位。

（2）矢状面：在横断面和冠状面图像上定位矢状面，平行于颌面部正中矢状线，扫描范围要包括两侧上颌窦外侧壁或根据病灶大小调整扫描范围（图 7-37）。

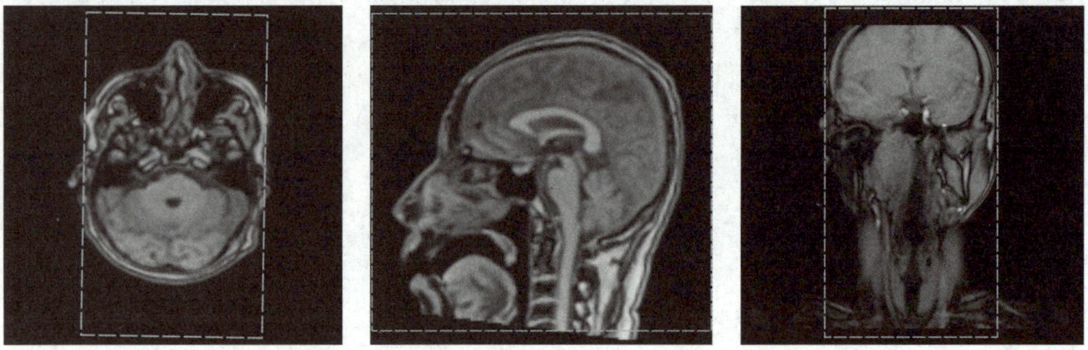

（a）　（b）　（c）

图 7-37　鼻窦及鼻咽矢状面定位线的设置

注：(a) 鼻窦及鼻咽矢状面在横断面图像定位；(b) 鼻窦及鼻咽矢状面在矢状面图像定位；(c) 鼻窦及鼻咽矢状面在冠状面图像定位。

（3）冠状面：矢状面和横断面图像上定位冠状面图像，扫描线垂直于软腭，平行于颌面部冠状线或平行于鼻尖与鼻根连线的冠状线，范围包含鼻尖软组织前缘至鼻咽后壁。横断面定位像上调整角度使之左右对称，冠状面定位像上旋转到适宜角度（图 7-38）。

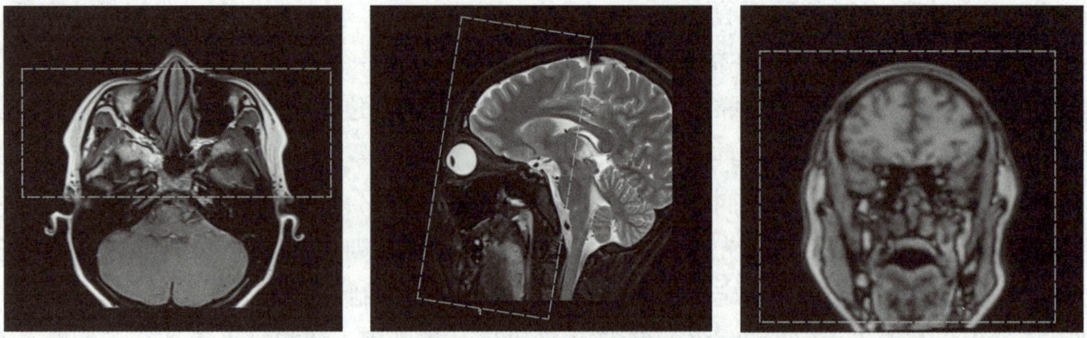

（a）　（b）　（c）

图 7-38　鼻窦及鼻咽冠状面定位线的设置

注：(a) 鼻窦及鼻咽冠状面在横断面图像定位；(b) 鼻窦及鼻咽冠状面在矢状面图像定位；(c) 鼻窦及鼻咽冠状面在冠状面图像定位。

4. 扫描序列及参数选择

（1）平扫序列：即常规扫描序列（表7-9），以快速自旋回波序列为主，是基本扫描序列，其信噪比高并能提供良好的组织对比度，对解剖结构的显示是梯度回波序列不可比拟的。

表7-9 鼻窦及鼻咽常规扫描序列

序列名称	说明
3-pl GRE T_2^* WI	GRE 三平面快速定位成像
Tra FSE T_2WI	横断面快速自旋回波 T_2WI
Tra FSE T_1WI	横断面快速自旋回波 T_1WI
Tra FSE DIXON（或 Trim）T_2WI	横断面快速自旋回波脂肪抑制 T_2WI
Sag FSE T_2WI/Sag FSE DIXON T_2WI	矢状面快速自旋回波 T_2 加权/脂肪抑制成像
Cor FSE T_2WI/Cor FSE DIXON T_2WI	冠状面快速自旋回波 T_2 加权/脂肪抑制成像

（2）特殊序列：根据病情及病变需要，可增加扫相应优势序列。如加扫扩散加权（DWI）序列进行辅助诊断。DWI 在鼻窦及鼻咽磁共振成像具有高敏感性，特别是在检测鼻窦黏膜下病变方面。DWI 通过测量水分子的扩散能力来评估组织结构的特性，这对于识别和区分不同类型的鼻窦病变至关重要。DWI 尤其在鉴别鼻窦及鼻咽内的良恶性肿瘤方面有优势。例如，鼻窦内的恶性肿瘤通常会导致水分子扩散受限，因为在肿瘤组织中水分子的运动受到紧密排列的细胞结构的限制。由于鼻腔内气体和骨骼结构的影响，此位置磁场均匀度差，组织结构也很复杂，所以常规的平面回波成像（echo planar imaging）的 DWI 序列变形很大。推荐使用读出方向分段 K 空间的多次激发扩散加权成像序列或快速自旋回波（fast spin echo）DWI 序列来进行扫描。

（3）增强扫描：对于平扫疾病不明显或肿瘤占位定性不明确的，需要进行增强扫描，鼻窦及鼻咽检查选用的是钆对比剂，常规剂量 0.1~0.2mmol/kg，以 0.5~1.0ml/s 速度静脉注射后，做横断面、矢状面、冠状面 FSE T_1WI 成像。由于 T_1WI 上脂肪及对比剂增强区域均为高信号，为增加增强扫描后病变与背景组织间的对比差异，增强前后 T_1WI 应采用脂肪抑制序列。由于鼻窦及鼻咽部解剖形态不规则，组织结构复杂，使局部磁场均匀性较差，此时脂肪饱和法（fat saturation）抑脂不均匀。可首选水脂分离（DIXON）脂肪抑制技术进行扫描。增强扫描可进一步辨别病变的边界、范围、性质及血供情况，扫描层面、层厚及层间隔与平扫一致。

（4）成像参数：因设备场强、机型等不同而有所不同，表7-10仅供参考。

表7-10 鼻部及鼻窦常规平扫序列参数

序列	视野（mm）	层厚（mm）	间隔（%）	矩阵	TR（ms）	TE
横断面 T_2WI	200×200	3~4	10~20	384×320	3000~5000	80~100ms
横断面 T_1WI	200×200	3~4	10~20	320×256	300~600	最小
横断面脂肪抑制 T_2WI	200×200	3~4	10~20	320×320	3000~5000	80~100ms
矢状面脂肪抑制 T_2WI	200×200	3~4	10~20	256×224	3000~5000	80~100ms
冠状面脂肪抑制 T_2WI	200×200	3~4	10~20	320×256	3000~5000	80~100ms
扩散成像	200×200	3~4	10~20	128×128	>3000	最小

（四）图像显示及后处理技术

1. 图像显示

（1）横断面 T_2WI 序列常用作发现病变，初步观察病变范围、判断病变性质。脂肪抑制 T_2WI 成像推荐使用反转恢复（turbo inversion recovery magnitude）或者水脂分离（DIXON）技术，脂肪抑制后，提高组织对比，进一步判断 T_2WI 上高信号病灶的性质，鉴别 T_2WI 图像高信号的区域是否含脂肪成分［图 7-39（a）（b）］。

（2）横断面 T_1WI 可清楚地显示解剖结构，帮助初步判断病变范围及病变性质［图 7-39（c）］。

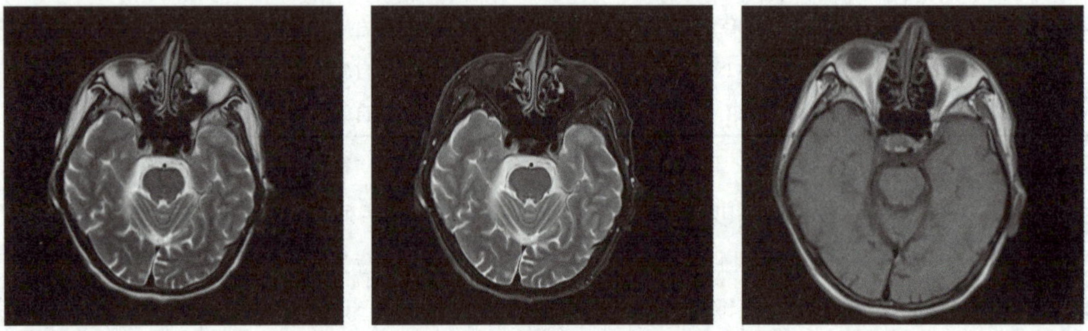

（a）（b）（c）

图 7-39 鼻窦及鼻咽横断面磁共振

注：（a）T_2WI；（b）脂肪抑制 T_2WI；（c）T_1WI。

（3）冠状面 T_2WI 可选择进行脂肪抑制，用于辅助诊断病变性质。抑脂方式因鼻窦及鼻咽的特殊解剖结构可选择反转恢复或水脂分离抑脂［图 7-40（a）］。

（4）矢状面 T_2WI 可更加直观地观察病变与周围组织的上下，前后关系及侵犯、推移情况。抑脂方式因鼻窦及鼻咽的特殊解剖结构可选择 DIXON 抑脂［图 7-40（b）］。

（5）扩散加权成像逐渐受到临床的重视，原因在于扩散加权成像对病变具有非常高的敏感性，该序列在磁场和磁化率不均匀的区域以产生变形及磁化率伪影，所以在副鼻窦扫描过程中要避免金属假牙等对图像进行干扰，且 b 值不宜太大。推荐使用读出方向分段 K 空间的多次激发扩散加权成像序列或快速自旋回波（fast spin echo）DWI 序列来进行扫描［图 7-40（c）］。

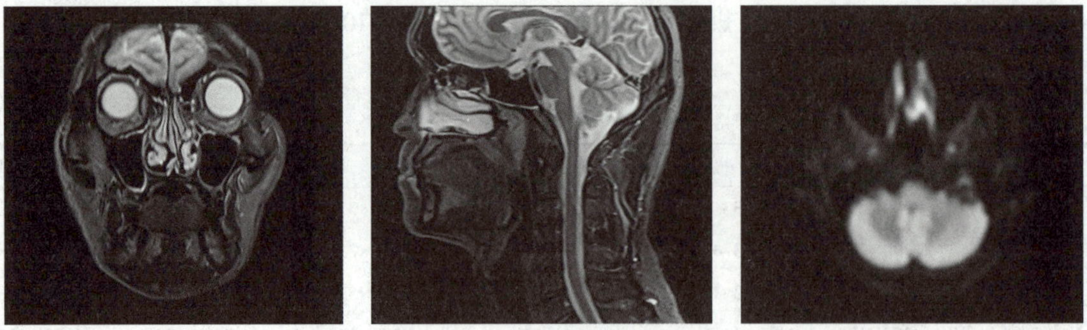

（a）（b）（c）

图 7-40 鼻及鼻窦矢状面、冠状面及扩散加权成像

注：（a）冠状面脂肪抑制 T_2WI；（b）矢状面脂肪抑制 T_2WI；（c）DWI。

（6）增强扫描：首选采用水脂分离（DIXON）脂肪抑制技术进行扫描。增强扫描进一步辨别病变的边界、范围、性质及血供情况，另外可在序列中增加上下平行饱和带抑制血管搏动伪影，但会导致 TR 时间增加（图 7-41，图 7-42）。

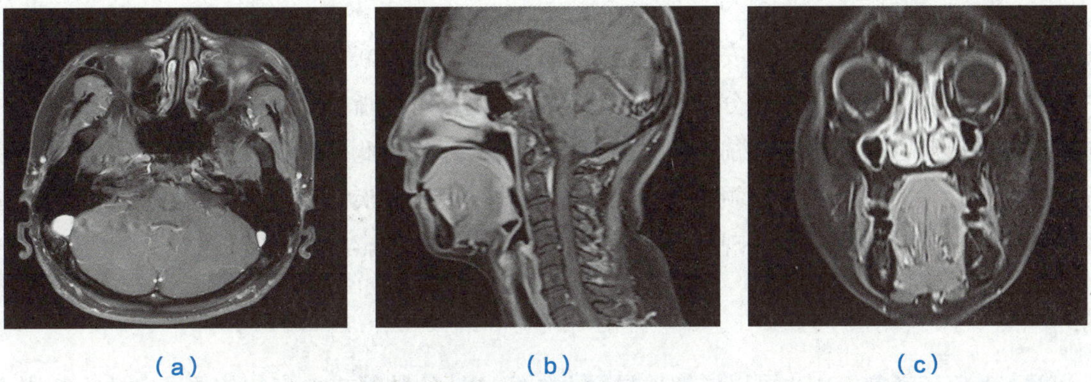

图 7-41　鼻窦及鼻咽磁共振增强序列

注：（a）横断面脂肪抑制 T_1WI；（b）矢状面脂肪抑制 T_1WI；（c）冠状面脂肪抑制 T_1WI。

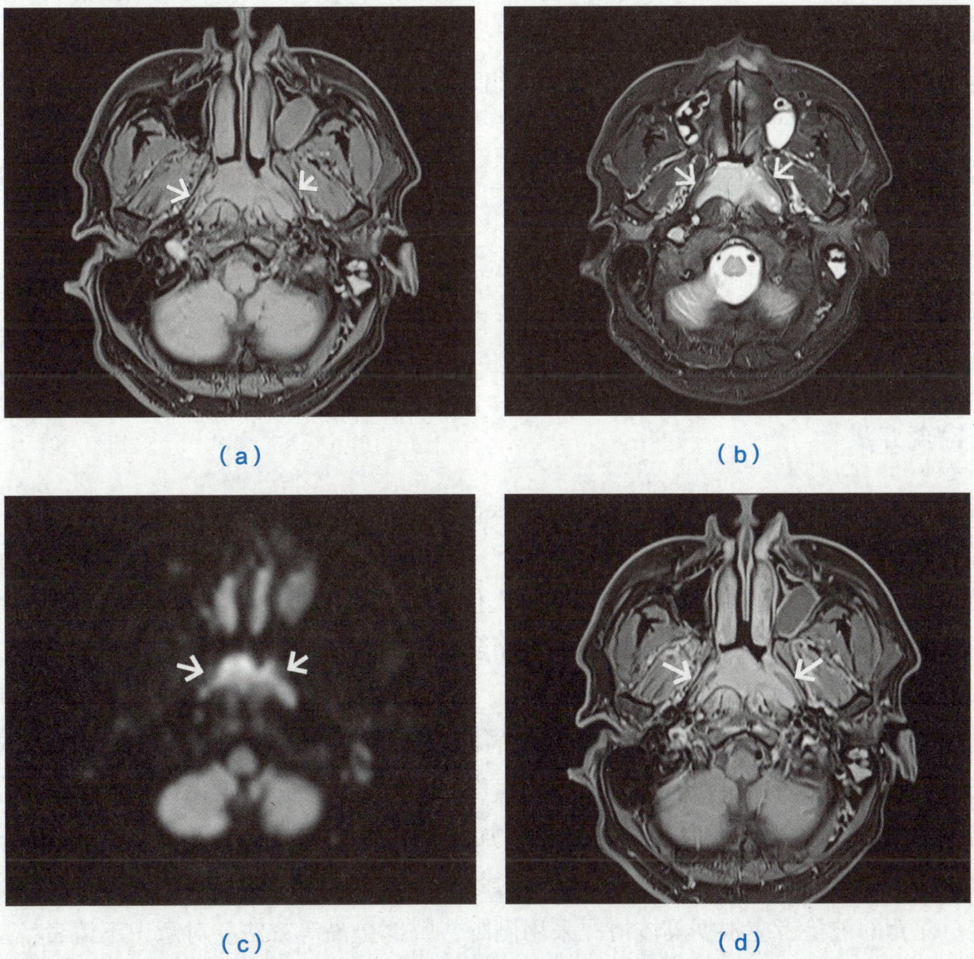

图 7-42　鼻咽部恶性肿瘤的磁共振表现

注：鼻咽顶后壁黏膜明显增厚膨隆（箭头），右侧为著，呈不规则团块状稍短 T_1［图 7-42（a）左上］、稍长 T_2［图 7-42（b）右上］异常信号灶，DWI 图［图 7-42（c）左下］扩散受限。增强扫描后可见明显欠均匀强化，符合鼻咽恶性肿瘤并周围软组织及斜坡受累表现。

2. 后处理技术 常规序列扫描一般无须做后处理。

四、颌面及口腔磁共振检查

颌面及口腔磁共振检查是一种安全、无放射性损害的影像诊断方法，在颌面及口腔疾病的诊断和评估中具有显著优势。其高软组织分辨率和多参数成像技术可清晰显示病变范围及其与周围结构的关系，同时无骨伪影特性使图像更加细腻，适合复杂结构的评估。此外，任意方位倾斜扫描成像提供了更多角度的视野，尤其适用于颞下颌关节紊乱综合征、神经相关疾病及肿瘤诊断。其定性诊断能力使其在肿瘤鉴别和放疗疗效观察中表现突出，同时对金属修复体的影响较小，仍能发挥重要作用。

（一）适应证

1. 上颌窦肿瘤和炎症 MRI 可以详细地显示上颌窦区域的肿瘤或炎症的位置、大小，以及与周围组织的关系。

2. 腮腺区肿瘤 MRI 对于腮腺区域的肿瘤具有良好的显示效果，可以帮助医生准确评估肿瘤的性质及其扩散范围。

3. 口咽部肿瘤 由于 MRI 具有高分辨率的软组织对比，它对于口咽部肿瘤的诊断具有独特的优势，可以帮助区分肿瘤的性质和深度。

4. 面深部肿瘤 如颞颌关节肿瘤等面深部肿瘤，MRI 能够清晰显示肿瘤的位置、大小及其与周围组织的毗邻关系。

（二）检查前准备

参见本节“一、眼及眼眶磁共振检查”。

（三）检查方法

1. 线圈 参见本节“三、鼻窦及鼻咽部磁共振检查”。

2. 体位

（1）仰卧位，头先进，双臂置于身体两侧，人体长轴与床面长轴一致，居中，并保持两侧对称，肩部紧贴线圈。头部固定不能转动，被检者不能配合时用三角垫予以固定。嘱被检者在检查过程中双眼平视前方或闭眼，使眼球保持不动。

（2）头部置于线圈内，定位中心位于鼻根或眉间，激光十字定位线位于被检者鼻尖与鼻根连线中点，激光定位时嘱被检者闭眼，避免视网膜光损伤，锁定位置后进床至磁体中心。

（3）婴幼儿因头颅较小，需在他们的枕背部加软垫，以确保被检者头颅中心与线圈中心一致。在耳塞周边加三角垫以保证耳塞紧靠患儿耳朵。对颈椎骨折等强迫体位者，应采用被检者自然体位，并加以固定。驼背的被检者应根据具体情况采用侧卧、臀部垫高等方法。对意识不清者，应将头转向一侧，以防止呕吐物堵塞呼吸道，同时需医护人员陪同。

3. 扫描方位 定位完成后，首先采用三平面定位梯度回波序列（3-plan）快速扫描，同时获得横断面、矢状面、冠状面三个方位的定位像，再通过三平面定位像制订扫描计划。

（1）横断面：在冠状及矢状面上定位。在矢状面上定位线平行于硬腭，在冠状面上调整角度使双侧对称扫描，扫描范围上至额窦下至下颌骨下缘（如扫描腮腺，上下包括双侧腮腺上下缘），根据病变调整扫描范围，需包括整个病变范围（图7-43）。

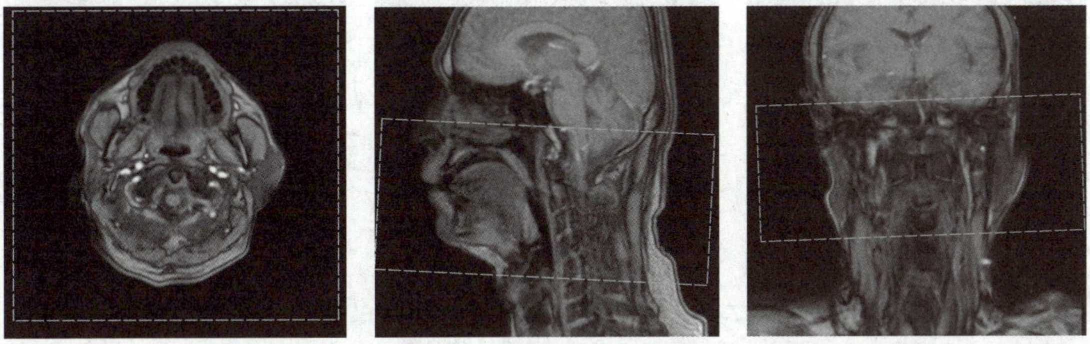

（a） （b） （c）

图7-43 颌面及口腔横断面定位线的设置

注：（a）颌面及口腔横断面在横断面图像定位；（b）颌面及口腔横断面在矢状面图像定位；（c）颌面及口腔横断面在冠状面图像定位。

（2）冠状面：在横断面及矢状面上定位，在矢状面上定位线垂直于硬腭，在横断面上调整定位线垂直于颌面部正中矢状线，双侧对称扫描，范围前至鼻尖后至下颌骨后缘（如扫描腮腺，包括腮腺前后缘），根据病变调整扫描范围，包括颈前软组织，可了解淋巴结转移情况，需包括整个病变范围（图7-44）

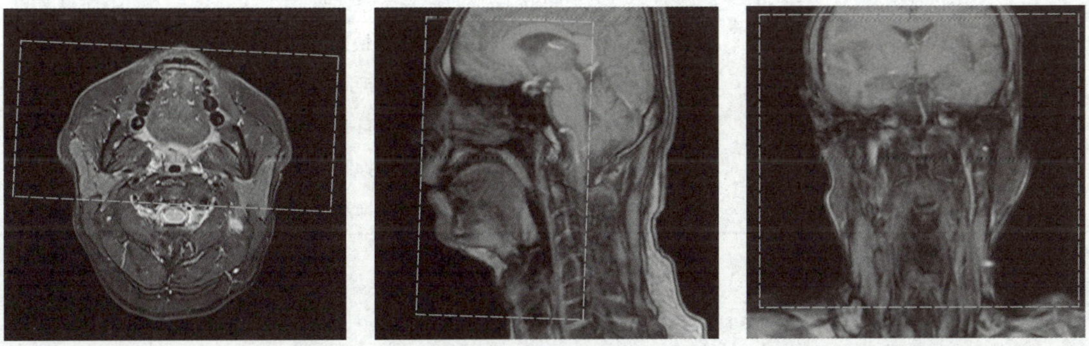

（a） （b） （c）

图7-44 颌面及口腔冠状面定位线的设置

注：（a）颌面及口腔冠状面在横断面图像定位；（b）颌面及口腔冠状面在矢状面图像定位；（c）颌面及口腔冠状面在冠状面图像定位。

（3）矢状面：在三维平面定位像的冠状面定位向上定位矢状面，使扫描平面与颌面部正中矢状线平行，左右范围包括两侧乳突，可根据病变调整扫描范围，上下范围包括整个颅底及锁骨上区（图7-45）。

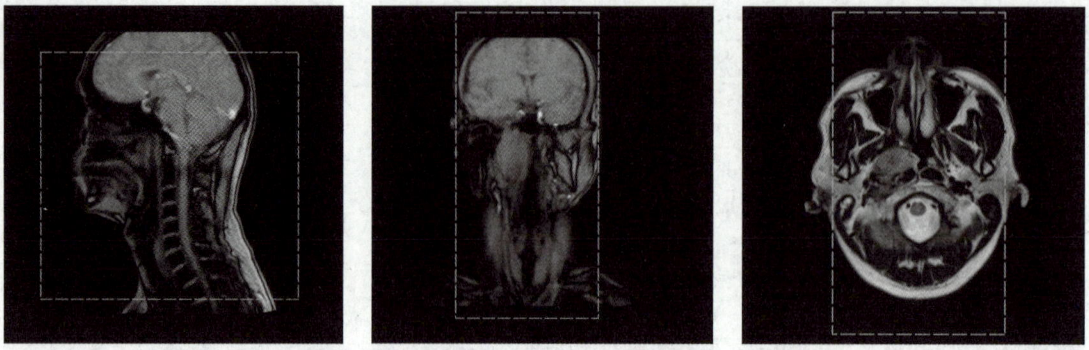

（a）　　（b）　　（c）

图 7-45　颌面及口腔矢状面定位线的设置

注：（a）颌面及口腔矢状面在矢状面图像定位；（b）颌面及口腔矢状面在冠状面图像定位；（c）颌面及口腔矢状面在横断面图像定位。

4. 扫描序列及参数选择

（1）平扫序列：以快速自旋回波序列为主，是基本扫描序列，能提供良好的组织对比度，对解剖结构的显示是梯度回波序列不可比拟的。

另外，常规扫描建议使用 DIXON 或者 STIR 进行脂肪抑制（表 7-11）。

表 7-11　颌面及口腔常规扫描序列

序列名称	说明
3-pl GRE T_2^* WI	GRE 三平面快速定位成像
Cor FSE DIXON 或（STIR）T_2WI	冠状面脂肪抑制快速自旋回波 T_2WI
Tra FSE T_1WI	横断面快速自旋回波 T_1WI
Tra FSE DIXON（或 STIR）T_2WI	横断面脂肪抑制快速自旋回波 T_2WI
Sag FSE DIXON（或 STIR）T_2WI	矢状面脂肪抑制快速自旋回波 T_2WI

（2）增强扫描：同鼻咽及鼻窦。

（3）成像参数：因设备场强、机型等不同而有所不同，表 7-12 仅供参考。

表 7-12　颌面及口腔常规平扫序列参数

序列	视野（mm）	层厚（mm）	间隔（%）	矩阵	TR	TE
冠状面脂肪抑制 T_2WI	280×280	3~4	10~20	384×320	3000~5000ms	60~90ms
横断面 T_1WI	230×230	3~4	10~20	320×256	300~600ms	最小
横断面脂肪抑制 T_2WI	230×230	3~4	10~20	320×256	3000~5000ms	60~90ms
矢状面脂肪抑制 T_2WI	280×280	3~4	10~20	384×320	3000~5000ms	60~90ms
扩散成像	320×230	3~4	10~20	196×196	与层数及 TI 时间相关	最小

（四）图像显示及后处理技术

1. 图像显示

（1）冠状面脂肪抑制 T_2WI 显示颌面及口腔结构及病变位置，初步判断病灶性质［图 7-46（a）］。

（2）横断面 T_1WI 显示颌面及口腔解剖结构，观察病变的形态及信号，帮助判断病灶有无出血及是否含有脂肪［图 7-46（b）］。

（3）横断面脂肪抑制 T_2WI 可清楚地显示病灶，根据病灶内信号特点，判断病灶性质［图 7-46（c）］。

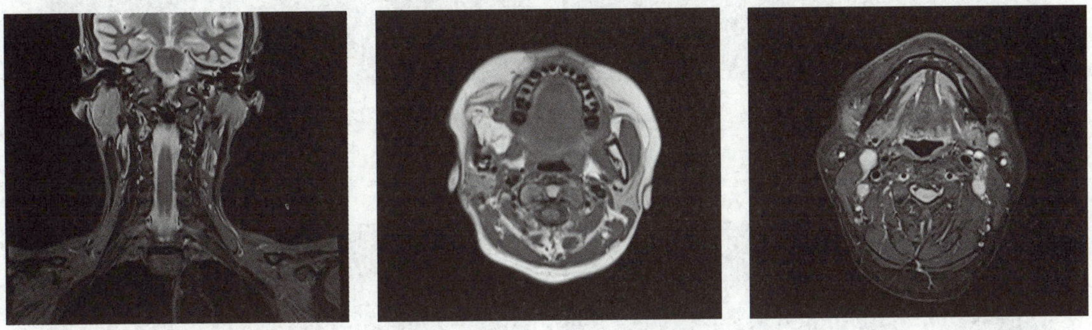

（a）　（b）　（c）

图 7-46　颌面及口腔冠状面及横断面图像

注：（a）冠状面脂肪抑制 T_2WI；（b）横断面 T_1WI；（c）横断面脂肪抑制 T_2WI。

（4）增强扫描：首选水脂分离（DIXON）脂肪抑制技术进行扫描（图 7-47，图 7-48）。

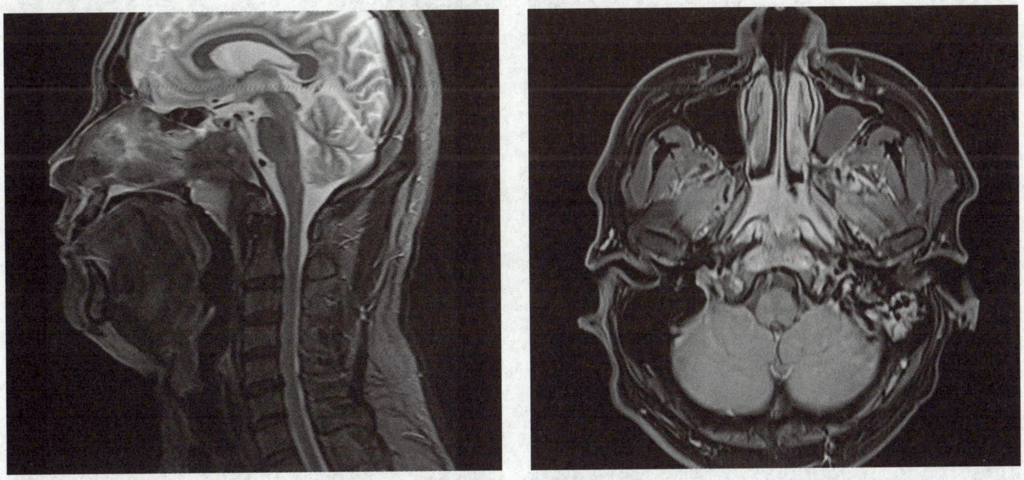

（a）　（b）

图 7-47　颌面及口腔矢状面及增强图像

注：（a）矢状面脂肪抑制 T_2WI；（b）横断面脂肪抑制 T_1WI；（c）矢状面脂肪抑制 T_1WI；（d）冠状面脂肪抑制 T_1WI。

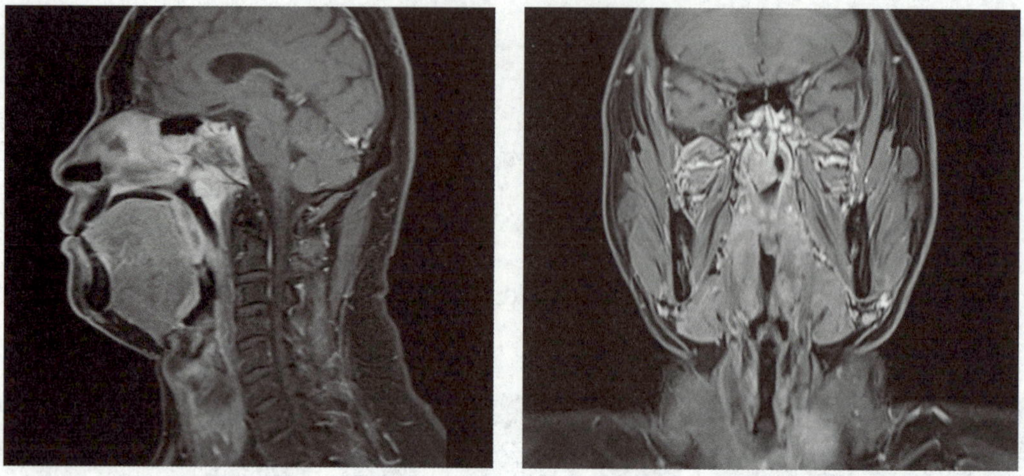

（c）　　　　　　　　　　（d）

图 7-47 （续图）

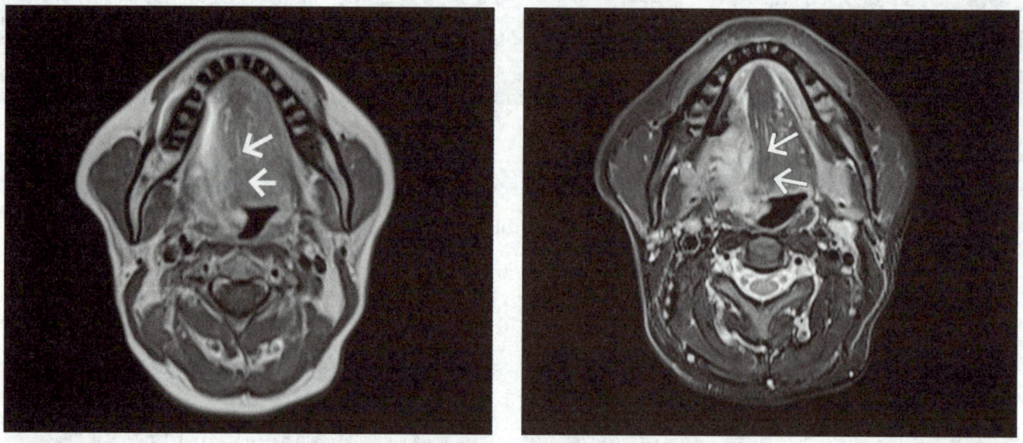

（a）　　　　　　　　　　（b）

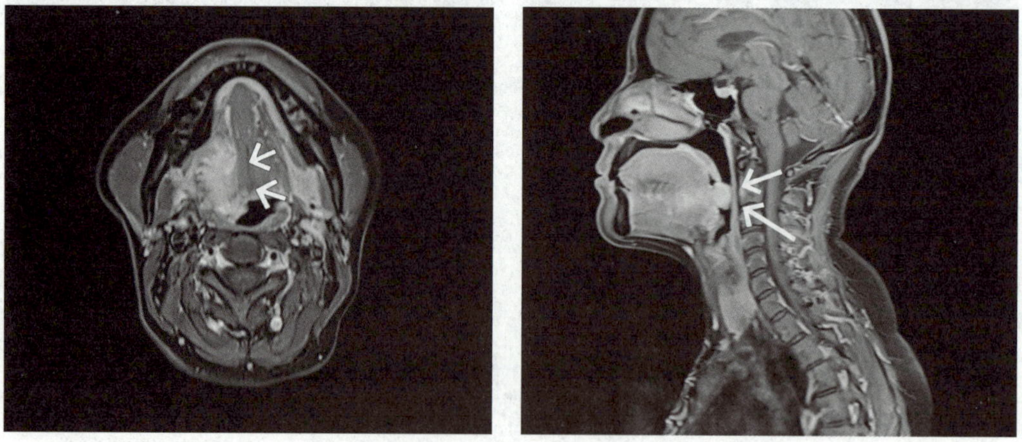

（c）　　　　　　　　　　（d）

图 7-48　舌部肿瘤的磁共振表现

注：(a) 舌根右侧部可见团状（箭头）等短 T_1 异常信号；(b) 脂肪抑制 T_2WI 呈高信号，边界欠清；(c) (d) 增强扫描病灶可见不均匀强化，反向推压会厌软骨，相应咽腔变窄。

2. 后处理技术 常规序列扫描一般无须做后处理。

五、颈部软组织磁共振检查

颈部软组织磁共振检查具有广泛的诊断作用，包括清晰显示颈椎病变（如颈椎间盘突出、韧带肥厚和钙化）、评估神经和血管受压情况（如检测脊髓压迫、神经根受压等）、检测血管病变（如血管狭窄和动脉瘤等）、检查腺体和周围组织（如甲状腺及其周围淋巴结的健康状况等）及检测气管和食管病变。这种检查方法能够提供详细的软组织信息，帮助医生准确诊断各种颈部疾病。

（一）适应证

1. 颈部良恶性肿瘤的鉴别，如颈动脉体瘤、甲状腺肿瘤等。
2. 颈部血管性病变、囊肿性病变、肉芽肿性病变或淋巴结肿大。
3. 颈椎病，颈椎结核，颈椎管狭窄等颈椎相关疾病。
4. 恶性肿瘤所致的颈椎及颈部淋巴转移。
5. 颈部感染等疾病。

（二）检查前准备

参见本节“一、眼及眼眶磁共振检查”。

（三）检查方法

1. 线圈 参见本节“二、鼻窦及鼻咽部磁共振检查”。

2. 体位

（1）仰卧位，头先进，双臂置于身体两侧，人体长轴与床面长轴一致，居中，并保持两侧对称，肩部紧贴线圈。头部固定不能转动，被检者不能配合时用三角垫予以固定。嘱被检者在检查过程中双眼平视前方或闭眼，使眼球保持不动。

（2）头部置于线圈内，定位十字中心位于被检者下巴处，激光定位时嘱被检者闭眼，避免视网膜光损伤，锁定位置后进床至磁体中心。

（3）婴幼儿因头颅较小，需在他们的枕背部加软垫，以确保被检者头颅中心与线圈中心一致。在耳塞周边加三角垫以保证耳塞紧靠患儿耳朵。对颈椎骨折等强迫体位者，应采用被检者自然体位，并加以固定。驼背的被检者应根据具体情况采用侧卧、臀部垫高等方法。对意识不清者，应将头转向一侧，以防止呕吐物堵塞呼吸道，同时需医护人员陪同。

3. 扫描方位 定位完成后，首先采用三平面定位梯度回波序列（3-plan）快速扫描，同时获得横断面、矢状面、冠状面三个方位的定位像，再通过三平面定位像制订扫描计划。

（1）横断面：在矢状面图像上垂直于颈部长轴，范围上至硬腭，下至胸骨切迹或覆盖病变区域，可根据实际扫描需要调整扫描层数（图 7-49）。

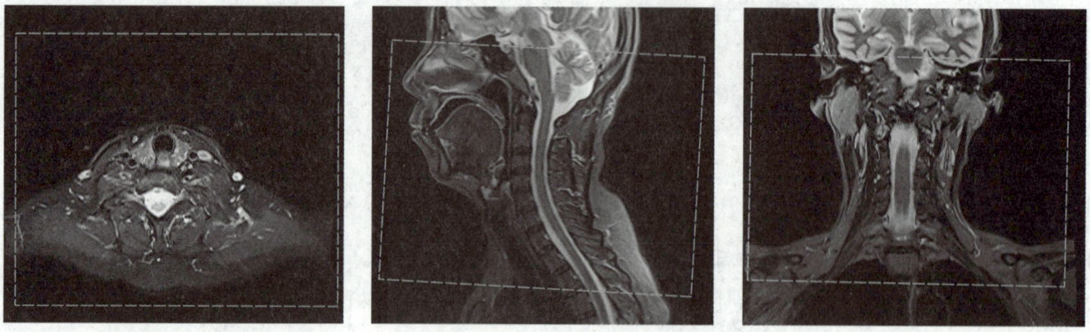

(a)　　(b)　　(c)

图 7-49　颈部软组织横断面定位线的设置

注：(a) 颈部软组织横断面在横断面图像定位；(b) 颈部软组织横断面在矢状面图像定位；(c) 颈部软组织横断面在冠状面图像定位。

(2) 矢状面：在冠状面和横断面上定位矢状面，定位线与颈部正中矢状线平行，范围包含颈部两侧软组织或病变区域（图 7-50）。

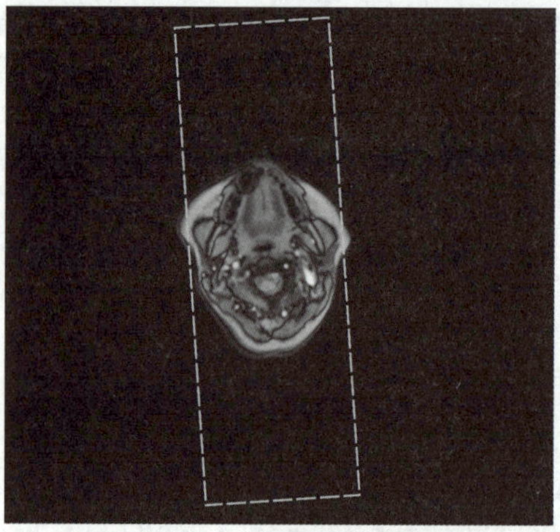

(a)

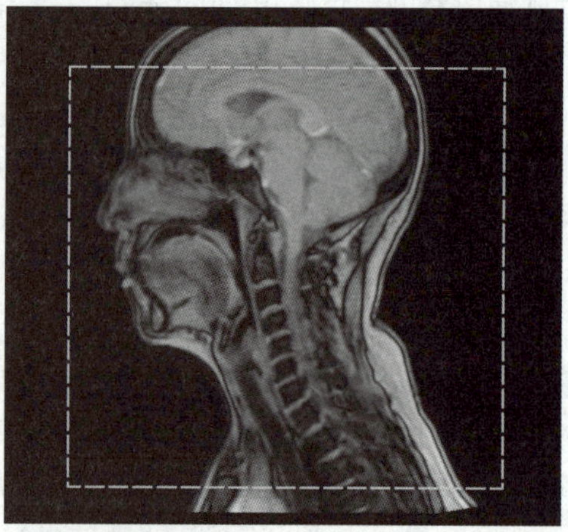

(b)

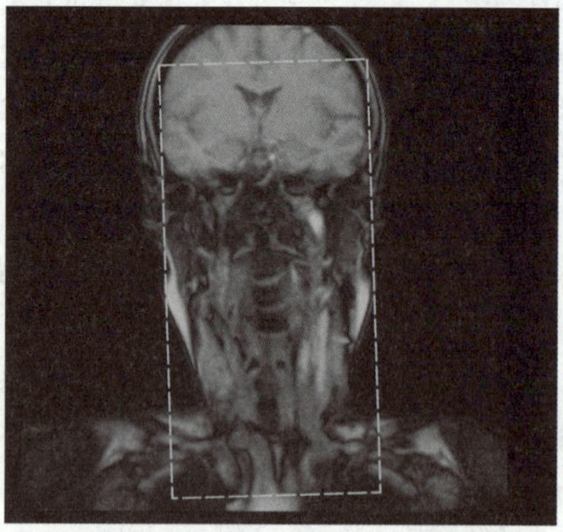

(c)

图 7-50　颈部软组织矢状面定位线的设置

注：(a) 颈部软组织矢状面在横断面图像定位；(b) 颈部软组织矢状面在矢状面图像定位；(c) 颈部软组织矢状面在冠状面图像定位。

（3）冠状面：在矢状面和横断面上定位冠状面。在矢状面定位向上，扫描线平行于颈部上下长轴，扫描范围覆盖喉结至乳突后（图 7-51）。

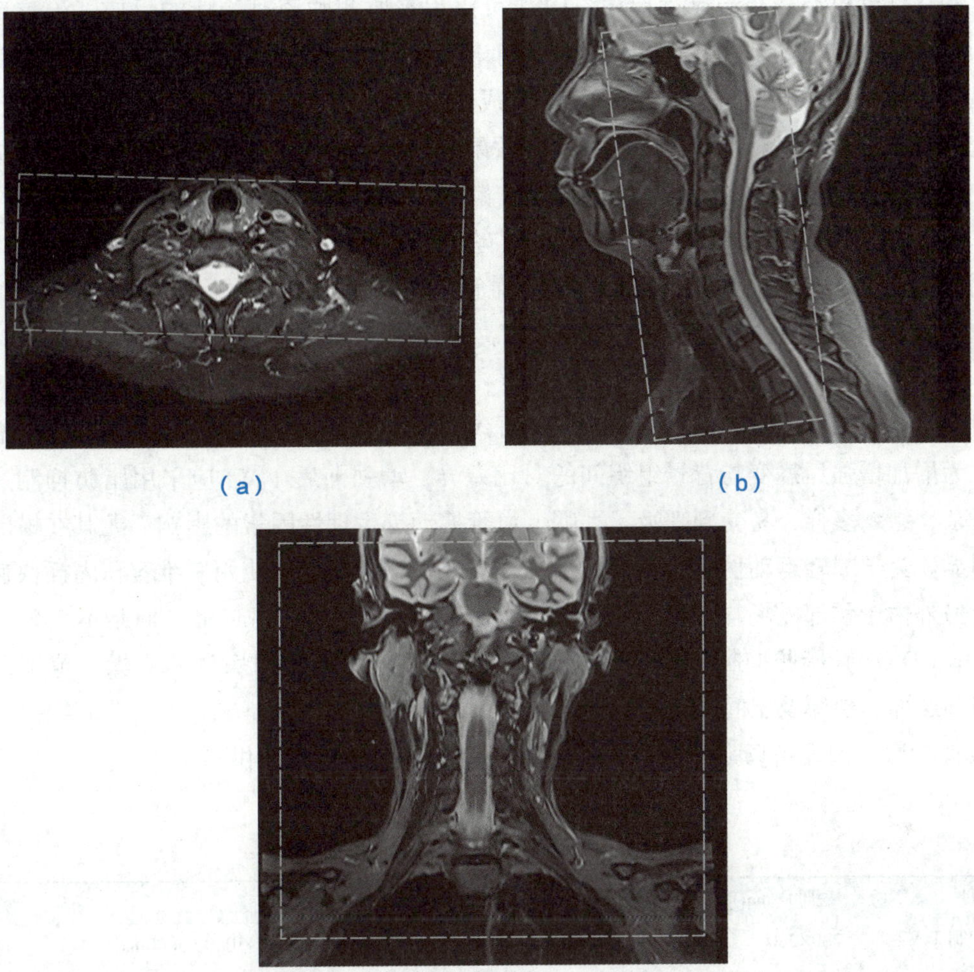

（a） （b） （c）

图 7-51 颈部软组织冠状面定位线的设置

注：（a）颈部软组织冠状面在横断面图像定位；（b）颈部软组织在矢状面图像定位；（c）颈部软组织在冠状面图像定位。

4. 扫描序列及参数选择

（1）平扫序列：以快速自旋回波序列为主，是基本扫描序列，其信噪比高并能提供良好的组织对比度，对解剖结构的显示是梯度回波序列不可比拟的。

另外，常规扫描建议使用 DIXON 或者 STIR 进行脂肪抑制（表 7-13）。

表 7-13 颈部常规扫描序列

序列名称	说明
3-pl GRE T_2^* WI	GRE 三平面快速定位成像
Cor FSE DIXON 或（STIR）T_2WI	冠状面脂肪抑制快速自旋回波 T_2WI
Tra FSE T_1WI	横断面快速自旋回波 T_1WI
Tra FSE DIXON（或 STIR）T_2WI	横断面脂肪抑制快速自旋回波 T_2WI
Sag FSE DIXON（或 STIR）T_2WI	矢状面脂肪抑制快速自旋回波 T_2WI

（2）特殊序列：根据病情及病变需要，可加扫相应的优势序列。如加扫扩散加权（DWI）序列进行辅助诊断。扩散加权成像 DWI 可以帮助区分良性和恶性肿瘤；用于评估颈部淋巴结的状态，帮助区分良性和恶性淋巴结；在治疗过程中，DWI 可以用来监测肿瘤对治疗的反应，治疗后肿瘤组织的 ADC 值通常会发生变化；此外，DWI 还可以用于其他颈部疾病的诊断，如炎症性疾病、感染等。由于颈部磁敏感伪影严重，所以常规的平面回波成像（echo planar imaging）的 DWI 序列变形很大，使用反转恢复脂肪抑制可以获得最佳的脂肪抑制效果，减少化学位移伪影，提升扩散加权成像检查的成功率或使用读出方向分段 K 空间的多次激发扩散加权成像序列或快速自旋回波（fast spin echo）DWI 序列来进行扫描。传统 DIXON 扫描时间长，有条件的可使用在 180°聚相脉冲后施加两次梯度，同时采集同、反相位的快速 DIXON，可大幅减少血管搏动及呼吸伪影。

（3）增强扫描：对于平扫疾病不明显或肿瘤占位定性不明确的，需要进行增强扫描颈部检查。选用的是非特异性对比剂钆喷酸葡胺（Gd-DTPA），常规剂量 0.1～0.2mmol/kg，以 0.5～1.0ml/s 速度静脉注射后，做横断面、矢状面、冠状面 FSE T_1WI 成像。由于 T_1WI 上脂肪及对比剂增强区域均为高信号，为增加增强后病变与背景组织间的对比差异，增强前后 T_1WI 应采用脂肪抑制序列。颈部组织结构复杂，组织多样，易受到呼吸、吞咽、血管搏动等生理性因素的影响，尤其在横断面图像上表现更为明显。为了减轻运动伪影对图像的干扰，横断面增强扫描可使用三维容积内插快速扰相梯度回波序列。另外由于颈部磁场均匀性较差，此时脂肪饱和法（fat saturation）抑脂不均匀，可首选采用水脂分离（DIXON）脂肪抑制技术进行扫描。增强扫描进一步辨别病变的边界、范围、性质及血供情况，扫描层面、层厚及层间隔与平扫一致。

（4）成像参数：因设备场强、机型等不同而有所不同，表 7-14 仅供参考。

表 7-14　颈部软组织常规平扫序列参数

序列	视野（mm）	层厚（mm）	间隔（%）	矩阵	TR	TE
冠状面脂肪抑制 T_2WI	280×280	3～4	10～20	384×320	3000～5000ms	60～90ms
横断面 T_1WI	230×230	3～4	10～20	320×256	300～600ms	最小
横断面脂肪抑制 T_2WI	230×230	3～4	10～20	320×256	3000～5000ms	60～90ms
矢状面脂肪抑制 T_2WI	280×280	3～4	10～20	384×320	3000～5000ms	60～90ms
冠状面脂肪抑制 T_2WI	200×200	3～4	10～20	320×256	3000～5000ms	80～100ms
扩散成像	320×230	3～4	10～20	196×196	与层数及 TI 时间相关	最小

（四）图像显示及后处理技术

1. 图像显示

（1）冠状面脂肪抑制 T_2WI 显示颈部软组织结构及病变位置，初步判断病灶性质［图 7-52（a）］。

（2）横断面 T_1WI 显示颈部如组织解剖结构，观察病变的形态及信号，帮助判断病灶有无出血及是否含有脂肪［图 7-52（b）］。

（3）横断面脂肪抑制 T_2WI 可清楚地显示病灶，根据病灶内信号特点，判断病灶性质［图 7-52（c）］。

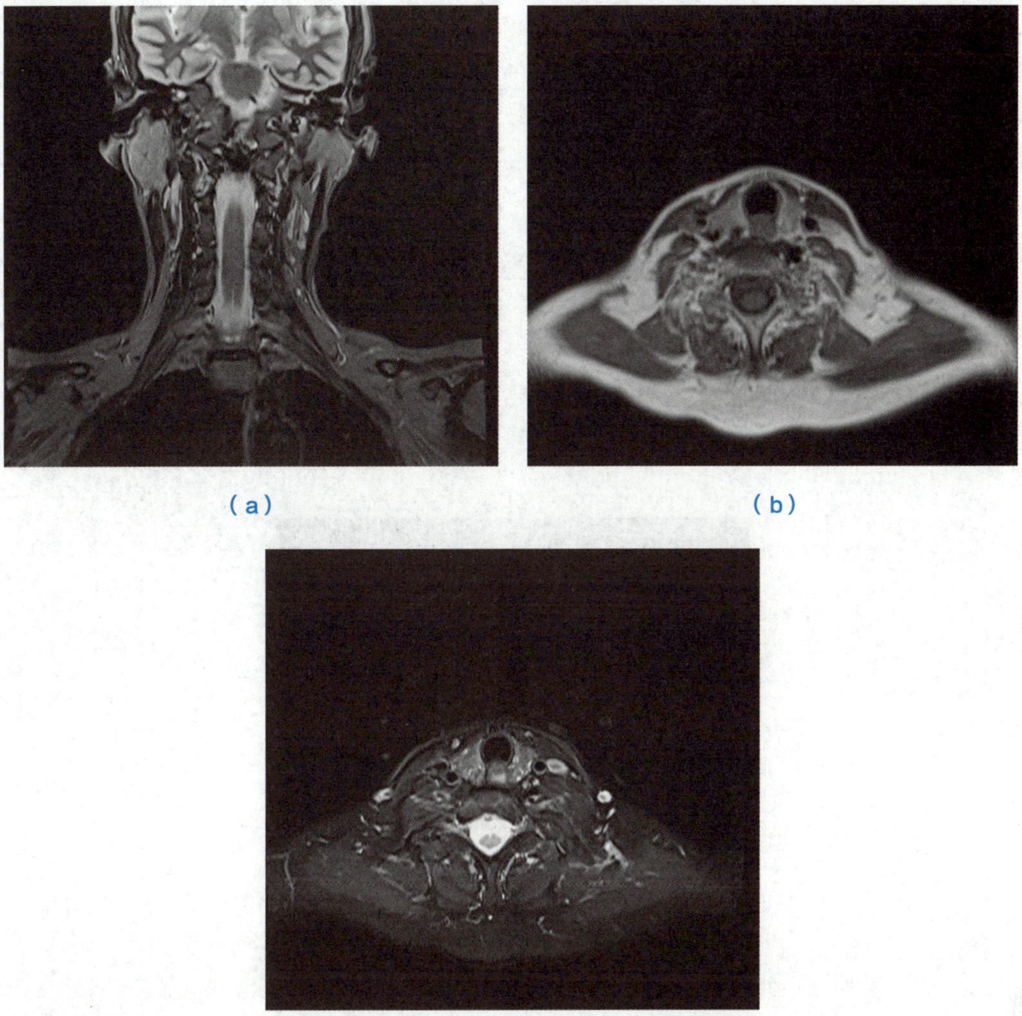

(a) (b) (c)

图 7-52 颈部软组织冠状面及横断面图像

注：(a) 冠状面脂肪抑制 T_2WI；(b) 横断面 T_1WI；(c) 横断面脂肪抑制 T_2WI。

(4) 增强扫描：首选采用水脂分离（DIXON）脂肪抑制技术进行扫描。增强扫描进一步辨别病变的边界、范围、性质及血供情况，另外可在序列中增加上下平行饱和带，可抑制血管搏动伪影，但会导致 TR 时间增加，或使用三维容积内插快速扰相梯度回波的 T_1WI 序列有条件更推荐使用快速 DIXON 或放射性采集堆叠的 T_1WI 序列（如 StarVIBE、LAVAstar 等）（图 7-53，图 7-54）。

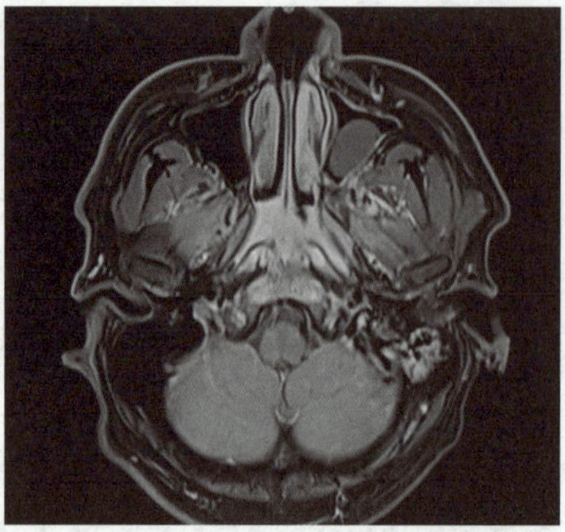

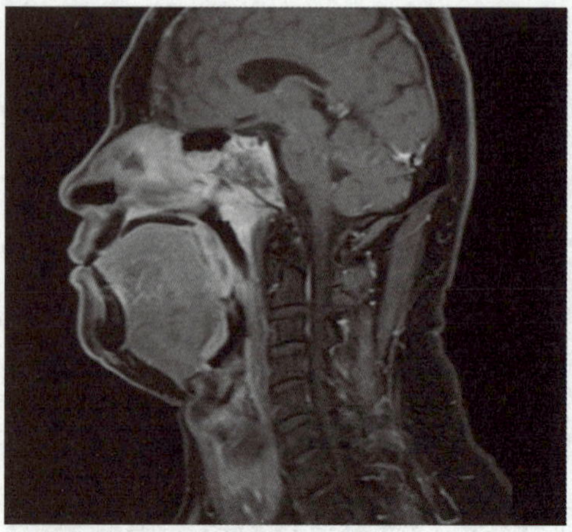

（a）　　（b）

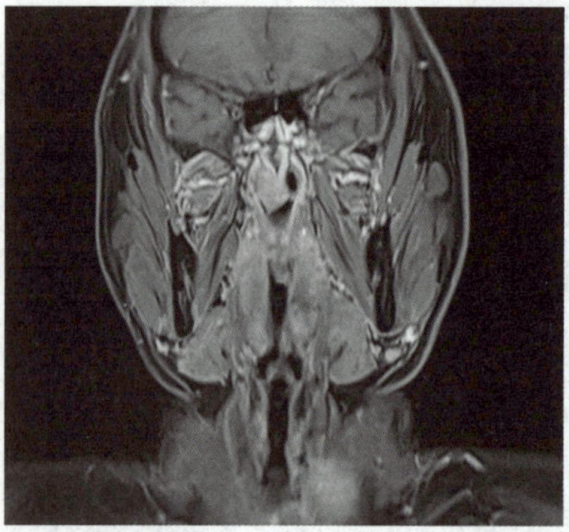

（c）

图 7-53　颈部软组织冠状面及横断面图像

注：（a）横断面脂肪抑制 T_1WI；（b）矢状面脂肪抑制 T_1WI；（c）冠状面脂肪抑制 T_2WI。

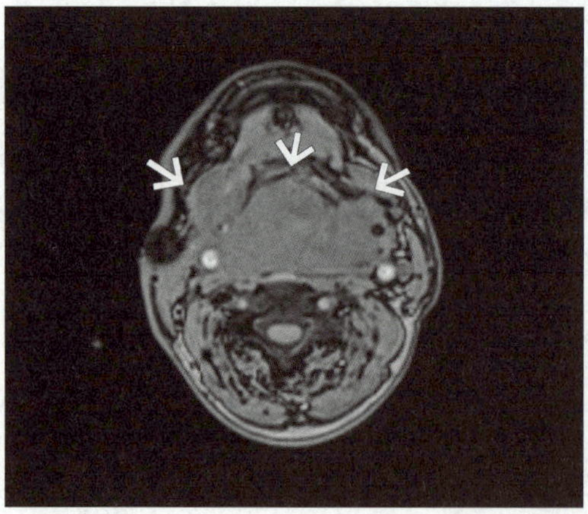

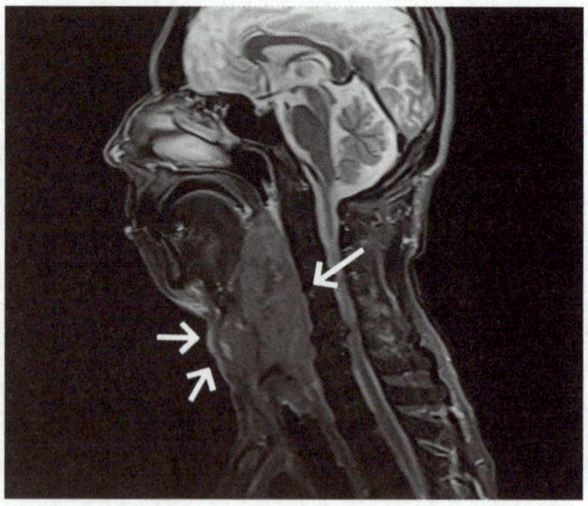

（a）　　（b）

图 7-54　下咽部肿瘤的磁共振表现

注：下咽周围见 10.4cm×8.0cm×5.3cm 巨大团块状等 T_1［图 7-54（a）左上］等短 T_2［图 7-54（b）中上］异常信号灶，增强扫描明显不均匀强化［图 7-54（c）右上，图 7-54（d）左下］，边界不清。经治疗后 6 个月复查，病变范围较前减小［图 7-54（e）中下，图 7-54（f）右下］。

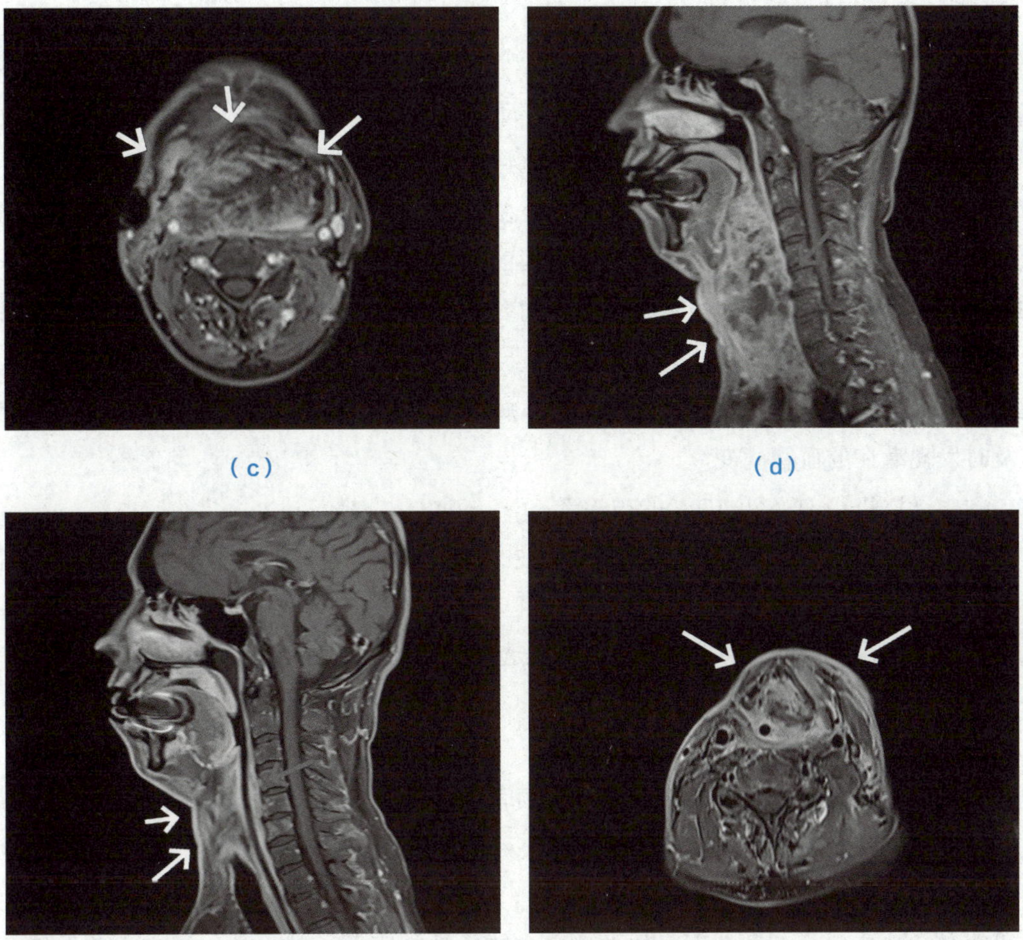

（c）（d）（e）（f）

图 7-54 （续图）

2. 后处理技术 常规序列扫描一般无须做后处理。

六、头颈部血管增强 CE-MRA 检查

CE-MRA 技术，作为医学影像领域的革新之作，巧妙运用顺磁对比剂静脉注射增强扫描，相较于传统 MRA 技术，显著缩短了成像时间，有效缓解了被检者在检查过程中的不适与焦虑。其非侵入性特点，避免了 DSA 等侵入性检查所需的导管或血管穿刺，极大降低了被检者的痛苦与风险。尤为重要的是，CE-MRA 摒弃了 CTA 等检查中的电离辐射，为被检者提供了更为安全的诊断环境，减少了辐射暴露的潜在危害。在头颈部血管病变的诊断领域，CE-MRA 展现出广泛的适用性，无论是动脉瘤、动静脉畸形、动脉狭窄，还是烟雾病等复杂病症，CE-MRA 均能提供详尽而准确的诊断信息。对于因碘过敏、肾功能不全等原因无法接受 DSA 检查的患者，CE-MRA 更成了一种不可或缺的安全替代方案。

（一）适应证

1. 脑血管疾病筛查 对于疑似患有脑动脉瘤、动静脉畸形、动脉狭窄、烟雾病、颅内静脉窦血栓等脑血管疾病的患者，CE-MRA 能够提供清晰的血管影像，有助于疾病的诊断和治疗规划。

2. 颈部血管病变评估 对于颈动脉或椎动脉存在斑块、狭窄、夹层等问题的患者，CE-MRA 能够清晰显示颈部血管的形态和走行，为临床提供重要的诊断依据。

3. 血管术前评估 在进行颈部动脉或脑血管病变手术或介入治疗前，CE-MRA 可以用于评估血管状况，为手术方案制订提供参考。

4. 高危人群筛查 对于高血压、高血脂、糖尿病等脑血管病高危人群，CE-MRA 可以作为常规筛查手段，及时发现潜在的血管病变。

5. 碘过敏 无法进行 DSA 及 CTA 的被检者。

（二）检查前准备

参见本节“一、眼及眼眶磁共振检查”。尽量选择右侧肘静脉预留留置针。

（三）检查方法

1. 线圈 头颅专用线圈加颈部专用线圈或头颈联合线圈加胸腹部 Boby 线圈，注意 Boby 线圈紧挨着头颈线圈的下半部分，确保颈动脉起始部能够很好地显示。

2. 体位

（1）仰卧位，头先进，双臂置于身体两侧，人体长轴与床面长轴一致，居中，并保持两侧对称，肩部紧贴线圈。头部固定不能转动，被检者不能配合时用三角垫予以固定。

（2）头部置于线圈内，定位十字中心位于被检者下巴处，激光定位时嘱被检者闭眼，避免视网膜光损伤，锁定位置后进床至磁体中心。

（3）婴幼儿因头颅较小，需在他们的枕背部加软垫，以确保被检者头颅中心与线圈中心一致。在耳塞周边加三角垫以保证耳塞紧靠患儿耳朵。对颈椎骨折等强迫体位者，应采用被检者自然体位，并加以固定。驼背的被检者应根据具体情况采用侧卧、臀部垫高等方法。对意识不清者，应将头转向一侧，以防止呕吐物堵塞呼吸道，同时需医护人员陪同。

3. 扫描方位 定位完成后，首先采用三平面定位梯度回波序列（3-plan）快速扫描，同时获得横断面、矢状面、冠状面三个方位的定位像。

（1）vessel scout 定位：以横断面和冠状面做参考，在冠状面图像上，矢状面片层定位线平行于颈部血管走形。在横断面图像上，矢状面片层定位线垂直于双侧颈总动脉连线，扫描范围下包主动脉弓（图 7-55）。

（2）血管蒙片及增强后血管序列定位：以横断面和矢状面做参考，在矢状面血管定位图像上，冠状面片层定位线平行于颈部血管走形，在横断面图像上，冠状面片层定位线平行于双侧颈总动脉连线，FOV 必须覆盖个头颈部血管，下面部分至少覆盖整个主动脉弓，上面部分覆盖整个大脑中动脉。如需调整参数，务必保持增强后血管序列与蒙片序列保持所有参数完全一致，以免造成扫描增强序列时重新移动检查床及重新匀场造成检查失败（图 7-56）。

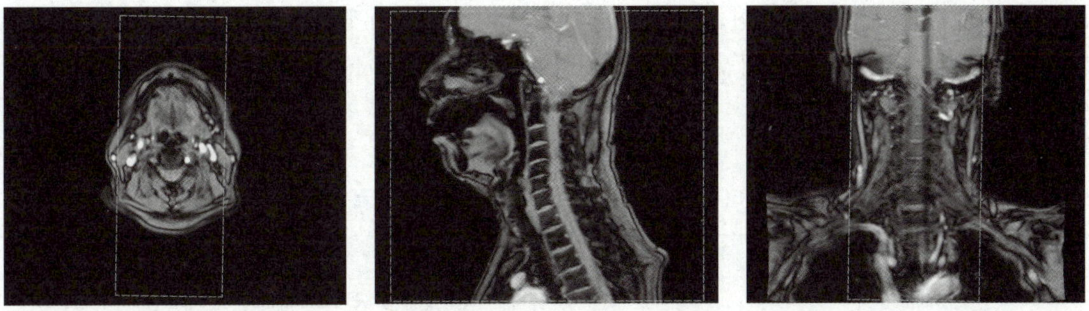

（a）　（b）　（c）

图 7-55　vessel scout 定位

注：（a）vessel scout 在横断面图像定位；（b）vessel scout 在矢状面图像定位；（c）vessel scout 在冠状面图像定位。

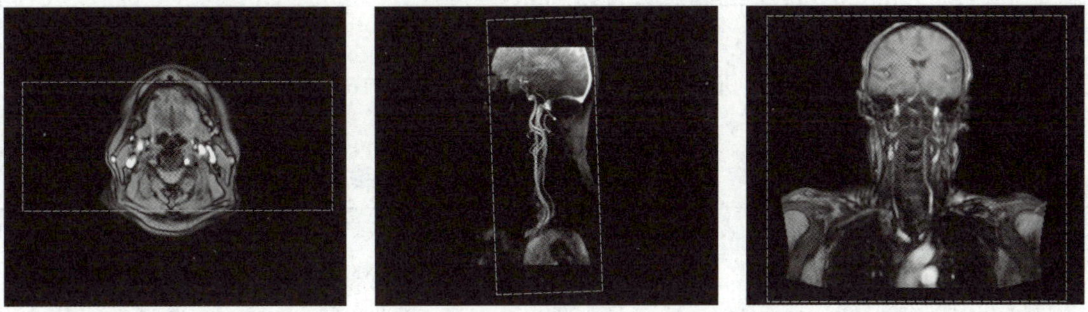

（a）　（b）　（c）

图 7-56　血管蒙片及增强的血管序列定位

注：（a）血管蒙片及增强的血管序列在横断面图像定位；（b）血管蒙片及增强的血管序列在矢状面图像定位；（c）血管蒙片及增强的血管序列在冠状面图像定位。

（3）Bolus 动态监测序列：冠状面扫描，必须沿着颈动脉走形定位，否则不能观察到颈动脉的信号变化。FOV 应与蒙片及增强后血管序列大小、位置相同，以免因检查床的移动导致扫描延迟，错过最佳扫描时间（图 7-57）。

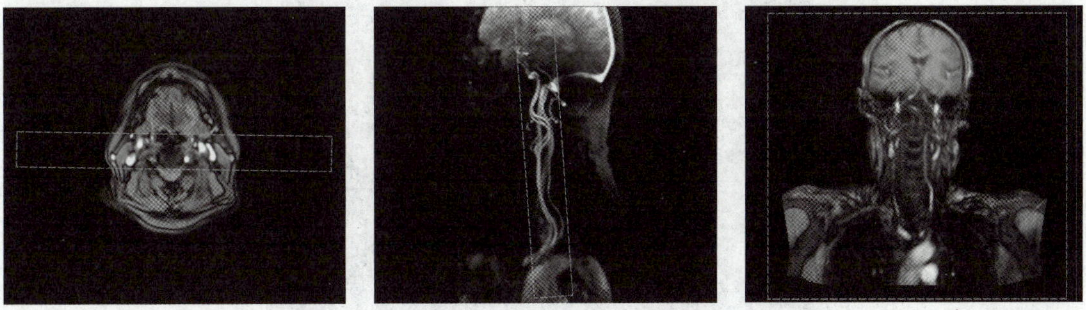

（a）　（b）　（c）

图 7-57　Bolus 动态监测序列定位

注：（a）Bolus 动态监测序列在横断面图像定位；（b）Bolus 动态监测序列在矢状面图像定位；（c）Bolus 动态监测序列在冠状面图像定位。

4. 扫描序列及参数选择

（1）血管蒙片及血管增强序列：使用快速小角度激发梯度回波序列，通过使用小的翻转角和短的 TR 时间来实现快速成像。再通过增强前后的剪影获得清晰的血管图像。

（2）采用可视化动态监测序列（CARE bolus、smart prep、bolustrak 等）来监测目标血管对比剂浓度（表 7-15）。

表 7-15　头颈部 CE-MRA 常规扫描序列

序列名称	说明
3-pl GRE T_2^* WI	GRE 三平面快速定位成像
Vessel_ scout	血管 MIP 投影
Angio_ fl3d_ cor_ pre	血管序列蒙片
Care_ bolus_ cor	监测目标血管内对比剂的流入
Angio_ fl3d_ cor_ post	增强后血管成像

（3）成像参数：因设备场强、机型等不同而有所不同，表 7-16 仅供参考。

表 7-16　头颈部 CE-MRA 序列参数

序列	视野（mm）	层厚（mm）	间隔（%）	矩阵	TR	TE
颈部血管蒙片及增强	420×340	1	20	384×320	最小	最小
动态监测序列	420×340	15	20	320×256	53ms	最小

5. 头颈部 CE-MRA 扫描步骤　提前设置好注射器的流速及药量，流速 2.5～3.0ml/s，等流速、等量生理盐水。运行动态监测序列，待检测层图像显示稳定之后立即注射对比剂，待颈动脉分叉处刚开始亮时，停止 bolus 序列并运行增强血管成像序列（图 7-58）。

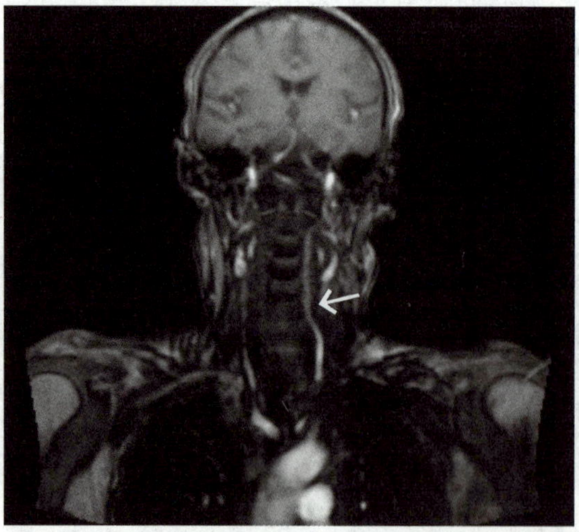

图 7-58　动态监测序列

注：当颈动脉（箭头）刚开始变亮时停止该序列扫描，进行下一步血管增强序列扫描。

（四）图像显示及后处理技术

1. 图像显示 如图 7-59 所示。

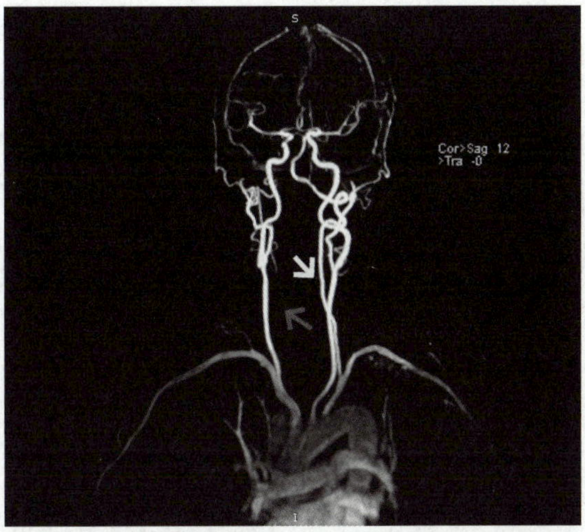

图 7-59 头颈部 CE-MRA 剪影后最大 MIP 图像

注：图示右侧椎动脉（下方箭头）全程纤细，血流信号减低，左侧（上方箭头）为正常。

2. 后处理技术

（1）将注入对比剂后血管序列及注入对比剂前蒙片进行减影。

（2）将减影后图像加载到三维浏览窗口并进行重建。

（3）打开裁剪窗口清理不需要的信号。

（4）调整窗宽窗位使血管显示到最佳。

（5）旋转并保存图像。

第三节 脊柱及脊髓磁共振检查

一、颈椎及颈髓磁共振检查

（一）适应证

1. 椎骨肿瘤、椎管内肿瘤（如室管膜瘤）等。
2. 椎管炎性、脊髓退行性变，以及椎管狭窄症。
3. 脊髓空洞、脱髓鞘、椎间盘炎。
4. 颈椎和颈髓外伤，以及颈椎、颈髓先天性疾病。
5. 颈髓及椎管内病变术后复查。

（二）检查方法

1. 线圈 头颈联合线圈（图 7-60）、相控阵脊柱线圈颈段。

2. 体位

（1）仰卧位，头先进，双臂置于身体两侧，不能形成环路。颈椎矢状面与床面长轴平行，居中，下颌收起，减少颈椎的过度弯曲，肩部尽量紧贴线圈。用软垫固定头部，减少颈椎的左右运动。

（2）对颈椎外伤等被动体位者，应采用受检者自然体位，并加以固定。驼背的受检者应根据具体情况采用侧卧、臀部垫高等方法。

（3）定位中心对准线圈中心及下颌角水平。

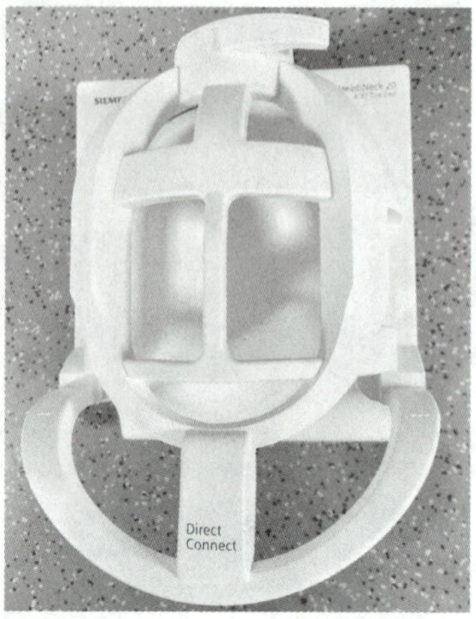

图 7-60 头颈联合线圈

3. 扫描方位 首先采用“3-plan”快速定位成像序列，同时获得横断面、矢状面、冠状面三个方位的定位像，然后在三平面定位像上设置不同方位的成像。

（1）横断面：常规扫描方位。在矢状面和冠状面定位像设置横断面，椎间盘病变：扫描基线平行于椎间盘，每个椎间盘设置 3 层，范围覆盖 C1 ~ T1 之间的有病变的椎间盘［图 7-61（a）］；椎体及颈髓病变：在矢状面和冠状面图像上扫描基线平行于椎体或垂直于颈髓［图 7-61（b）］。

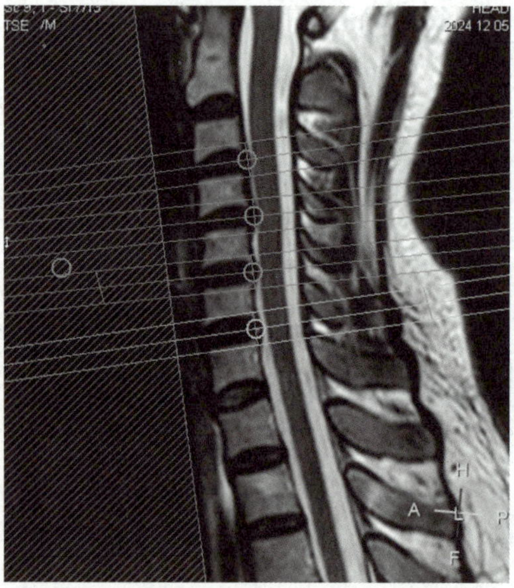

（a）

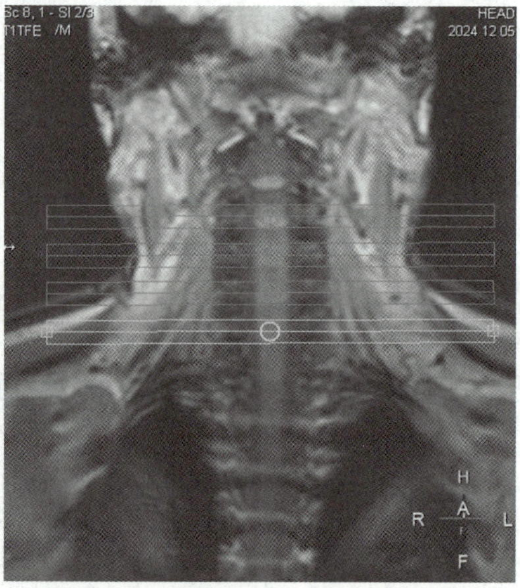

（b）

图 7-61 颈椎横断面定位线的设置

注：（a）颈椎横断面在矢状面上的设置；（b）颈椎横断面在冠状面定位像上的设置；（c）颈椎横断面上的设置；（d）颈椎横断面效果图。

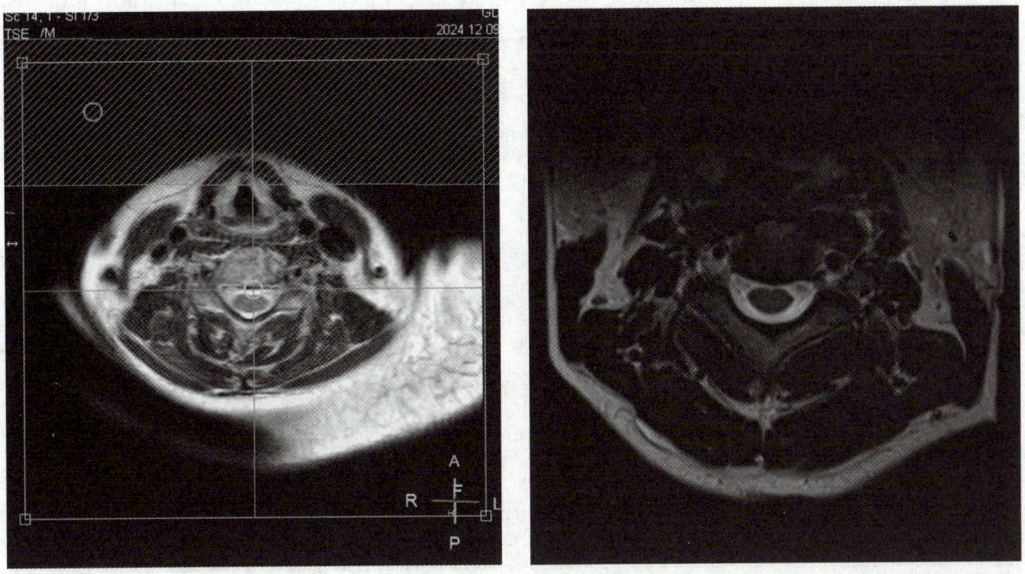

（c）　　　　（d）

图 7-61 （续图）

（2）矢状面：常规扫描方位。在冠状面定位像上设置矢状面，扫描基线平行于颈髓正中矢状面［图 7-62（a）］；在横断面定位像上调整扫描基线，使成像层面与正中矢状面平行［图 7-62（b）］；相位编码方向为上下方向；矢状面扫描一般采用奇数层（如 13～15 层），以便获得颈椎正中矢状面，上至颅底下至第二胸椎水平，左右范围应包括双侧椎间孔。

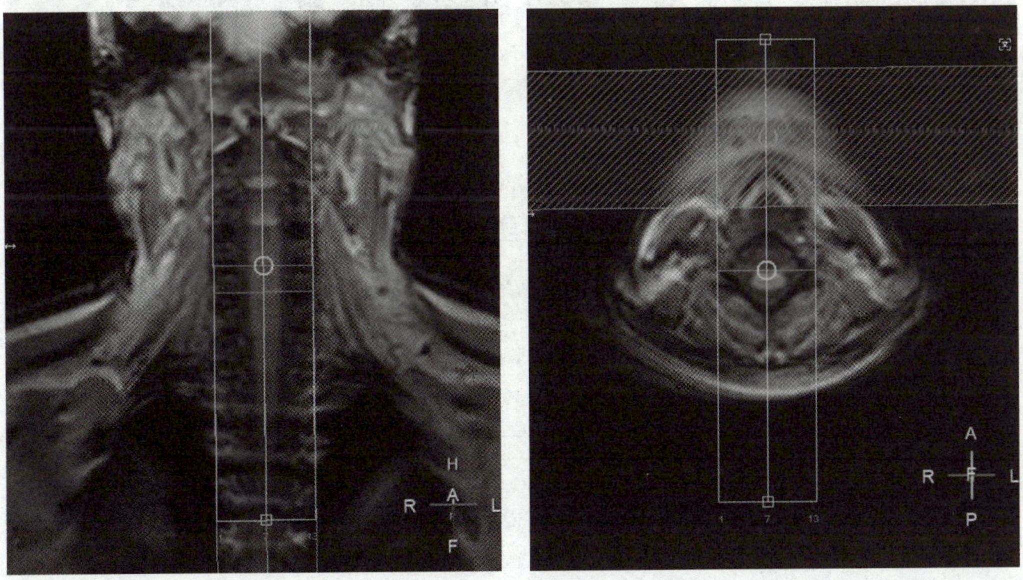

（a）　　　　（b）

图 7-62　颈椎矢状面定位线的设置

注：（a）颈椎矢状面在冠状面定位像上的设置；（b）颈椎矢状面在横断面定位像上的设置；（c）颈椎矢状面定位像上的设置；（d）颈椎矢状面效果图。

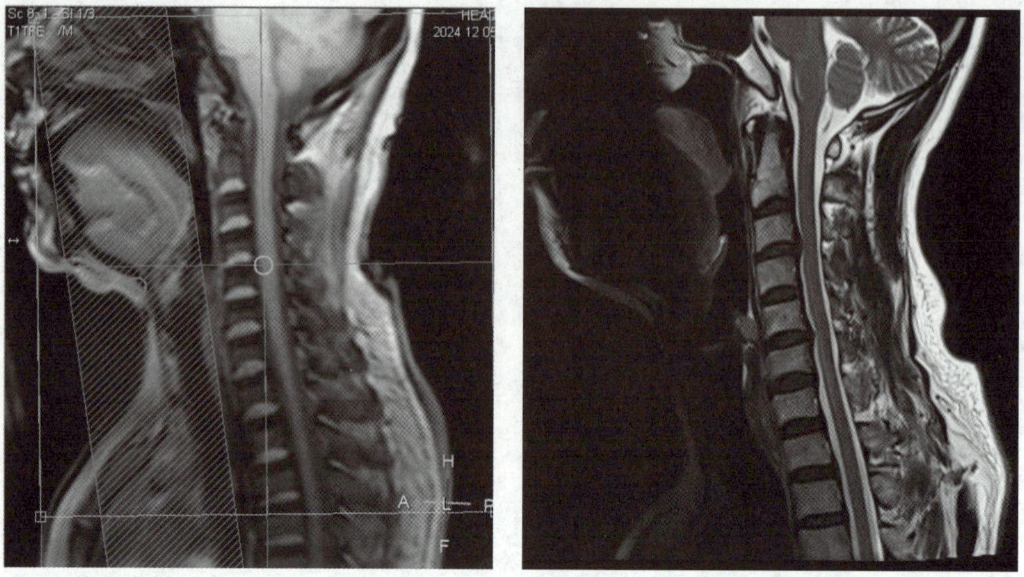

（c）　　　　（d）

图 7-62 （续图）

（3）冠状面：在矢状面定位像上设置冠状面，扫描基线平行于颈髓或椎体［图 7-63（a）］；在横断面上扫描基线垂直于颈髓正中矢状面［图 7-63（b）］；在冠状面图像上调整视野，成像范围包括 $C_1 \sim C_7$ 椎体及附件，延髓下沿至第二胸椎水平。

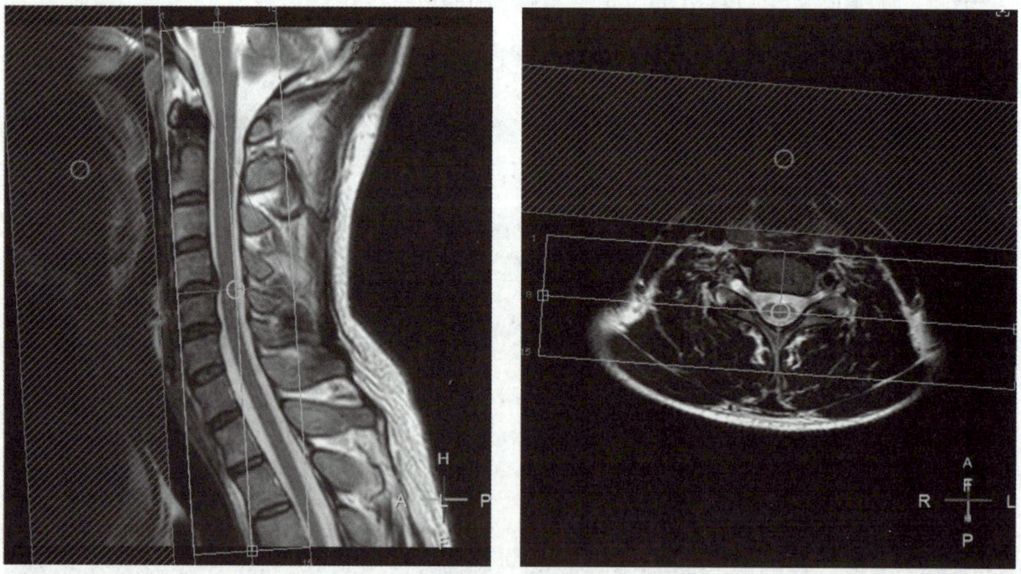

（a）　　　　（b）

图 7-63　颈椎冠状面定位线的设置

注：（a）颈椎冠状面在矢状面上的设置；（b）颈椎冠状面在横断面上的设置；（c）颈椎冠状面上的设置；（d）颈椎冠状面效果图。

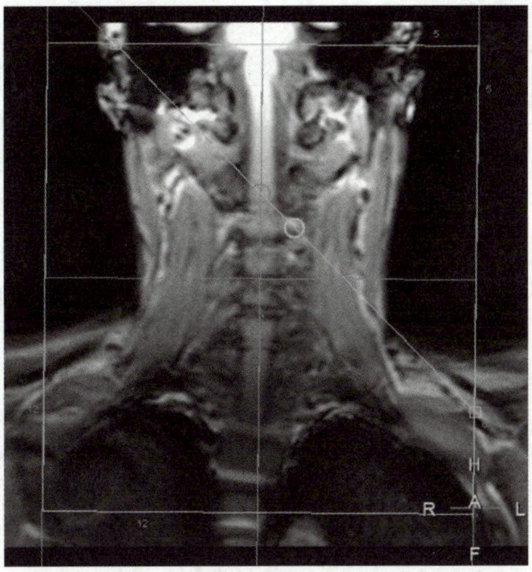

(c)

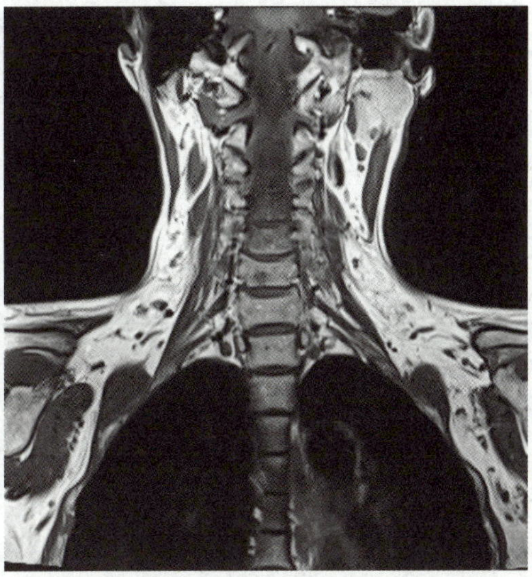

(d)

图 7-63 （续图）

4. 扫描序列及参数选择

（1）平扫序列：常规序列组合（表 7-17），T_1WI 常用快速自旋回波序列（FSE），可选用 T_1-FLAIR 序列。T_2WI 多采用 FSE 或 FRFSE 序列。

表 7-17　颈椎及颈髓常规扫描序列

序列名称	说明
3-pl GRE T_1WI	梯度回波三平面快速定位成像
Sag FSE T_2WI	矢状面快速自旋回波 T_2WI
Sag FSE T_1WI	矢状面快速自旋回波 T_1WI
Tra FSE T_2WI	横断面快速自旋回波 T_2WI

（2）脂肪抑制及特殊序列：骨髓病变、软组织病变或外伤受检者，T_2WI 应常规行脂肪抑制。常规 T_1WI 不需要脂肪抑制，当 T_1WI 发现异常高信号时，需要行脂肪抑制。由于颈部组织结构复杂，磁场均匀性较差，常规频率选择饱和法效果往往不佳，T_2WI 脂肪抑制可选用 STIR 或 DIXON 技术，T_1WI 脂肪抑制采用 DIXON 技术。MEDIC 或称 MERGE 等多回波序列 GRE T_2^*WI 序列对椎间盘病变及脊髓灰质的显示较好，可施加流动补偿而基本消除脑脊液流动伪影。

（3）增强扫描：对于平扫疾病不明显或肿瘤占位定性不明确的，需要进行增强扫描，静脉注射 MR 钆对比剂，常规剂量 0.1mmol/kg（0.2ml/kg）或遵药品使用说明书，以 1.0~1.5ml/s 速度静脉注射后，做横断面、矢状面、冠状面 FSE T_1WI 成像。由于 T_1WI 像上脂肪及对比剂增强区域均为高信号，为增加增强后病变与背景组织间的对比差异，增强前后 T_1WI 应采用脂肪抑制序列。扫描层面、层厚及层间隔与平扫一致。

（4）成像参数：因设备场强、机型等不同而有所不同，表 7-18 仅供参考。

表 7-18　推荐颈椎及颈髓成像序列参数

序列	视野（mm）	层厚（mm）	间隔（%）	矩阵	TR（ms）	TE	平均次数
矢状面 T_2WI	220×220	3	10～20	320×224	3000～4500	80～100ms	2
矢状面 T_1WI	220×220	3	10～20	320×224	400～600	最短	2
横断面 T_2WI	200×200	3～4	10～20	320×224	3000～4500	80～100ms	2
横断面 T_2^*WI	200×200	3～4	10～20	320×224	300～500	8～9ms	1
矢状面 T_1WI+C	220×220	3	10～20	320×224	400～600	最短	2

5. 颈椎及颈髓 MRI 常见伪影及解决方法

（1）运动伪影：选择舒适的体位，检查前告知注意事项可以有效地减少运动伪影，在喉咽部和上胸椎段施加空间饱和带，可以减轻吞咽伪影和颈动脉搏动伪影，施加流动补偿和心电门控可以减少脑脊液流动伪影。

（2）金属物引起的磁化率伪影：检查前去除外源性的金属异物，对于体内植入物受检者，优先选择 1.5T 设备，增加接收带宽，使用新型的去金属伪影序列等方法减轻磁化率伪影。

（三）图像显示及后处理技术

1. 图像显示

（1）FSE T_2WI 序列：主要用来发现病变。矢状面图像中，清楚显示椎管的长轴，椎体和颈椎的后部、椎间盘、脊髓和颈神经根，无明显吞咽运动伪影、血管搏动及脑脊液流动伪影。特点：脑脊液高信号包围中等信号的颈髓，由于椎体内的骨髓富含脂肪，呈稍高信号，健康的椎间盘的髓核呈水合高信号，并被低信号的纤维环包围。横断面图像中，清晰显示全部颈椎椎体、椎间盘及两侧附件、椎旁软组织等结构，有助于观察椎间盘和后部结构与脊神经的关系（图 7-64）。

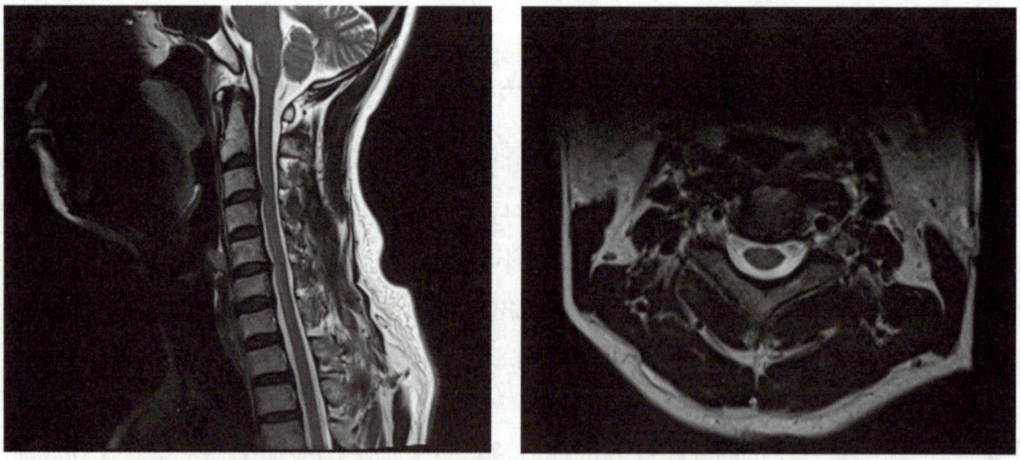

（a）　　（b）

图 7-64　颈椎 T_2WI 图像

注：（a）颈椎矢状面 T_2WI 图像；（b）颈椎横断面 T_2WI 图像。

（2）FSE T_1WI 序列：主要用来显示颈椎及颈髓的解剖结构。特点：脑脊液相对于神经的中等信号是低信号，由于红骨髓和黄骨髓的结合，椎体呈现稍高信号，正常椎间盘在 T_1WI 上呈中等信号，纤维环和终板呈低信号（图 7-65）。

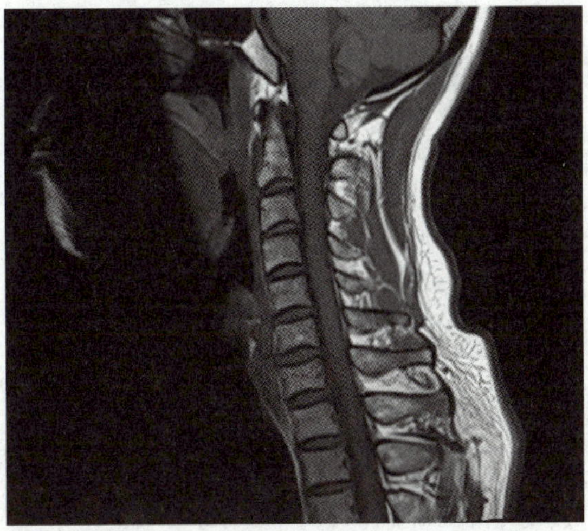

图 7-65　颈椎矢状面 T_1WI 图像

注：T_1WI 矢状面图像显示健康受检者的正常解剖。

（3）增强扫描：观察病变强化特征，利于定性。使用脂肪抑制技术，脂肪组织呈现低信号，由于对比剂在血管中聚集，清晰显示颈椎区域的血管结构，包括椎动脉和静脉丛。对于肿瘤、炎症或其他病理性改变，增强 T_1WI 能够突出显示这些区域，因为这些病变区域的血管渗透性增加，对比剂外渗到病变组织中，钆剂缩短了组织的 T_1 弛豫时间，增强了信号。占位性病变血供丰富，强化明显（图 7-66）。

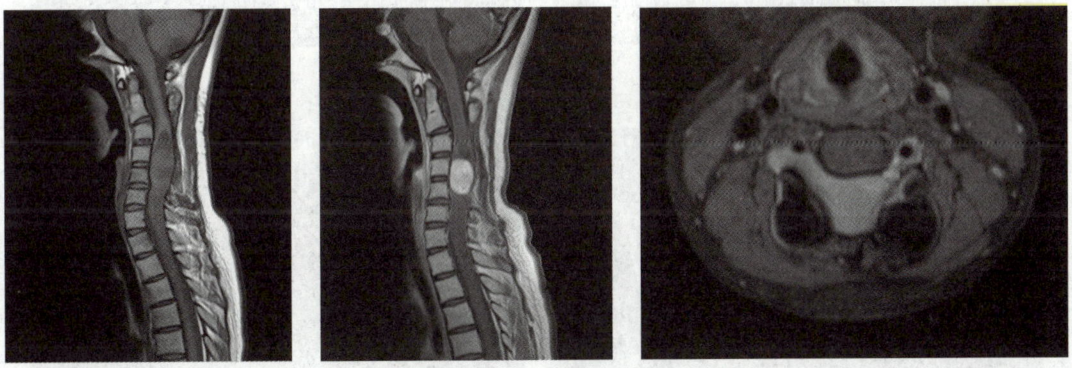

（a）　（b）　（c）

图 7-66　颈椎增强扫描图像

注：（a）T_1WI 序列显示病灶呈低信号；（b）（c）注射对比剂后，矢状面和横断面 T_1WI 病灶明显强化。

（4）多回波序列 GRE T_2^* WI 序列：可以清晰地显示颈髓的灰质结构和椎间盘的病变（图 7-67）。

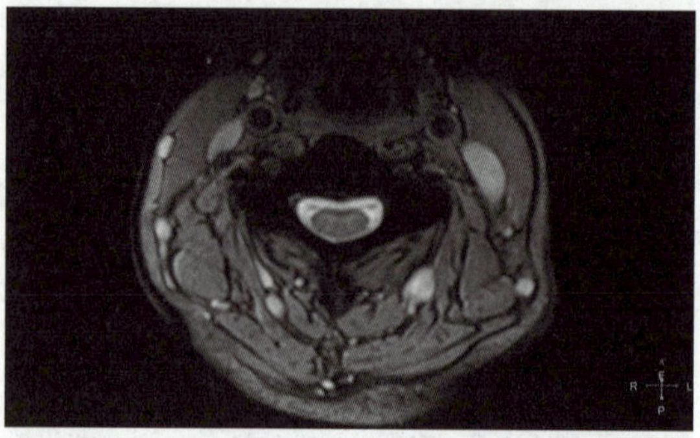

图 7-67 颈椎横断面 MEDIC 序列图像

注：横断面 MEDIC 序列很好地显示出脊髓内“蝶形”结构组织间信号对比。

（5）颈椎和颈髓常见病变 MRI 表现（图 7-68）。

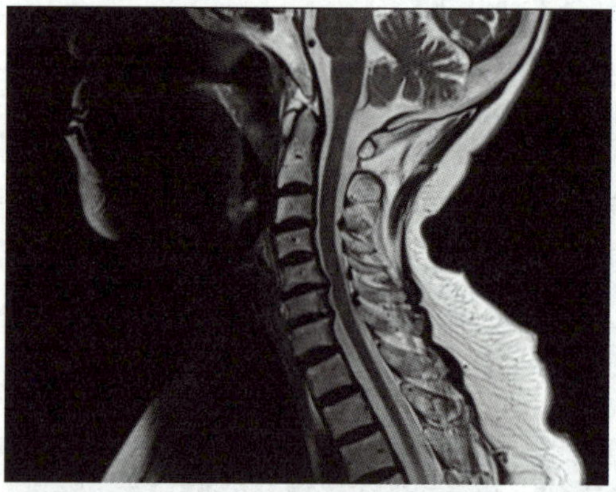

（a）

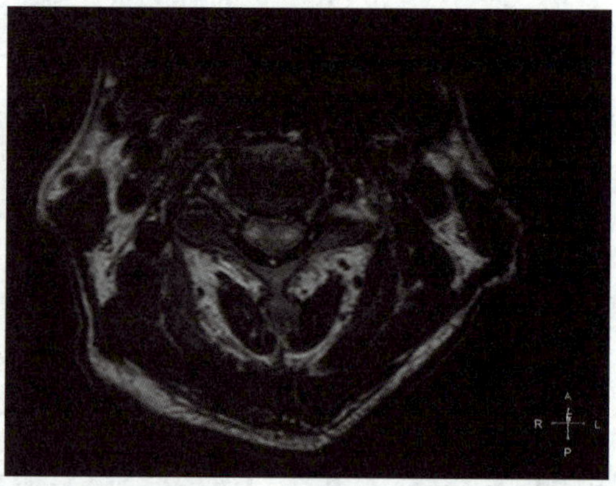

（b）

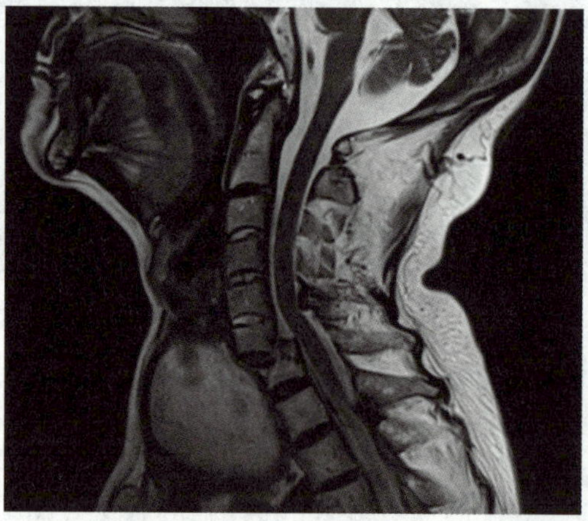

（c）

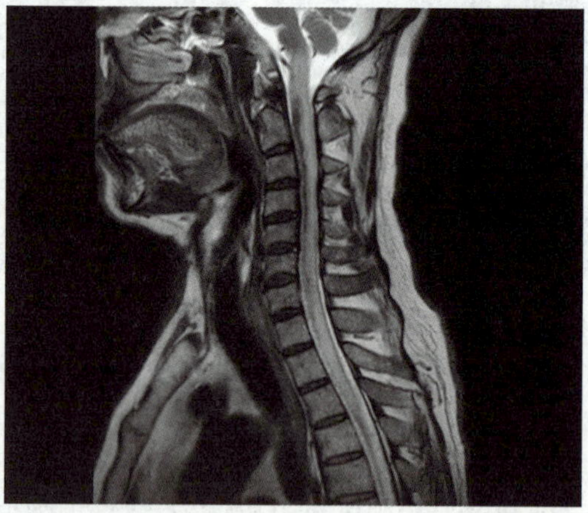

（d）

图 7-68 颈椎及颈髓常见病变图像

注：（a）椎间盘突出，矢状面 T_2WI 显示颈髓受压；（b）横断面 T_2WI 可见“蛇眼”征提示脊髓损伤；（c）外伤导致的椎体骨折移位；（d）脊髓血管畸形合并脊髓梗死。

2. 后处理技术 常规序列扫描一般无须做后处理。

二、胸椎及胸髓磁共振检查

（一）适应证

1. 胸椎占位、椎管内肿瘤等。
2. 胸椎退行性变、椎间盘膨出、突出等。
3. 脊髓空洞、脱髓鞘、胸椎和胸髓的先天性疾病等。
4. 胸椎外伤。
5. 胸髓及椎管内病变术后复查。

（二）检查方法

1. 线圈 相控阵脊柱线圈胸段（图 7-69）。

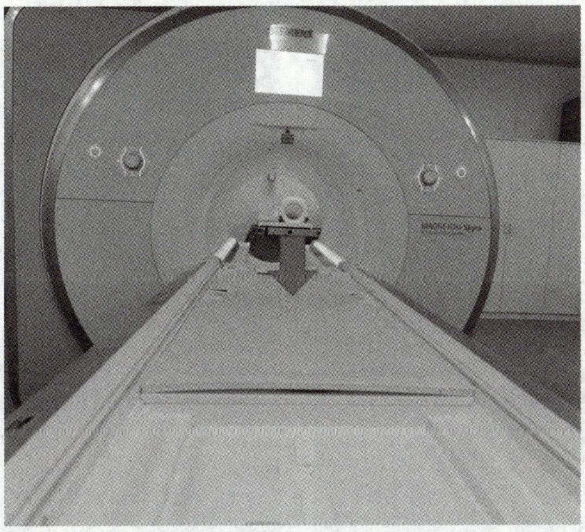

图 7-69 相控阵脊柱线圈

2. 体位

（1）仰卧位，头先进，双臂置于身体两侧，不能形成环路。胸椎矢状面与床面长轴平行，居中，肩部左右对称尽量紧贴线圈。头部正视前方，用软垫固定头部，减少受检者的左右运动，为了提高患者的舒适度和配合度，可以使用膝关节支撑垫（楔形垫），让患者的腿弯曲，抬高膝关节。

（2）对胸椎外伤等被动体位者，应采用受检者自然体位，并加以固定。驼背的受检者应根据具体情况采用侧卧、臀部垫高等方法。

（3）定位中心对准线圈中心及下颌角水平。

3. 扫描方位 首先采用“3-plan”快速定位成像序列，同时获得横断面、矢状面、冠状面三个方位的定位像，然后在三平面定位像上设置不同方位的成像。

（1）矢状面：常规扫描方位。在冠状面定位像上设置矢状面，扫描基线平行于胸髓正中矢状面［图 7-70（a）］；在横断面定位像上调整扫描基线，使成像层面与正中矢状面平行［图 7-70（b）］；相位编码方向为上下方向；在矢状面上调整扫描视野。矢状面扫描一般采用奇数层（如 13～15 层），以便获得胸椎正中矢状面，上下范围应包括第 7 颈椎和第 1 腰椎，左右范围应包括胸椎椎体及两侧附件。

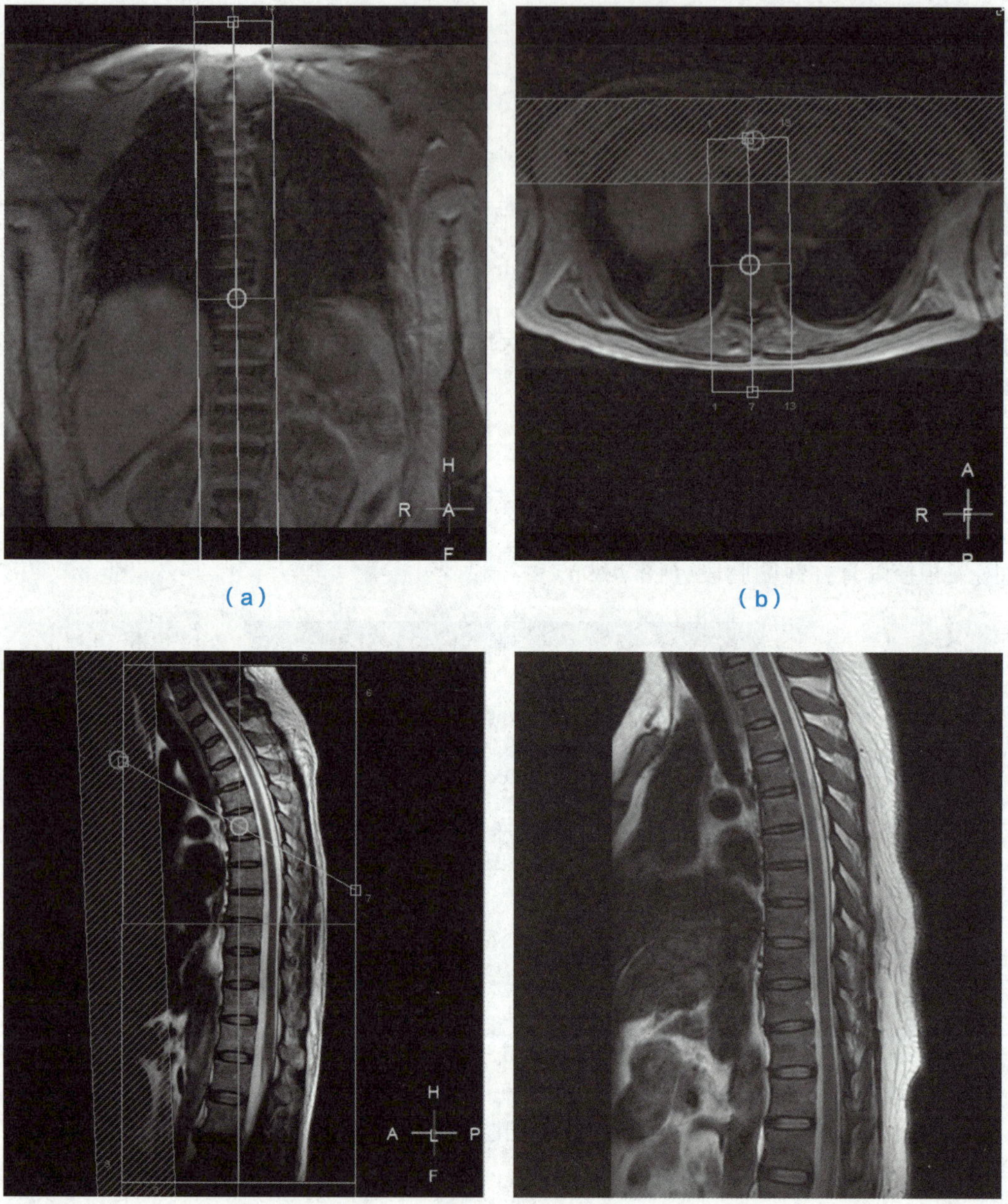

（a）　（b）　（c）　（d）

图 7-70　胸椎矢状面定位线的设置

注：（a）胸椎矢状面在冠状面定位像上的设置；（b）胸椎矢状面在横断面定位像上的设置；（c）胸椎矢状面定位像上的设置；（d）胸椎矢状面效果图。

（2）横断面：在矢状面和冠状面定位像设置横断面。①椎间盘病变：扫描基线平行于椎间盘，每个椎间盘设置 3 层，范围覆盖 $T_1 \sim T_{12}$ 之间的有病变的椎间盘［图 7-71（a）］；②椎体及胸髓病变：在矢状面和冠状面图像上扫描基线平行于椎体或垂直于胸髓，成像范围应包含全部病变区域，若病变在胸椎的不同节段，应各节段分开扫描［图 7-71（b）］。

（3）冠状面：在矢状面定位像上设置冠状面，扫描基线平行于胸髓或椎体［图 7-72（a）］；在横断面上扫描基线垂直于胸髓正中矢状面［图 7-72（b）］；在冠状面图像上调整视野，成像范围包括 $C_7 \sim L_1$ 椎体及附件。

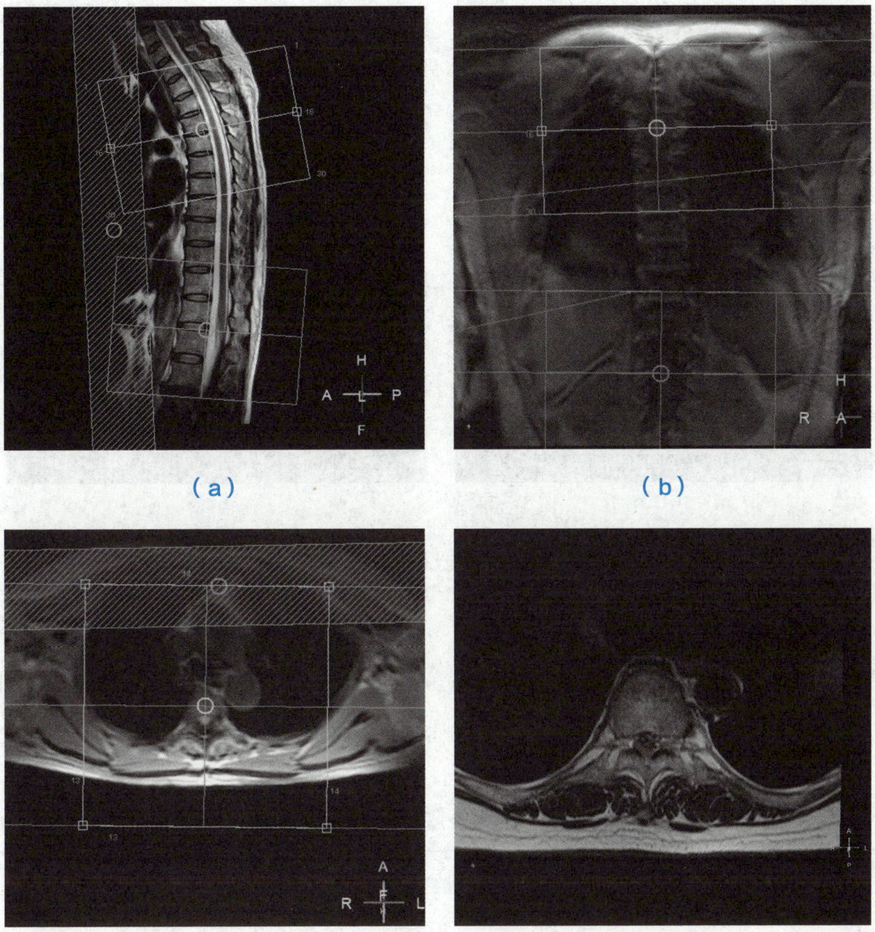

（a）　（b）

（c）　（d）

图 7-71　胸椎横断面定位线的设置

注：（a）胸椎横断面在矢状面定位像上的设置；（b）胸椎横断面在冠状面定位像上的设置；（c）胸椎横断面定位像上的设置；（d）胸椎横断面效果图。

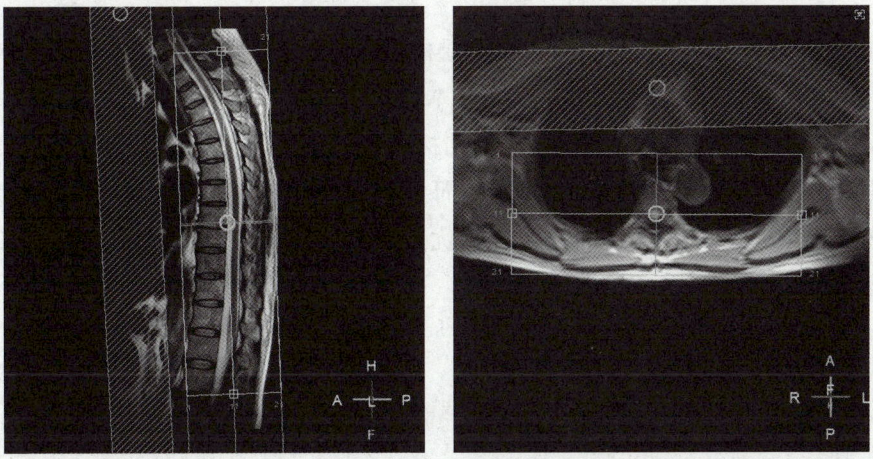

（a）　（b）

图 7-72　胸椎冠状面定位线的设置

注：（a）胸椎冠状面在矢状面定位像上的设置；（b）胸椎冠状面在横断面定位像上的设置；（c）胸椎冠状面上的设置；（d）胸椎冠状面效果图。

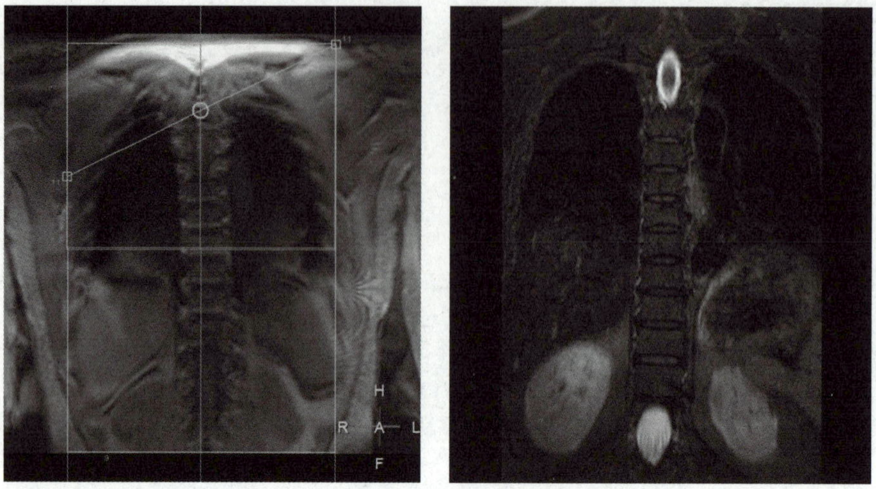

（c）　　（d）

图 7-72 （续图）

4. 扫描序列及参数选择

（1）平扫序列：即常规扫描序列（表 7-19），T_1WI 常用快速自旋回波序列（FSE），可选用 T_1-FLAIR 序列。T_2WI 多采用 FSE 或 FRFSE 序列。

表 7-19　胸椎及胸髓常规扫描序列

序列名称	说明
3-pl GRE T_1WI	梯度回波三平面快速定位成像
Sag FSE T_2WI	矢状面快速自旋回波 T_2WI
Sag FSE T_1WI	矢状面快速自旋回波 T_1WI
Tra FSE T_2WI	横断面快速自旋回波 T_2WI
Cor FSE T_2WI	冠状面快速自旋回波 T_2WI

（2）脂肪抑制及特殊序列：骨髓病变或外伤受检者，应加扫冠状面 T_2WI 脂肪抑制序列，以更好地显示病变。常规的 T_1WI 不需要脂肪抑制，当 T_1WI 发现异常高信号及骨髓病变或者软组织病变时，需要施加脂肪抑制技术。胸椎成像范围大且周围结构复杂，频率选择脂肪饱和法脂肪抑制效果往往不佳，T_1WI 扫描脂肪抑制优先选用 DIXON 技术，而 T_2WI 扫描脂肪抑制可选用 STIR 或 DIXON 技术（图 7-73）。根据病情及病变需要，可加扫相应的优势序列，如脊柱侧弯受检者，可加扫冠状面，以显示更多的解剖细节和诊断信息。

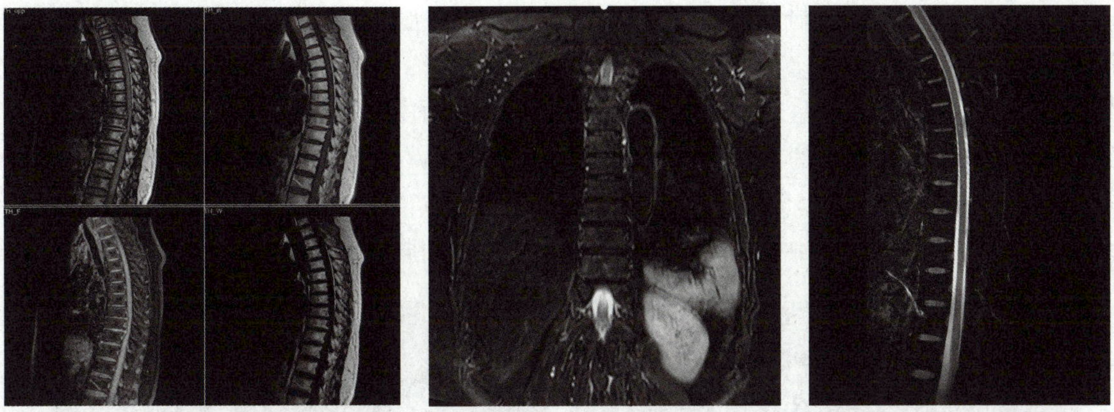

（a）　　　　　　（b）　　　　　　（c）

图 7-73　胸椎脂肪抑制技术的选择

注：（a）胸椎矢状面 T_1WI-DIXON 脂肪抑制技术；（b）（c）胸椎 T_2WI STIR 和 DIXON 技术。

（3）增强扫描：对于平扫疾病不明显或肿瘤占位定性不明确的，需要进行增强扫描，静脉注射 MR 钆对比剂，常规剂量 0.1mmol/kg（0.2ml/kg）或遵药品使用说明书，以 1.0~1.5ml/s 速度静脉注射后，行横断面、矢状面、冠状面 FSE T_1WI 成像或各向同性的 3D T_1WI 成像，更好地显示病变。由于 T_1WI 像上脂肪及对比剂增强区域均为高信号，为增加增强后病变与背景组织间的对比差异，增强前后 T_1WI 应采用脂肪抑制序列。扫描层面、层厚及层间隔与平扫一致。

（4）成像参数：因设备场强、机型等不同而有所不同，表 7-20 仅供参考。

表 7-20　推荐胸椎及胸髓成像序列参数

序列	视野（mm）	层厚（mm）	间隔（%）	矩阵	TR（ms）	TE	平均次数
矢状面 T_2WI	320×256	3	10~20	320×224	3000~4500	80~100ms	2
矢状面 T_1WI	320×256	3	10~20	320×224	400~600	最短	2
横断面 T_2WI	200×200	3~4	10~20	320×224	3000~4500	80~100ms	2
冠状面 T_2WI	320×256	3~4	10~20	320×224	300~500	80~90ms	1
矢状面 T_1WI+C	320×256	3	10~20	320×224	400~600	最短	2

5. 胸椎及胸髓 MRI 常见伪影及解决方法

（1）运动伪影：选择舒适的体位，检查前告知注意事项并采取受检者相对舒适的体位可以有效地减少运动伪影，对于不能很好配合的受检者，可以采取镇静等方式。

（2）金属物引起的磁化率伪影：检查前去除外源性的金属异物，对于体内有植入物的受检者，优先选择 1.5T 设备，增加接收带宽，使用新型的去金属伪影序列等方法减轻磁化率伪影。

（3）卷褶伪影：可以通过增加相位编码方向过采样及在成像视野外增加预饱和脉冲抑制组织信号等方法来纠正。

（三）图像显示及后处理技术

1. 图像显示

（1）FSE T_2WI 序列：矢状面图像中，清楚显示椎管的长轴，椎体和胸椎的后部、椎间盘、脊髓，无明显运动伪影、血管搏动及脑脊液流动伪影。特点：胸髓被脑脊液包围，显示出高信号的脑脊液和中等信号的脊髓结构。这种对比有助于识别脊髓的形态和位置，以及是否有压迫或异常扩张。健康的椎体骨髓由于含有脂肪组织，呈现为稍高的信号强度。椎体的皮质骨由于缺乏水分，信号较低，使得椎体的轮廓清晰可见。椎间盘的髓核含有较多的水分，在 T_2WI 上表现为高信号，而环绕髓核的纤维环由于胶原蛋白含量高，水分含量低，因此呈现为低信号。横断面图像中，清晰显示全部胸椎椎体、椎间盘及两侧附件、椎旁软组织等结构。有助于观察椎间盘和后部结构（图 7-74）。

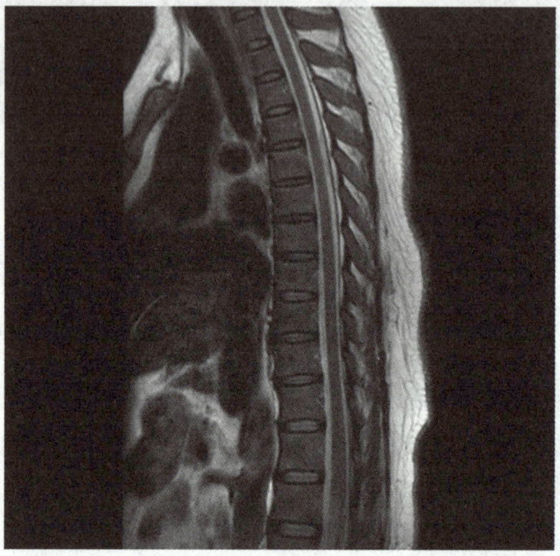

（a）

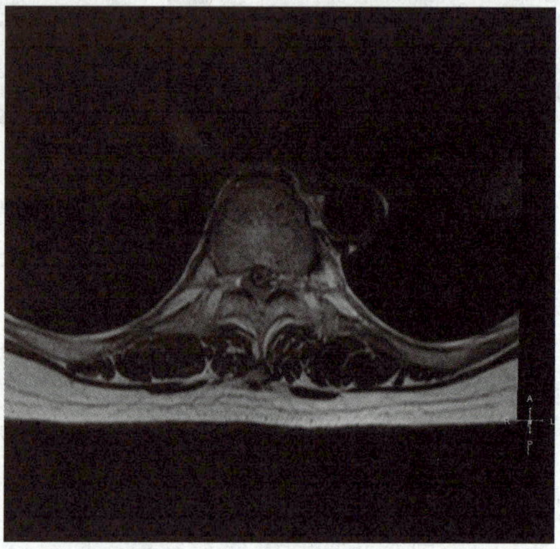

（b）

图 7-74　胸椎矢状面 T_2WI 图像

注：（a）胸椎矢状面 T_2WI 图像；（b）胸椎横断面 T_2WI 图像。

（2）FSE T_1WI 序列：主要用来显示胸椎及胸髓的解剖结构。特点：脑脊液相对于神经的中等信号是低信号，由于红骨髓和黄骨髓的结合，椎体呈现稍高信号，正常椎间盘在 T_1WI 上呈中等信号，纤维环和终板呈低信号（图 7-75）。

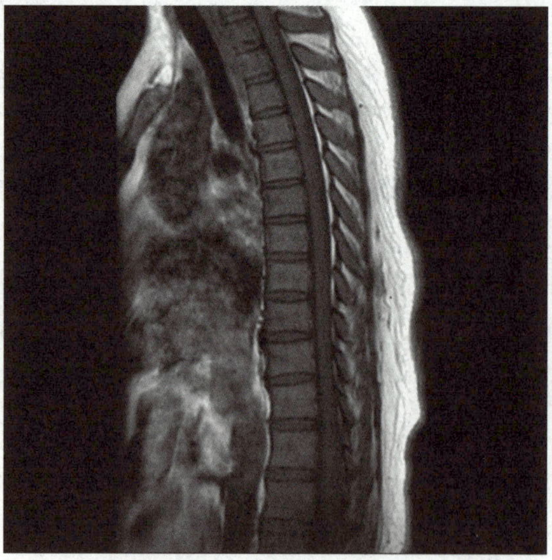

图 7-75　胸椎矢状面 T_1WI 图像

注：T_1WI 矢状面图像显示健康受检者的正常解剖。

（3）增强扫描：观察病变强化特征，利于定性。使用脂肪抑制技术，脂肪组织呈现低信号，由于对比剂在血管中聚集，清晰显示胸椎区域的血管结构。对于肿瘤、炎症或其他病理性改变，增强 T_1WI 能够突出显示这些区域，因为这些病变区域的血管渗透性增加，对比剂外渗到病变组织中，钆剂缩短了组织的 T_1 弛豫时间，增强了信号。占位性病变血供丰富，强化明显（图 7-76）。

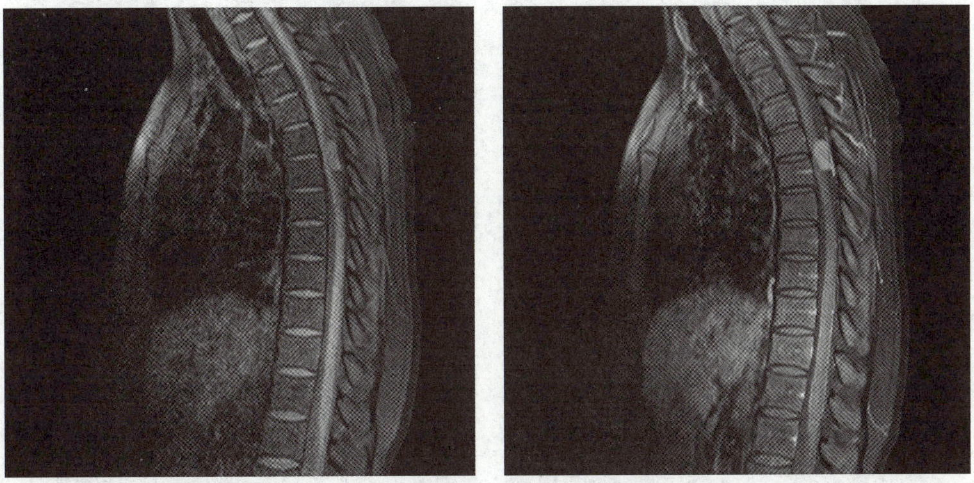

（a）　　（b）

图 7-76　胸椎增强扫描图像

注：（a）平扫脂肪抑制 T_1WI 序列显示病灶呈低信号；（b）注射对比剂后，矢状面 T_1WI 病灶显示高信号。

（4）三维可变反转角快速自旋回波（3D-SPACE）：能够提供亚毫米体素大小的图像，允许获得各向同性的三维数据，从而可以在任何平面上进行重建。胸椎侧弯受检者多平面的曲面重建（图 7-77）。

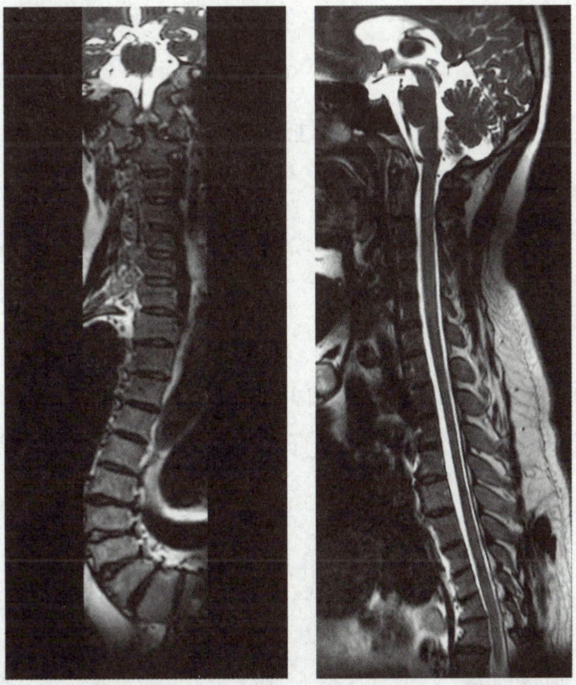

（a）　　（b）

图 7-77　胸椎侧弯受检者多平面的重建

注：（a）胸椎冠状面曲面重建；（b）胸椎矢状面曲面重建。

（5）胸椎及胸髓常见病变 MRI 表现（图 7-78）。

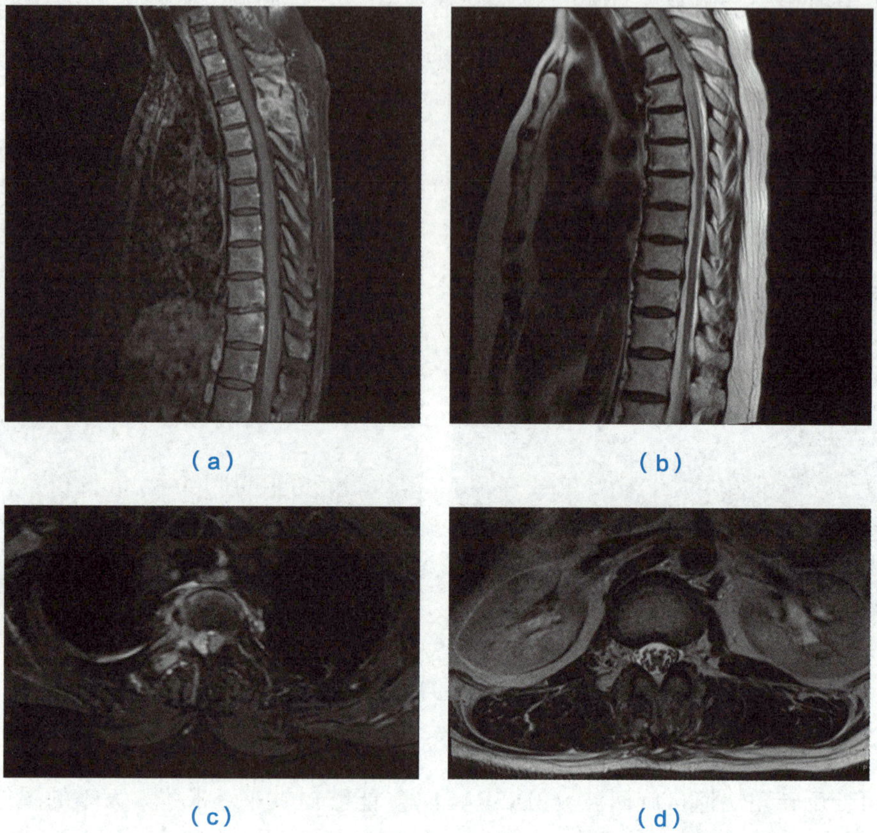

图 7-78　胸椎及胸髓常见病变显示

注：(a) T_1WI 增强显示胸椎多发转移瘤、骨质破坏；(b) 矢状面 T_2WI 显示脊髓炎；(c) 横断面 T_2WI 显示胸椎椎管受压；(d) 横断面 T_2WI 显示脊髓血管畸形。

2. 后处理技术　常规序列扫描一般无须做后处理。

三、腰椎及腰髓、骶尾椎磁共振检查

（一）适应证

（1）各种原因导致的椎管狭窄，退行性改变以及椎间盘突出。

（2）原发性、继发性骨肿瘤和椎旁肿瘤，椎管内占位病变、感染性疾病等。

（3）椎管、椎体先天性畸形及发育异常等。

（4）术后复查。

（二）检查方法

1. 线圈　相控阵脊柱线圈腰骶段。

2. 体位

（1）仰卧位，头先进，双臂置于身体两侧，不能形成环路。腰骶椎矢状面与床面长轴平行，居中，臀部左右对称尽量紧贴线圈。使用膝关节支撑垫（楔形垫），让患者的腿弯曲，抬高膝关节，提高患者的舒适度和配合度的同时可以使腰骶椎与检查床更贴合。

（2）对椎体外伤等被动体位者，应采用受检者自然体位，并加以固定。驼背的受检者应根据具体情况采用侧卧、肩背部垫高等方法。

（3）定位中心对准脐上两指（约 3cm），对应第 3 腰椎水平。

3. 扫描方位　首先采用“3-plan”快速定位成像序列，同时获得横断面、矢状面、冠状面三个方位的定位像，然后在三平面定位像上设置不同方位的成像。

（1）矢状面：常规扫描方位。在冠状面定位像上设置矢状面，扫描基线平行于腰椎正中矢状面［图 7-79（a）］；在横断面定位像上调整扫描基线，使成像层面与正中矢状面平行［图 7-79（b）］；相位编码方向为上下方向；在矢状面上调整扫描视野。矢状面扫描一般采用奇数层（如 13～17 层），以便获得腰椎、骶尾正中矢状面，腰椎上下范围应包括 T12～S2，左右范围应包括腰椎椎体及两侧附件，骶尾椎应包括 L4 以下所有的骶椎和尾椎。

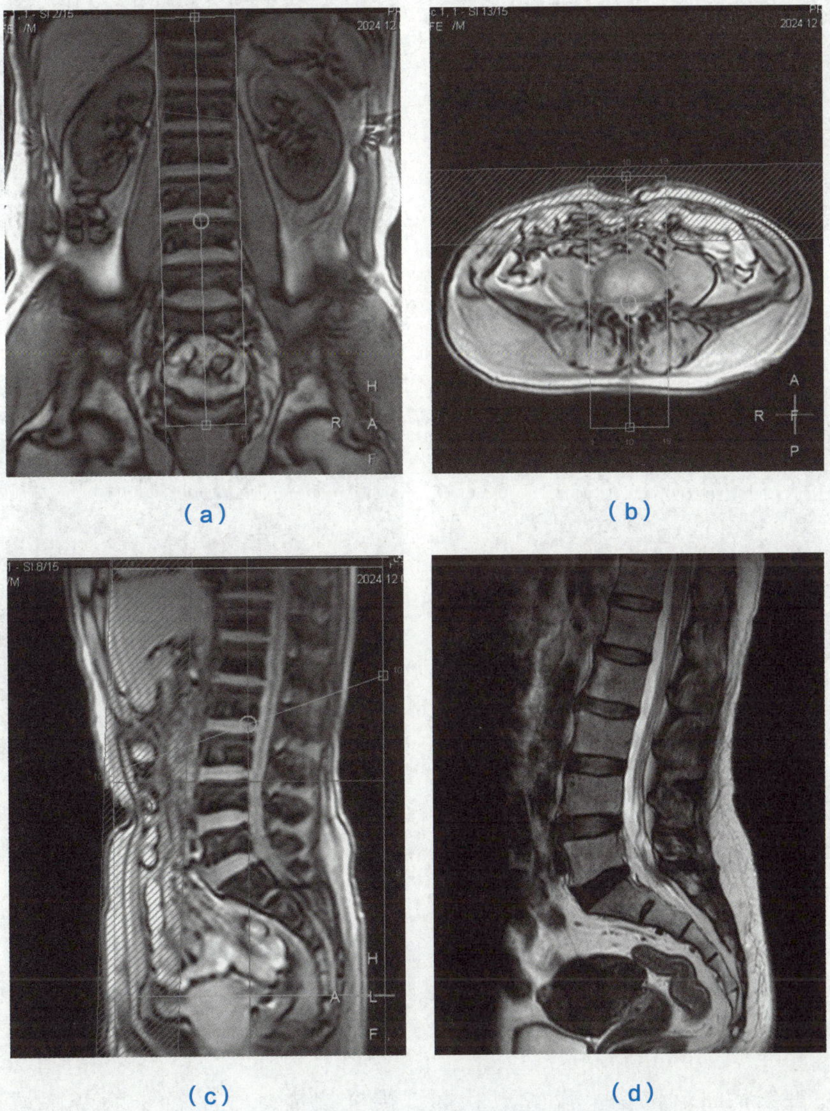

图 7-79　腰椎、骶尾椎矢状面定位线的设置

注：（a）腰椎、骶尾椎矢状面在冠状面定位像上的设置；（b）腰椎、骶尾椎在横断面定位像上的设置；（c）腰椎、骶尾椎在矢状面定位像上的设置；（d）矢状面效果图。

（2）横断面：在矢状面和冠状面定位像设置横断面。①椎间盘病变：扫描基线平行于椎间盘，每个椎间盘设置 3~5 层，范围覆盖 L_1 ~ L_5 之间的有病变的椎间盘［图 7-80（a）］；②椎体及椎管内病变：在矢状面和冠状面图像上扫描基线平行于椎体或垂直于病变，成像范围应全部包含病变区域，若病变在腰椎、骶尾椎的不同节段，应各节段分开扫描［图 7-80（b）］。

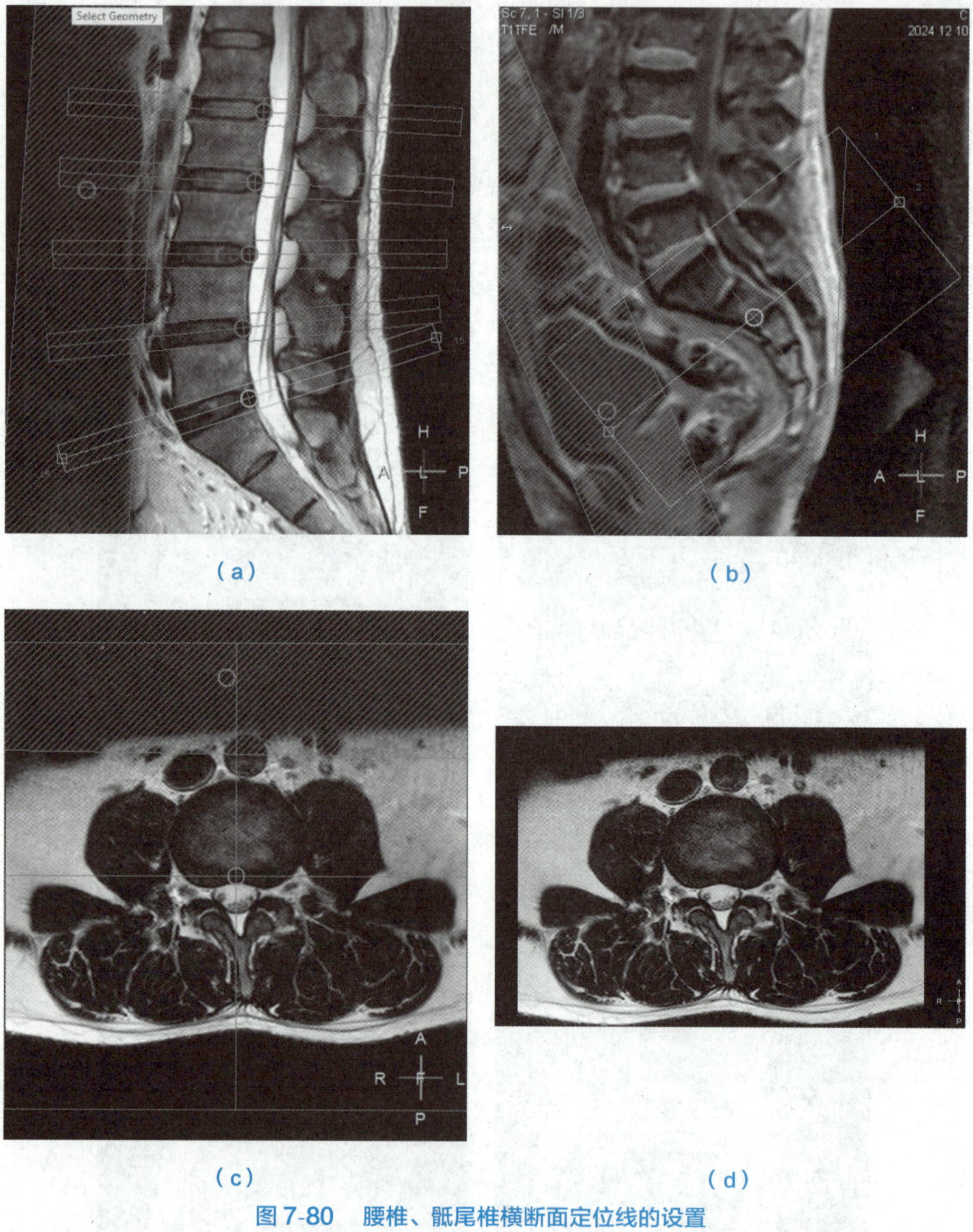

图 7-80　腰椎、骶尾椎横断面定位线的设置

注：（a）腰椎横断面在矢状面定位像上的设置；（b）骶尾椎横断面在矢状面定位像上的设置；（c）腰椎在横断面上的设置；（d）腰椎横断面效果图。

（3）冠状面：在矢状面定位像上设置冠状面，腰椎扫描基线平行于病变区域或椎体［图 7-81（a）］；骶尾椎扫描基线平行于骶椎椎管冠状面，呈斜冠状面［图 7-81（b）］，范围包含骶尾骨前后缘。在横断面上扫描基线垂直于椎体正中矢状面［图 7-81（c）］；在冠状面图像上调整视野，腰椎上下范围应包括 T12~S2，左右范围应包括腰椎椎体及两侧附件，骶尾椎应包括 L4 以下所有的骶椎和尾椎。

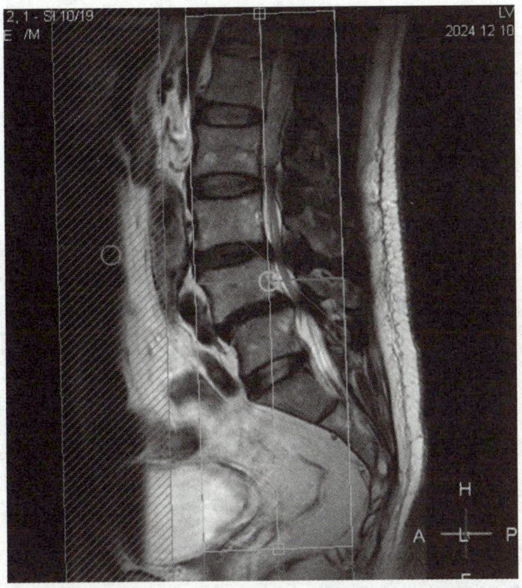

(a)

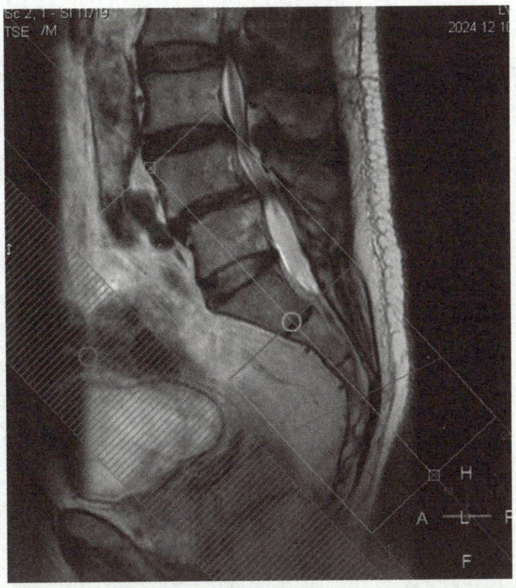

(b)

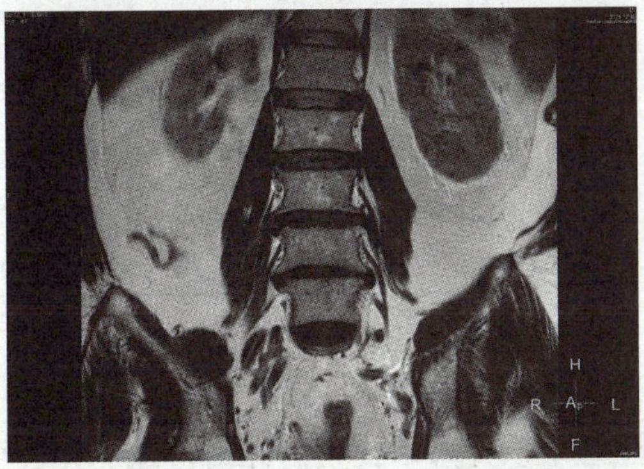

(c)

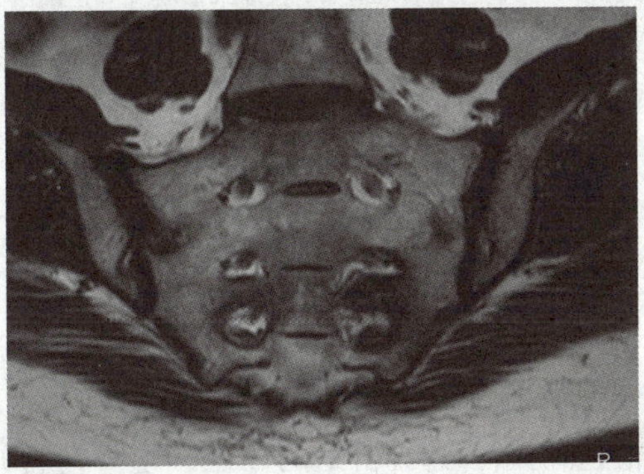

(d)

图 7-81　腰椎、骶尾椎冠状面定位线的设置

注：(a)(b)腰椎、骶尾椎冠状面在矢状面定位像上的设置；(c)腰椎冠状面效果图；(d)骶尾椎冠状面效果图。

4. 扫描序列及参数选择

(1) 平扫序列：常规序列组合（表 7-21），T_1WI 常用快速自旋回波序列，可选用 T_1-FLAIR 序列。T_2WI 多采用 FSE 或 FRFSE 序列。

表 7-21　腰椎及骶尾椎常规扫描序列

序列名称	说明
3-pl GRE T_1WI	梯度回波三平面快速定位成像
Sag FSE T_2WI	矢状面快速自旋回波 T_2WI
Sag FSE T_1WI	矢状面快速自旋回波 T_1WI
Tra FSE T_2WI	横断面快速自旋回波 T_2WI
Cor FSE T_2WI	冠状面快速自旋回波 T_2WI
Cor FSE T_2WI FS	冠状面快速自旋回波 T_2 加权抑脂成像

(2) 脂肪抑制及特殊序列：根据病情及病变需要，可加扫相应的优势序列。骨髓病变或外伤受

检者，应加扫冠状面 T_2WI 抑脂序列，以更好的显示病变。常规的 T_1WI 不需要脂肪抑制，当 T_1WI 发现异常高信号及骨髓病变或者软组织病变时，需要施加脂肪抑制技术。腰椎、骶尾椎磁场局部均匀性较好，常规的频率选择脂肪饱和技术可以达到满意的效果，图像的信噪比高而且时间增加不多，应作首选。对于腰椎术后有金属植入物的受检者，可选用 STIR 或 DIXON 技术。如脊柱侧弯受检者，可加扫 3D FSE 序列，以显示更多的解剖细节和诊断信息。

（3）增强扫描：对于平扫疾病不明显或肿瘤占位定性不明确的，需要进行增强扫描，静脉注射 MR 钆对比剂，常规剂量 0.1mmol/kg（0.2ml/kg）或遵药品使用说明书，以 1.0～1.5ml/s 速度静脉注射后，行横断面、矢状面、冠状面 FSE T_1WI 成像或各向同性的 3D T_1WI 成像，更好地显示病变。由于 T_1WI 像上脂肪及对比剂增强区域均为高信号，为增加增强后病变与背景组织间的对比差异，增强前后 T_1WI 应采用脂肪抑制序列。扫描层面、层厚及层间隔与平扫一致。

（4）成像参数：因设备场强、机型等不同而有所不同，表 7-22 仅供参考。

表 7-22　推荐腰椎及骶尾椎成像参数

序列	视野（mm）	层厚（mm）	间隔（%）	矩阵	TR（ms）	TE	平均次数
矢状面 T_2WI	320×256	3	10～20	320×224	3000～4500	80～100ms	2
矢状面 T_1WI	320×256	3	10～20	320×224	400～600	最短	2
横断面 T_2WI	200×200	3～4	10～20	320×224	3000～4500	80～100ms	2
冠状面 T_2WI	320×256	3～4	10～20	320×224	3000～4500	80～100ms	2
矢状面 T_1WI+C	320×256	3	10～20	320×224	400～600	最短	2

5. 腰椎骶尾椎常见伪影及解决方法

（1）运动伪影：选择舒适的体位，检查前告知注意事项并采取受检者相对舒适的体位可以有效地减少运动伪影，对于不能很好配合的受检者，可以采取镇静等方式。

（2）金属物引起的磁化率伪影：检查前去除外源性的金属异物，对于体内有植入物的受检者，优先选择 1.5T 设备，增加接收带宽，使用新型的去金属伪影序列等方法减轻磁化率伪影。

（3）卷褶伪影：可以通过增加相位编码方向过采样及在成像视野外增加预饱和脉冲抑制组织信号等方法来纠正。

（三）图像显示及后处理技术

1. 图像显示

（1）FSE T_2WI 序列：矢状面图像中，清楚显示椎管的长轴，腰椎、骶尾椎的后部、椎间盘、脊髓圆锥和马尾的解剖结构，无明显运动伪影、血管搏动及脑脊液流动伪影。特点：圆锥、马尾、终丝被高信号的脑脊液包围。健康的椎体骨髓由于含有脂肪组织，呈现为稍高的信号强度。椎体的皮质骨由于缺乏水分，信号较低，使得椎体的轮廓清晰可见。椎间盘的髓核含有较多的水分，在 T_2WI 上表现为高信号，而环绕髓核的纤维环由于胶原蛋白含量高，水分含量低，因此呈现为低信号。横断面图像中，清晰显示全部椎体、椎间盘及两侧附件、椎旁软组织等，有助于观察椎间盘和后部结构（图 7-82）。

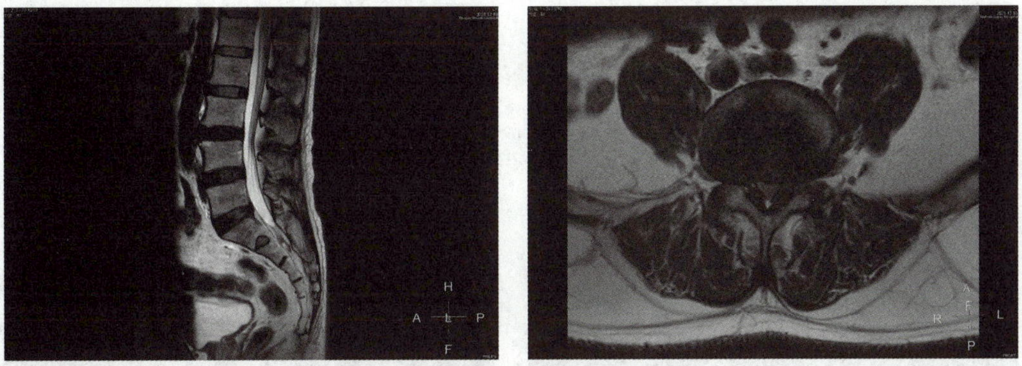

（a）　　（b）

图 7-82　腰椎、骶尾椎 T_2WI 图像

注：（a）腰椎、骶尾椎矢状面 T_2WI 图像；（b）腰椎横断面 T_2WI 图像。

（2）FSE T_1WI 序列：主要用来显示腰椎机骶尾椎的解剖结构。特点：脑脊液相对于神经的中等信号是低信号，由于红骨髓和黄骨髓的结合，椎体呈现稍高信号，正常椎间盘在 T_1WI 像上呈中等信号，纤维环和终板呈低信号（图 7-83）。

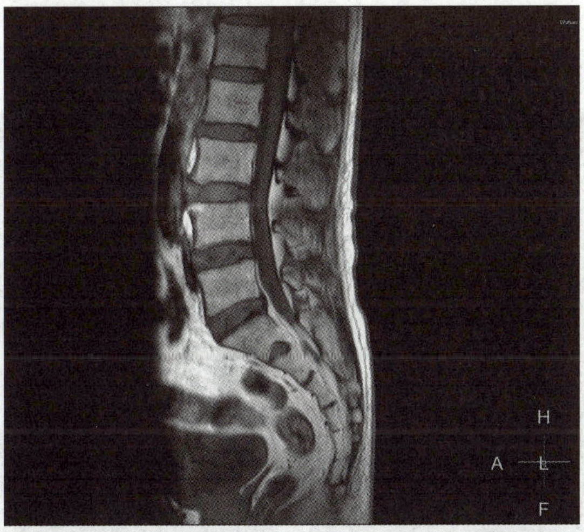

图 7-83　腰椎、骶尾椎矢状面 T_1WI 图像

注：T_1WI 矢状面图像显示健康受检者的正常解剖。

（3）增强扫描：观察病变强化特征，利于定性。使用脂肪抑制技术，脂肪组织呈现低信号，由于对比剂在血管中聚集，清晰显示腰椎和骶尾椎区域的血管结构。对于肿瘤、炎症或其他病理性改变，增强 T_1WI 能够突出显示这些区域，因为这些病变区域的血管渗透性增加，对比剂外渗到病变组织中，钆剂缩短了组织的 T_1 弛豫时间，增强了信号。占位性病变血供丰富，强化明显（图 7-84）。

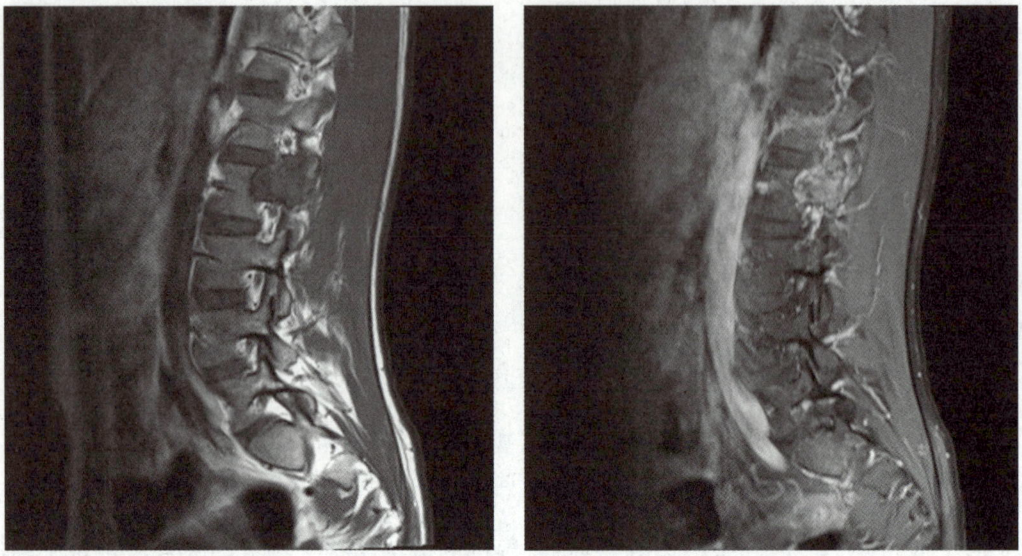

（a）　　　　（b）

图 7-84　腰椎增强扫描图像

注：（a）平扫 T_1WI 序列显示 L_2 椎体右侧占位，病灶呈低信号；（b）注射对比剂后，矢状面 T_1WI 病灶显示不均匀强化。

（4）腰椎及骶尾椎常见病变 MRI 表现（图 7-85）。

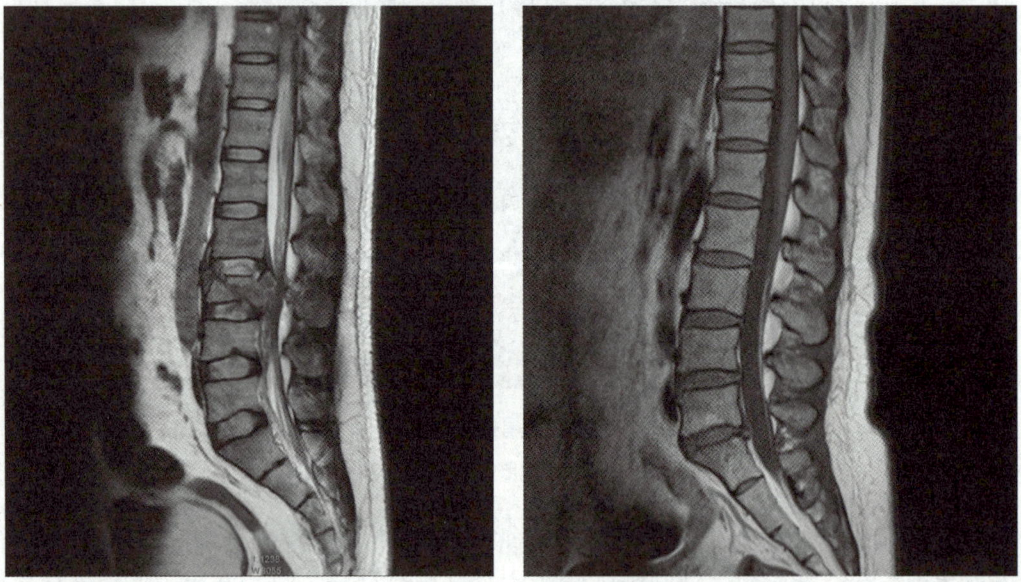

（a）　　　　（b）

图 7-85　腰椎及骶尾椎常见病变显示

注：（a）L_3 椎体骨折，马尾神经丛受挫；（b）马尾终丝脂肪瘤，T_1 条状高信号；（c）T_2WI 矢状面显示骶管囊肿；（d）T_2 冠状面显示椎管内转移瘤。

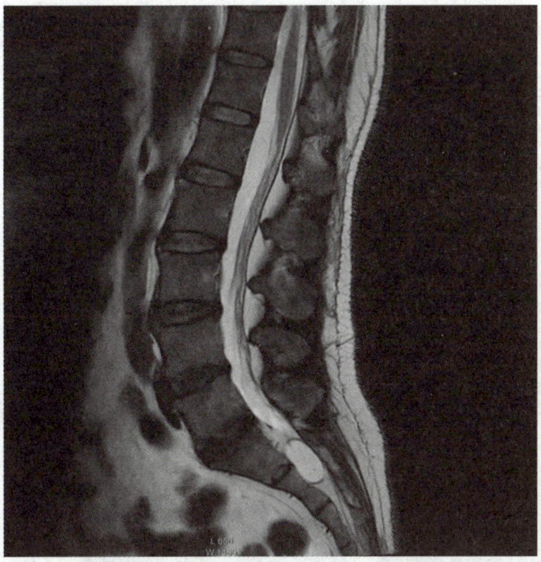

（c）

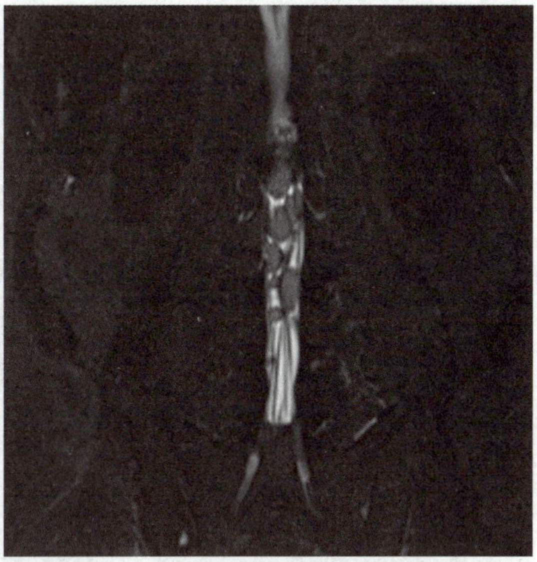

（d）

图 7-85　（续图）

2. 后处理技术　常规序列扫描一般无须做后处理。

四、全脊柱及脊髓磁共振检查

（一）适应证

全脊柱磁共振检查用于评估脊柱和脊髓的先天性疾病、外伤及感染等。

（二）检查方法

1. 线圈　头颈联合线圈、相控阵脊柱线圈。

2. 体位

（1）仰卧位，头先进，双臂置于身体两侧，不能形成环路。脊柱矢状面与床面长轴平行，居中，肩部左右对称，尽量紧贴线圈。使用膝关节支撑垫（楔形垫），让患者的腿弯曲，抬高膝关节，提高患者的舒适度和配合度的同时可以使腰骶椎与检查床更贴合。

（2）定位中心对准下颌角水平。

3. 扫描方位　首先采用“3-plan”快速定位成像序列，同时获得矢、冠状 2 个方位的定位像，通常不可能在一个视野中覆盖整个脊柱，而是需要 2 个或者 3 个成像视野来覆盖整个脊柱，然后将图像融合成一个合成图像，然后在合成图像上设置不同方位的成像。

（1）矢状面：常规扫描方位。在冠状面定位像上设置矢状面，扫描基线平行于脊柱正中矢状面［图 7-86（a）］相位编码方向为上下方向；在矢状面上调整扫描视野。矢状面扫描一般采用奇数层（如 13~17 层），以便获得脊柱正中矢状面，上下范围应包括所有的椎体，左右范围应包括椎体及两侧附件。

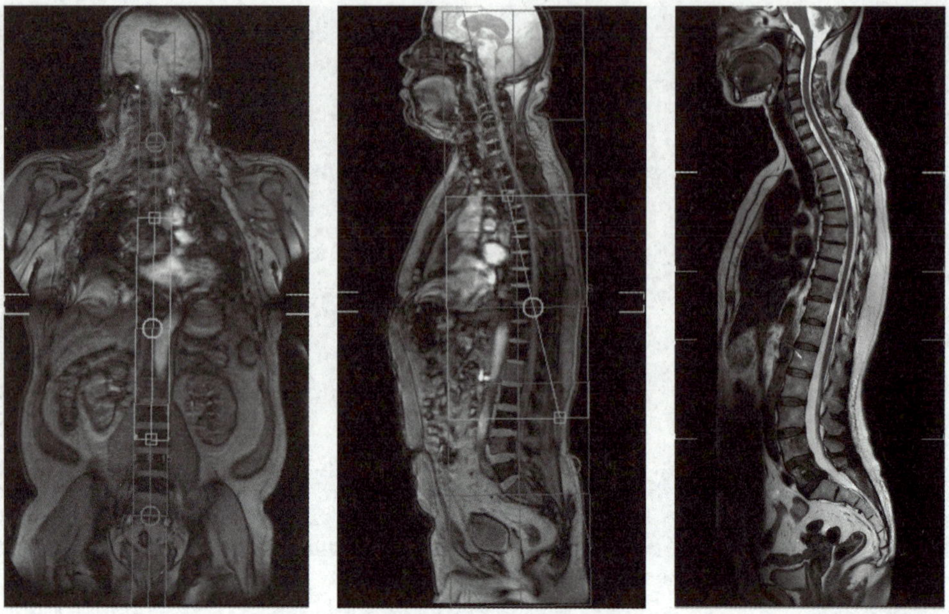

(a) (b) (c)

图 7-86 全脊柱矢状面定位线的设置

注：(a) 全脊柱在冠状面定位像上的设置；(b) 全脊柱矢状面定位像上的设置；(c) 全脊柱矢状面效果图。

(2) 横断面：各节段分开扫描，同颈椎、胸椎、腰椎以及骶尾椎横断面定位方法。

(3) 冠状面：各节段分开扫描，同颈椎、胸椎、腰椎以及骶尾椎冠状面定位方法。

4. 扫描序列及参数选择

(1) 平扫序列：常规序列组合（表 7-23），T_1WI 常用快速自旋回波序列（FSE），可选用 T_1-FLAIR 序列。T_2WI 多采用 FSE 或 FRFSE 序列。

表 7-23 全脊柱及脊髓常规扫描序列

序列名称	说明
3-pl GRE T_1WI	梯度回波三平面快速定位成像
Sag FSE T_2WI	矢状面快速自旋回波 T_2WI
Sag FSE T_1WI	矢状面快速自旋回波 T_1WI
Tra FSE T_2WI	横断面快速自旋回波 T_2WI
Cor FSE T_2WI	冠状面快速自旋回波 T_2WI
Cor FSE T_2WI FS	冠状面快速自旋回波 T_2 加权抑脂成像

(2) 脂肪抑制及特殊序列：根据病情及病变需要，可加扫相应的优势序列。骨髓病变或外伤受检者，应加扫 T_2WI 抑脂序列，以更好的显示病变。常规的 T_1WI 不需要脂肪抑制，当 T_1WI 发现异常高信号以及骨髓病变或者软组织病变时，需要施加脂肪抑制技术。全脊柱成像范围大，优先选用 DIXON 抑脂技术。

(3) 增强扫描：对于平扫疾病不明显或肿瘤占位定性不明确的，需要进行增强扫描，静脉注射 MR 钆对比剂，常规剂量 0.1mmol/kg（0.2ml/kg）或遵药品使用说明书，以 1.0~1.5ml/s 速度静脉注射后，行横断面、矢状面、冠状面 FSE T_1WI 成像或各向同性的 3D T_1WI 成像，更好地显示病变。

由于 T_1WI 像上脂肪及对比剂增强区域均为高信号，为增加增强后病变与背景组织间的对比差异，增强前后 T_1WI 应采用脂肪抑制序列。扫描层面、层厚及层间隔与平扫一致。

（4）成像参数：因设备场强、机型等不同而有所不同，表 7-24 仅供参考。

表 7-24　推荐全脊柱及脊髓成像参数

序列	视野（mm）	层厚（mm）	间隔（%）	矩阵	TR（ms）	TE	平均次数
矢状面 T_2WI	320×256	3	10～20	320×224	3000～4500	80～100ms	2
矢状面 T_1WI	320×256	3	10～20	320×224	400～600	最短	2
横断面 T_2WI	200×200	3～4	10～20	320×224	3000～4500	80～100ms	2
冠状面 T_2WI	320×256	3～4	10～20	320×224	3000～4500	80～100ms	2
矢状面 T_1WI+C	320×256	3	10～20	320×224	400～600	最短	2

5. 全脊柱及脊髓常见伪影及解决方法

（1）运动伪影：选择舒适的体位，检查前告知注意事项可以有效地减少运动伪影，对于不能很好配合的受检者，可以采取镇静等方式。

（2）拼接伪影：在脊柱的扫描拼接中，由于某些因素（金属异物、参数不一致等）的干扰，上下两段的对比度不一致。可以通过图像滤过处理来加以改善。

（3）卷褶伪影：可以通过增大 FOV，相位编码方向过采样以及在成像视野外增加预饱和脉冲抑制组织信号等方法来纠正。

（三）图像显示及后处理技术

1. 图像显示

（1）FSE T_2WI 序列：矢状面图像中，清楚显示椎管的长轴，腰椎、骶尾椎的后部、椎间盘、脊髓圆锥和马尾的解剖结构，无明显运动伪影、血管搏动及脑脊液流动伪影。特点：圆锥、马尾、终丝被高信号的脑脊液包围。健康的椎体骨髓由于含有脂肪组织，呈现为稍高的信号强度。椎体的皮质骨由于缺乏水分，信号较低，使得椎体的轮廓清晰可见。椎间盘的髓核含有较多的水分，在 T_2WI 上表现为高信号，而环绕髓核的纤维环由于胶原蛋白含量高，水分含量低，因此呈现为低信号。横断面图像中，清晰显示全部椎体、椎间盘及两侧附件、椎旁软组织等结构。有助于观察椎间盘和后部结构［图 7-87（a）］。

（2）FSE T_1WI 序列：主要用来显示腰椎机骶尾椎的解剖结构。特点：脑脊液相对于神经的中等信号是低信号，由于红骨髓和黄骨髓的结合，椎体呈现稍高信号，正常椎间盘在 T_1WI 像上呈中等信号，纤维环和终板呈低信号［图 7-87（b）］。

（3）增强扫描：观察病变强化特征，利于定性。使用脂肪抑制技术，脂肪组织呈现低信号，由于对比剂在血管中聚集，可以清晰显示腰椎和骶尾椎区域的血管结构。对于肿瘤、炎症或其他病理性改变，增强 T_1WI 能够突出显示这些区域，因为这些病变区域的血管渗透性增加，对比剂外渗到病变组织中，钆剂缩短了组织的 T_1 弛豫时间，增强了信号［图 7-87（c）］。

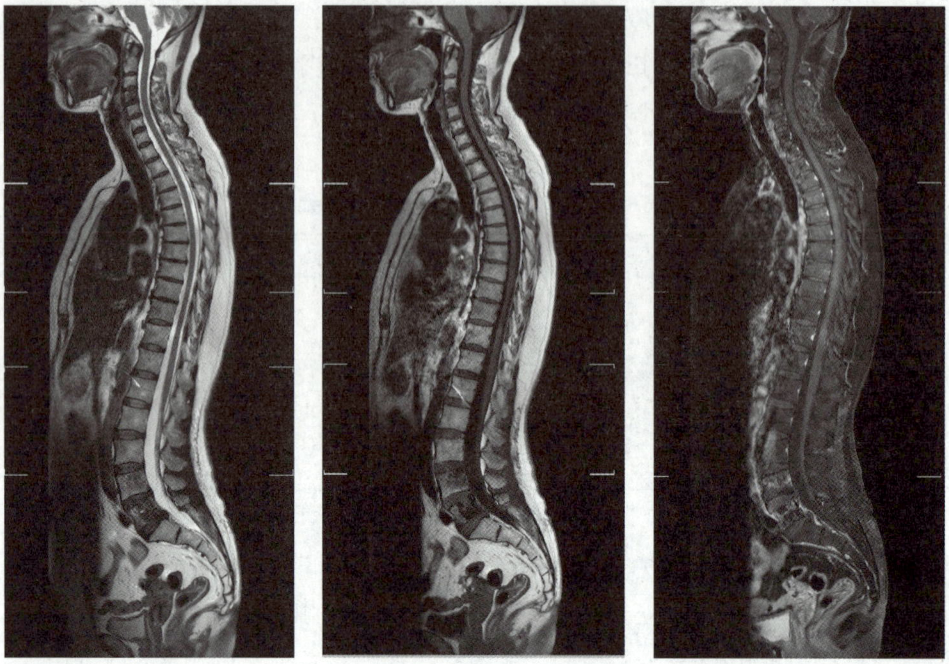

（a）　　（b）　　（c）

图 7-87　全脊柱图像

注：（a）全脊柱矢状面 T_2WI 图像；（b）全脊柱矢状面 T_1WI 图像；（c）全脊柱矢状面增强图像。

2. 后处理技术　全脊柱 MRI 成像需要高级拼接软件。其主要技术要点是分别进行分段脊柱同层采集后，利用高级拼接软件将各段脊柱采集数据进行无缝拼接（图 7-88）。

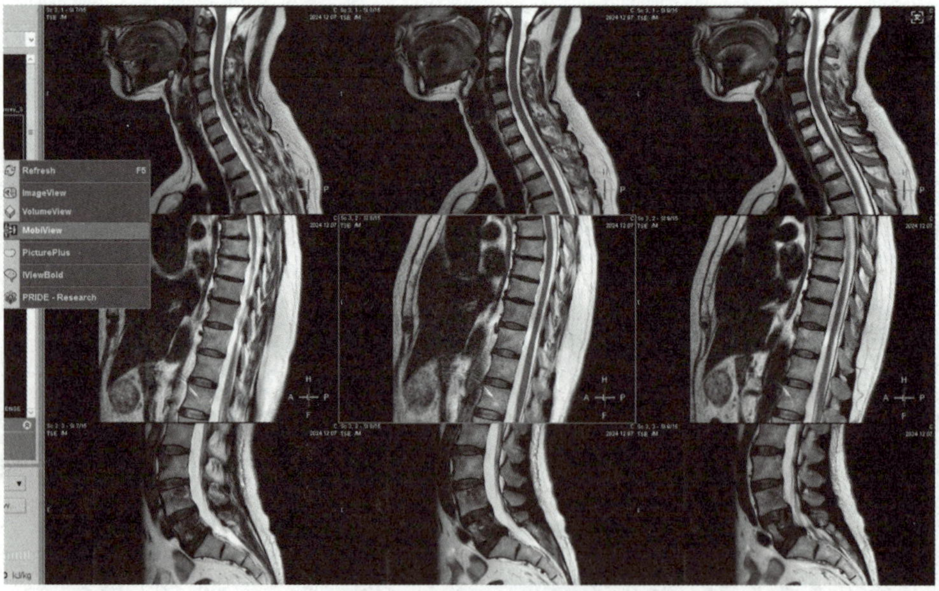

图 7-88　全脊柱高级拼接图

注：利用全脊柱高级拼接软件，可以实现脊柱的整体显示。

五、臂丛神经磁共振检查

（一）适应证

1. 臂丛神经损伤、肿瘤压迫、炎症性疾病的定位及定性诊断。

2. 非特异性的疼痛，感觉和运动障碍患者，电生理和常规 MRI 不能明确诊断，以排除/确诊周围神经病变。

（二）检查前准备

1. 仔细核对申请单，询问病史，确定有无 MRI 检查的禁忌证，如非磁共振兼容心脏起搏器植入。
2. 受检者进入检查室前去除随身携带的金属物品、电子设备；病床、轮椅禁止推入检查室。
3. 嘱受检者在检查过程中不要随意运动，不要咳嗽、吞咽，若有不适及时与检查人员沟通。
4. 检查前给受检者佩戴耳塞或耳机，保护听力，提高检查舒适度。
5. 增强受检者由护理人员预留静脉通道。

（三）检查方法

1. 线圈及设备

（1）线圈：头颈联合线圈、相控阵脊柱线圈颈段。

（2）扫描设备：3.0T 磁共振扫描仪具备高信噪比、合适的空间分辨率及更快的扫描速度，推荐优先使用 3.0T 高场强磁共振扫描仪；1.5T 磁共振扫描仪因其磁场强度较低，金属植入物相关伪影带来的图像失真相对 3.0T 磁共振扫描仪更小。

2. 体位

（1）仰卧位，头先进，双臂置于身体两侧，不能形成环路。颈椎矢状面与床面长轴平行，居中，下颌收起，减少颈椎的过度弯曲，肩部尽量紧贴线圈，左右肩部对称，肩部可放置盐水袋/小米袋，以减少空气与软组织交界面的磁场不均匀性，用软垫固定头部，减少颈椎的左右运动。

（2）对颈椎外伤等被动体位者，应采用受检者自然体位，并加以固定。驼背的受检者应根据具体情况采用侧卧、臀部垫高等方法。

（3）定位中心对准线圈中心及下颌角水平。

3. 扫描方位 首先采用“3-plan”快速定位成像序列，同时获得横断面、矢状面、冠状面三个方位的定位像，然后在三平面定位像上设置不同方位的成像。

（1）横断面：对于臂丛神经节前段，选择横断面扫描（图 7-89）。在矢状面和冠状面定位像设置横断面，扫描范围 C_4~T_2。

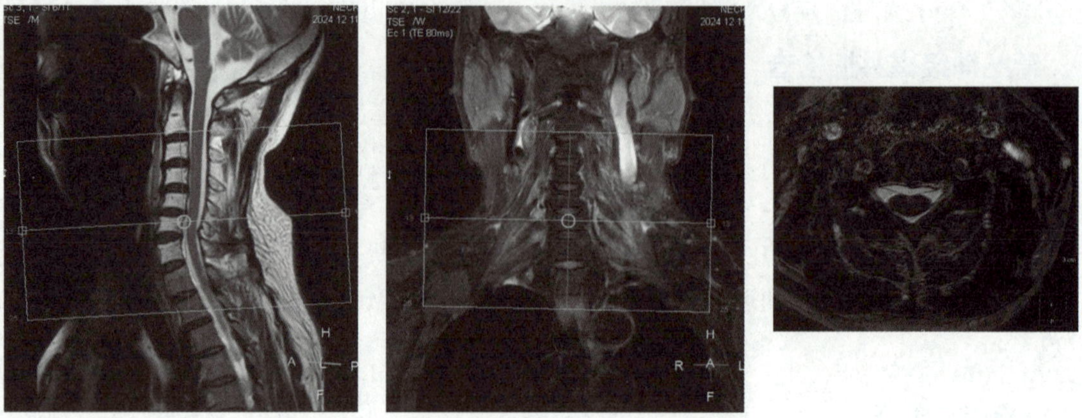

（a）　　（b）　　（c）

图 7-89　臂丛神经横断面定位设置

注：（a）臂丛神经横断面在矢状面上的设置；（b）臂丛神经横断面在冠状面上的设置；（c）横断面显示臂丛神经节前段。

（2）斜冠状面：对于臂丛神经节后段，选择斜冠状面扫描。斜冠状面在 T_2WI 矢状面正中图像与横断面图像上进行定位。当颈、胸椎排列连线近似直线时，扫描基线大致与各椎体后缘平行。当颈、胸椎排列连线为曲线时，扫描定位线与 C_5～C_6 椎体后缘连线平行。前后范围为椎体前缘至椎管后缘，上下范围从颅底到 T_3 以下，左右范围包括双侧肩关节（图 7-90）。

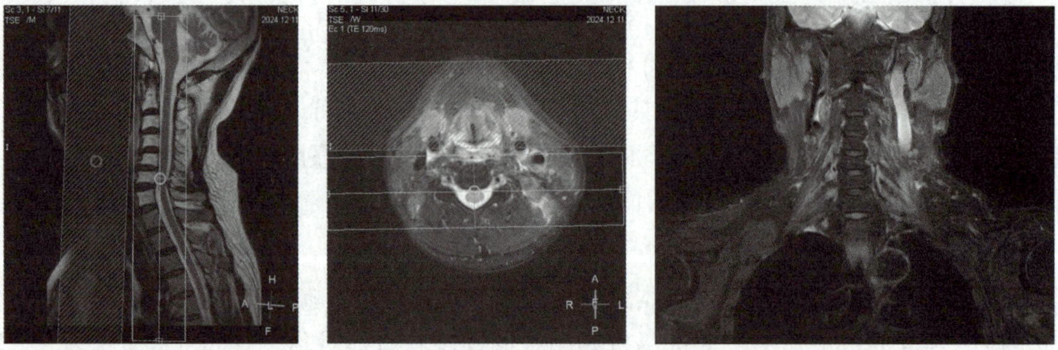

（a）　　（b）　　（c）

图 7-90　臂丛神经斜冠状面定位设置

注：（a）臂丛神经斜冠状面在矢状面上的设置；（b）臂丛神经斜冠状面在横断面上的设置；（c）斜冠状面显示臂丛神经节后段。

（3）矢状面：颈椎常规矢状面，同颈椎矢状面定位方法。

4. 扫描序列及参数选择

（1）常规序列：常规序列组合（表 7-25），矢状面、横断面、斜冠状面 T_1WI 和 T_2WI 为常规成像序列。T_1 加权一般采用 SE 或 FSE，通过神经外膜周围脂肪和神经束周围脂肪，衬托出臂丛神经。脂肪抑制 T_2WI 是显示臂丛神经病变的主要序列，均匀的脂肪抑制可以更好地显示神经的高信号。

表 7-25　臂丛神经常规扫描序列

序列名称	说明
3-pl GRE T_1WI	梯度回波三平面快速定位成像
Sag FSE T_2WI	矢状面快速自旋回波 T_2WI

续表

序列名称	说明
Sag FSE T_1WI	矢状面快速自旋回波 T_1WI
Tra FSE T_2WI	横断面快速自旋回波 T_2WI
Cor T_2WI STIR	冠状面（斜冠）T_2 加权抑脂成像
Cor T_1WI DIXON	冠状面（斜冠）T_1 加权抑脂成像

（2）特殊序列：由于臂丛神经呈等低 T_2 和等低 T_1 的信号，常规序列上对比不明显，为了更好地显示臂丛神经，逐渐开发了一些专用的序列。

1）三维可变翻转角 FSE 序列：相较于常规的 STIR 有更高的图像信噪比和更高的空间分辨力，从而更好地显示神经的长轴、各神经分支复杂的空间关系、神经病变与周围组织的解剖关系。静脉注射钆对比剂后，背景小静脉和淋巴结的信号得到抑制，改善背景抑制效果，外周神经的对比更高，整体成像效果得到显著的增强。

2）扩散张量成像（diffusion tensor imaging，DTI）：是一种选择性功能成像，利用周围神经内部水分子的各向异性特点进行成像，通过纤维束追踪技术显示神经形态结构。

3）背景抑制扩散加权成像（diffusion weighted imaging with background suppression，DWIBS）：利用神经髓鞘的存在造成神经组织内部水分子各向异性的特点进行 DWI，神经内水分子扩散受限而形成高信号，在此基础上结合 STIR 等技术抑制背景信号，实现选择性地显示神经结构。在 DWIBS 图像上，神经纤维呈现明显的高信号，背景被抑制，因此图像具有很好的对比度，但由于弥散成像的原因，空间分辨率较差。

4）水激发成像（water-excitation，WE）：选择性水激发的梯度回波序列采用 3D 成像方法，使神经组织内的水被激发而产生信号，也是脂肪抑制技术的一种。现常用于臂丛神经成像的水激发成像技术主要有双回波稳态水激发（3D dual echo steady state with water-exit，3D-DESSWE）、选择性水激发技术（principle of selective excitation technique，PROSET）等。该技术主要不足有背景信号抑制不彻底特别是肌肉信号，其他液体或脉管组织信号抑制欠佳。

（3）脂肪抑制及增强扫描：由于颈部结构复杂，斜冠状面扫描，频率选择脂肪饱和法脂肪抑制效果往往不佳，T_1WI 扫描脂肪抑制优先选用 DIXON 技术，而 T_2WI 扫描脂肪抑制可选用 STIR 或 DIXON 技术。增强扫描，静脉注射 MR 钆对比剂，常规剂量 0.1mmol/kg（0.2ml/kg），以 1.0~1.5ml/s 速度静脉注射后，作斜冠状面 T_1WI，5~10 分钟后，补充扫描三维可变翻转角 FSE 序列，臂丛显影效果更佳。

（4）成像参数：因设备场强、机型等不同而有所不同，表 7-26 仅供参考。

表 7-26 推荐臂丛神经成像序列参数

序列	视野（mm）	层厚（mm）	间隔（%）	矩阵	TR（ms）	TE	平均次数
矢状面 T_2WI	220×220	3	10~20	320×224	3000~4500	80~100ms	2
矢状面 T_1WI	220×220	3	10~20	320×224	400~600	最短	2
横断面 T_2WI	200×200	3~4	10~20	320×224	3000~4500	80~100ms	2
斜冠状面 T_1WI	448×448	2~3	10~20	448×448	400~600	最短	2

续表

序列	视野（mm）	层厚（mm）	间隔（%）	矩阵	TR（ms）	TE	平均次数
斜冠状面 T_2WI	448×448	2	10~20	448×448	3000~4500	80~100ms	2
3D-SPACE	384×384	0.8~1	0	448×384	3000	250ms	2

5. 臂丛神经 MRI 常见伪影及解决方法

（1）运动伪影：选择舒适的体位，检查前告知注意事项可以有效地减少运动伪影，在喉咽部和上胸椎段施加空间饱和带，可以减轻吞咽伪影和颈动脉搏动伪影。

（2）金属物引起的磁化率伪影：检查前去除外源性的金属异物，对于体内植入物受检者，优先选择 1.5T 设备，增加接收带宽，使用新型的去金属伪影序列等方法减轻磁化率伪影。

（四）图像显示及后处理技术

1. 图像显示

（1）T_2WI 序列：正常情况下，臂丛神经节段在 STIR 图像上常呈高信号，神经束在中线两侧的 T_2 高信号和大小对称，走行自然，近端至远端逐渐变细，不出现局限性变细或明显增粗，并可见伴行动脉（图 7-91）。

（2）FSE T_1WI 序列：在斜冠状面 T_1WI 图像上，与相邻的斜角肌相比，神经纤维束呈等信号，通过周围的脂肪层的衬托，仍能够很好地显示神经轮廓，斜角肌间隙三角内神经根和神经干多位于呈流空信号的锁骨下动脉的后方（图 7-92）。

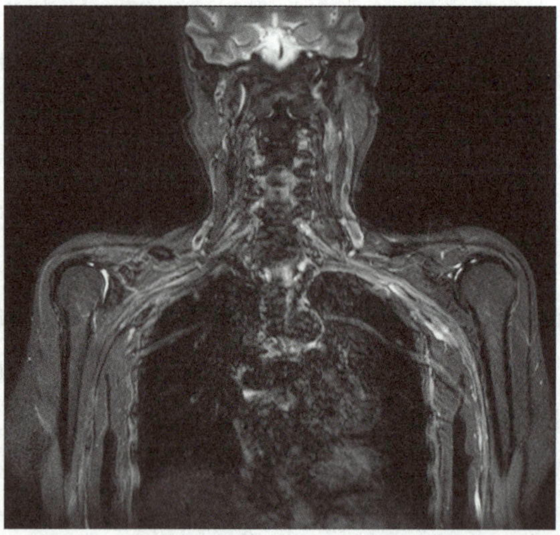

图 7-91 臂丛神经 T_2WI 斜冠状面图像

注：T_2WI 图像臂丛神经显示高信号。

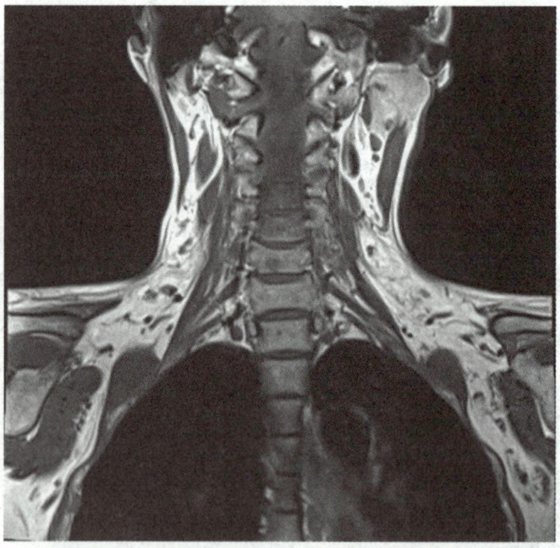

图 7-92 臂丛神经 T_1WI 斜冠状面图像

注：臂丛神经 T_1WI 斜冠状面图像，在外周脂肪的衬托下，神经显示为中等信号。

（3）3D-STIR-SPACE 序列：属于各向同性成像，能够立体显示高信号的臂丛神经三维结构，并且能够在任意平面重建，获得臂丛神经任意方位图像。重建的矢状面可在同一图像多个水平显示后根神经节的正常高信号和形态特征，可与同侧和对侧神经节相比较（图 7-93）。

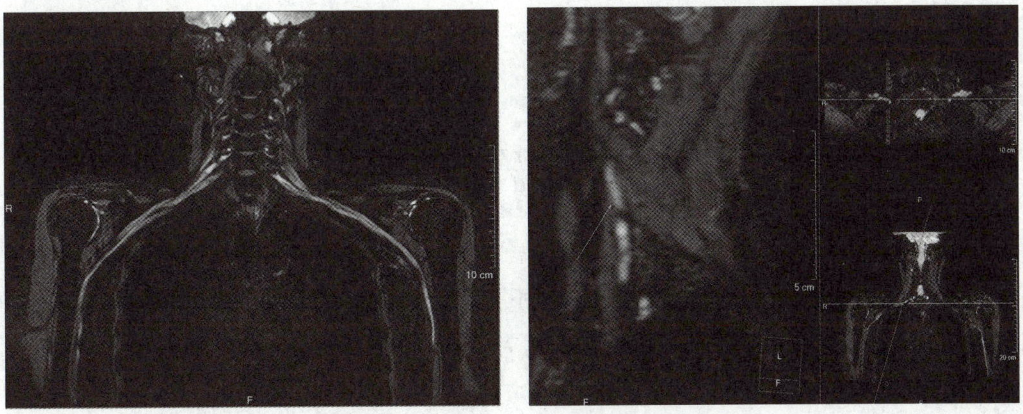

（a） （b）

图 7-93 3D-STIR-SPACE 显示臂丛神经

注：（a）增强 3D-STIR-SPACE 立体显示高信号臂丛神经，背景和小静脉明显的抑制；（b）臂丛神经矢状面显示。

2. 后处理技术 斜冠状面薄层或者三维图像需要后处理。将采集的原始图像沿臂丛神经走行方向进行多平面（MPR）、曲面（CPR）、最大密度投影（MIP）处理，重建出斜矢状面、斜冠状面多层面图像，从不同的方位和角度观察臂丛神经的位置、大小、形态（图 7-94）。

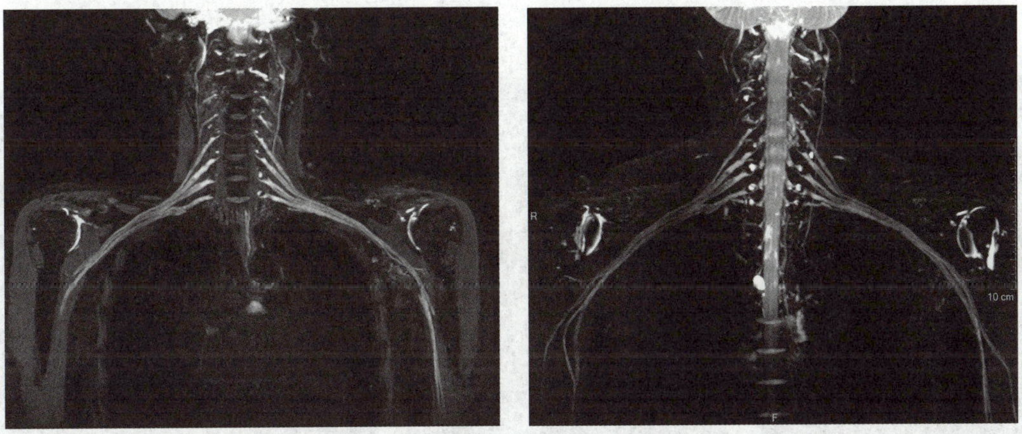

（a） （b）

图 7-94 臂丛神经后处理技术

注：（a）增强 STIR-SPACE 序列臂丛神经 CPR 图；（b）STIR-SPACE 序列臂丛神经 MIP 图。

六、腰骶丛神经磁共振成像

微课：腰骶丛神经 MRI 技术要点及要求

（一）适应证

1. 观察神经根的解剖走行、形态、信号变化。
2. 腰椎间盘突出、神经根囊肿、肿瘤侵犯和外伤等腰骶丛神经根病变。

（二）检查前准备

参见本节“五、臂丛神经磁共振检查”。

（三）检查方法

1. 线圈及设备

（1）线圈：相控阵脊柱线圈腰骶段、体部相控阵线圈。

（2）扫描设备：参见本节“五、臂丛神经磁共振检查”。

2. 体位

（1）仰卧位，头先进，双臂置于身体两侧，不能形成环路。腰骶椎矢状面与床面长轴平行，居中，臀部左右对称尽量紧贴线圈。使用膝关节支撑垫（楔形垫），让患者的腿弯曲，抬高膝关节，提高患者的舒适度和配合度的同时可以使腰骶椎与检查床更贴合。

（2）对外伤等被动体位者，应采用受检者自然体位，并加以固定。驼背的受检者应根据具体情况采用侧卧、肩背部垫高等方法。

（3）定位中心对定位中心对准第 3 腰椎。

3. 扫描方位 首先采用“3-plan”快速定位成像序列，同时获得横断面、矢状面、冠状面三个方位的定位像，然后在三平面定位像上设置不同方位的成像。

（1）横断面：横断面或斜轴位可对腰椎和骶尾椎分开定位，横断面扫描需要包括全部腰、骶尾椎椎体，或对可疑病变区域进行小范围的扫描。双侧应覆盖双侧股骨头，前后包括椎体前缘至椎管后缘（图 7-95）。

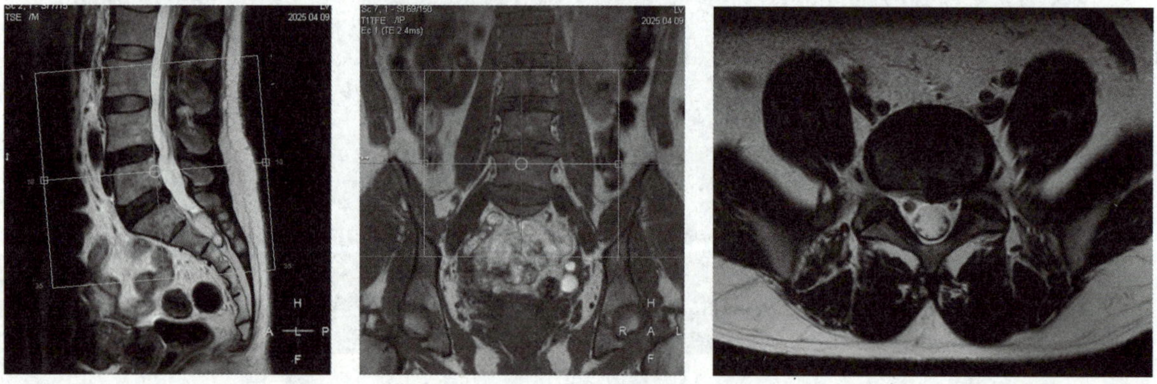

（a）（b）（c）

图 7-95 腰骶丛神经横断面定位设置

注：（a）腰骶丛神经横断面在矢状面上的设置；（b）腰骶丛神经横断面在冠状面上的设置；（c）腰骶丛神经横断面效果图。

（2）斜冠状面：显示腰骶丛神经则以斜冠状面为最佳。斜在 T_2WI 矢状面正中图像与横断面图像上进行定位。斜冠状面可兼顾腰丛和骶丛，当腰椎生理曲度变直时，扫描基线与椎体后缘平行；当存在生理曲度时，平行于 $L_3 \sim L_5$ 椎体后缘连线进行扫描。前后范围为椎体前缘至棘突的前 1/3，上下范围以 L_3 椎体为中心，包括 T_{12} 至 S_3、S_4 椎体，并覆盖椎间孔周围区域（图 7-96）。为了抑制呼吸运动伪影，通常在椎体前施加空间预饱和。

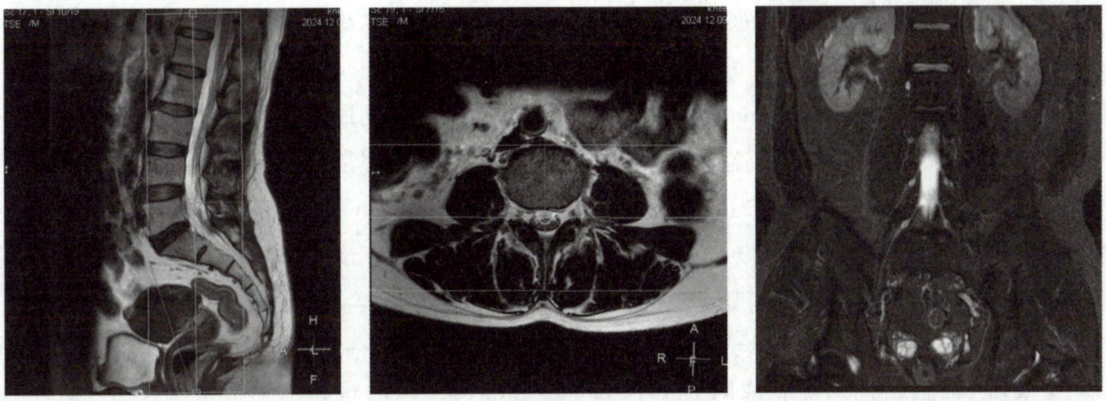

(a)　　(b)　　(c)

图 7-96　腰骶丛神经斜冠状面定位设置

注：(a) 腰骶丛神经斜冠状面在矢状面定位像上的设置；(b) 腰骶丛神经斜冠状面在横断面定位像上的设置；(c) 腰骶丛神经斜冠状面效果图。

(3) 矢状面：腰椎、骶尾椎常规矢状面定位，同腰椎、骶尾椎矢状面定位方法。

4. 扫描序列及参数选择

(1) 常规序列：常规序列组合（表 7-27），矢状面、横断面、斜冠状面 T_1WI 和 T_2WI 为常规成像序列。T_1WI 一般采用 SE 或 FSE，通过神经外膜周围脂肪和神经束周围脂肪，衬托出腰骶丛神经。脂肪抑制 T_2WI 是显示腰骶丛神经病变的主要序列，均匀的脂肪抑制可以更好地显示神经的高信号。

表 7-27　腰骶丛神经常规扫描序列

序列名称	说明
3-pl GRE T_1WI	梯度回波三平面快速定位成像
Sag FSE T_2WI	矢状面快速自旋回波 T_2WI
Sag FSE T_1WI	矢状面快速自旋回波 T_1WI
Tra FSE T_2WI	横断面快速自旋回波 T_2WI
Cor T_2WI STIR	冠状面（斜冠）T_2 加权抑脂成像
Cor T_1WI DIXON	冠状面（斜冠）T_1 加权抑脂成像

(2) 特殊序列：由于腰骶丛神经呈等低 T_2 和等低 T_1 的信号，常规序列上对比不明显，为了更好地显示臂丛神经，逐渐开发了一些专用的序列。

1) 三维可变翻转角 FSE 序列：相较于常规的 STIR 具更高的图像信噪比和更高空间分辨力。从而更好地显示神经的长轴、各神经分支复杂的空间关系、神经病变与周围组织的解剖关系。静脉注射钆对比剂后，背景小静脉和淋巴结的信号得到抑制，背景抑制效果得到改善，外周神经的对比更高，整体成像效果得到显著的增强。

2) 扩散张量成像（diffusion tensor imaging，DTI）：是一种选择性功能成像，利用周围神经内部水分子的各向异性特点进行成像，通过纤维束追踪技术显示神经形态结构。

3) 背景抑制扩散加权成像（diffusion weighted imaging with background suppression，DWIBS）：利用神经髓鞘的存在造成神经组织内部水分子各向异性的特点进行 DWI，神经内水分子扩散受限而形成高信号，在此基础上结合 STIR 等技术抑制背景信号，实现选择性地显示神经结构。在 DWIBS 图像上，神经纤维呈现明显的高信号，背景被抑制，因此图像具有很好的对比度，但由于弥散成像的原因，空间分辨率较差。

4）水激发成像（water-excitation，WE）：选择性水激发的梯度回波序列采用 3D 成像方法，使神经组织内的水被激发而产生信号，这也是脂肪抑制技术的一种。现常用于腰骶丛神经成像的水激发成像技术主要有双回波稳态水激发（3D dual echo steady state with water-exit，3D-DESSWE）、选择性水激发技术（principle of selective excitation technique，PROSET）等。该技术主要不足有：背景信号抑制不彻底，特别是肌肉信号，其他液体或脉管组织信号抑制欠佳。

（3）脂肪抑制及增强扫描：对于大范围的斜冠状面扫描，频率选择脂肪饱和法脂肪抑制效果往往不佳，T_1WI 扫描脂肪抑制优先选用 DIXON 技术，而 T_2WI 扫描脂肪抑制可选用 STIR 或 DIXON 技术。增强扫描，静脉注射 MR 钆对比剂，双倍剂量或遵药品使用说明书，以 1.0~1.5ml/s 速度静脉注射后，作斜冠状面 T_1WI，5~10 分钟后，补充扫描三维可变翻转角 FSE 序列，腰骶丛显影效果更佳。

（4）成像参数：因设备场强、机型等不同而有所不同，表 7-28 仅供参考。

表 7-28　推荐腰骶丛神经成像序列参数

序列	视野（mm）	层厚（mm）	间隔（%）	矩阵	TR（ms）	TE	平均次数
矢状面 T_2WI	220×220	3	10~20	320×224	3000~4500	80~100ms	2
矢状面 T_1WI	220×220	3	10~20	320×224	400~600	最短	2
横断面 T_2WI	200×200	3~4	10~20	320×224	3000~4500	80~100ms	2
斜冠状面 T_1WI	448×448	2~3	10~20	448×448	400~600	最短	2
斜冠状面 T_2WI	448×448	2	10~20	448×448	3000~4500	80~100ms	2
3D-SPACE	384×384	0.8~1	0	448×384	3000	250ms	1

5. 腰骶丛神经 MRI 常见伪影及解决方法

（1）运动伪影：选择舒适的体位，检查前告知注意事项可以有效地减少运动伪影，在成像视野外施加空间饱和带，可以减轻腹部呼吸运动伪影和主动脉搏动伪影。

（2）金属物引起的磁化率伪影：检查前去除外源性的金属异物，对于体内有植入物的受检者，优先选择 1.5T 设备，增加接收带宽，使用新型的去金属伪影序列等方法减轻磁化率伪影。

（3）卷褶伪影：可以通过增大 FOV，增加相位编码方向过采样，以及在成像视野外增加预饱和脉冲抑制组织信号等方法来纠正。

（四）图像显示及后处理技术

1. 图像显示

（1）T_2WI 序列：正常情况下，腰骶神经节段在 STIR 图像上常呈高信号，神经束在中线两侧的 T2 高信号和大小是对称，走行自然，近端至远端逐渐变细，不出现局限性变细或明显增粗，并可见伴行动脉（图 7-97）。

（2）FSE T_1WI 序列：在斜冠状面 T_1WI 图像上，与腰大肌相比，神经纤维束呈等信号，通过周围的脂肪层的衬托，仍能够很好地显示神经轮廓（图 7-98）。

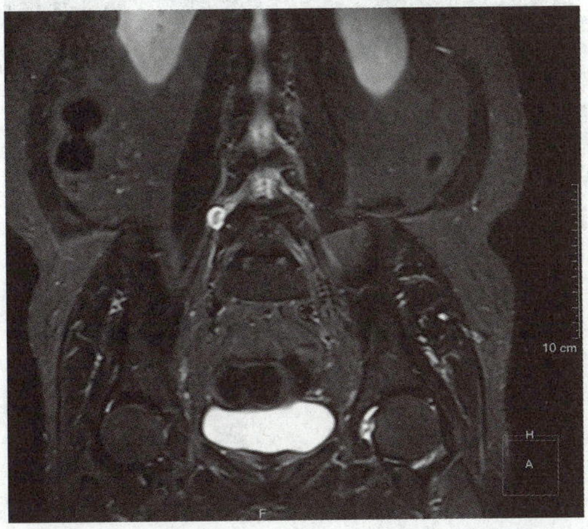

图 7-97 腰骶丛神经 T_2WI 斜冠状面图像

注：腰骶丛神经显示为高信号。

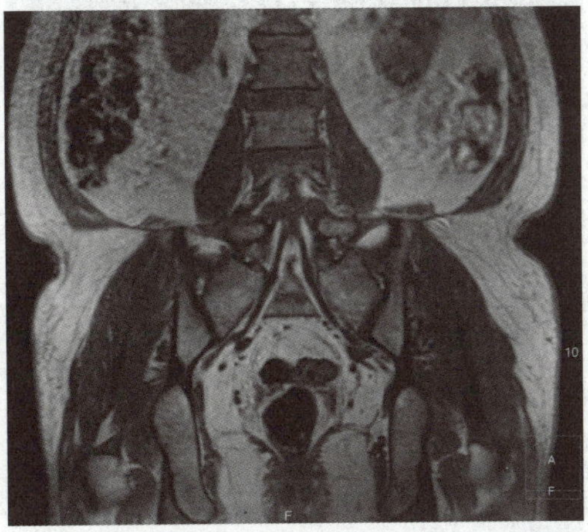

图 7-98 腰骶丛神经 T_1WI 斜冠状面图像

注：在外周脂肪的衬托下，神经显示为中等信号。

（3）3D-STIR-SPACE 序列：属于各向同性成像，能够立体显示高信号的腰骶丛神经三维结构，并且能够在任意平面重建，获得腰骶丛神经任意方位图像。重建的矢状面可在同一图像多个水平显示后根神经节的正常高信号和形态他特征，可与同侧和对侧神经节相比较（图 7-99）。

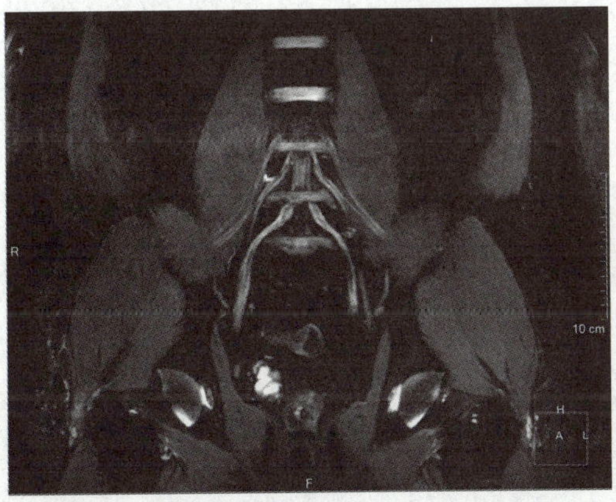

（a）

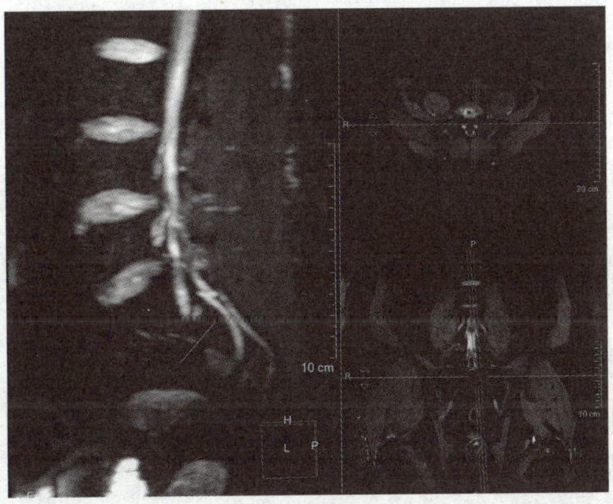

（b）

图 7-99 3D-STIR-SPACE 显示腰骶丛神经

注：（a）增强 3D-STIR-SPACE 立体显示高信号腰骶丛神经，背景和小静脉明显的抑制；（b）腰骶丛神经矢状面显示。

2. 后处理技术 常规序列扫描一般无须做后处理。斜冠状面薄层或者三维图像需要后处理。将采集的原始图像沿腰骶丛神经走行方向进行多平面、曲面、最大密度投影处理，重建出斜矢状面、斜冠状面多层面图像，从不同的方位和角度观察腰骶丛神经的位置、大小、形态（图 7-100）。

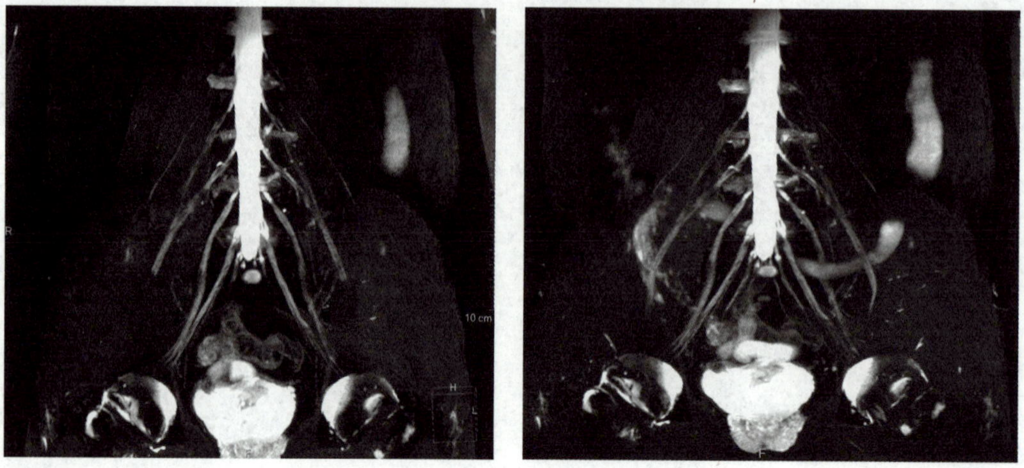

（a）　　　　　　　　　　（b）

图 7-100　腰骶丛神经后处理技术

注：（a）增强 STIR-SPACE 序列腰骶丛神经 MPR 图；（b）STIR-SPACE 序列腰骶丛神经 MIP 图。

第四节　胸部磁共振检查

一、肺、纵隔磁共振检查技术要点及要求

（一）适应证

1. 肺部和纵隔肿瘤的诊断和鉴别诊断。
2. 肺癌的分期。
3. 鉴别肺不张和肺部肿块。
4. 肺功能成像。
5. 胸膜及胸壁有无占位及转移病变。

微课：胸部磁共振检查

（二）检查前准备

1. 询问病史，确定有无磁共振检查的禁忌证，仔细核对申请单。

2. 受检者进入检查室前去除随身携带金属物品和磁性物品（手机、手表、磁卡、钥匙、首饰、硬币等）、通信器材；铁质担架、推车、轮椅禁止推入检查室。如果条件允许，建议患者更衣。

3. 向受检者讲述检查过程，消除其恐惧心理，嘱受检者在检查过程中不要随意运动，若有不适及时与检查人员联系。

4. 婴幼儿、烦躁不安者及幽闭恐惧症者，可给予药物，如地西泮、水合氯醛等进行镇定，以提高检查成功率。急危重患者必须做磁共振检查时，应由临床医生陪同观察，发生紧急情况时，应迅速移至检查室外抢救。

5. 需要配合呼吸憋气的检查，在检查前对受检者进行呼吸训练，检查前给受检者佩戴棉团或耳

机，保护听力，提高检查舒适度。

6. 增强检查或血管造影者提前由护理人员开通静脉通道。

（三）检查方法

1. 线圈　体部、心脏相控阵线圈。

2. 体位　仰卧位，头先进或足先进。定位中心对准线圈中心及第 5 肋间水平连线。

3. 扫描方位

（1）横断面扫描：以冠状面、矢状面作为定位像，定位线垂直于胸部矢状轴，并在横断面定位像上调整大小及位置，上缘包括肺尖，下缘包括两侧膈肌，中心位于肺门水平；横断面上视野包括整个胸部，注意编码为左右方向时，需要加过采样，以防止左右两手臂的卷褶伪影（图 7-101）。

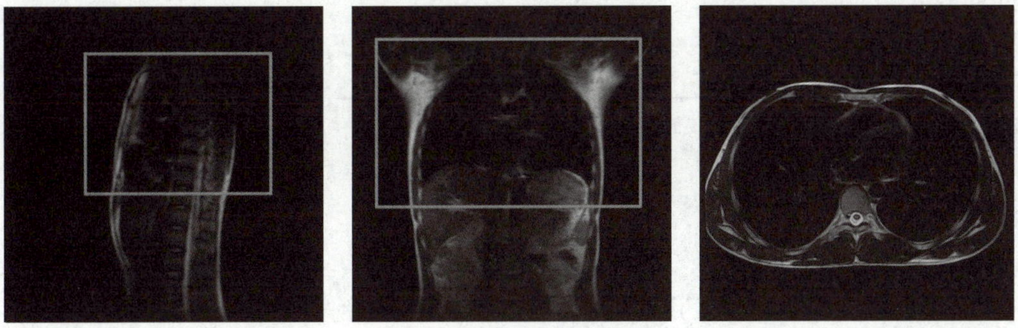

（a）　（b）　（c）

图 7-101　肺、纵隔横断面定位及成像

注：（a）（b）肺、纵隔横断面扫描定位；（c）肺、纵隔横断面 T_2WI 图像。

（2）冠状面扫描：以横断面、矢状面作为定位像，定位线平行于胸部左右长轴，前缘包括前胸壁，后缘达脊柱棘突；冠状面上定位视野中心位于肺门水平，上缘包括肺尖，下缘包括隔顶；横断面上定位框包括左右两侧胸壁，前缘包括前胸壁，后缘达脊柱棘突水平（图 7-102）。

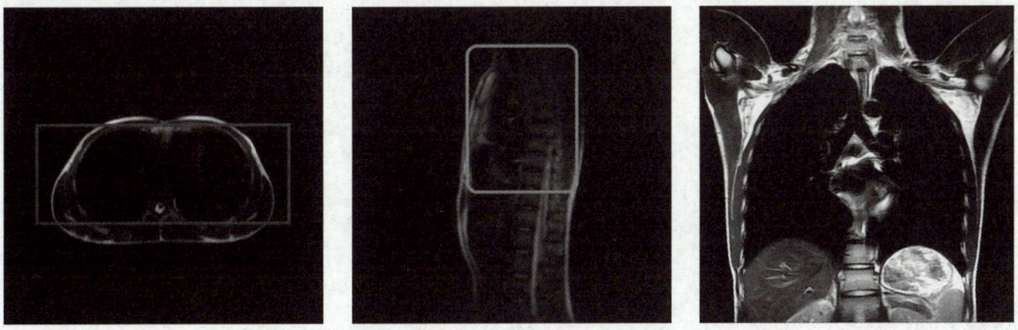

（a）　（b）　（c）

图 7-102　肺、纵隔冠状面定位及成像

注：（a）（b）肺、纵隔冠状面扫描定位；（c）肺、纵隔冠状面 T_2WI 成像。

4. 扫描序列

（1）平扫序列：冠状面单次激发 T_2WI、横断面快速自旋回波 T_2WI 脂肪抑制呼吸门控（呼吸导航）序列、梯度回波 T_1WI 屏气采集序列容积扫描，必要时加矢状面扫描。

（2）增强扫描序列：轴面、冠状面、矢状面梯度回波 FS-T_1WI 屏气采集序列三期扫描，在设备性能支持的情况下，轴面可采用三维 T_1WI 梯度回波序列行动态多期扫描。

5. 技术参数 层厚 5.0~8.0mm，层间隔≤层厚×20%，FOV（360~400）mm×（360~400）mm，矩阵≥320×256。如采用三维梯度回波 T_1WI 容积扫描，层厚 2.0~4.0mm，呼吸屏气采集。静脉注射钆对比剂，流率 2~3ml/s，剂量 0.1mmol/kg，然后注射等量生理盐水，推荐肺、纵隔 MR 成像参数（表 7-29）。

表 7-29 肺、纵隔序列参数表

序列	视野（mm）	层厚（mm）	矩阵	TR（ms）	TE（ms）	平均次数
3D T_1WI	360	2~4	320×224	4	1.2	1
SSFSE	400	6	288×256	2000	90	1
DWI	360	6	128×160	6000	65	6
FS-T_2WI	360	6	320×288	6000	85	2

注：因设备场强、机型等有所不同，本表仅供参考。

6. 图像要求

（1）显示完整肺及纵隔结构。

（2）呼吸运动伪影、血管搏动伪影及并行采集伪影不影响影像诊断。

（3）三维 T_1WI 容积扫描可重建 MPR 像，必要时可行时间-信号强度曲线分析。

二、心脏磁共振检查技术要点及要求

（一）适应证

1. 先天性心脏病。
2. 缺血性心肌病。
3. 非缺血性心肌病。
4. 心脏瓣膜病变。
5. 心包病变。
6. 主动脉病变。
7. 心脏肿瘤。

（二）检查前准备

微课：心脏大血管检查技术-01

建议检查之前控制心率小于 75 次/分，以保证心脏 MRI 的成像质量和诊断效果；放置电极前，注意局部皮肤清洁，以最大程度获取心电信号和减少干扰。

其他准备工作同肺、纵隔磁共振检查。

（三）检查方法

1. 线圈 心脏、体部相控阵线圈。

2. 体位　仰卧位，头先进或足先进，心脏扫描时间较长，患者双手可垂直放于身体两侧。定位中心对准线圈中心及两侧锁骨中线第五肋间水平连线。

3. 扫描方位

（1）心脏二腔心面：扫描层面经过左室心尖至二尖瓣口并平行于室间隔（图 7-103）。

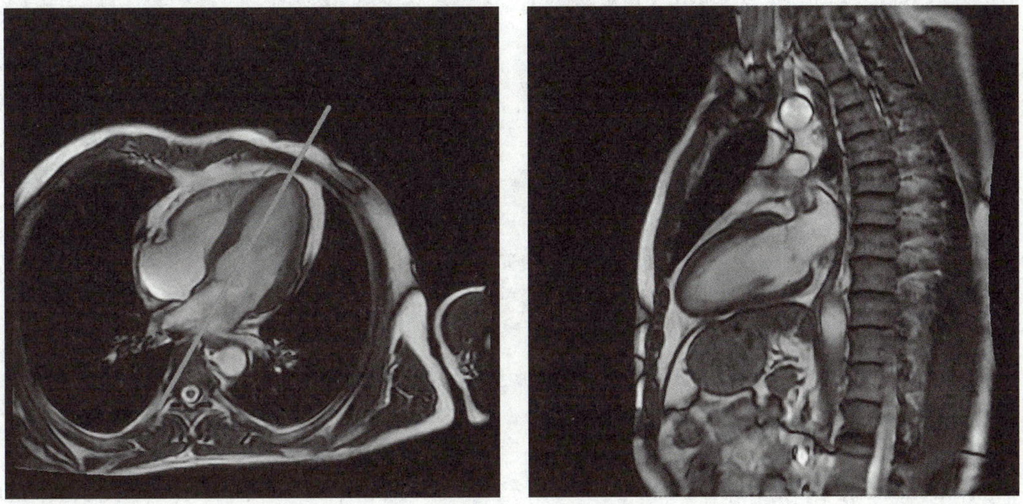

（a）　　（b）

图 7-103　两腔心定位像及两腔心

注：（a）两腔心定位像；（b）心脏两腔心。

（2）四腔心平面：以两腔心平面作为参考平面，以二尖瓣中点与左心室心尖连线作为切线进行扫描（图 7-104）。

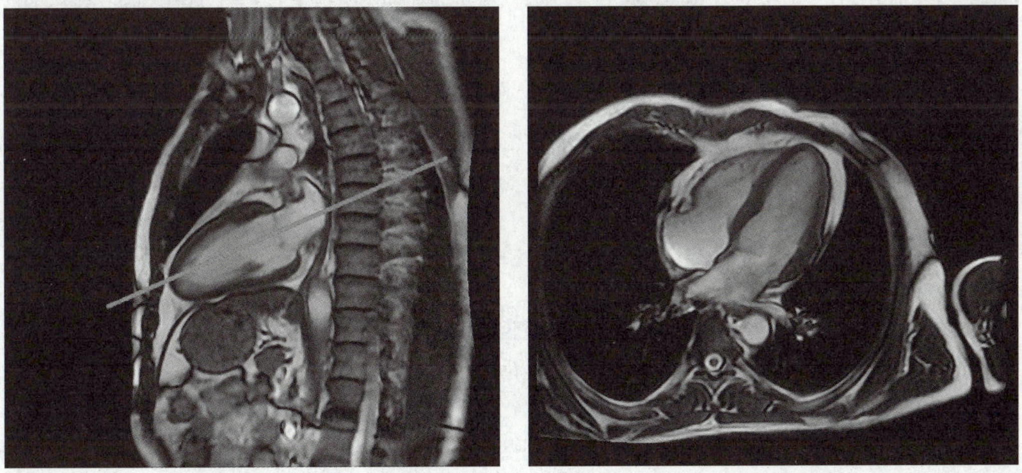

（a）　　（b）

图 7-104　四腔心定位像及四腔心平面

注：（a）四腔心定位像；（b）四腔心平面。

（3）心脏短轴面（左室短轴面）：垂直于四腔心面的左心室长轴（图 7-105）。

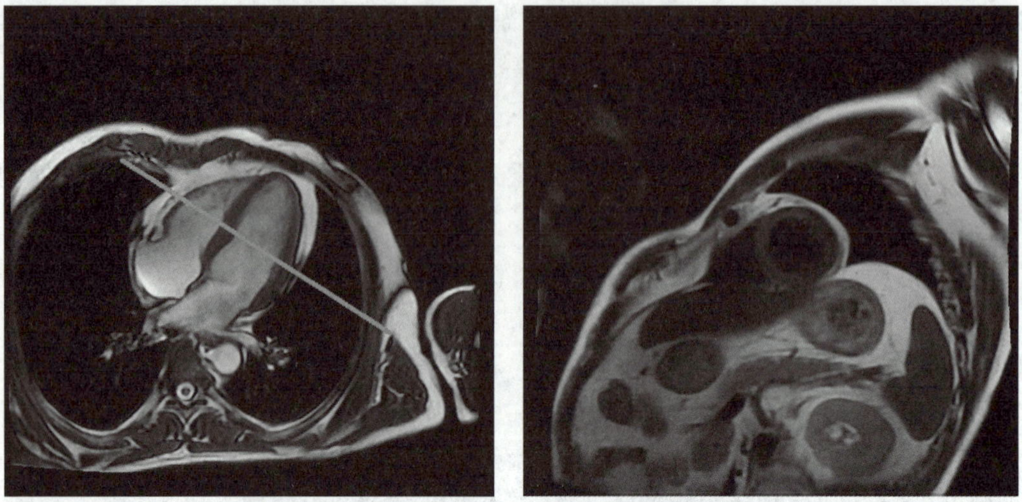

图 7-105　两腔心定位像及心脏短轴面

注：(a) 两腔心定位像；(b) 心脏短轴面。

(4) 左室流出道面（心脏三腔心面）：层面经过主动脉瓣口、二尖瓣口及左心室（图 7-106）。

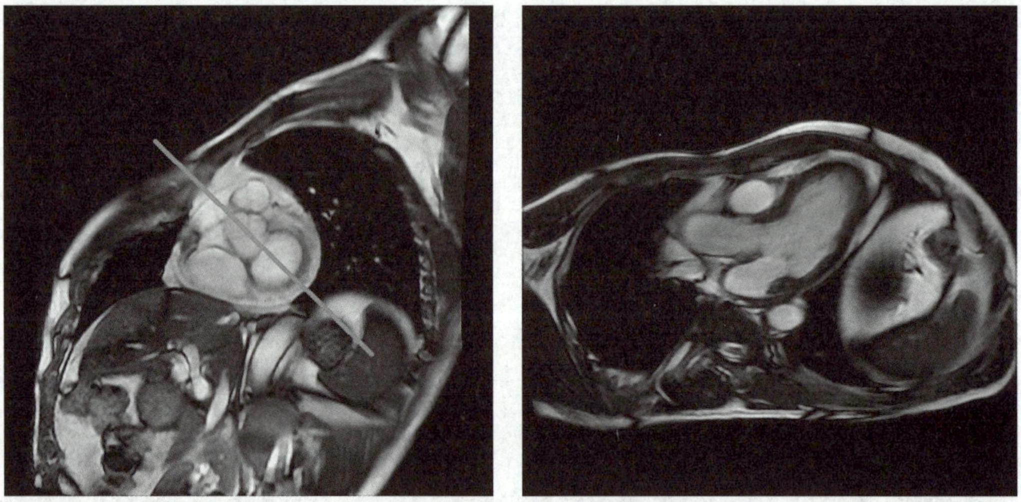

图 7-106　左室流出道定位像及左室流出道平面

注：(a) 左室流出道定位像；(b) 左室流出道。

(5) 其他：胸部轴面、胸部冠状面、右室流出道、主动脉弓面、主动脉瓣面、肺动脉瓣面。

4. 扫描序列

(1) 平扫序列：黑血序列和亮血序列为必选序列，电影亮血序列为可选序列。黑血序列主要采用双反转 T_2WI 黑血序列及三反转 FS-T_2WI 黑血序列，可在某一方位加扫双反转 T_1WI 黑血序列。亮血序列主要采用平衡稳态自由进动梯度回波序列，选用单时相成像显示心脏形态，多时相电影成像显示心脏的运动功能（表 7-30）。

表 7-30 心脏 MR 成像序列

序列名称	说明
BH 3-PI Loc FIESTA	三平面定位
BH Cine FIESTA 2CH	两腔心亮血电影
BH Cine FIESTA 4CH	四腔心亮血电影
BH Cine FIESTA SA	左室短轴亮血电影
BH Cine FIESTA LVOT	左室流出道亮血电影
BH Cine FIESTA RVOT	右室流出道亮血电影
BH Black Blood (Double IR)	双反转黑血序列
BH Black Blood (Triple IR)	三反转黑血序列
BH FGRE (FGRET1.5) Time Course	心肌时程-心脏首过灌注
BH Late Gadolinium Enhancement	心肌延迟强化
BH Phase Contrast	相位对比

（2）增强扫描序列：心肌灌注成像采用反转恢复（inversion recovery，IR）-回波平面成像脉冲序列 T_1WI 进行多时相扫描；心肌延迟强化成像选择相位敏感反转恢复序列或 IR-梯度回波脉冲序列 T_1WI 进行扫描。

5. 技术参数 层厚 5.0~8.0mm，无间距扫描或层间隔≤层厚×20%，FOV（300~400）mm×（300~400）mm，TR、TE 等与序列特征对应。采用心电门控、外周门控及呼吸门控技术。心功能分析采集短轴面电影图像，扫描范围覆盖完整左心室，从心尖到心底（即二尖瓣口），层厚 8.0mm，无间距扫描，每个 RR 间期采集 20~30 个时相。首过灌注增强对比剂剂量为 0.10~0.15mmol/kg，注射流率为 3ml/s，每期的扫描时间控制在一个 RR 间期。心肌延迟强化扫描需补充对比剂 0.05mmol/kg，扫描延迟时间 10~15 分钟，推荐心脏 MR 成像参数，见表 7-31。

表 7-31 心脏 MR 序列参数表

序列	视野（mm）	层厚（mm）	矩阵	TR（ms）	TE（ms）	平均次数
电影序列	360	8	224×224	3.9	1.7	1
双反转序列	360	8	256×256	—	42.5	1
三反转序列	360	8	256×256	—	42.5	1
灌注序列	360	8	128×128	7.2	1.7	1
延迟强化	360	8	256×224	6.8	3.2	2

注：因设备场强、机型等有所不同，本表仅供参考。

6. 图像要求

（1）平扫：无严重呼吸运动伪影、心脏血管搏动伪影及磁敏感伪影，清晰显示心肌、心腔、瓣膜、心包、血管壁、血管腔等结构。

（2）功能电影成像：可显示心脏的全心功能和心肌局部功能。

（3）心肌灌注成像：短轴面成像方位角度标准，无呼吸运动和心脏搏动伪影。

（4）心肌延迟强化成像：以短轴面、四腔心面和三腔心面为主，成像方位角度标准，正常心肌信号显示准确（低信号），无明显呼吸运动及心脏血管搏动伪影。

微课：心脏大血管检查技术-02

三、胸部大血管对比增强 MRA 技术要点及要求

（一）适应证

1. 先天性心脏病。
2. 主动脉瘤。
3. 主动脉夹层等大血管病变。
4. 肺血管畸形。
5. 肺栓塞。

（二）检查前准备

参见本节“一、肺、纵隔磁共振检查技术要点及要求”。

（三）检查方法

1. 线圈 心脏、体部相控阵线圈。

2. 体位 仰卧位，头先进或足先进。定位中心对准第五肋间水平连线。

3. 扫描方位及序列 扫描冠状面，采用快速或超快速三维梯度回波序列等。

4. 成像方位 一般取冠状面，范围包括心脏前缘、降主动脉后缘。

5. 技术参数 TR、TE 均为最短，反转角 20°~45°，激励次数 0.5 次或 1.0 次，层厚 5.0~8.0mm，无间距扫描，FOV（400~480）mm×（400~480）mm，矩阵≥192×288，三维块厚及层数以覆盖心脏大血管为准，即包含心脏前缘及降主动脉后缘，脂肪抑制，扫描时间 14~25 秒/时相，至少扫描 2 个时相（动脉期和静脉期）。

微课：冠状动脉 MRA 检查技术

6. 图像要求

（1）显示心脏大血管动脉像及静脉像。

（2）靶血管对比剂处于峰值浓度，图像清晰。

（3）无明显运动伪影。

（4）提供 MIP 重组多角度旋转三维血管图。

微课：磁共振心功能分析

7. 图像后处理 分期作 MIP、MPR 重建等处理，分别得到心脏大血管、静脉循环中不同影像（图 7-107）。

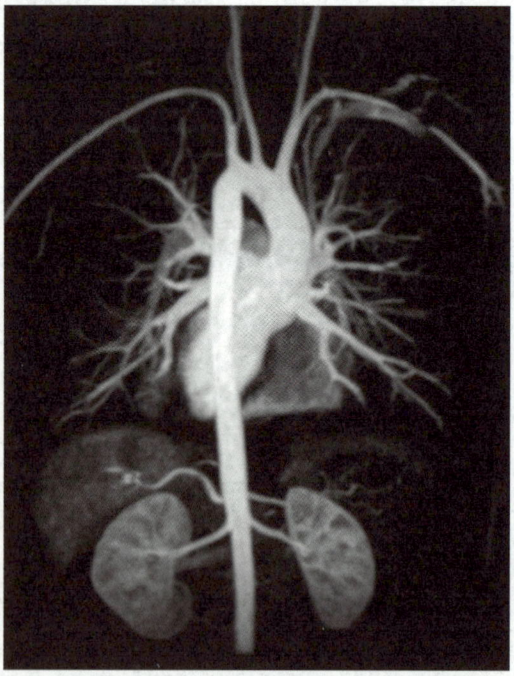

图 7-107 胸部大血管 MRA 图像

四、乳腺磁共振检查技术要点及要求

（一）适应证

1. 乳腺肿块的诊断与鉴别。
2. 乳腺癌术前评估。
3. 乳腺癌高危人群筛查。
4. 磁共振检查引导下穿刺定位活检。

（二）检查前准备

参见本节“一、肺、纵隔磁共振检查技术要点及要求”。

（三）检查方法

1. 线圈　乳腺专用相控阵线圈、多通道阵列线圈。

2. 体位　俯卧位，头先进或足先进，双侧乳房自然悬垂于乳腺线圈中央。摆位时需保证全部乳腺组织位于线圈内，皮肤与乳腺无褶皱，双侧乳腺对称，乳头与地面垂直，胸骨中线位于线圈中线上，定位中心对准线圈中心及两侧乳头连线。

3. 扫描方位　横断面为主，辅以斜矢状面扫描。

（1）横断面扫描：以冠状面、矢状面作为定位像，平行于乳腺体中心定位（图 7-108）。

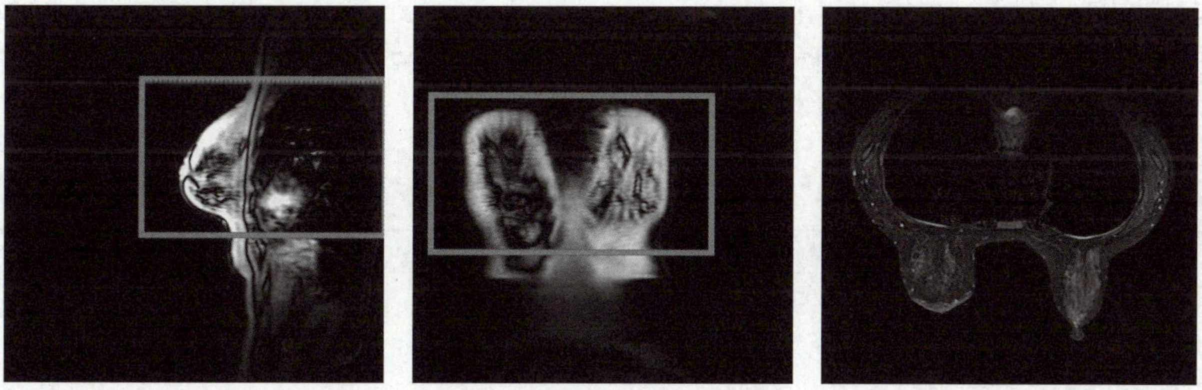

（a）　（b）　（c）

图 7-108　乳腺横断面成像

注：（a）（b）乳腺矢状面、冠状面扫描定位；（c）乳腺横断面 T_2 压脂。

（2）斜矢状面扫描：以横断面、冠状面作为定位像，平行于乳腺头定位（图 7-109）。

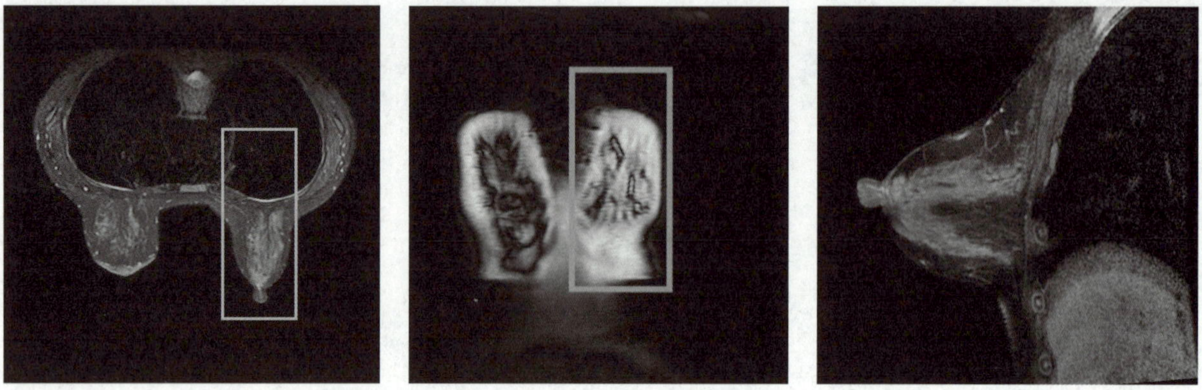

(a)　　(b)　　(c)

图 7-109　乳腺斜矢状面成像

注：(a)(b)乳腺横断面、冠状面扫描定位；(c)乳腺斜矢状面 T_2 压脂。

4. 扫描序列

(1) 平扫序列：轴面 FS-T_2WI（STIR）、三维梯度回波序列 T_1WI 或快速自旋回波序列 T_1WI、DWI，必要时加扫矢状面 FS-T_2WI。

(2) 增强扫描方式及序列：对比剂选用 Gd-DTPA，注射速率 0.1mmol/kg，采用压力注射器以 2~3ml/s 的速率经肘静脉注入，注射完对比剂后以相同速率注入 15ml 生理盐水冲管。轴面三维 FS-T_1WI 梯度回波序列多期动态扫描，每期 60~90 秒，注药后总扫描时间≥6 分钟。增强延迟扫描时长推荐 7 分钟，不低于 5 分钟。

5. 技术参数　二维序列层厚 4.0~6.0mm，层间隔为层厚×（10%×20%）；三维序列层厚≤2.0mm，无层间隔或重叠扫描，FOV（300~400）mm×（300~400）mm（双侧），尽量包括双侧腋下区，矩阵≥256×320。钆对比剂剂量为 0.1mmol/kg，注射流率为 2~3ml/s，再以相同流率注射 20~30ml 生理盐水。推荐乳腺 MR 成像参数，见表 7-32。

表 7-32　乳腺序列参数表

序列	视野（mm）	层厚（mm）	矩阵	TR（ms）	TE（ms）	激励次数
T_2STIR	340	4~6	384×228	6000	80	1~2
T_1WI	340	4~6	384×288	440	9	1~2
DWI	340	4~6	140×140	4060	90	1~2
T_2FSE	200	4~6	256×224	4180	81	1~2
3D T_1WI	340	1.2	320×320	4.5	2.1	1

注：因设备场强、机型等不同而有所不同，本表仅供参考。

6. 图像要求

(1) 乳腺结构清晰显示，脂肪抑制均匀、完全。

(2) 无明显运动伪影、磁敏感伪影。

(3) 三维 T_1WI 梯度回波多期动态增强扫描序列扫描要求提供增强减影图像、T_1 灌注时间-信号强度曲线分析结果以及 MPR、MIP 重组多期增强血管图像。

第五节 腹部磁共振检查

微课：腹部磁共振检查

一、肝、胆、胰、脾磁共振检查

（一）适应证

1. 肝胆疾病，MRI 能够清晰显示肝的解剖结构和血流动力学特征，特别适用于肝癌、肝血管瘤、肝囊肿等疾病的诊断与鉴别诊断。此外，MRI 对于胆道梗阻、胆囊炎、胆结石等疾病的诊断具有显著优势，尤其是磁共振胆胰管成像（MRCP）技术，能够无创、清晰地显示胆道系统的形态与病变。

2. 胰腺、脾疾病，MRI 能够准确评估胰腺炎、胰腺癌、胰腺囊肿等病变的范围、程度及与周围组织的关系，为临床决策提供重要依据。此外，MRI 对于脾大、脾肿瘤、脾外伤等疾病的诊断同样具有重要意义。

（二）检查前准备

1. 询问病史，确定有无 MRI 检查的禁忌证，仔细核对申请单。肝、胆、胰、脾磁共振常规检查要求受检者在空腹状态下进行，通常需保持空腹 6 小时以上。

2. 受检者进入检查室前，需去除随身携带的金属物品和磁性物品、通信器材；铁质担架、轮椅禁止推入检查室。向受检者详细说明检查流程，以缓解其紧张情绪，并叮嘱受检者在检查过程中保持静止，避免随意移动。如遇任何不适，请立即告知检查人员。

3. 对受检者进行呼吸及屏气训练。指导受检者练习规律性呼吸和呼气末屏气，无论采用呼吸触发技术还是膈肌导航技术，均要求受检者保持均匀且相对缓慢的呼吸。在肝脏 MRI 检查过程中，屏气训练尤为重要。鉴于个体在年龄、体质等方面的差异，屏气持续时间和在不同呼吸状态下的屏气难易程度存在显著个体差异。部分受检者可能在吸气末期更易保持屏气，而另一些受检者则在呼气末期屏气更为稳定。需要注意的是，在对受检者进行屏气训练时，应指导其在每次屏气时均处于呼吸周期的同一阶段，避免在吸气末期和呼气末期交替屏气，以确保检查层面的一致性。

4. 检查前给受检者佩戴棉团或耳机，保护听力，提高检查舒适度。

5. 行增强检查的受检者应提前由护理人员开通静脉通道。

（三）检查方法

1. 线圈 腹部相控阵线圈（图 7-110）。

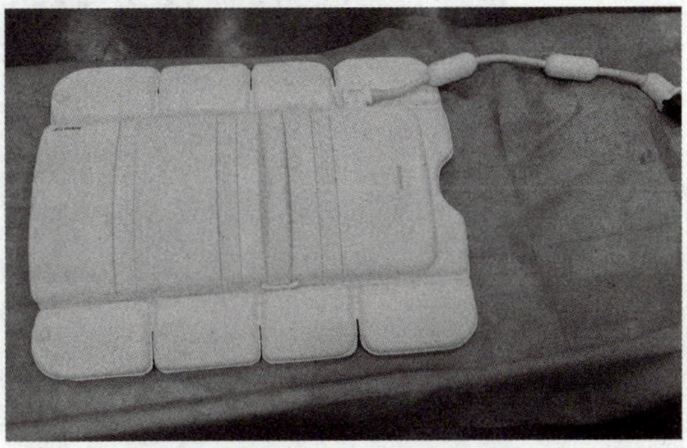

图 7-110 腹部相控阵线圈

2. 体位

（1）仰卧位，足部或头部先进均可，确保人体长轴与床面长轴保持一致。双手上举，自然放置于头部两侧，但需避免双手交叉形成环路。对于无法上举的情况，可将双手置于身体两侧，应尽量贴近身体。

（2）肝、胆、胰、脾 MRI 检查需采用呼吸门控扫描技术，观察腹部呼吸最显著的位置，并外加呼吸门控装置。在呼吸门控软管的上下缘应放置软垫，以防止线圈直接压迫软管。

（3）将肝脏上下方向的中点对准线圈上下方向的中点，通常以剑突下缘作为中心参考点。此外，还需确保线圈的中点与主磁体的中心相吻合。调整床面位置，使定位灯准确对准线圈中心，随后锁定位置并将床面推进磁体中心。

3. 扫描方位 定位完成后，首先采用三平面定位梯度回波序列（3-plan）快速扫描，同时获得横断面、矢状面、冠状面三个方位的定位像，再通过三平面定位像制订扫描计划。

（1）冠状面：常规扫描方位，以矢状面和横断面作为定位像，扫描范围包括肝脏前后缘（图7-111），需观察以确定有无梗阻及梗阻部位。定位线可任意方向多层定位，单层扫描时间 2s，间隔 5~6s 后再行呼气末扫描，以免连续扫描出现饱和现象。当有梗阻时，在梗阻水平进行薄层横断面加脂肪抑制扫描，使用呼吸触发技术，扫描范围包括梗阻点的上下范围。

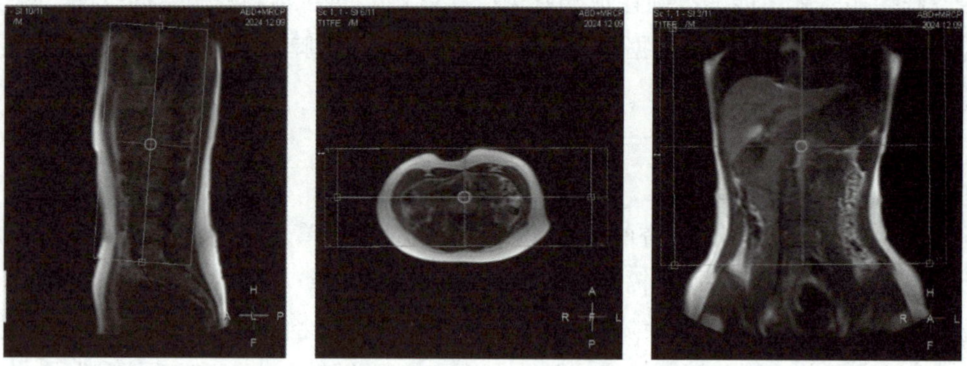

（a）　（b）　（c）

图 7-111　肝、胆、胰、脾冠状面定位线的设置

注：（a）肝、胆、胰、脾冠状面在矢状面上的设置；（b）肝、胆、胰、脾冠状面在横断面上的设置；（c）肝、胆、胰、脾冠状面在冠状面上的设置。

（2）横断面：常规扫描方位采用冠状面和矢状面作为定位像，扫描范围自肝顶延伸至十二指肠。需合理调整扫描范围，确保涵盖整个病变区域（图 7-112）。

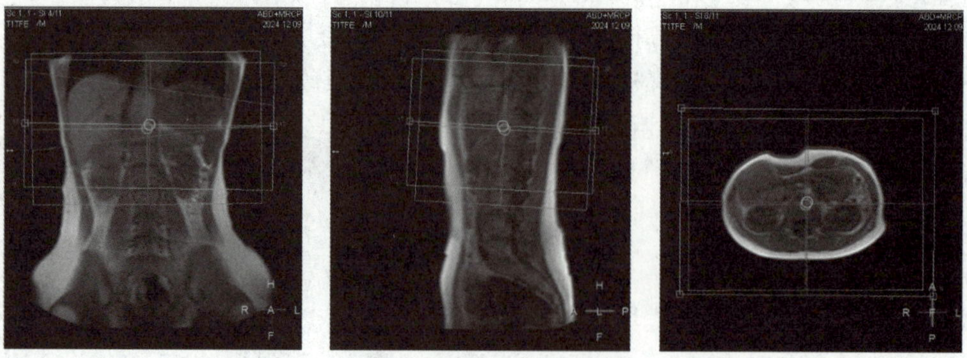

（a）　（b）　（c）

图 7-112　肝、胆、胰、脾横断面定位线的设置

注：（a）肝、胆、胰、脾横断面在冠状面上的设置；（b）肝、胆、胰、脾横断面在矢状面上的设置；（c）肝、胆、胰、脾横断面在横断面上的设置。

（3）MRCP 检查定位：在横断面图像上找到有胰腺的层面，定斜冠状面 3D-MRCP 序列，定位线平行于胰管走行方向（图 7-113），最后进行胰胆管裁剪重建。

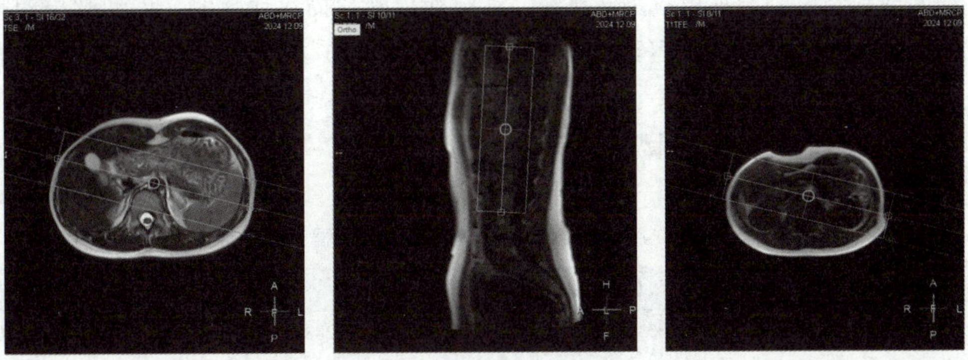

（a）　（b）　（c）

图 7-113　3D-MRCP 定位线的设置

注：（a）3D-MRCP 在横断面上的设置；（b）3D-MRCP 在矢状面上的设置；（c）3D-MRCP 在横断面上的设置。

4. 扫描序列及参数选择

（1）平扫序列：常规序列组合（表 7-33），包括冠状面 T_2WI、横断面 T_2WI 序列、同/反相位序列、T_2WI 脂肪抑制序列、DWI 序列、2D/3D MRCP 序列。

表 7-33　肝、胆、胰、脾常规扫描序列

序列名称	说明
3-pl GRE T_2^* WI	GRE 三平面快速定位成像
Cor TSE T_2WI	冠状面 T_2WI 成像
Tra TSE T_2WI	横断面 T_2WI 成像
Tra 3D mDIXON	横断面 3D 水脂分离
Tra DWI B50/800	横断面弥散成像
Tra SPAIR T_2WI	横断面 T_2 脂肪抑制成像
2D/3D-FSE MRCP	二维/三维斜冠状面 MRCP 扫描序列

（2）特殊序列

1）体素内不相干运动扩散加权成像（intravoxel incoherent motion，IVIM）：与传统 DWI 仅能通过单指数模型计算组织的表观扩散系数（ADC）不同，IVIM 通过采集更多 b 值的 DWI 图像并应用双指数模型，能够分别计算出组织的 ADC 值、真性扩散系数（D），以及灌注相关参数（D^*）。IVIM 计算的 D 值不受微循环灌注的影响，因此相较于 ADC 值，能更准确地反映组织内水分子的真实扩散情况；而灌注相关参数 D^* 值和 f 值则可在无须药物增强的情况下，无创地反映组织内的微循环灌注状况。

2）扩散峰度成像（DKI）：由于真实人体局部组织结构复杂，水分子扩散并不遵循高斯分布。DKI 基于非高斯分布模型，采用更高 b 值，能更真实地反映水分子扩散受限的程度。

（3）多期增强扫描：肝、胆、胰、脾的 MRI 检查尤其是局灶病变的检查，对于平扫疾病不明显或肿瘤占位定性不明确的，需要进行增强扫描，可选用肝胆特异性对比剂，对比剂常规剂量

0.1mmol/kg，速率2~3ml/s，多期增强扫描首选序列为三维容积内插扰相GRE序列。多期增强扫描至少应包括以下时相：包括横断面多期动态增强（DCE-MRI）序列、冠状面增强补充序列、肝胆期增强序列（横断面+冠状面）。如设备条件允许，动脉期最好扫描双动脉期（即动脉早期和晚期）或多动脉期。部分病例根据需要可延迟至6~10分钟。肝脏MRI多期增强扫描应常规施加脂肪抑制技术。

（4）成像参数：因设备场强、机型等不同而有所不同，表7-34仅供参考。

表7-34 肝、胆、胰、脾常规平扫及增强序列参数

序列	视野（mm）	层厚（mm）	间隔（%）	矩阵	TR	TE
冠状面 T_2WI	400×400	5~6	10~20	288×224	最短	70~90ms
横断面 T_2WI	380×320	6~8	10~20	128×128	最短	70~90ms
横断面 3D T_1WI mDIXON	400×350	4.5	10~20	252×218	最短	同反相位
横断面 DWI	380×380	5	10~20	128×128	3000~4500ms	80~120ms
横断面 T_2WI 抑脂	380×380	5	10~20	288×224	最短	70~90ms
横断面多期动态增强	380×340	4	10~20	288×224	最短	最短
冠状面 T_1WI 增强	380×340	3	10~20	288×224	最短	最短
横断面 T_1WI 延迟	380×340	4	10~20	288×224	最短	最短
二维斜冠状面 MRCP	360×360	2~5	—	288×224	>5000ms	>500ms
三维斜冠状面 MRCP	360×360	1~2	-10~-20	320×256	呼吸触发	>500ms

（四）图像显示技术

1. 图像显示

（1）TSE T_2WI 序列（图7-114）：胆汁在该序列中呈现高信号强度，而肝实质则呈现为低信号强度。

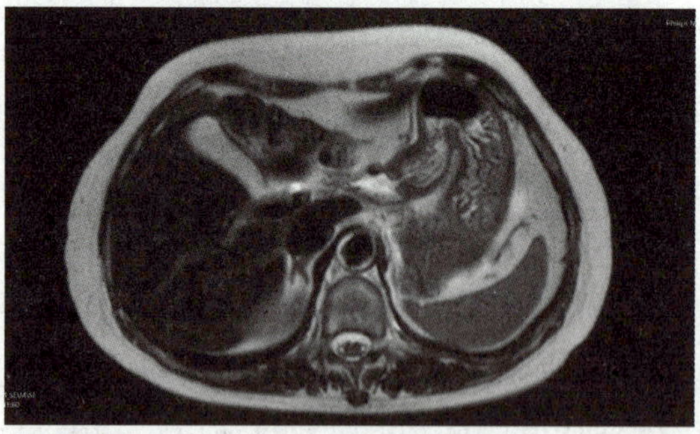

图7-114 肝脏 T_2WI 显示

（2）横断面3D T_1WI mDIXON序列（图7-115）：通过一次扫描即可生成4种对比图像。①同相位（in-phase，IP）与反相位（out-phase，OP）：用于鉴别组织内脂肪含量，如脂肪肝或含脂病变（如肝腺瘤）；②水相（water，W）与脂相（fat，F）：清晰显示水成分（如胆管、血管）和脂肪结构的分离，提高病灶检出率。该序列属于 T_1 加权像，扫描时间短（约11秒），适合屏气完成，从而减少呼吸运动伪影。

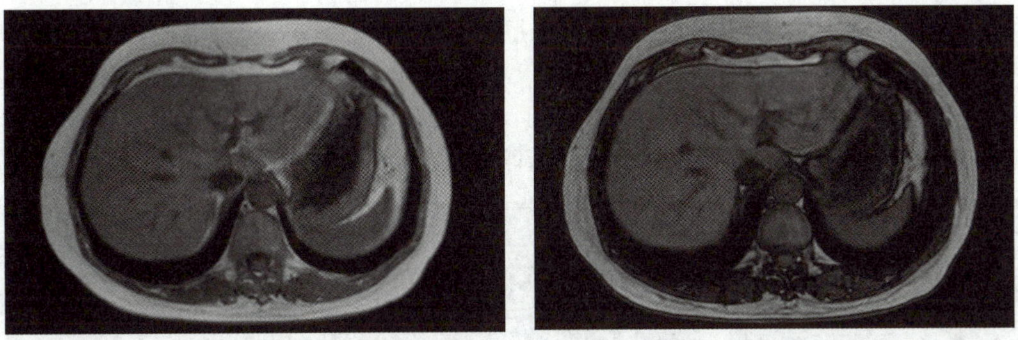

（a）　（b）

图 7-115　肝脏 mDIXON 序列 IP OP 显示

（a）IP；（b）OP。

（3）DWI 序列（图 7-116）：有助于肝脏局灶病变的检出。

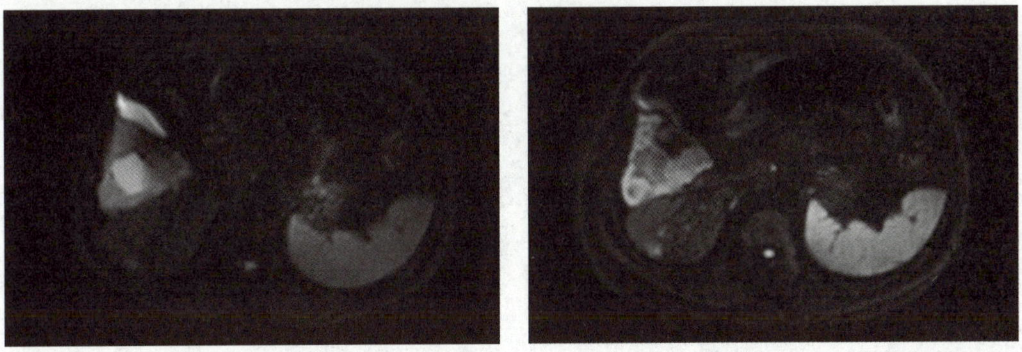

（a）　（b）

图 7-116　不同 b 值的磁共振表现

注：（a）b50；（b）b800。

（4）3D-MRCP 显示（图 7-117）：MRCP 序列能够清晰地显示胰胆管系统的形态和结构。通过采用特殊的磁共振成像技术，尤其是重 T_2 加权脉冲序列，使得胆汁和胰液等静态或缓慢流动的液体在影像上呈现为高信号，而周围的实质性器官如肝脏、胰腺等则呈现为低信号。这种成像方式能够突出显示胰胆管系统，帮助医生直观地观察到胰胆管的形态、走行。

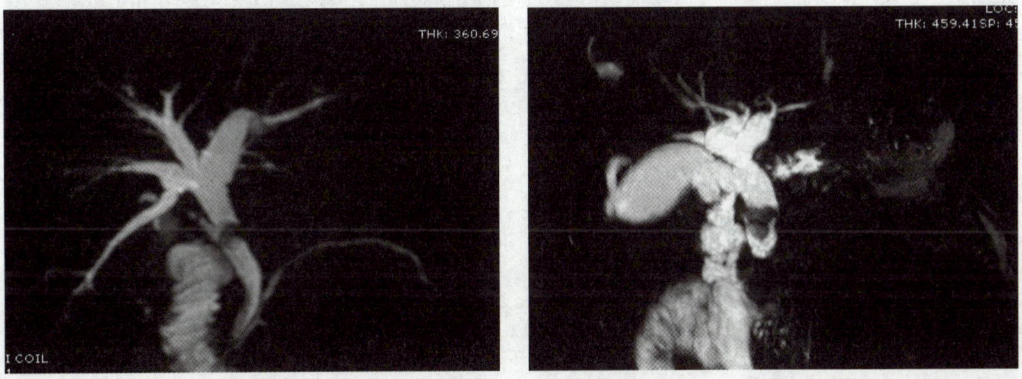

（a）　（b）

图 7-117　胆道梗阻受检者的 MRCP

注：按照常规定位得到的 MRCP，可见胆总管结石并胆系扩张。

（5）多期动态增强扫描（图 7-118）：能有效提升病灶检出率与定位精度，尤其在发现隐匿性病灶和评估炎症性疾病方面；有助于鉴别病变性质与血供特征，如通过强化模式区分良、恶性肿瘤，并评估血供状态；动态监测疾病进展与治疗反应，如区分胰腺炎类型和评估肝硬化纤维化程度，以及追踪治疗效果；揭示并发症与血管异常，如诊断血管病变和识别肝脓肿、胆道梗阻等并发症。

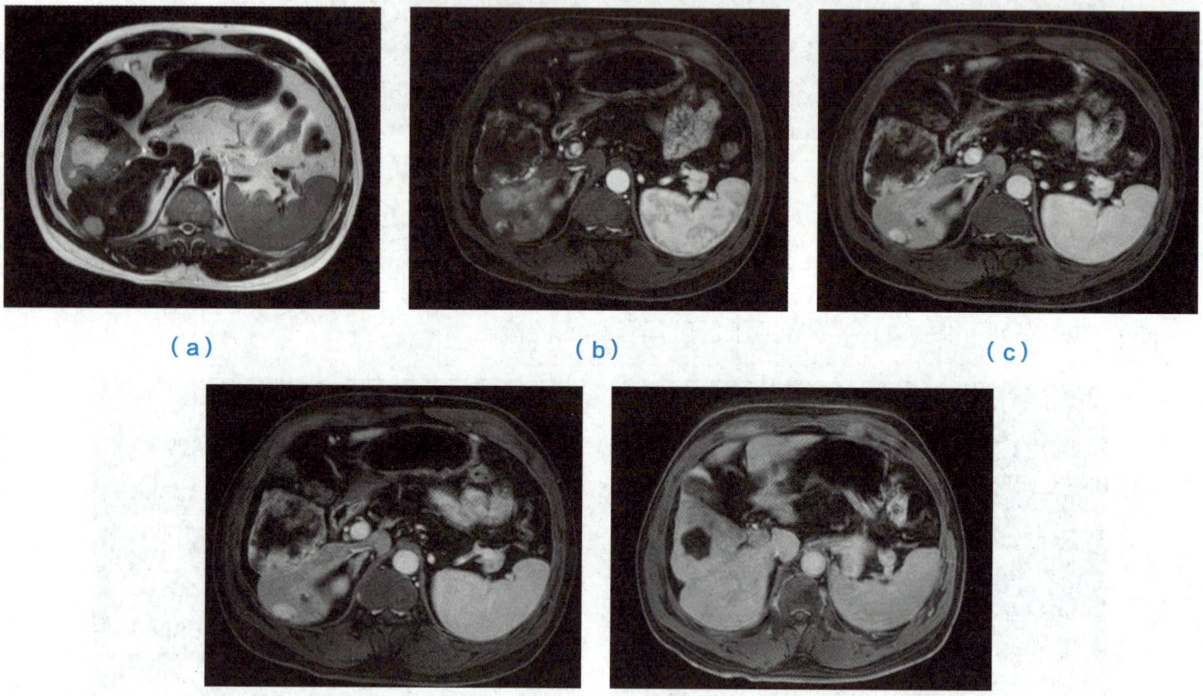

（a）　（b）　（c）　（d）　（e）

图 7-118　多期动态强化图像

注：（a）可见长 T_2 信号，不同期相强化后；（b）动脉期横断面 T_1WI 病灶显示结节状、不规则明显强化；（c）（d）门脉期及延迟期逐渐向内填充；（e）肝胆特异期大部分与肝实质呈等信号，中心区域无强化呈低信号。

（6）胰腺癌横断面图像显示（图 7-119）：横断面 T_2 图像中见胰头肿块占位，增强扫描呈轻度不均匀强化，与肠系膜上静脉局部分界欠清，管腔略狭窄。

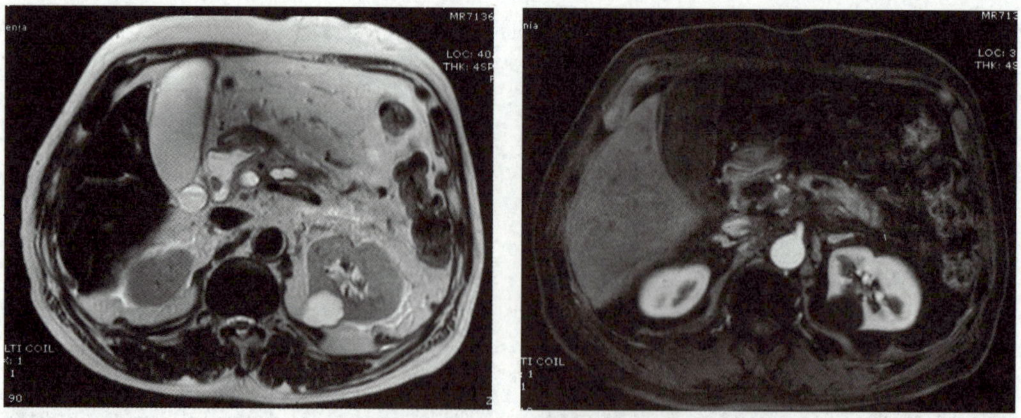

（a）　（b）

图 7-119　胰头横断面 T_2WI、动态强化图像

注：（a）T_2WI 可见胰头处占位；（b）（c）（d）多期 T_1WI 抑脂序列见不均匀强化。

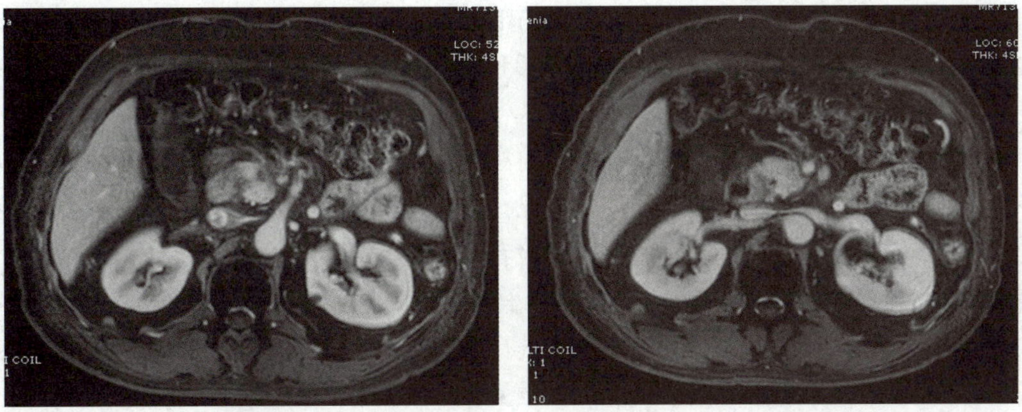

（c）　　　　（d）

图 7-119　（续图）

2. 后处理技术　将所得原始图像进行最大密度投影（maximum intensity projection，MIP），产生三维解剖图。重建后 MIP 图可作任意方位、方位裁剪旋转（图 7-120），一般保留左右肝管、胆囊、肝总管、胆总管、胰管和十二指肠大乳头部位图像，以方便临床查看及作出手术方案治疗。

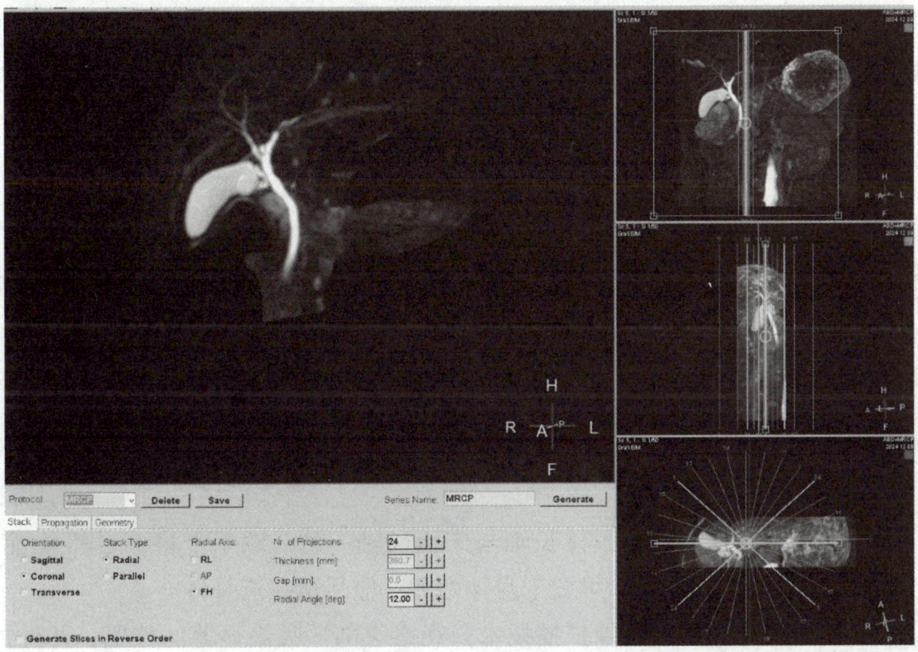

图 7-120　MRCP 的 MIP 多角度裁剪旋转

二、肾脏磁共振检查

（一）适应证

1. 肾脏肿瘤　包括肾癌、肾盂癌及肾母细胞瘤等多种类型。MRI 检查能够提供极为清晰的肿瘤形态、大小、边界及与周围组织之间的相互关系，这些详细信息对于早期发现肿瘤、准确定位肿瘤位置及进行定性诊断具有至关重要的作用，从而为后续的治疗方案制订和病情监控提供可靠的依据。

2. 肾脏感染性疾病 如肾脓肿、肾结核等。MRI 检查能够详细显示病灶的具体范围、形态及内部的成分构成，这些信息对于临床医生进行准确诊断和制订科学的治疗方案具有非常重要的参考价值，有助于提高治疗效果和受检者的康复率。

3. 肾脏血管性疾病 如肾动脉狭窄、肾静脉血栓等。MRI 检查能够清晰地展示血管的结构细节，评估血管狭窄的具体程度及血流动力学的变化情况，这些数据对于指导临床治疗方案的制订和预后评估具有重要意义，有助于优化治疗过程和改善受检者预后。

4. 肾脏先天发育异常 包括肾囊肿、多囊肾、马蹄肾等不同类型。MRI 检查能够准确显示肾脏的形态、结构及功能方面的异常情况，为临床医生进行准确诊断和制订有效的治疗方案提供了强有力的支持，有助于提高治疗的成功率和受检者的生存质量。

5. 肾移植后的监测和评估 MRI 检查能够全面观察移植肾的形态、结构及功能状态，及时发现并处理可能出现的并发症，对于提高移植肾的存活率和改善受检者的生活质量具有非常重要的意义，有利于确保移植手术的长期效果和受检者的整体健康。

（二）检查前准备

1. 询问病史，确定有无 MRI 检查的禁忌证，仔细核对申请单。肾脏 MRI 检查前的准备同肝脏 MRI 检查，一般要求空腹 6 小时以上。

2. 受检者进入检查室前去除随身携带的金属物品和磁性物品、通信器材；铁质担架、轮椅禁止推入检查室。

3. 向受检者详细说明检查流程，以缓解其紧张情绪，并叮嘱受检者在检查过程中保持静止，避免随意移动，平静有规律呼吸。如遇任何不适，请立即告知检查人员。

4. 检查前给受检者佩戴棉团或耳机，保护听力，提高检查舒适度。

5. 行增强检查的受检者提前由护理人员开通静脉通道。

（三）检查方法

1. 线圈 腹部相控表面线圈。

2. 体位

（1）仰卧位，足或头先进均可，人体长轴与床面长轴一致。双手上举，自然放置于头部两侧，但双手不要交叉为环路。不能上举的，可置于身体两侧，应尽量贴近身体。

（2）肾脏 MRI 检查需采用呼吸门控扫描技术，观察腹部呼吸最显著的位置，并外加呼吸门控装置。在呼吸门控软管的上下缘应放置软垫，以防止线圈直接压迫软管。

（3）线圈放于床中心，正中矢状面对准线圈竖中心，剑突与肚脐连线中点对准表面线圈中心。

3. 扫描方位 定位完成后，采用三平面定位梯度回波序列（3-plan）快速扫描，同时获得横断面、矢状面、冠状面三个方位的定位像，再通过三平面定位像制订扫描计划。

（1）横断面扫描：用冠状面图像定位，平扫 FSE T_2WI 加脂肪抑制、SE T_1WI 序列或屏气 2D FSPGR 序列，相位编码方向为左右方向（图 7-121）。

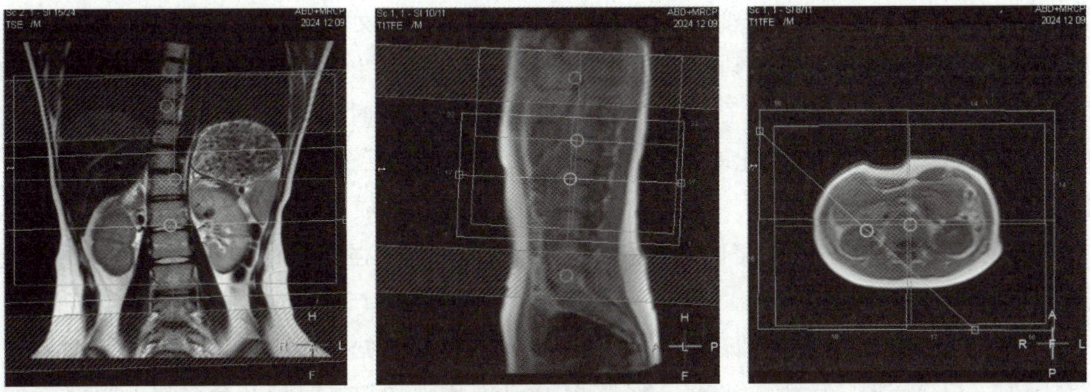

(a) (b) (c)

图 7-121 肾脏横断面成像

注：(a)(b)肾脏横断面扫描定位；(c)肾脏横断面 T_1WI 图像。

(2) 冠状面扫描：取横断面图像定位，选择有肾脏的层面，定位线包括整个肾脏。相位编码方向为左右向并加“无相位卷褶”技术（图 7-122）。

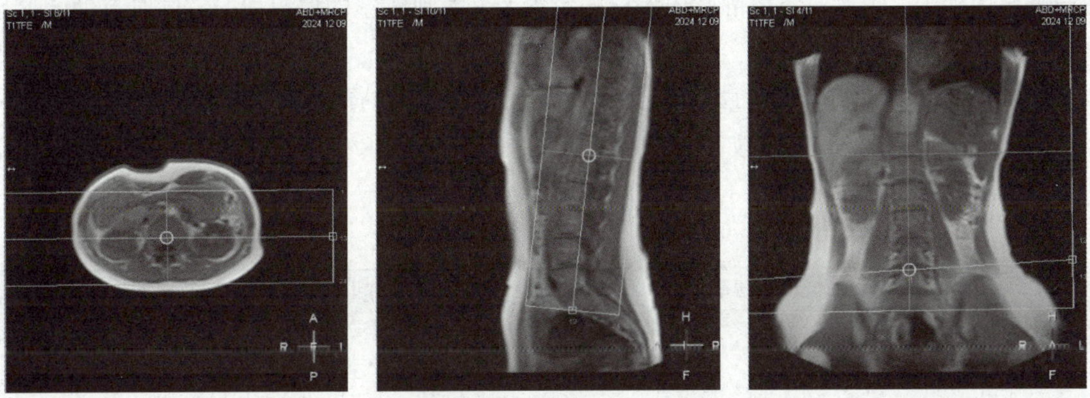

(a) (b) (c)

图 7-122 肾脏冠状面成像

注：(a)(b)肾脏冠状面扫描定位；(c)肾脏冠状面 T_2WI 图像。

4. 扫描序列及参数选择

(1) 平扫序列：常规序列组合（表 7-35），以快速自旋回波序列为主，包括冠状面 T_2WI、横断面 T_1WI 及 T_2WI，增强序列建议横断面 T_1WI 序列加脂肪抑制。

表 7-35 肾脏 MR 成像序列

序列名称	说明
3-pl GRE T_2^* WI	GRE 三平面快速定位成像
Cor TSE T_2WI	冠状面 T_2WI 成像
Tra SE T_1WI	横断面 T_1WI 成像
Tra FSE T_2WI	横断面 T_2WI 成像
Tra DWI B50/800	横断面弥散成像

（2）特殊序列：根据病情及病变需要，可加扫相应的优势序列。动脉自旋标记（ASL）技术是一种非侵入性的灌注测量方法，利用动脉血中自由水质子作为内源性示踪剂。通过在感兴趣区域上游施加射频脉冲来标记动脉血中的水质子，随后经过一段特定的反转时间（TI），标记的水质子与组织中的水交换，导致组织的 T_1 值或磁化率发生变化。通过采集标记后的影像和未标记的对照影像，并将两者进行对比，可以得到灌注影像。影像的信号强度与灌注强度成正比。

（3）增强扫描：肾脏病变常需做增强扫描，目前，多期增强扫描通常采用三维容积内插快速 GRE 序列，如 LAVA（GE 公司）、VIBE（西门子）、e-THRIVE（飞利浦）、QUICK-3D（联影）等，增强序列以屏气扰相 GRE T_1WI 脂肪抑制横断面多期动态增强扫描为主，加做屏气冠状面 GRE T_1WI 脂肪抑制序列，扫描层厚一般为 3~5mm。肾脏 MRI 动态增强的扫描时相及命名与上腹部（如肝脏）略有差异，具体分为皮髓质期、实质期及排泄期（延迟期），其增强扫描的采集时间点分别为开始注射对比剂后 30 秒、60~70 秒及 3~5 分钟。

多期增强扫描对于肾脏局灶病变的检出与诊断至关重要。多数肾脏实性肿块仅依靠平扫往往难以做出明确诊断，通常需依赖增强扫描。例如，透明细胞癌在皮髓质期明显高强化，且呈现快进快出的强化模式；乳头状癌则多表现为缺乏血供，在各期常呈现明显的低强化。增强扫描还能更清晰地显示肾脏肿瘤静脉内栓子，尤其是下腔静脉内癌栓的位置及其对血管壁的侵犯情况，同时有助于鉴别癌栓与血栓。

（4）成像参数：参照肝、胆、胰、脾 MRI 扫描，相位编码方向注意防止卷积伪影。因设备场强、机型等不同而有所不同，具体参数如表 7-36 所示。

表 7-36　肾脏常规平扫序列参数

序列	视野（mm）	层厚（mm）	间隔（%）	矩阵	TR	TE
冠状面 T_2WI	400×400	4	10~20	288×224	>2000ms	90~100ms
横断面 T_1WI	380×340	4	-20~-10	288×224	最短	同反相位
横断面 T_2WI	380×340	5	10~20	320×224	呼吸触发	120~150ms
横断面 DWI	380×380	5	10~20	128×128	触发>3000ms	最短
横断面动态 T_1WI+C	320×256	4	-20~-10	288×224	最短	最短
冠状面 T_1WI+C	288×224	3	-20~-10	288×224	最短	最短

（四）图像显示及后处理技术

1. 图像显示　肾癌横断面图像显示（图 7-123）：T_2WI 高信号、T_2WI 抑脂显示高信号，增强可见肿块不均匀明显强化。

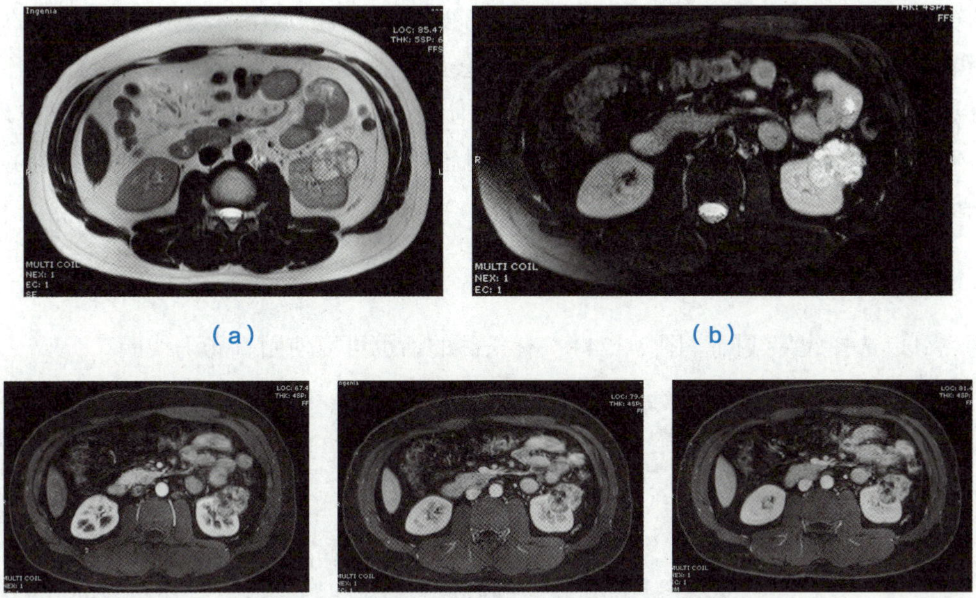

（a）　（b）

（c）　（d）　（e）

图 7-123　肾癌横断面 T_2WI、T_2WI 抑脂图像

注：（a）T_2WI 可见肾下极处占位；（b）T_2WI 抑脂序列见不均匀高信号；（c）（d）（e）多期 T_1WI 抑脂序列见不均匀强化。

2. 图像后处理技术　动态增强扫描可清晰地反映对比剂在肾脏皮质、髓质及集合系统中的聚集过程，可通过 T_1 增强灌注时间-信号强度曲线分析来测定肾小球滤过率，从而评估肾脏功能。目前临床工作中，通过抽血采样检测并计算得出的肾小球滤过率，代表了两侧肾脏的总肾功能，而借助数学模型则可以对单个肾脏的功能进行深入分析，这为临床决策提供了更具针对性的指导意义。其余序列一般无须后处理。

第六节　盆腔磁共振检查

微课：盆腔磁共振检查

一、前列腺磁共振检查

（一）适应证

1. 前列腺增生、前列腺炎、前列腺癌等相关疾病。
2. 前列腺病变的定位及定性诊断。
3. 前列腺癌的术前分期、术后随访。

（二）检查前准备

1. 盆腔 MRI 检查前，一般要求禁食 4 小时以上，必要时行清洁灌肠；对于前列腺 MRI 扫描，检查时膀胱内保留中等量尿液并保持浅慢呼吸。使用直肠内线圈时则需提前一天只进食流食，以保证直肠内清洁。若受检者盆腔有严重积液，可改在中低场强 MRI 检查，或多源射频发射系统的 MRI 检查，在腹部加用电解质垫。前列腺 MRI 检查前半小时嘱患者排空大便以防止肠道气体干扰。

2. 关于受检者的呼吸训练，与腹部 MRI 检查相比，多数情况下，呼吸运动对于前列腺部位的 MRI 扫描影响不大，无须进行呼吸控制。检查前嘱咐患者保持平静呼吸状态，降低盆腔的呼吸运动伪影对图像质量的影响。

（三）检查方法

1. 线圈 可以选择腹部线圈（图 7-124），有条件的话也可以使用直肠内线圈。

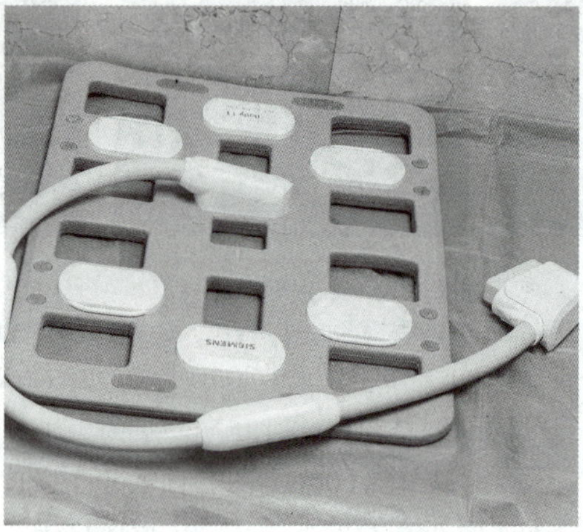

图 7-124 腹部线圈

2. 体位

（1）受检者仰卧位，头先进或足先进，身体正中矢状线与检查床中线重合，双臂上举或置于胸前，双手不交叉。必要时下腹部用海绵垫压迫或腹带缠绕以减轻呼吸运动伪影。佩戴耳塞进行听力保护。

（2）采用体部相控阵线圈，线圈中心置于耻骨联合上缘。扫描定位线纵向与身体长轴中心重叠，横向对准线圈中心。

（3）驼背的受检者应根据具体情况采用侧卧、臀部垫高等方法。

3. 扫描方位 定位完成后，首先采用三平面定位梯度回波序列（3-plan）快速扫描，同时获得横断面、矢状面、冠状面三个方位的定位像，再通过三平面定位像制订扫描计划。

（1）横断面：在冠状面和矢状面定位像上定位，需薄层、小 FOV、高分辨率扫描。在矢状面图像上找到显示前列腺结构最好的层面，扫描基线垂直于前列腺上下长轴；在冠状面图像上调整角度，两侧对称扫描。扫描范围包括全前列腺、精囊腺及病变组织，如观察转移性病变需加大扫描范围，序列包括整个盆腔。添加上下饱和带，减小血管搏动伪影。频率编码方向为前后方向，相位编码方向为左右方向（图 7-125）。

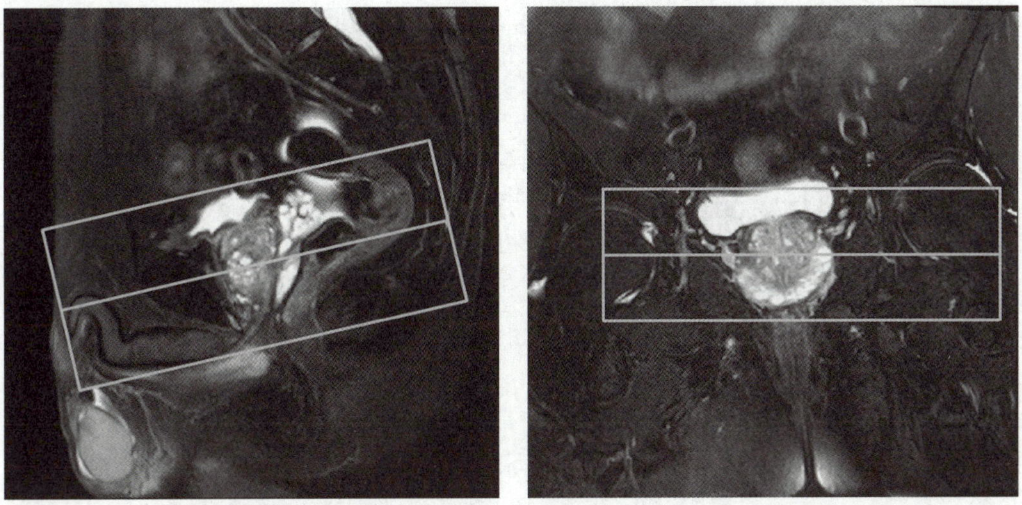

(a) (b)

图 7-125 前列腺横断面定位线的设置

注：(a) 前列腺横断面在矢状面定位像上的设置；(b) 前列腺横断面在冠状面定位像上的设置。

(2) 矢状面：在横断面和冠状面定位像上定位。在冠状面定位像上找到显示前列腺结构最好的层面，扫描基线平行于前列腺上下长轴，扫描范围包括全前列腺及病变组织；在横断面定位像上调整扫描中心置于前列腺中心，两侧对称扫描。添加上下饱和带，减小血管搏动伪影。频率编码方向为前后方向，相位编码方向为上下方向（图 7-126）。

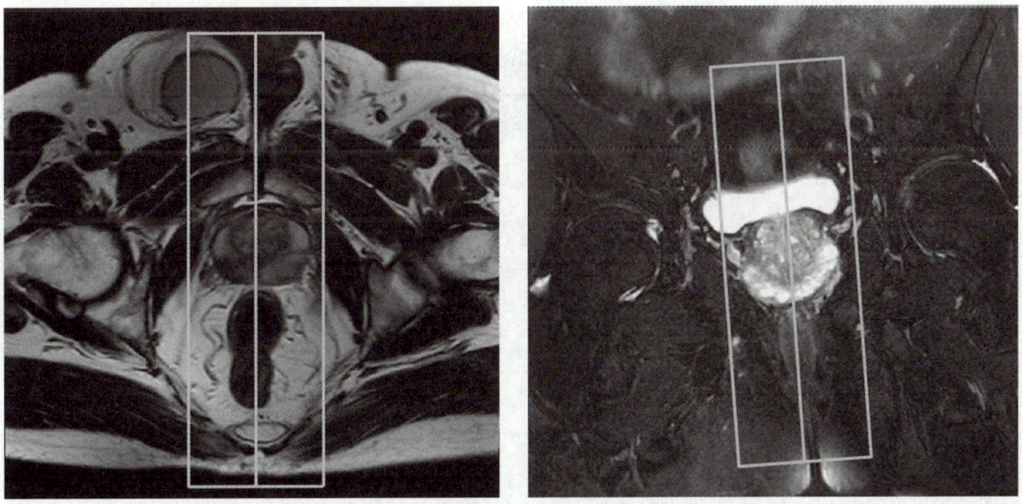

(a) (b)

图 7-126 前列腺矢状面定位线的设置

注：(a) 前列腺矢状面在横断面定位像上的设置；(b) 前列腺矢状面在冠状面定位像上的设置。

(3) 冠状面：在横断面和矢状面定位像上定位。在矢状面图像上找到显示前列腺结构最好的层面，扫描基线平行于前列腺上下长轴，扫描范围包括全前列腺及病变组织；在横断面定位像上调整扫描中心置于前列腺中心，双侧对称扫描。添加上下饱和带，减小血管搏动伪影。频率编码方向为上下方向，相位编码方向为左右方向（图 7-127）。

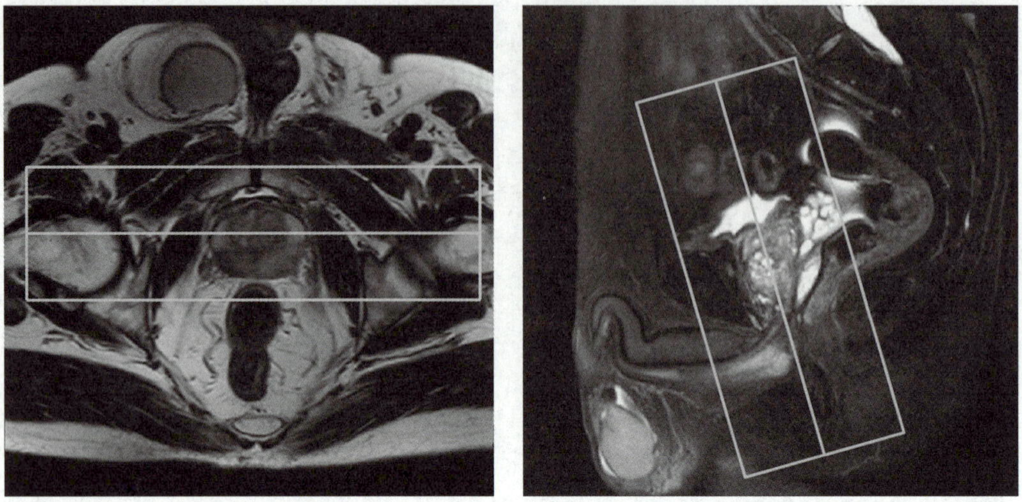

(a)　　　　(b)

图 7-127　前列腺冠状面定位线的设置

注：(a) 前列腺冠状面在横断面定位像上的设置；(b) 前列腺冠状面在矢状面定位像上的设置。

4. 扫描序列及参数选择

(1) 平扫序列：常规序列组合（表 7-37），平扫序列至少包括自旋回波 T_2WI（脂肪抑制和非脂肪抑制）、T_1WI（非脂肪抑制）和 DWI 选择平面回波（EPI）序列，T_2WI 脂肪抑制序列能清晰显示前列腺外周带中的病变信号，T_2WI 非脂肪抑制序列更能清晰地显示前列腺包膜。

表 7-37　前列腺常规平扫序列

序列名称	说明
3-pl GRE T_2^* WI	GRE 三平面快速定位成像
Sag FSE T_2WI Fs	矢状面快速自旋回波脂肪抑制 T_2WI 序列
Cor FSE T_2WI Fs	冠状面快速自旋回波脂肪抑制 T_2WI 序列
Tra FSE T_2WI Fs	横断面快速自旋回波脂肪抑制 T_2WI 序列
Tra FSE T_2WI	横断面快速自旋回波 T_2WI 序列
Tra FSE T_1WI	横断面快速自旋回波 T_1WI 序列
Tra EPI DWI	横断面平面回波弥散加权成像序列

(2) 特殊序列：根据病情及病变需要，可加扫相应的优势序列。在前列腺中，3D ^{1}H-MRS 可通过对 TE 值的合理选择来检测到主要代谢物枸橼酸盐（Cit）、总胆碱（Cho）、肌酸（Cre）。如枸橼酸盐的波峰位于 2.6~2.7ppm 处，其谱峰形状会随着 TE 值的变化而变化。因此，选择合适的 TE 值可以优化对枸橼酸盐和其他代谢物的检测，从而有助于鉴别前列腺癌和前列腺增生。MRS 虽然能无创性地提供活体组织代谢的生化信息，但同时考虑到 MRS 对设备匀场要求高，扫描时间长，易受运动伪影影响，可重复性低。

弥散加权成像也是前列腺 MRI 重要的诊断序列之一，通常高 b 值 DWI 显示前列腺癌更敏感，但 b 值越高则图像信噪比越低。实际扫描中建议 1.5T 设备 b 值≥1000s/mm^2，3.0T 设备 b 值≥1500s/mm^2，在保证信噪比的情况下尽量使用高 b 值进行扫描。可扫描 2~3 个 b 值甚至更多，多 b 值扫描可以提高 ADC 值的准确性，更有利于前列腺癌的鉴别诊断。

（3）增强扫描：对于平扫疾病不明显或肿瘤占位定性不明确的，需要进行动态增强扫描，对比剂常规剂量 0.1～0.2mmol/kg，以 2～3ml/s 速度静脉注射，后以同样的速率注射等量生理盐水。采用横断面快速梯度回波三维容积 T_1WI 序列进行动态增强扫描。先平扫蒙片，然后注射对比剂，启动增强扫描，得到动脉期、静脉期、延迟期等图像，延迟期要求达 3～5 分钟。动态增强扫描完成后生成时间-信号强度曲线分析，对前列腺的良、恶性病变进行鉴别诊断。在横断面动态增强扫描后可行冠状面、矢状面的延迟扫描，观察病变的延迟流出情况，更有利于前列腺癌的诊断与评估。

（4）成像参数：因设备场强、机型等不同而有所不同，表 7-38 仅供参考。

表 7-38 前列腺常规平扫序列

序列	视野（mm）	层厚（mm）	间隔（%）	矩阵	TR（ms）	TE（ms）
TRA T_2WI	180×240	3～4	10～20	320×224	3000～4500	90～120
TRA T_1WI	180×240	3～4	10～20	320×224	300～700	8～15
TRA T_2WI FS	180×240	3～4	10～20	320×224	3000～4500	70～120
SAG T_2WI FS	240×200	3～4	10～20	320×224	3000～4500	90～120
COR T_2WI FS	240×200	3～4	10～20	320×224	3000～4500	90～120
TRA DWI	240×200	3～4	10～20	160×120	≥4000	70～80

（四）图像显示及后处理技术

1. 图像显示

（1）T_1WI 序列：难以区分前列腺的分带结构，主要用于观察出血、转移情况（图 7-128）。

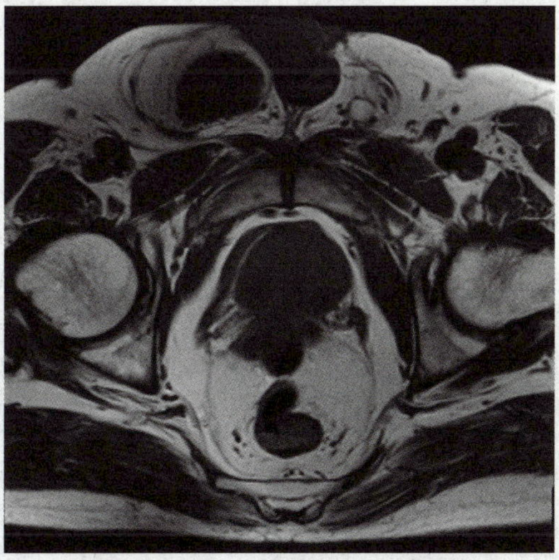

图 7-128 前列腺 T_1WI 图像

（2）T_2WI 序列：小视野、高分辨、不抑脂，主要用来显示前列腺的解剖结构，评估腺体内的异常，评估精囊、包膜及神经血管束侵犯情况（图 7-129）。

（3）大范围 T_2WI 脂肪抑制序列：行前列腺扫描时至少有一个大视野扫描序列，用于观察全盆腔内的转移情况（图 7-130）。

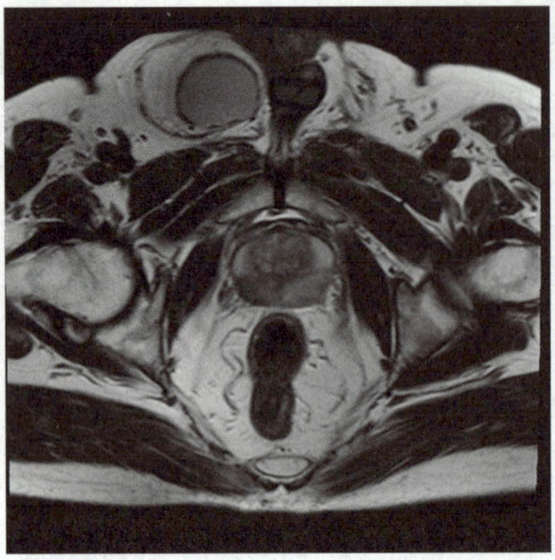

图 7-129　前列腺 T_2WI 图像

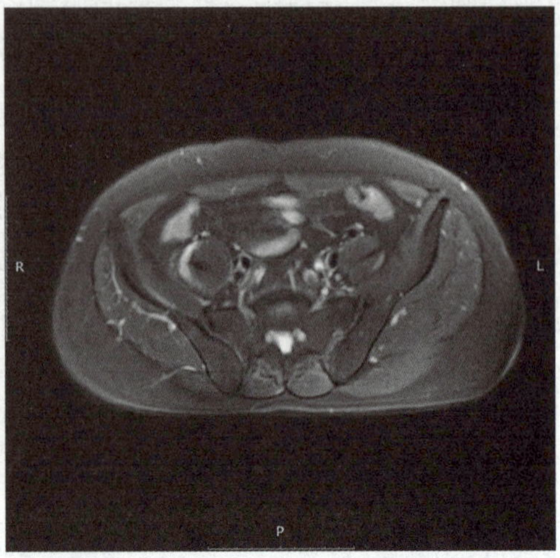

图 7-130　大视野 T_2WI 脂肪抑制盆腔图像

（4）高 b 值 DWI 序列：在保证信噪比的情况下，建议使用尽量高的 b 值扫描。高 b 值扩散权重增大，T_2 透视效应下降，前列腺癌与正常腺体间对比更清晰（图 7-131）。

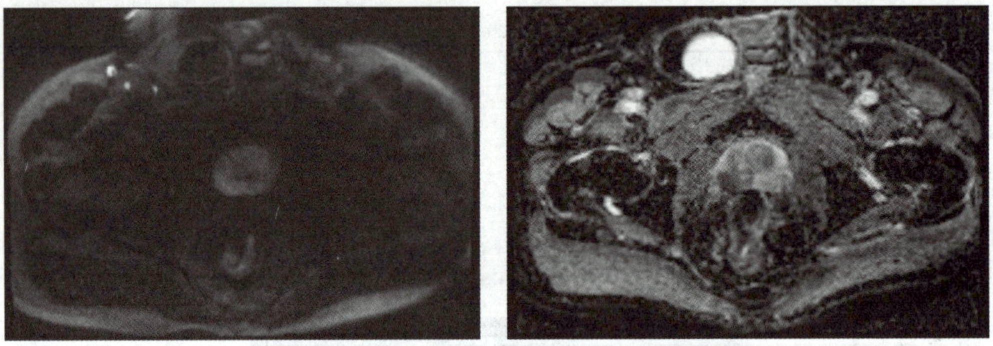

图 7-131　前列腺癌的磁共振图像

注：前列腺右侧外周带 DWI 及 ADC 可见扩散受限。

（5）增强扫描：动态增强扫描观察病变强化特征，利于定性（图 7-132）。

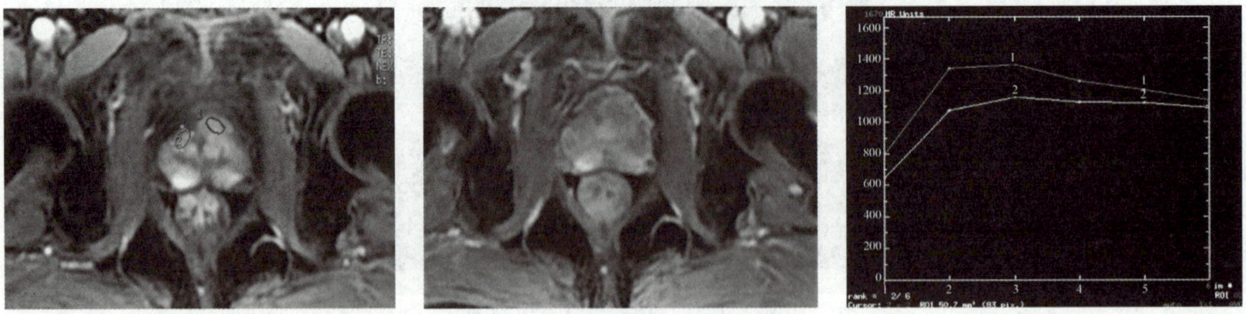

（a）　（b）　（c）

图 7-132　前列腺癌癌强化图像

注：（a）动脉期，前列腺中央叶左侧早期强化；（b）延迟期，前列腺中央叶左侧与正常组织对比下降，呈低信号强度；（c）时间-信号强度曲线，其中 1 为病变曲线，表现为前列腺癌典型的强化曲线，快速、早期、明显强化；2 为对照曲线。

2. 后处理技术　常规序列扫描一般无须做后处理，多期动态扫描，可以获得 TIC 曲线（即时间-信号强度曲线）。

二、子宫磁共振检查

（一）适应证

1. 子宫病变　如子宫肌瘤、子宫内膜癌、子宫颈癌、子宫腺肌病等各类子宫、宫颈病变。

2. 卵巢病变　如子宫内膜异位性囊肿、单纯性卵巢囊肿、浆液性及黏液性囊肿、恶性卵巢肿瘤等。

3. 恶性肿瘤　子宫及宫颈恶性肿瘤术前分期、术后随访。

（二）检查前准备

1. 检查前应尽量排气、排便，减少肠道内气体和内容物对图像质量的影响。增强 MRI 受检者提前由护理人员开通静脉通道。

2. 建议适度充盈膀胱，更有利于观察子宫与膀胱壁的关系及膀胱壁的受侵情况。膀胱过度充盈会引起伪影，以及压迫子宫，可让患者检查前 20 分钟排尿。

3. 女性盆腔 MRI 检查应避开月经期（子宫内膜会随着生理周期的变化而变化，月经早期血块会对图像造成相应的伪影），在月经干净后的 3~7 天进行 MRI 检查为宜（建议）。带有金属节育环的患者取环 3 天后进行 MRI 检查，避免因取环引起的子宫内膜损伤所导致的异常信号影响诊断。

（三）检查方法

1. 线圈　同前列腺磁共振检查。

2. 体位

（1）受检者仰卧位，头先进或足先进，身体正中矢状线与检查床中线重合，双臂上举或置于胸前，双手不交叉。必要时下腹部用海绵垫压迫或腹带缠绕，以减轻呼吸运动伪影。佩戴耳塞进行听力保护。

（2）采用体部相控阵线圈，线圈中心置于耻骨联合上缘。扫描定位线纵向与身体长轴中心重叠，横向对准线圈中心。

（3）驼背的受检者应根据具体情况采用侧卧、臀部垫高等方法。

3. 扫描方位　定位完成后，首先采用三平面定位梯度回波序列（3-plan）快速扫描，同时获得横断面、矢状面、冠状面三个方位的定位像，再通过三平面定位像制订扫描计划。

（1）横断面：在冠状面和矢状面定位像上定位。在矢状面图像上，找到显示子宫最好的层面，如需了解宫颈病变，扫描基线垂直于宫颈长轴；如需了解子宫内膜病变，定位线垂直于子宫内膜长轴。在冠状面图像上调整角度，两侧对称扫描。扫描范围上至子宫上缘，下至耻骨联合，如观察转移性病变需加大扫描范围，包括整个盆腔。添加上下饱和带，减小血管搏动伪影。频率编码方向为前后方向，相位编码方向为左右方向（图 7-133）。

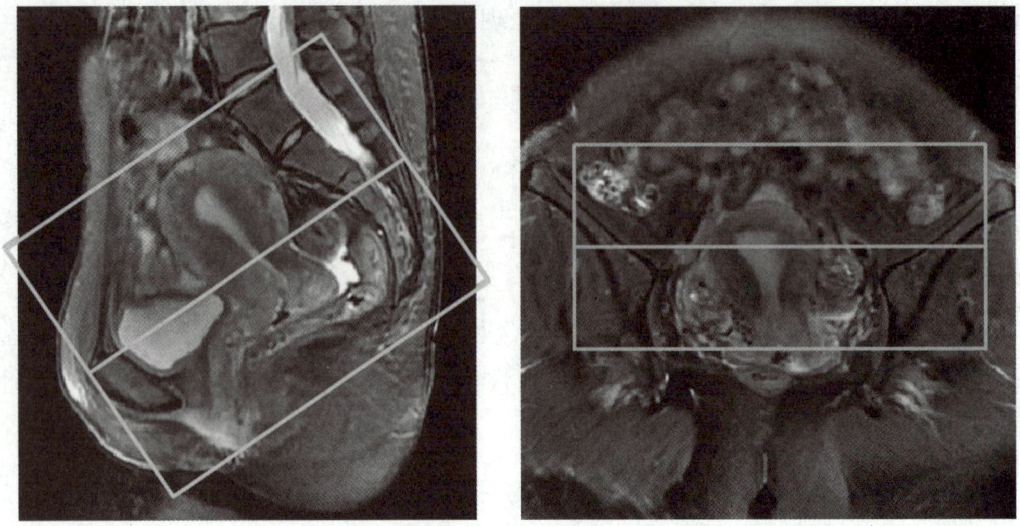

（a）　　　　（b）

图 7-133　子宫横断面定位线的设置

注：（a）子宫横断面在矢状定位像上的设置；（b）子宫横断面在冠状定位像上的设置。

（2）矢状面：在横断面和冠状面定位像上定位。在横断面图像上，扫描基线沿着宫底与宫颈连线调整角度，平行于子宫全长；在冠状面图像上，平行于人体中线。扫描范围包括子宫、附件及病变组织。添加上下饱和带，减小血管搏动伪影。频率编码方向为前后方向，相位编码方向为头足方向（图 7-134）。

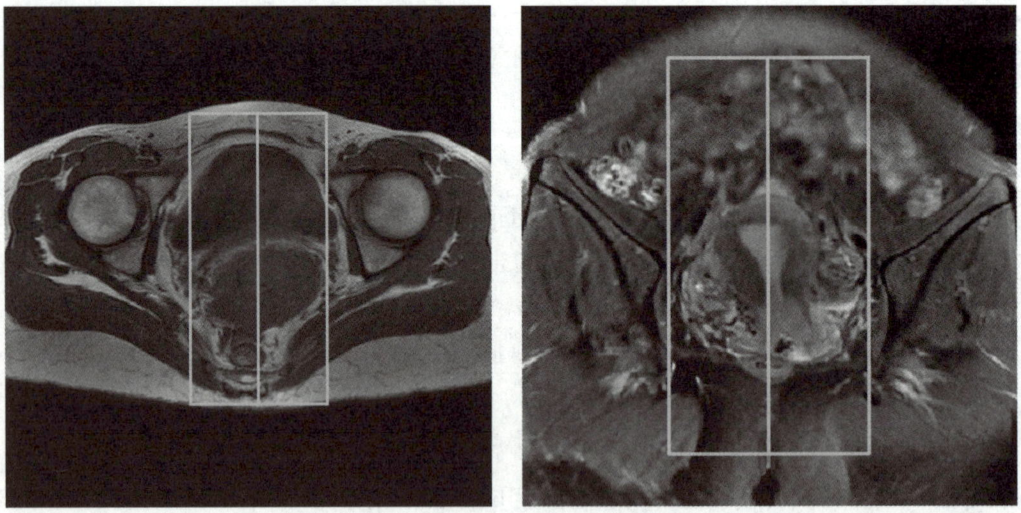

（a）　　　　（b）

图 7-134　子宫矢状面定位线的设置

注：（a）子宫矢状面在横断面定位像上的设置；（b）子宫矢状面在冠状面定位像上的设置。

（3）冠状面：在横断面和矢状面定位像上定位。在矢状面图像上，找到显示子宫全长最好的层面，如需了解宫颈病变，扫描基线平行于宫颈长轴；如需了解子宫内膜病变，定位线平行于子宫内膜长轴；在横断面上找到显示子宫最大的层面，定位线平行于当前子宫内膜长轴。扫描范围包括整个子宫及两侧附件，需包括全部病变组织。添加上下饱和带，减小血管搏动伪影。频率编码方向为头足方向，相位编码方向为左右方向（图 7-135）。

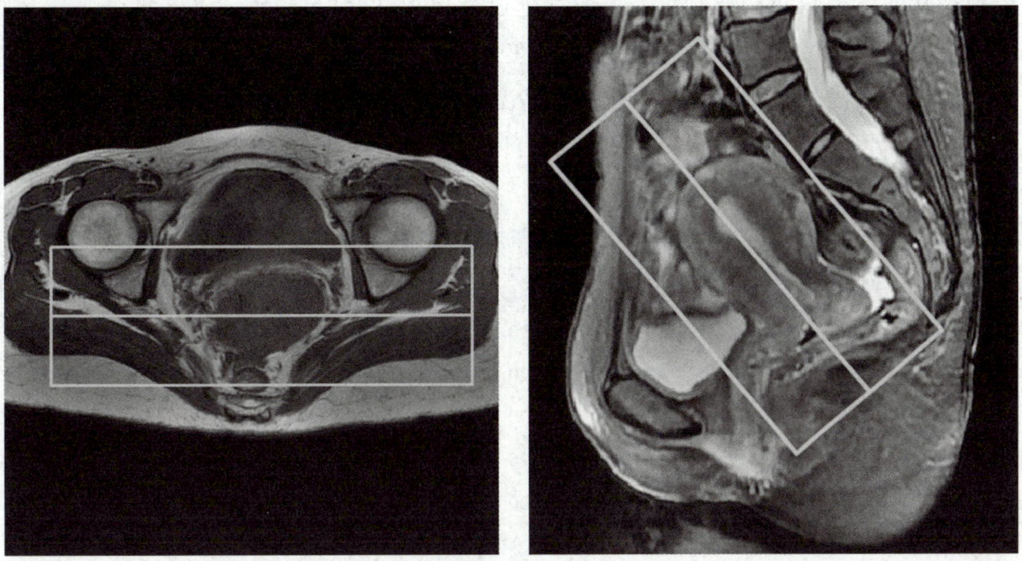

（a）　（b）

图 7-135　子宫冠状面定位线的设置

注：（a）子宫冠状面在横断面定位像上的设置；（b）子宫冠状面在矢状面定位像上的设置。

4. 扫描序列及参数选择

（1）平扫序列：常规扫描序列见表 7-39。在子宫扫描中，T_1WI 序列能够显示组织的解剖结构；T_2WI 序列是评估子宫肌层浸润深度的关键序列，能够清晰地显示子宫内膜、结合带、子宫肌层和浆膜层的层次结构。子宫、宫颈及阴道 MRI 检查以矢状面、横断面为主，辅以冠状面；子宫附件 MRI 检查以冠状面、横断面为主。

表 7-39　子宫常规扫描序列

序列名称	说明
3-pl GRE T_2^* WI	GRE 三平面快速定位成像
Tra FSE T_2WI FS	横断面快速自旋回波 T_2 加权抑脂成像
Tra FSE T_1WI	横断面快速自旋回波 T_1 加权成像
COR FSE T_2WI FS	冠状面快速自旋回波 T_2 加权抑脂成像
Sag FSE T_2WI FS	矢状面快速自旋回波 T_2 加权抑脂成像
Tra FSE T_2WI（高分辨、小视野）	横断面快速自旋回波 T_2 加权高分辨成像

（2）特殊序列：根据病情及病变需要，可加扫相应的优势序列。由于个体差异，子宫的形态和在骨盆内的位置均不同，根据子宫位置可分为前位子宫和后位子宫，如果再考虑到子宫的倾斜和屈曲角度，又可分为前倾前曲位、前倾后屈位、后倾前屈位、后倾后屈位。在女性盆腔扫描时，应熟悉解剖组织结构及形态特征，仔细阅读受检者的申请单，明确临床医生的目的，了解重点在哪里，根据子宫的形态位置和病变位置，确定平行或垂直于病变。

（3）增强扫描：对于平扫疾病不明显或肿瘤占位定性不明确的，需要进行动态增强扫描，对比剂常规剂量 0.1～0.2mmol/kg，以 2～3ml/s 速度静脉注射，后以同样的速率注射等量生理盐水。采用横断面快速梯度回波三维容积 T_1WI 序列进行动态增强扫描。先平扫蒙片，然后注射对比剂，启动增强扫描，得到动脉期、静脉期、延迟期等图像，延迟期要求达 3~5 分钟。动态增强扫描完成后生成时间-信号强度曲线分析，对子宫内膜的良恶性病变进行鉴别诊断。在横断面动态增强扫描后可行冠状面、矢状面的延迟扫描，观察病变的延迟流出情况，更有利于子宫内膜癌的诊断与评估。

（4）成像参数：因设备场强、机型等不同而有所不同，表 7-40 仅供参考。

表 7-40　子宫常规平扫序列参数

序列	视野（mm）	层厚（mm）	间隔（%）	矩阵	TR（ms）	TE（ms）
TRA T_2WI	180×240	3~4	10~20	320×224	3000~4500	90~120
TRA T_1WI	180×240	3~4	10~20	320×224	300~700	8~15
TRA T_2WI FS	180×240	3~4	10~20	320×224	3000~4500	70~120
SAG T_2WI FS	240×200	3~4	10~20	320×224	3000~4500	90~120
COR T_2WI FS	240×200	3~4	10~20	320×224	3000~4500	90~120

（四）图像显示及后处理技术

1. 图像显示

（1）T_1WI 序列：能够显示组织的解剖结构，对于评估子宫及附件的大体形态和位置关系非常有帮助（图 7-136）。

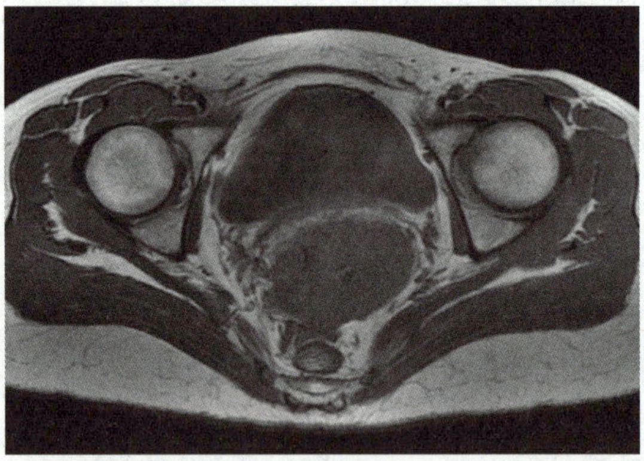

图 7-136　子宫 T_1WI 图像

（2）矢状面：在子宫扫描中，矢状面是显示子宫全景较为理想的方位。矢状面 T_2WI 序列是评估子宫肌层浸润深度的关键序列，该序列采用抑脂或不抑脂均可，能够清晰地显示子宫内膜、结合带、子宫肌层和浆膜层的层次结构（图 7-137）。

（3）冠状面：是显示卵巢及子宫附件较为理想的方位（图 7-138）。

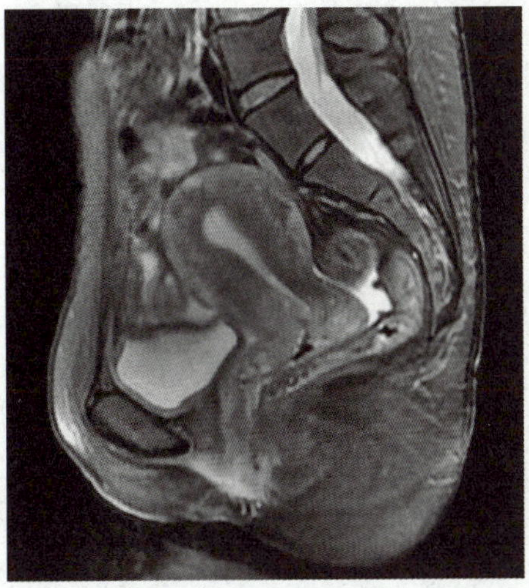

图 7-137 子宫矢状面 T_2WI 抑脂图像

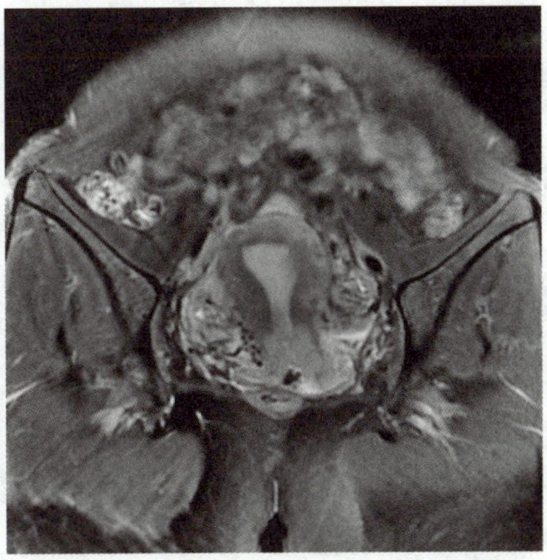

图 7-138 子宫冠状面 T_2WI 图像

（4）DWI 序列：相对于 FSE T_2WI、T_1WI 序列，DWI 对占位病灶良、恶性鉴别有重要作用（图 7-139）。

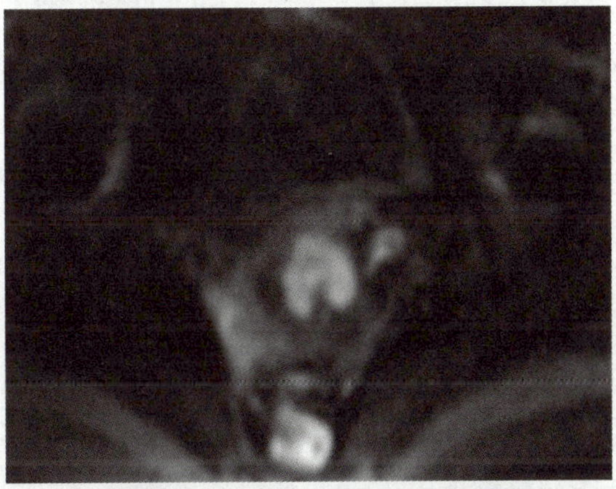

图 7-139 子宫横断面 DWI 图像

注：DWI 图像显示宫颈前后唇占位病变呈高信号。

（5）增强扫描：观察病变强化特征，利于定性（图 7-140）。

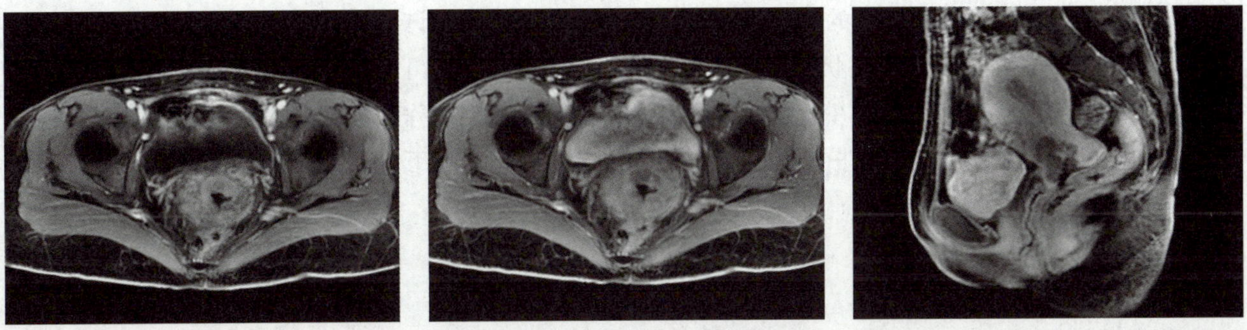

（a）（b）（c）

图 7-140 子宫宫颈癌强化图像

注：（a）动脉期增强图像可见宫颈不均匀强化；（b）延迟期图像可见宫颈占位性病变强化程度减低；（c）矢状面延迟期图像可见子宫肌层明显强化，结合带强化程度低。

2. 后处理技术 常规序列扫描一般无须做后处理。

三、膀胱磁共振检查

（一）适应证

1. 了解膀胱的形态学变化及有无病变。
2. 对膀胱病变的定位及定性诊断。
3. 明确膀胱肿瘤的性质及其扩散、转移、浸润范围，确定肿瘤分期，为治疗提供依据。
4. 随访观察疾病的动态变化、疗效及复发情况。

（二）检查前准备

1. 适度充盈膀胱不仅能清晰地显示膀胱壁的固有肌层结构，还有利于观察膀胱壁与邻近脏器的关系及膀胱壁的受侵情况。膀胱最佳充盈量为 300ml，受检者可在检查前 1~2 小时排尿，或在检查前 30 分钟内开始饮用 500~1000ml 水。

2. 建议在经尿道膀胱肿瘤切除术、膀胱组织活检或膀胱内化疗等术前或术后 2 周后进行磁共振检查。

3. 建议在膀胱镜检查或去除导尿管 2~3 天后再进行磁共振检查。

（三）检查方法

1. 线圈 参见本节“一、前列腺磁共振检查”。

2. 体位

（1）受检者仰卧位，头先进或足先进，身体正中矢状线与检查床中线重合，双臂上举或置于胸前，双手不交叉。必要时可在下腹部用海绵垫压迫或腹带缠绕以减轻呼吸运动伪影。

（2）采用体部相控阵线圈，线圈中心置于耻骨联合上缘上 3~5cm 处。扫描定位线纵向与身体长轴中心重叠，横向对准线圈中心。

3. 扫描方位 定位完成后，首先采用三平面定位梯度回波序列（3-plan）快速扫描，同时获得横断面、矢状面、冠状面三个方位的定位像，再通过三平面定位像制订扫描计划。

（1）横断面：在冠状面和矢状面定位像上定位。在矢状面图像上找到显示膀胱结构最好的层面，扫描基线垂直于膀胱上下长轴；在冠状面图像上调整角度，两侧对称扫描。扫描范围包括膀胱及近端尿道，如观察转移性病变需加大扫描范围，包括整个盆腔。添加上下饱和带，减小血管搏动伪影。频率编码方向为前后方向，相位编码方向为左右方向（图 7-141）。

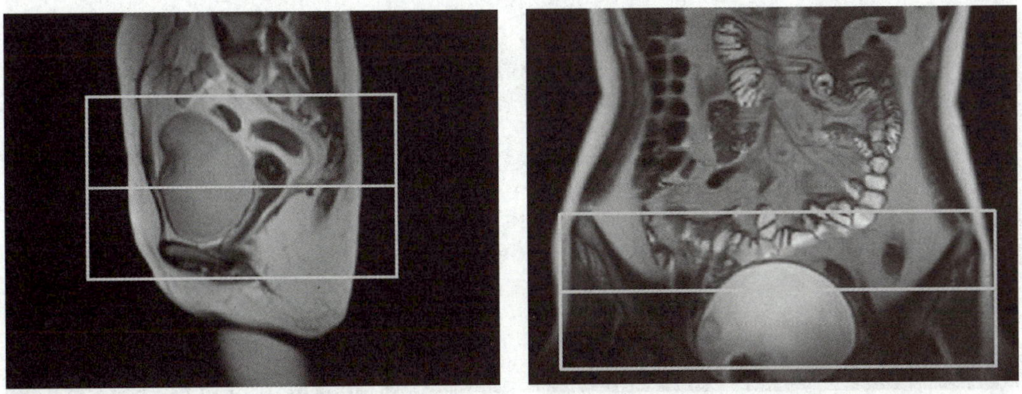

（a） （b）

图 7-141 膀胱横断面定位线的设置

注：（a）膀胱横断面在矢状定位像上的设置；（b）膀胱横断面在冠状定位像上的设置。

（2）矢状面：在横断面和冠状面定位像上定位。在冠状面定位像上，找到显示膀胱结构最好的层面，扫描基线平行于膀胱上下长轴，扫描范围包括膀胱及近端尿道，当病变范围较大时，根据病变大小适当加大扫描范围；在横断面定位像上，调整扫描中心置于膀胱中心，两侧对称扫描。添加上下饱和带，减小血管搏动伪影。频率编码方向为前后方向，相位编码方向为头足方向（图 7-142）。

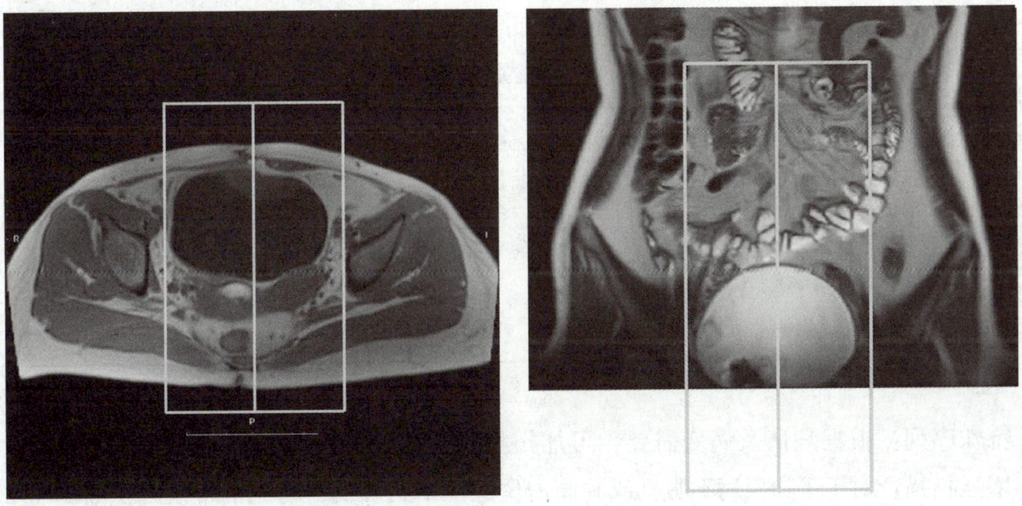

（a） （b）

图 7-142 膀胱矢状面定位线的设置

注：（a）膀胱矢状面在横断面定位像上的设置；（b）膀胱矢状面在冠状定位像上的设置。

（3）冠状面：在横断面和矢状面定位像上定位。在矢状面定位像上，找到显示膀胱结构最好的层面，扫描基线平行于膀胱上下长轴，扫描范围包括膀胱及近端尿道，当病变范围较大时，根据病变大小适当加大扫描范围；在横断面定位像上，调整扫描中心置于膀胱中心，双侧对称扫描。添加上下饱和带，减小血管搏动伪影。频率编码方向为头足方向，相位编码方向为左右方向（图 7-143）。

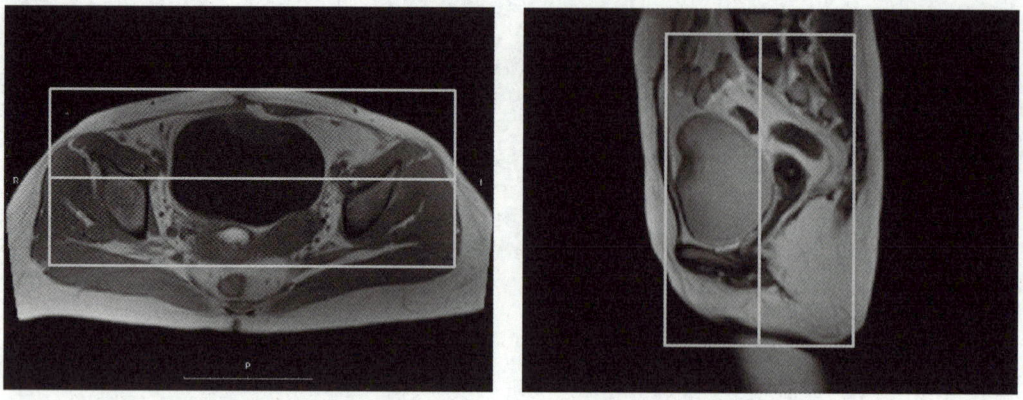

（a）　　　　　　　　（b）

图 7-143　膀胱冠状面定位线的设置

注：（a）膀胱冠状面在横断面定位像上的设置；（b）膀胱冠状面在矢状面定位像上的设置。

4. 扫描序列及参数选择

（1）平扫序列：常规序列组合（表 7-41）平扫序列至少包括自旋回波 T_2WI（脂肪抑制和非脂肪抑制）和 T_1WI（非脂肪抑制），T_2WI 非脂肪抑制序列更有利于显示腹膜等细微结构，对于肿瘤病变的分期、术式选择都是重要的影像学依据。

表 7-41　膀胱常规平扫序列

序列名称	说明
3-pl GRE T_2^* WI	GRE 三平面快速定位成像
Tra FSE T_2WI FS	横断面快速自旋回波 T_2 加权抑脂成像
Tra FSE T_1WI	横断面快速自旋回波 T_1 加权成像
COR FSE T_2WI FS	冠状面快速自旋回波 T_2 加权抑脂成像
Sag FSE T_2WI FS	矢状面快速自旋回波 T_2 加权抑脂成像

（2）特殊序列：根据病情及病变需要，可加扫相应的优势序列。

（3）增强扫描：对于平扫疾病不明显或肿瘤占位定性不明确的，对比剂常规剂量 0.1～0.2mmol/kg，以 0.5～1.0ml/s 速度静脉注射后，做横断面、矢状面、冠状面 FSE T_1WI 成像。由于 T_1WI 像上脂肪及对比剂增强区域均为高信号，为增加增强后病变与背景组织间的对比差异，增强前后 T_1WI 应采用脂肪抑制序列。因对比剂在注射后 3 分钟左右即可进入膀胱，而后逐渐填充于整个膀胱，膀胱内尿液因含对比剂而呈高信号。为了减轻对比剂对图像的影响，动态增强扫描尽量控制在 3 分钟内完成。

（4）成像参数：因设备场强、机型等不同而有所不同，表 7-42 仅供参考。

表 7-42　膀胱常规平扫序列参数

序列	视野（mm）	层厚（mm）	间隔（%）	矩阵	TR（ms）	TE（ms）
横断面 T_2WI	240×200	5～6	10～20	374×224	3000～4500	70～120
横断面 T_1WI	240×200	5～6	10～20	320×192	400～700	5～30
横断面 FLAIR	240×200	5～6	10～20	320×192	6000～10000	70～120

续表

序列	视野（mm）	层厚（mm）	间隔（%）	矩阵	TR（ms）	TE（ms）
矢状面 T_2WI	240×200	5~6	10~20	374×224	3000~4500	70~120

（四）图像显示及后处理技术

1. 图像显示

（1）T_1WI 序列：主要用来显示膀胱的形态、大小、位置及结构变化（图 7-144）。

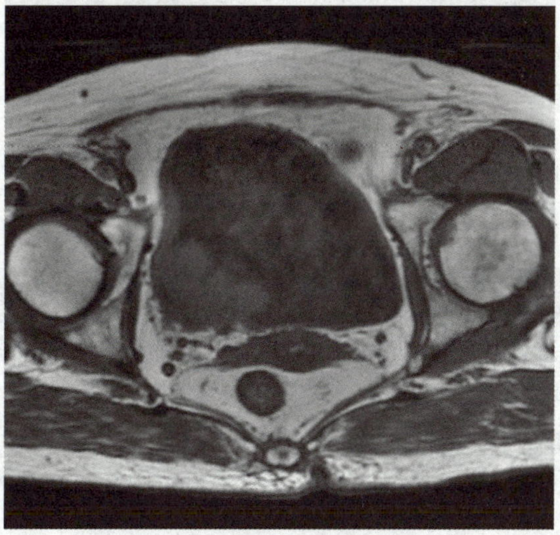

图 7-144　膀胱 T_1WI 图像

注：横断面 T_1WI 图像显示膀胱占位病变呈等信号。

（2）T_2WI 抑脂序列：主要用来观察解剖、淋巴结、病变浸润深度及周围侵犯情况（图 7-145）。

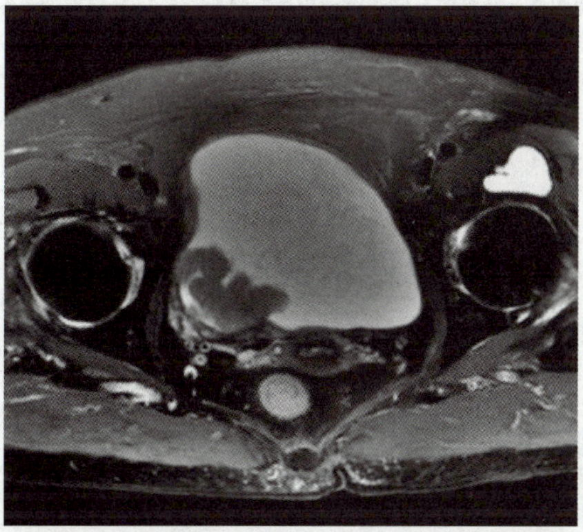

图 7-145　膀胱 T_2WI 图像

注：横断面脂肪抑制 T_2WI 图像显示膀胱右后壁占位性病变，形态不规则。

（3）DWI 序列：相较于 FSE T_2WI、T_1WI 序列，DWI 对肿瘤病灶的鉴别更重要（图 7-146）。

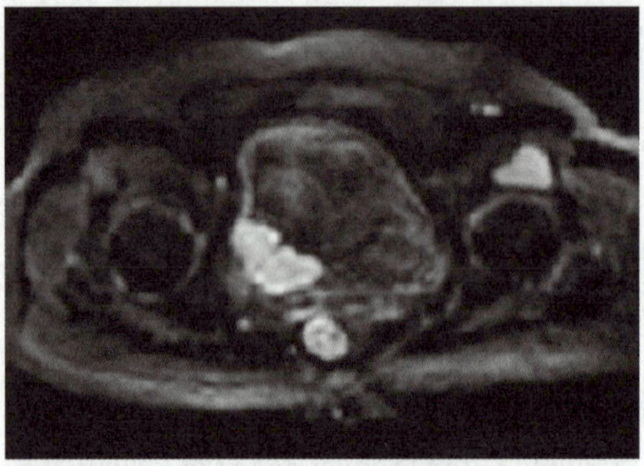

图 7-146 膀胱 DWI 图像

注：横断面 DWI 图像显示膀胱占位病变呈高信号。

（4）增强扫描序列：膀胱壁黏膜层因血供丰富，早期强化程度高于肌层，延迟期膀胱腔内尿液因含对比剂而呈明显高信号（图 7-147）。

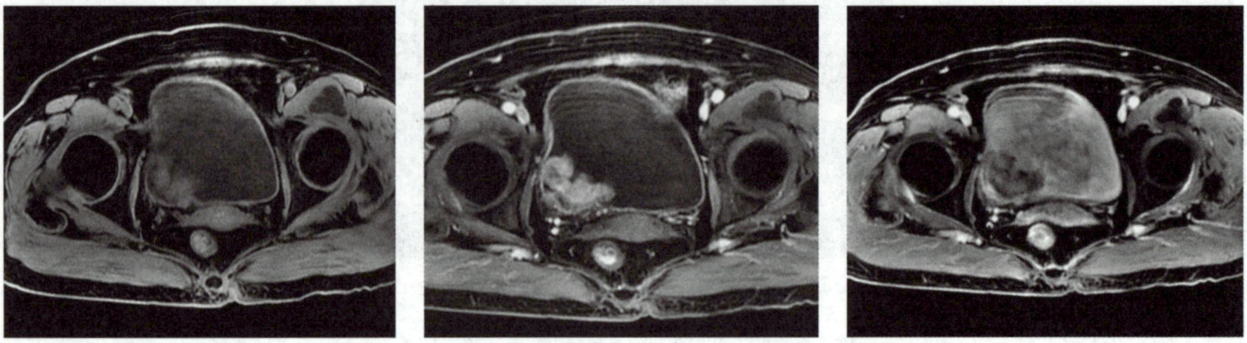

（a）　（b）　（c）

图 7-147 膀胱肿瘤动态增强的 MRI 图像

注：（a）蒙片；（b）动脉期增强图像，膀胱壁及膀胱占位均早期强化；（c）延迟期增强图像，尿液因含对比剂呈高信号。

2. 后处理技术 常规序列扫描一般无须做后处理。

第七节 四肢关节磁共振检查

一、肩关节磁共振检查

（一）适应证

1. 肩关节骨质外伤、炎症、结核、退行性病变。
2. 肩关节周围肌肉炎症、创伤及肿瘤。
3. 肩关节软骨、肌腱、滑膜、韧带、关节囊病变及治疗期观察和随访。

4. 不明原因的肩关节疼痛不适。

（二）检查前准备

1. 受检者进入检查室前去除随身携带的金属物品和磁性物品、通信器材；铁质担架、轮椅禁止推入检查室。

2. 向受检者详细说明检查流程，以缓解其紧张情绪，并叮嘱受检者在检查过程中保持静止，避免随意移动，平静有规律呼吸。如遇任何不适，请立即告知检查人员。

3. 检查前给受检者佩戴棉团或耳机，保护听力，提高检查舒适度。

（三）检查方法

1. 线圈 肩关节专用线圈（图 7-148）或表面柔线圈。

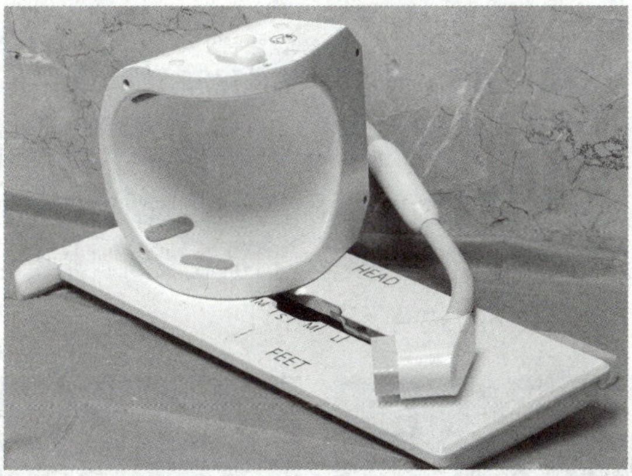

图 7-148 肩关节专用线圈

2. 体位

（1）仰卧位，头先进，患侧尽量靠近主磁场中心。患侧肩部放松，自然放置于身侧；中立位（拇指朝上）或外旋位（掌心向上，推荐），尽量避免内旋位（掌心向下），身体与床体保持一致，线圈中心置于肱骨头（或关节盂）位置。

（2）患侧肩关节置于线圈内，定位中心位于肱骨头。患侧手臂用软垫适当抬高，使之与肩持平，可提高舒适度；健侧手臂使用软垫适当抬高，使患侧肩关节紧贴线圈；双侧手臂应使用软垫隔开，不能与磁体孔壁和身体接触；患侧手臂应与胸廓保持一定的距离，可有效减轻胸廓运动伪影的影响。在患侧掌心、患侧胸廓和肘部使用沙袋适度压迫，可有效减轻运动伪影。受检者保持舒适放松的状态是完成整个检查的关键。

（3）对肩关节骨折等强迫体位者，应采用受检者自然体位，并加以固定。驼背的受检者应根据具体情况采用侧卧、臀部垫高等方法。对意识不清者应将头转向一侧，以防止呕吐物堵塞呼吸道，同时需医护人员陪同。

3. 扫描方位 定位完成后，首先采用三平面定位梯度回波序列（3-plan）快速扫描，同时获得横断面、矢状面、冠状面 3 个方位的定位像，再通过三平面定位像制订扫描计划。若定位图像解剖显示不清，进行二次定位扫描。

（1）横断面：采用三方位定位，在矢状面及冠状面定位图上，扫描基线倾斜角度与肱骨长轴垂直，上缘起于肩峰，下缘位于肱骨颈静脉下缘，外缘包括肩部软组织；可在肺野一侧添加饱和带，抑制血管搏动伪影及呼吸运动伪影；相位编码方向为前后方向（图 8-149）。

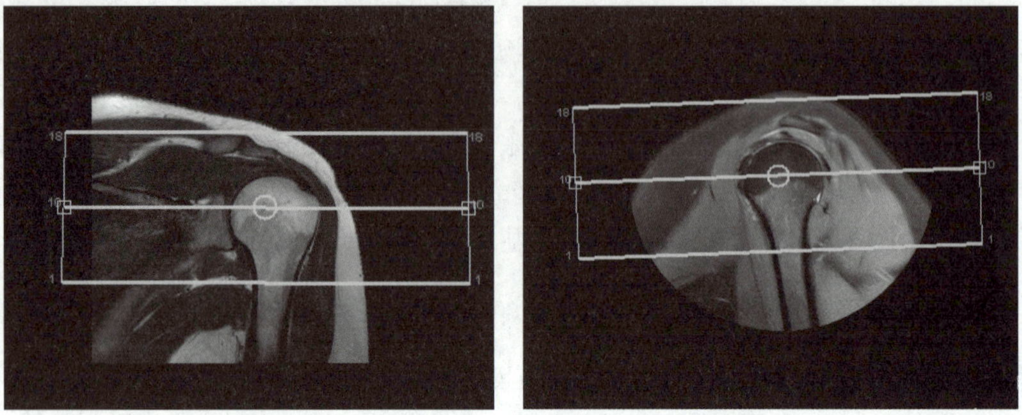

（a）　　（b）

图 7-149　肩关节横断面定位线的设置

注：（a）肩关节横断面在冠状面定位像上的设置；（b）肩关节横断面在矢状面定位像上的设置。

（2）斜矢状面：采用三方位定位，在横断面定位图上，定位线垂直于冈上肌腱走行方向，扫描应包含完整的肩关节解剖区域；在冠状面定位图上，扫描基线倾斜角度与肱骨长轴平行；饱和带使用方法和作用同前；相位编码方向为上下方向（图 7-150）。

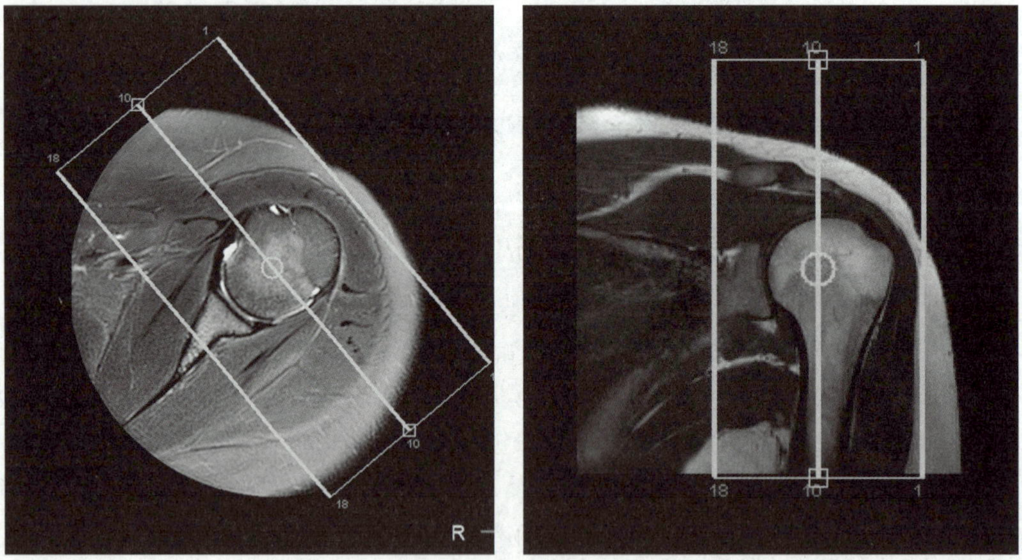

（a）　　（b）

图 7-150　肩关节斜矢状面定位线的设置

注：（a）肩关节斜矢状面在横断面定位像上的设置；（b）肩关节斜矢状面在冠状面定位像上的设置。

（3）斜冠状面：采用三方位定位，在横断面定位图上，定位线平行于冈上肌腱走行方向，全肩关节及周围部分软组织；矢状面定位图上，扫描基线倾斜角度与肱骨长轴平行；饱和带使用方法和作用同前；相位编码方向为上下方向（图 7-151）。

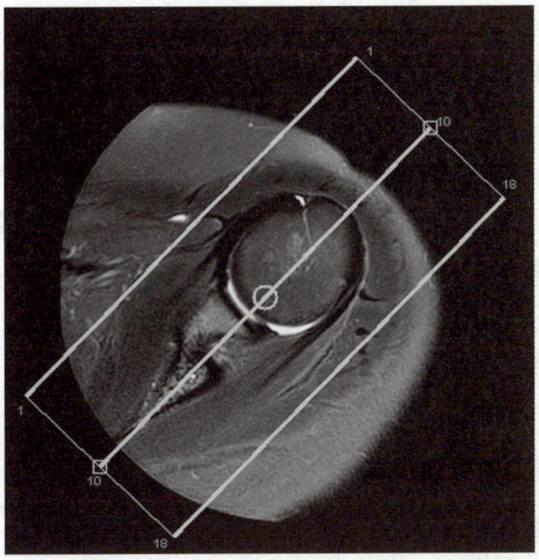

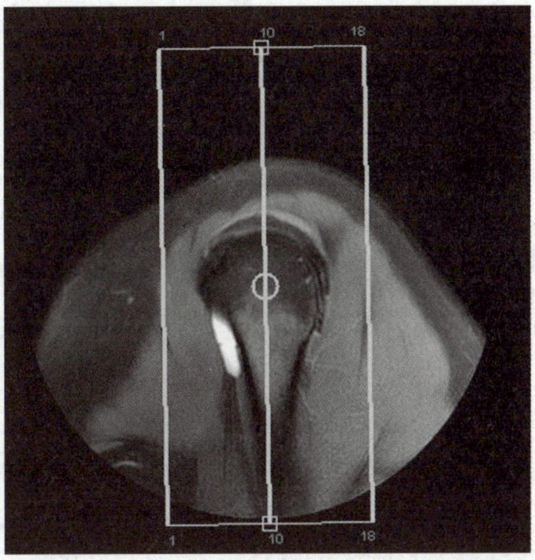

(a)　　　　(b)

图 7-151　肩关节斜冠状面定位线的设置

注：(a) 肩关节斜冠状面在横断面定位像上的设置；(b) 肩关节斜冠状面在矢状面定位像上的设置。

4. 扫描序列及参数选择

(1) 平扫序列：即常规扫描序列见表 7-43，以快速自旋回波序列为主，是基本扫描序列，信噪比高，伪影少，对解剖结构的显示是梯度回波序列不可比拟的。扫描序列包括斜冠状面 T_1WI 序列、斜冠状面 T_2WI 抑脂序列、横断面 PDWI 抑脂序列、斜矢状面 PDWI 抑脂序列，添加饱和带可减轻血管搏动及呼吸运动伪影，使用的 FS 抑脂技术需添加局部匀场。

表 7-43　肩关节常规扫描序列

序列名称	说明
3-pl GRE T_2^* WI	GRE 三平面快速定位成像
Tra FSE PDWI FS	横断面快速自旋回波质子密度加权抑脂成像
斜 Sag FSE PDWI FS	斜矢状面快速自旋回波质子密度加权抑脂成像
斜 Cor FSE T_2WI FS	斜冠状面快速自旋回波 T_2 加权抑脂成像
斜 Cor FSE T_1WI	斜冠状面快速自旋回波 T_1 加权成像

(2) 特殊序列：根据病情及病变需要，可加扫相应的优势序列。在患者配合程度欠佳的情况下，可以使用基于 K 空间螺旋桨式填充的采集成像技术（该技术在不同厂家的名称有所不同，如西门子为 blade 刀锋，GE 为 Propeller 螺旋桨，飞利浦为 Multivane 风车技术），可以有效消除运动伪影，提高分辨率及图像的对比度。同时，斜冠状面定位时的定位角度不宜超过 45°，以免所得图像倒置。

肩部最重要的 MRI 图像伪影是冈上肌腱的“魔角效应”。“魔角效应”是指当紧密排列的胶原结构（如肌腱、韧带和关节软骨深层）长轴和主磁场之间成 55°（魔角）时，该结构的 T_2 值显著增高。肩关节斜冠状面序列需避免使用 PDWI 序列，以免出现“魔角效应”造成信号虚高及范围扩大。正常情况下，在紧密排列的胶原中，氢质子运动受限并按静电引力方向排列（dipolar-dipolar interaction），导致 T_2 弛豫过程非常短（T_2 值约 250 毫秒），MRI 中无信号；若处于魔角状态，各氢质子间因静电引力最小而出现排列变化，致使 T_2弛豫过程明显延长（T_2 值可达 22 毫秒），MRI 中可出现信号。延长序列 TE 值是减轻“魔角效应”的一种方法，若 SE 序列 TE 值 40 毫秒以上、FSE 序列 TE 值 70 毫秒以上，梯度回波序列 TE 值 30 毫秒以上时，“魔角效应”明显减轻。在肩关节，斜冠状面 FSE T_2WI（TE 值大于 70 毫秒）可不考虑冈上肌腱的“魔角效应”，但 T_1WI、PDWI 和 T_2^* WI 均受其影响。

（3）增强扫描：对于肩关节滑膜炎、感染性病变和肿瘤性病变中平扫疾病不明显或肿瘤占位定性不明确的，需要进行增强扫描。一般推荐补充扫描任意一个方位的抑脂 T_1WI 后静脉注射钆对比剂 0.1mmol/kg，注射后立即行斜冠状面、斜矢状面和横断位扫描，通常采用脂肪饱和 SE 或 FSE T_1WI，层厚、层间距和扫描矩阵同平扫。

（4）成像参数：因设备场强、机型等不同而有所不同，表 7-44 仅供参考。

表 7-44　肩关节常规平扫成像参数

序列	视野（mm）	层厚（mm）	间隔（%）	矩阵	TR（ms）	TE（ms）
横断面 FSE-PDWI-FS	180×180	3~4	10~20	256×224	4000~6000	20~40
斜矢状面 FSE-PDWI-FS	180×180	3~4	10~20	256×224	4000~6000	20~40
斜冠状面 FSE-T_2WI-FS	180×180	3~4	10~20	256×224	2000~4000	80~120
斜冠状面 T_1WI	180×180	3~4	10~20	256×224	400~700	10~20

（四）图像显示及后处理技术

1. 图像显示

（1）T_1WI 斜冠状面序列：有利于肩袖病变及关节盂唇病变（上方盂唇和下方盂唇）的诊断，显示骨质及周围软组织占位病变，结合 T_2WI 及 PDWI 序列鉴定病变性质（图 7-152）。

（2）T_2WI 斜冠状面抑脂序列：有利于肩袖病变及关节盂唇病变（上方盂唇和下方盂唇）的诊断，显示肩胛下肌腱及冈下肌腱、冈上肌腱，显示关节周围肿块（图 7-153）。

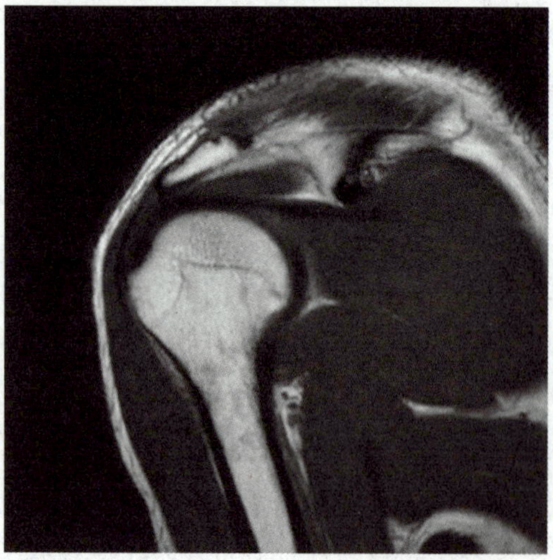

图 7-152　肩关节 T_1WI 图像

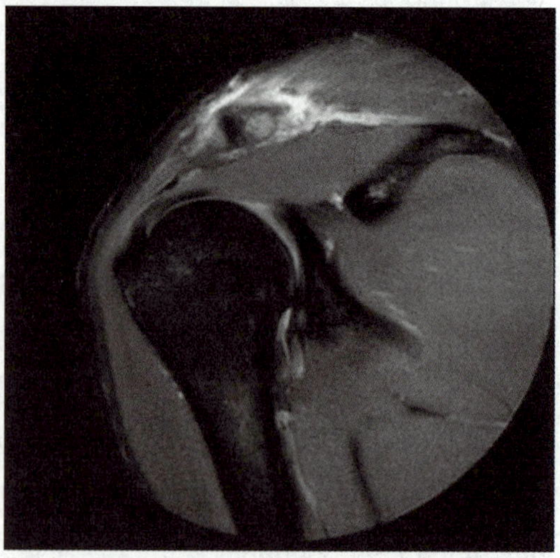

图 7-153　肩关节 PDWI 冠状面抑脂序列

注：左锁骨肩峰端骨折并周围软组织损伤。

（3）T_2WI 或 PDWI 矢状面抑脂序列：是观察肩峰形态的最佳位置，显示肩袖的完整形态及信号改变（图 7-154）。

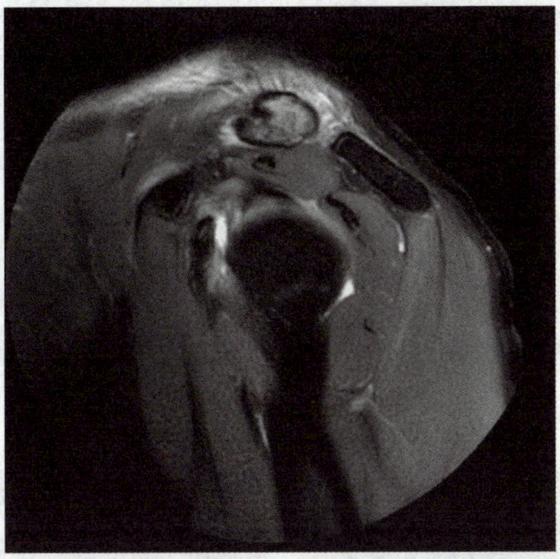

图 7-154　肩关节 PDWI 矢状面抑脂序列

注：左锁骨肩峰端骨折并周围软组织损伤。

（4）T_2WI 横断面抑脂序列：是观察盂唇病变（前方盂唇和后方盂唇）的最佳位置，显示冈上肌腱的走行（图 7-155）。

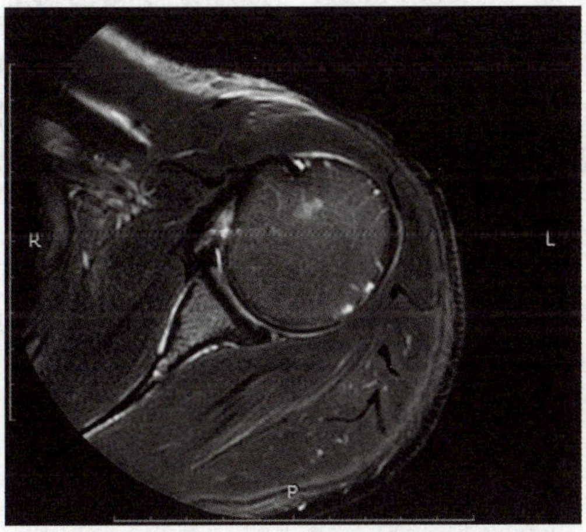

图 7-155　T_2WI 横断面抑脂序列

（5）增强扫描：观察病变强化特征，利于定性。占位性病变血供丰富，强化明显（图 7-156）。

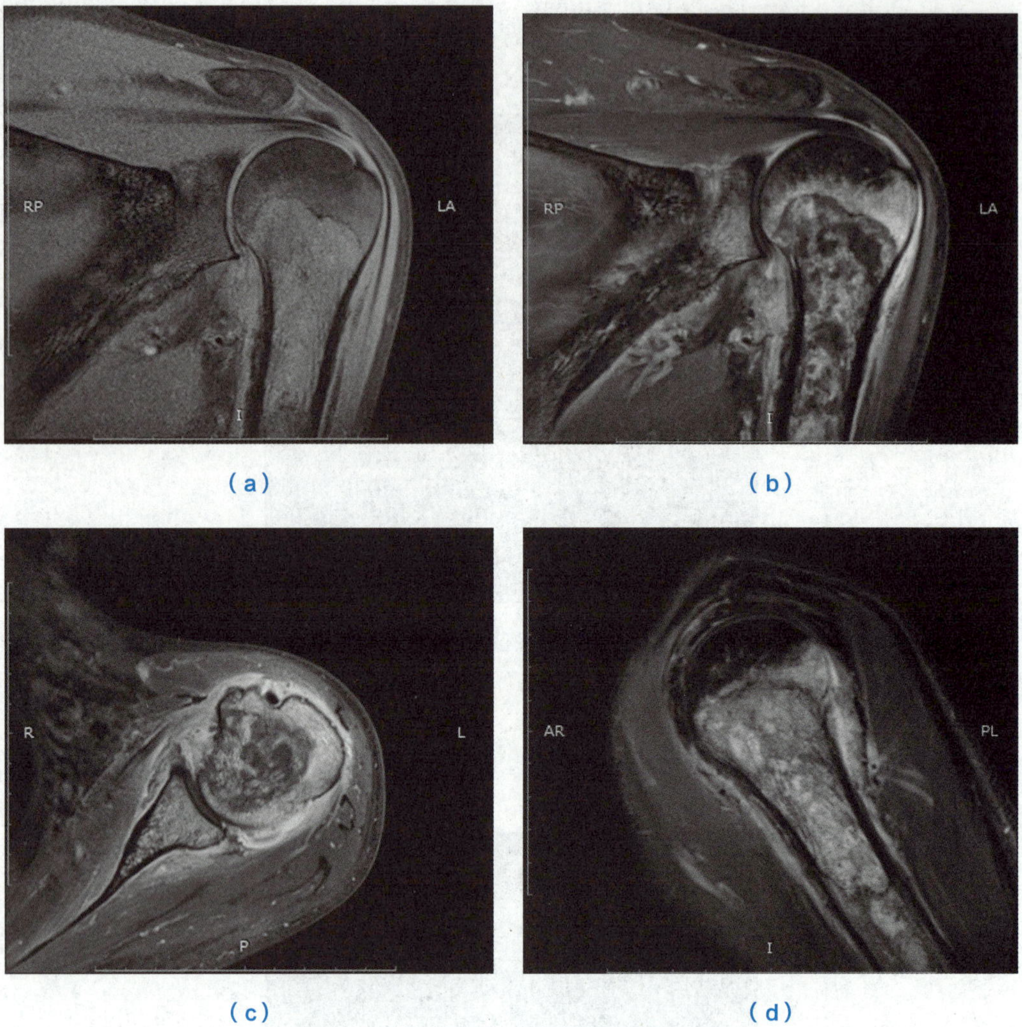

图 7-156　肩关节转移瘤强化图像

注：（a）平扫 T_1WI 抑脂序列显示病灶呈低信号；（b）（c）（d）强化后，横断面、矢状面、冠状面 T_1WI 病灶显示高信号。

2. 后处理技术　常规序列扫描一般无须做后处理。

二、腕关节磁共振检查

（一）适应证

1. 外伤　发现骨折、骨髓水肿、软组织病变，评估关节软骨、肌腱韧带及神经病变等。

2. 肿瘤　评估各种良恶性（肿瘤）占位病变的性质、范围及血供，以及周围组织器官的受累情况。

3. 感染　评估受累关节的骨、软骨及滑膜病变特点，鉴别化脓性感染、结核性关节炎、退行性关节炎及风湿免疫性关节炎等。

（二）检查前准备

参见本节“一、肩关节磁共振检查”。

（三）检查方法

1. 线圈　使用柔性线圈或手腕关节线圈（图7-157）。

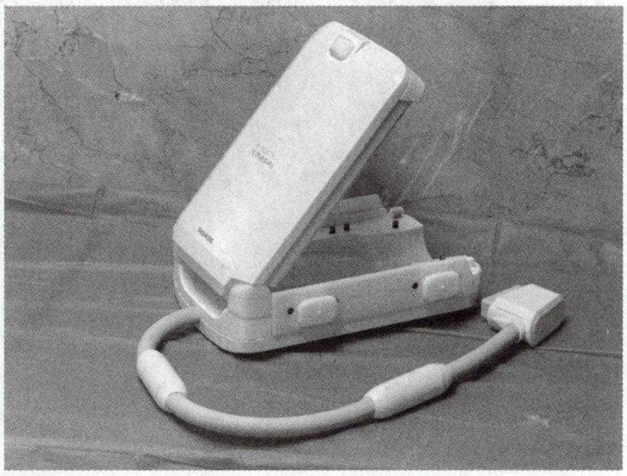

图 7-157　手腕关节线圈

2. 体位

（1）可采取仰卧位或俯卧位。仰卧位：头先进，身体与床体保持一致，患侧置于体旁的一侧，掌心向内，身体尽量向对侧移，使扫描部位尽量靠近主磁场中心，用海绵垫固定，此体位由于偏离磁场中心，信噪比较低。俯卧位：患侧上举置于头上，掌心向下，扫描部位尽量靠近线圈中心，用海绵垫固定，此体位扫描部位靠近磁场中心，信噪比较高，但对于患者不舒适，容易产生运动伪影。定位中心：桡骨茎突水平。

（2）部分患者因外伤前臂无法伸直，可以使肘关节屈曲，将腕关节置于腹部进行检查，但此时线圈必须被支起与腹壁分离，以防止呼吸运动产生伪影。

3. 扫描方位　定位完成后，首先采用三平面定位梯度回波序列（3-plan）快速扫描，同时获得横断面、矢状面、冠状面三个方位的定位像，再通过三平面定位像制订扫描计划。

（1）横断面：采用三方位定位，在冠状面及矢状面定位图像上，扫描基线十字中心位于腕关节中心，纵轴线平行于桡骨长轴；在横断面图像上调正图像，扫描范围包括腕关节及周围软组织，为减少血管伪影，可在尺桡骨近端添加饱和带；相位编码方向为前后方向（图7-158）。

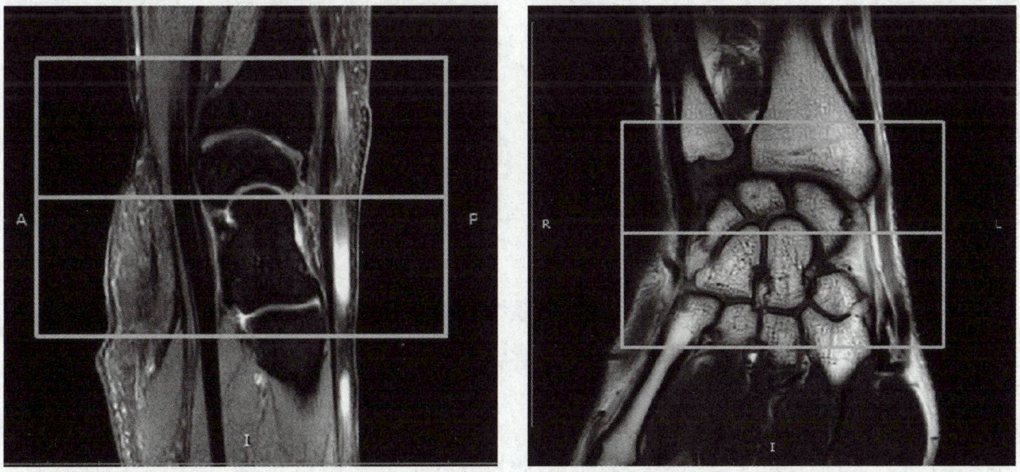

（a）　　（b）

图 7-158　腕关节横断面定位线的设置

注：（a）腕关节横断面在矢状面定位像上的设置；（b）腕关节横断面在冠状面定位像上的设置。

（2）矢状面：采用三方位定位，在横断面定位图上，扫描基线垂直于尺骨和桡骨骨茎突连线；在冠状面定位图上，扫描基线平行于桡骨长轴；在矢状面定位图上调正图像，扫描范围包括腕关节及周围软组织，为减少血管伪影，可在尺桡骨近端添加饱和带；相位编码方向为上下方向（图7-159）。

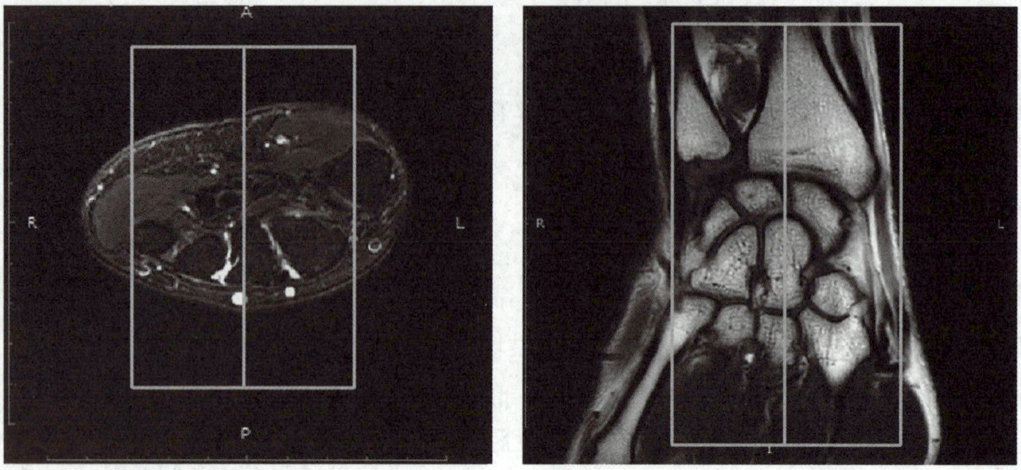

（a）　　　　（b）

图 7-159　腕关节矢状面定位线的设置

注：（a）腕关节矢状面在横断面定位像上的设置；（b）腕关节矢状面在冠状面定位像上的设置。

（3）冠状面：采用三方位定位，在横断面定位图上，扫描基线平行于桡尺骨茎突连线；在矢面定位图上，扫描基线平行桡骨长轴连线，扫描范围包括腕关节及周围软组织；在冠状面定位图上调正图像，为减少血管伪影，可在尺桡骨近端添加饱和带；相位编码方向为上下方向（图 7-160）。

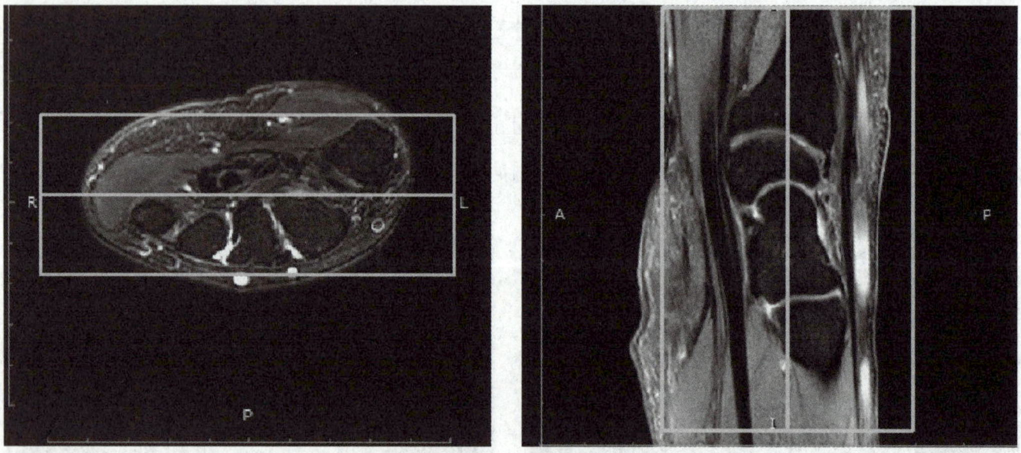

（a）　　　　（b）

图 7-160　腕关节冠状面定位线的设置

注：（a）腕关节冠状面在横断面定位像上的设置；（b）腕关节冠状面在矢状面定位像上的设置。

4. 扫描序列及参数选择

（1）平扫序列：常规序列组合（表 7-45），常规 T_1WI 可作解剖成像，作用为确定关节、肌肉、韧带的结构关系。T_2WI 抑脂序列对骨髓病变、软组织病变及周边累及情况显示清晰。相比其他序列，PDWI 序列可更直观显示关节面软骨受损情况。因扫描时间过长而引起的层面内运动伪影，可以使用基于 K 空间螺旋桨式填充的采集成像技术，有效消除运动伪影，提高分辨率及图像的对比度。

表 7-45　腕关节常规平扫序列

序列名称	说明
3-pl GRE T_2^* WI	GRE 三平面快速定位成像
Tra FSE T_2WI FS	横断面快速自旋回波 T_2 加权抑脂成像
Cor FSE T_1WI	冠状面快速自选回波 T_1 加权成像
Cor FSE PDWI FS	冠状面快速自旋回波质子密度加权抑脂成像
Sag FSE PDWI FS	矢状面快速自旋回波质子密度加权抑脂成像

（2）特殊序列：根据病情及病变需要，可加扫相应的优势序列。如腕管综合征在横断 T_1WI、T_2WI 序列可以清晰显示神经信号，该病通常不使用抑脂序列。若怀疑血管瘤需要加扫 GRE 序列。

（3）增强扫描：对于平扫疾病不明显或肿瘤占位定性不明确的，需要进行增强扫描，对比剂常规剂量 0.1~0.2mmol/kg，以 0.5~1.0ml/s 速度静脉注射后，做横断面、矢状面、冠状面 FSE T_1WI 成像。由于 T_1WI 像上脂肪及对比剂增强区域均为高信号，为增加增强后病变与背景组织间的对比差异，增强前后 T_1WI 应采用抑脂序列。扫描层面、层厚及间隔与平扫一致。

（4）成像参数：因设备场强、机型等不同而有所不同，表 7-46 仅供参考。

表 7-46　腕关节常规平扫成像参数

序列	视野（mm）	层厚（mm）	间隔（%）	矩阵	TR（ms）	TE（ms）
横断面 T_2WI FS	180×200	2.5~3.5	10~20	332×214	3000~4500	60~80
冠状面 T_1WI FS	180×200	2.5~3.5	10~20	332×214	400~700	5~30
冠状面 PDWI FS	180×200	2.5~3.5	10~20	332×214	3000~4500	15~25
矢状面 PDWI FS	180×200	2.5~3.5	10~20	332×214	3000~4500	15~25

（四）图像显示及后处理技术

1. 图像显示

（1）T_2WI 抑脂序列：主要用来发现病变，可更直观显示骨、韧带、肌肉及软组织损伤情况（图 7-161）。

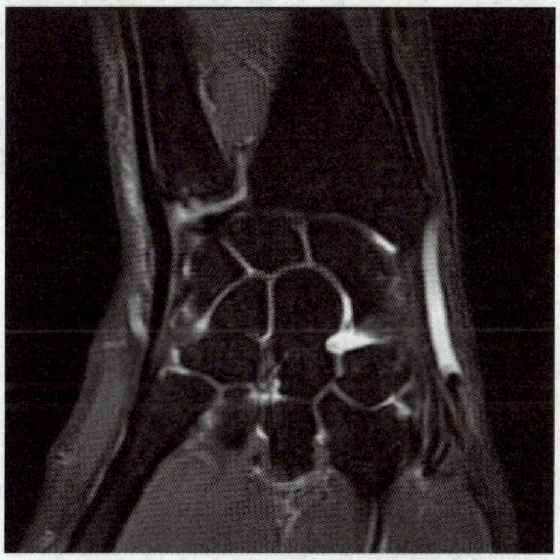

图 7-161　腕关节三角纤维软骨复合体损伤（TFCC）

注：MR 显示 T_2WI 抑脂序列可见 TFCC 片状高信号。

（2）T_1WI 序列：主要用来显示腕关节的解剖结构，作用为确定关节、肌肉、韧带的结构关系（图 7-162）。

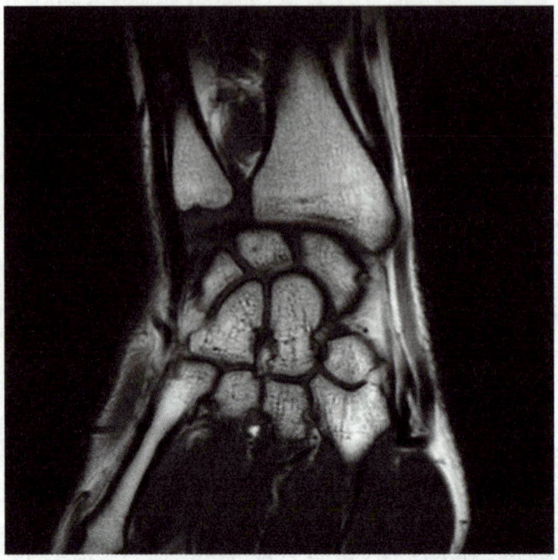

图 7-162　腕关节 T_1WI MR 图像

（3）PDWI 抑脂序列：相比其他序列，质子加权序列可更直观显示关节面软骨受损情况（图 7-163）。

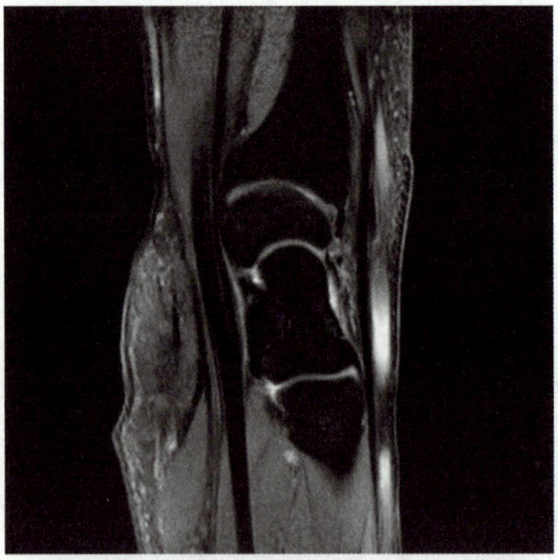

图 7-163　腕关节 PDWI 图像

注：脂肪已压掉，关节软骨变显示更清晰。

2. 后处理技术　常规序列扫描一般无须做后处理。

三、髋关节磁共振检查

（一）适应证

1. 外伤　骨折、隐匿性骨折、骨髓水肿、肌肉水肿等。

2. 炎症　骨关节炎、各种化脓性炎、滑膜炎、结核等。

3. 占位病变　各种良恶性病变性质、范围等。

4. 发育异常　髋关节发育不良的术前评估及髋关节术后的随访评估。

5. 撞击综合征　不同种类的髋关节撞击症，髋臼盂唇和/或软骨损伤，大转子疼痛综合征及肌肉肌腱损伤。

（二）检查前准备

参见本节“一、肩关节磁共振检查”。

（三）检查方法

1. 线圈　采用脊柱线圈，增加腹部线圈（图 7-164）可以获得更高分辨率和信噪比的图像。

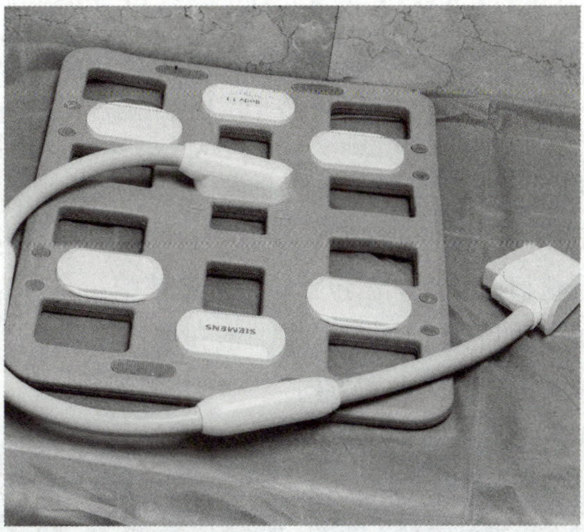

图 7-164　多通道相控阵体部线圈

2. 体位

（1）取仰卧位，对于大部分患者，头先进或者足先进均可，足先进可有效减轻空间幽闭患者的不适感。使用体部线圈配合脊柱线圈，摆放线圈时，中心十字对准髂前上棘与耻骨联合连线中点下 2.5cm 水平。

（2）双足保持对称且舒适的姿势。如有需要，可让患者足尖并拢，以使股骨颈有较好的显示，但足尖并拢较难长时间保持，可使用束缚带固定两足。此外，下腹部呼吸运动、肠道蠕动、膀胱内留存大量尿液都会对髋关节图像造成影响，可适当在腹部加压（下腹压沙袋、线圈束缚带束紧）、排尿。

（3）尽量不要将双臂放在身体两侧，如有可能，双臂抱于胸前，以防产生卷褶伪影。注意双臂抱于胸前时，双手之间要使用绝缘垫，以免产生电流回路。

3. 扫描方位 定位完成后，首先采用三平面定位梯度回波序列（3-plan）快速扫描，同时获得横断面、矢状面、冠状面 3 个方位的定位像，再通过三平面定位像制订扫描计划。

（1）横断面：在矢状面和冠状面上定位，在冠状面上找到股骨头显示最好的层面，调整定位线使其平行于两侧股骨头中点连线，双侧髋关节对称扫描。扫描范围上至股骨上部髋臼上缘，下至股骨大粗隆，根据需求适当调整扫描范围，需包括整个病变范围；若手未置于胸前，可施加过采样，防止发生卷褶伪影；若采用 SPIR/SPAIR 方式抑脂，需要施加局部匀场，匀场范围包括整个扫描范围，尽量少包空气；相位编码方向为前后方向（图 7-165）。

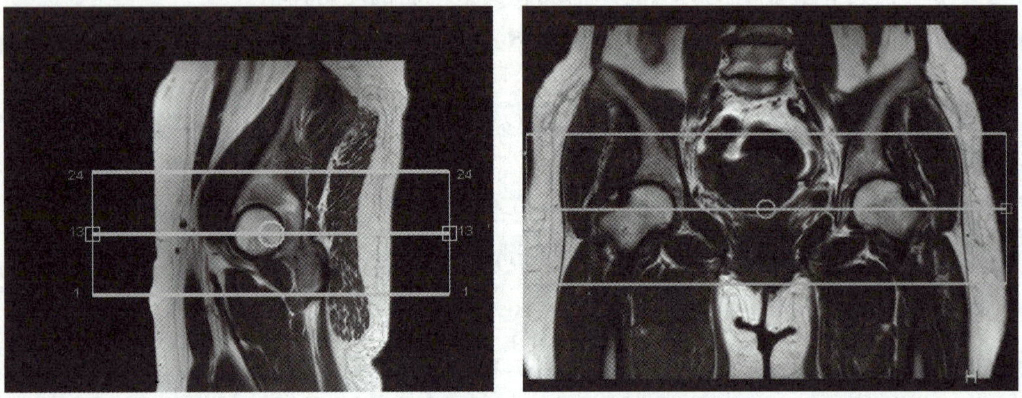

（a） （b）

图 7-165 髋关节横断面定位线的设置

注：（a）髋关节横断面在矢状面定位像上的设置；（b）髋关节横断面在冠状面定位像上的设置。

（2）冠状面：在横断面和矢状面上定位，在横断面上找到股骨头显示最好的层面，定位线平行于双侧股骨头中点连线，在矢状面上调整定位线，使其平行于股骨长轴。扫描范围前至耻骨联合，后至骶髂关节，根据需求合理调整扫描范围，需包括整个病变范围；有时为观察股骨头细微结构或者小范围的股骨头坏死可扫描小 FOV 的冠状面图像；添加饱和带，可有效改善血管搏动和呼吸运动等伪影，但会增加扫描时间；相位编码方向为左右方向（图 7-166）。

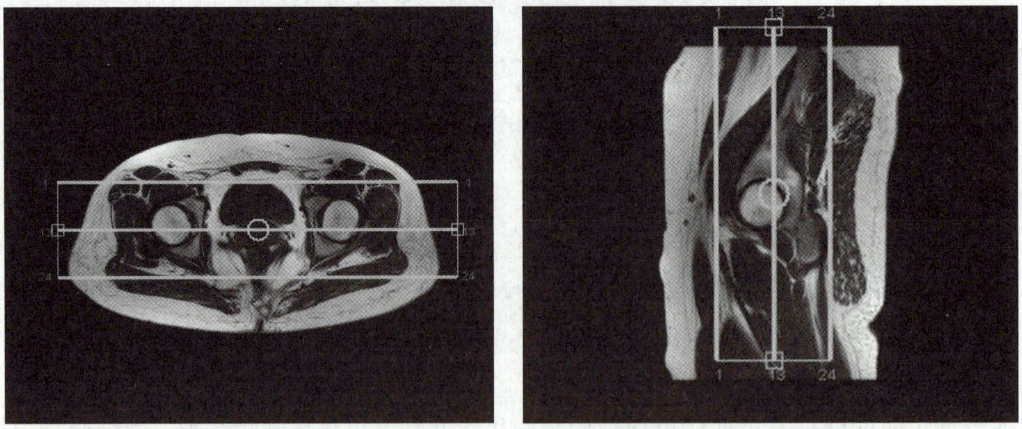

（a） （b）

图 7-166 髋关节冠状面定位线的设置

注：（a）髋关节冠状面在横断面定位像上的设置；（b）髋关节冠状面在矢状面定位像上的设置。

4. 扫描序列及参数选择

（1）平扫序列：常规序列组合（表 7-47），成像方位以横断面、冠状面为主，成像序列通常包括 T_1WI 序列和 T_2WI 抑脂序列。

表 7-47 髋关节常规平扫序列

序列名称	说明
3-pl GRE T_2^*WI	GRE 三平面快速定位成像
COR FSE T_2WI FS	冠状面快速自旋回波 T_2 加权抑脂成像
COR FSE T_1WI	冠状面快速自旋回波 T_1 加权成像
Tra FSE T_2WI FS	横断面快速自旋回波 T_2 加权抑脂成像
Tra FSE T_1WI	横断面快速自旋回波 T_1 加权成像

（2）特殊序列：根据检查需求可选择单髋关节 MRI 平扫，其成像范围上界为髂骨翼中部，下界为股骨小转子下方。基本成像序列包括横断面、斜冠状面、斜矢状面抑脂 PDWI 和斜冠状面 T_1WI。斜冠状面通常根据横断面图像进行定位，扫描线垂直于髋臼前后缘连线。斜矢状面根据斜冠状面定位，扫描线平行于股骨颈长轴。若怀疑股骨头缺血性坏死，应进行 T_1WI 斜矢状面扫描。在冠状面上，扫描线平行于股骨颈长轴。如需评估骨和软骨结构的更细微改变，可采用三维序列辅助检查，帮助识别盂唇撕裂和其他病变。

（3）增强扫描：对于平扫疾病不明显或肿瘤占位定性不明确的，需要进行增强扫描。在增强检查前，须至少有 1 个方位的抑脂 T_1WI，对比剂常规剂量 0.1~0.2mmol/kg，以 0.5~1.0ml/s 速度静脉注射。在注射对比剂后，进行横断面、冠状面抑脂 T_1WI 扫描，保证至少有 1 个序列与平扫 T_1WI 的方位相同，层面、层厚及与髋关节平扫一致。同时，增强扫描也可以采用 3D 容积扫描序列，一次扫描采集整个髋关节数据，然后重建冠状面、矢状面图像。

（4）成像参数：因设备场强、机型等不同而有所不同，表 7-48 仅供参考。

表 7-48 髋关节常规平扫成像参数

序列	视野（mm）	层厚（mm）	间隔（%）	矩阵	TR（ms）	TE（ms）
Cor T_2WI FS	380×380	5~6	10~20	256×256	2000~4500	80~100
Cor T_1WI	380×380	5~6	10~20	256×256	400~700	10~20
Tra T_2WI FS	380×380	5~6	10~20	256×256	2000~4500	80~100
Tra T_1WI	380×380	5~6	10~20	256×256	300~450	10~20

（四）图像显示及后处理技术

1. 图像显示

（1）T_2WI 抑脂序列：此序列对损伤及骨髓病变比较敏感，如对股骨头缺血坏死、肿瘤、髋臼唇损伤等的诊断有极大帮助（图 7-167）。

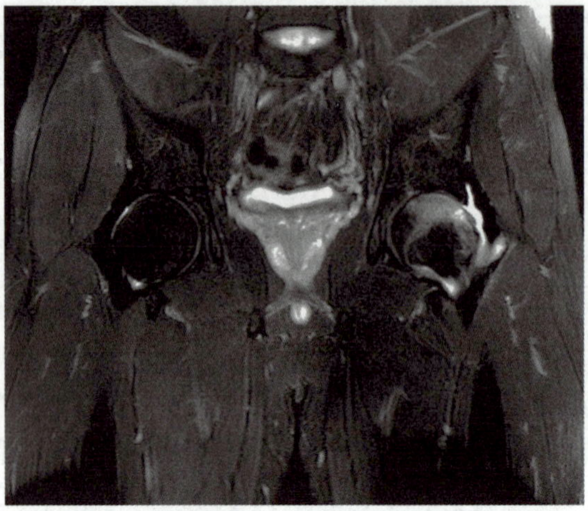

图 7-167　股骨头坏死 T_2WI 抑脂图像

注：T_2WI 抑脂序列可见左侧股骨头承重部位片状高信号。

（2）T_1WI 序列：观察股骨头坏死、骨病变、出血性病变、肌肉脂肪变形等。T_1WI 中骨髓呈高信号，而大部分病变呈低信号，可形成明显的对比（图 7-168）。

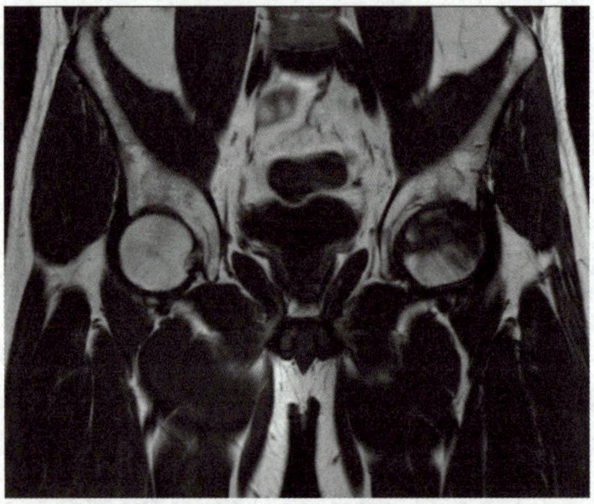

图 7-168　股骨头坏死 T_1WI 图像

注：T_1WI 可见左侧股骨头承重部位等低混杂信号，并见双轨征。

（3）单髋关节扫描：盂唇撕裂病例，在左髋关节冠状面及矢状面 PDWI 抑脂可见上外侧盂唇内及周围高信号影（图 7-169）。

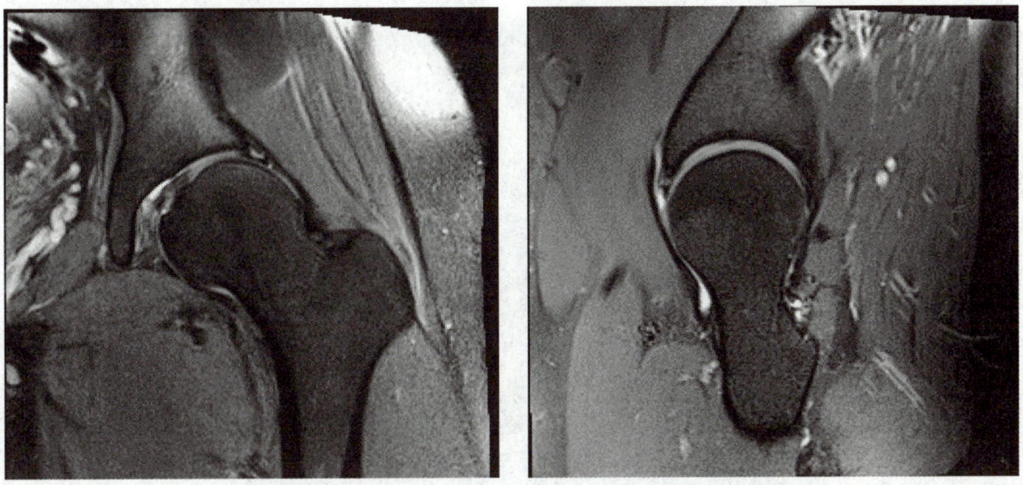

（a）　　（b）

图 7-169　髋关节盂唇撕裂 MRI 图像

注：（a）左髋冠状面；（b）左髋矢状面。

2. 后处理技术　常规序列扫描一般无须做后处理。

四、膝关节磁共振检查

（一）适应证

1. 外伤性病变，发现隐匿性骨折、韧带撕裂、半月板损伤及关节软骨损伤，了解相邻软组织及神经的情况。

2. 评估关节的结构和功能，制订手术计划；手术后，用于评估手术效果和恢复情况。

3. 感染性病变，鉴别化脓性感染、结核性关节炎、风湿免疫性关节炎等。

4. 评估肿瘤的范围、性质、血供及周围组织受累情况。

（二）检查前准备

参见本节“一、肩关节磁共振检查”。

（三）检查方法

1. 线圈　膝关节专用线圈（图 7-170）或大号柔性线圈。

2. 体位

（1）取仰卧位，足先进，线圈中心对准髌骨下缘，为使摆位准确，可先使髌骨下缘对准线圈中心线，然后激光定位灯对准线圈中心线。使用膝关节专用线圈摆位时，要在导轨上滑动线圈，以使其尽可能地靠近检查床的中心位置并将定位辅助装置（沙袋、线圈专用海绵垫等）置于所需位置，以患者两条腿都处于舒适位置且能固定检查部位为准，健侧腿下方也要放置辅助装置。

（2）患者平躺，足尖向前，建议屈膝扫描观察前交叉韧带的拉伸状态，可在线圈下垫一沙袋。使用柔性线圈时，要在膝关节下方小腿两侧和前方加沙袋固定。

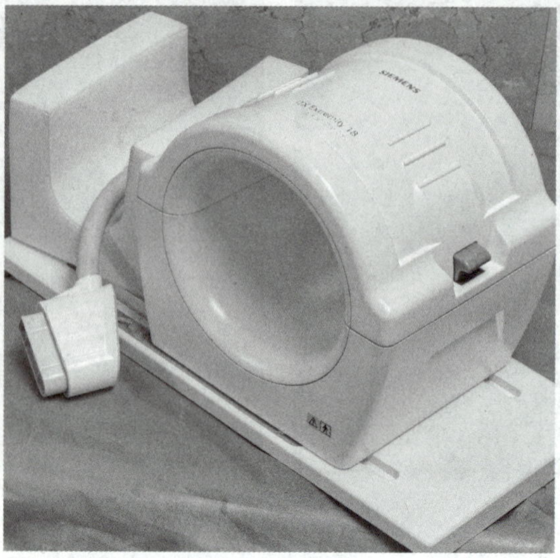

图 7-170　膝关节专用线圈

3. 扫描方位　定位完成后，首先采用三平面定位梯度回波序列（3-plan）快速扫描，同时获得横断面、矢状面、冠状面 3 个方位的定位像，再通过三平面定位像制订扫描计划。

（1）横断面：常规扫描方位，以矢状面和冠状面作为定位像。冠状面上平行于股骨内外髁下缘连线，矢状面上平行于关节间隙，在横断面定位像上调整视野，使膝关节横断图像位于视野正中；相位编码方向为左右方向（图 7-171）。

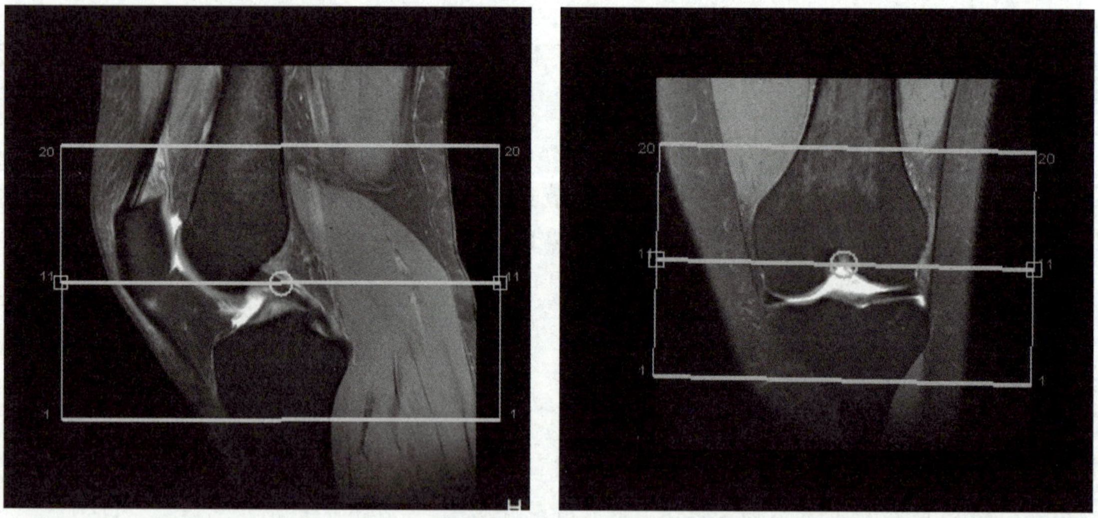

（a）　（b）

图 7-171　膝关节横断面定位线的设置

注：（a）膝关节横断面在矢状面定位像上的设置；（b）膝关节横断面在冠状面定位像上的设置。

（2）矢状面：采用三方位定位，在横断面定位图上，扫描基线垂直于股骨内外侧髁后缘连线；在冠状面定位像上，扫描基线与股骨和胫骨长轴连线平行；在矢状面定位像上调正图像，扫描范围包括全部膝关节及周围软组织；相位编码方向为上下方向（图 7-172）。

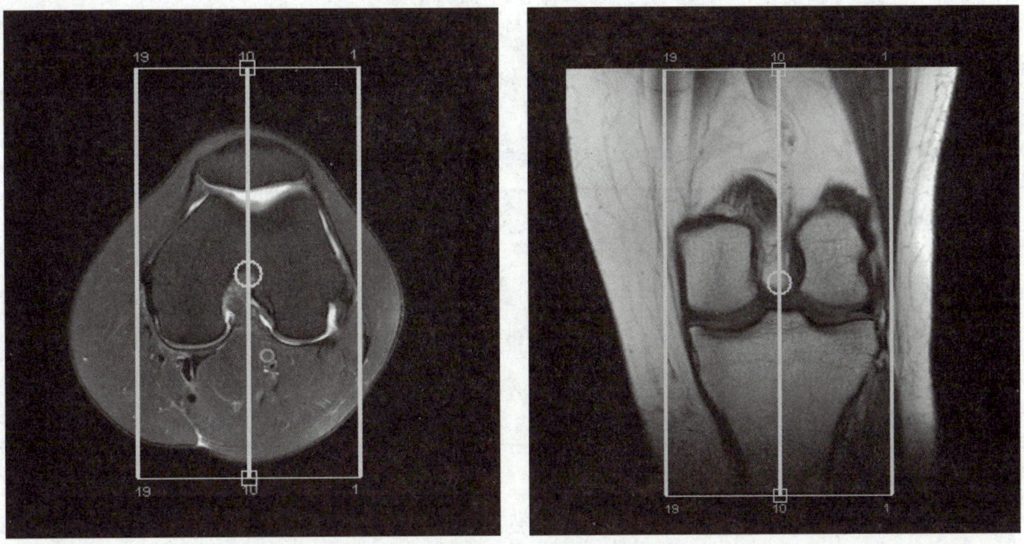

（a）　（b）

图 7-172　膝关节矢状面定位线的设置

注：（a）膝关节矢状面在横断面定位像上的设置；（b）膝关节矢状面在冠状面定位像上的设置。

（3）冠状面：采用三方位定位，在横断面图像上，定位线平行于股骨内外侧髁后缘连线；在矢状面上，定位线平行于股骨及胫骨连线，前缘包括至少半个髌骨，后缘包括全部膝关节及病变；冠状面调正图像；相位编码方向为上下方向（图 7-173）。

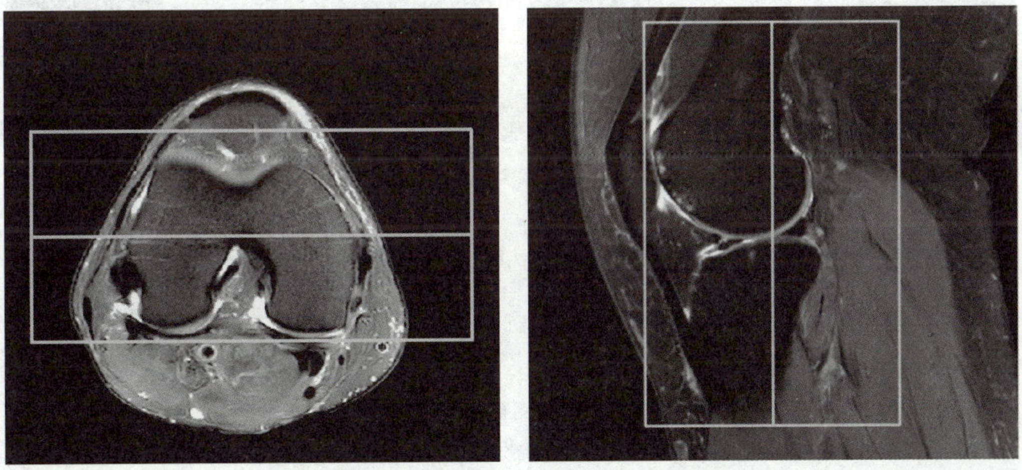

（a）　（b）

图 7-173　膝关节冠状面定位线的设置

注：（a）膝关节冠状面在横断面定位像上的设置；（b）膝关节冠状面在矢状面定位像上的设置。

4. 扫描序列及参数选择

（1）平扫序列：常规扫描序列见表 7-49。膝关节磁共振常规扫描 4 个序列，两种对比权重，分别为 T_1WI 及 PDWI，T_1-SAG、PD-SAG、PD-COR、PD-TRA。主方位为矢状面，用于诊断韧带、软骨及半月板病变，冠状面主要用于评估半月板撕裂及侧副韧带病变，横断面主要用于显示髌骨后缘软骨。

常规扫描基本是使用 FSE 序列，很少使用 GRE 序列，因为 GRE 序列对于韧带、半月板等组织显示效果一般，信噪比较低。随着磁共振硬件性能的提升及各种加速技术的发展，FSE 不仅能很快完成扫描，图像质量也优于 GRE 序列。

表 7-49　膝关节常规平扫序列

序列名称	说明
3-pl GRE T_2^* WI	GRE 三平面快速定位成像
Sag FSE PD FS	矢状面快速自旋回波质子密度加权抑脂成像
Sag FSE T_1WI	矢状面位快速自旋回波 T_1 加权成像
Cor FSE T_2WI FS	冠状面快速自旋回波 T_2 加权抑脂成像
Tra FSE T_2WI FS	横断面快速自旋回波 T_2 加权抑脂成像

（2）特殊序列：膝关节前交叉韧带损伤及撕裂扫描，常规膝关节矢状面扫描，定位线垂直于股骨内外侧髁后缘连线，能保证半月板及骨质不会变形。但是膝关节前交叉韧带在关节腔内为斜形，因此常规定位对于正矢状面显示欠佳。采用将定位线向内旋转 15°的方式，可以更好地显示前交叉韧带（图 7-174）。

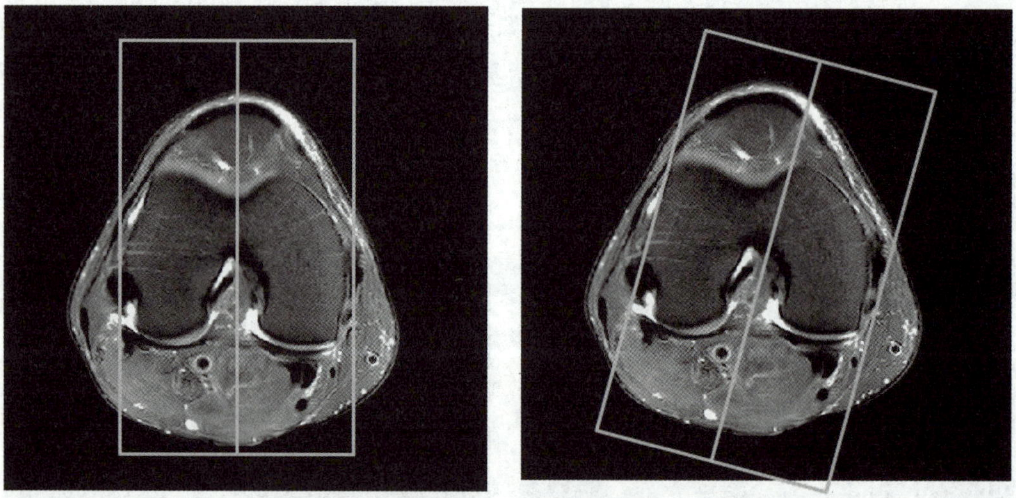

(a)　　　　(b)

图 7-174　前交叉韧带定位线的设置

注：(a) 正常膝关节矢状面定位；(b) 斜矢状面定位。

在正常扫描的骨关节序列中，大部分关节软骨都显示较清晰，但是为了更精准地评估软骨情况，部分影像系统中的三维梯度回波序列（如 3D-WATSc、3D-Medic 等），扫描层厚较薄，对软骨的显示更清晰（图 7-175）。

（3）增强扫描：对于平扫疾病不明显或肿瘤占位定性不明确的，需要进行增强扫描，对比剂常规剂量 0.1～0.2mmol/kg，以 0.5～1.0ml/s 速度静脉注射后，做横断面、矢状面、冠状面 FSE T_1WI 成像。由于 T_1WI 像上脂肪及对比剂增强区域均为高信号，为增加增强后病变与背景组织间的对比差异，增强前后 T_1WI 应采用抑脂序列。扫描层面、层厚及膝关节与平扫一致。同时，增强扫描也可以采用 3D 容积扫描序列，一次扫描采集整个膝关节数据，然后重建冠状面、矢状面图像。

（4）成像参数：因设备场强、机型等不同而有所不同，表 7-50 仅供参考。

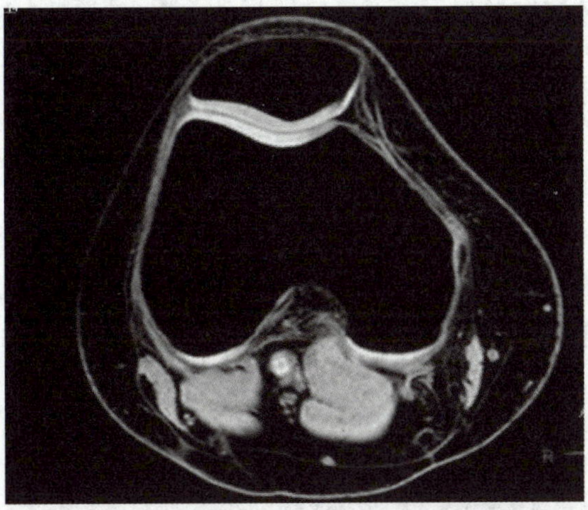

图 7-175 3D-WATSc 序列显示软骨

表 7-50 膝关节常规平扫成像参数

序列	视野（mm）	层厚（mm）	间隔（%）	矩阵	TR（ms）	TE（ms）
横断面 T_2WI FS	200×200	3~4	10~20	320×256	3000~4500	60~80
矢状面 T_1WI	180×200	3~4	10~20	320×256	450~600	15~25
冠状面 PDWI FS	180×200	3~4	10~20	320×256	3000~4500	15~25
矢状面 PDWI FS	180×200	3~4	10~20	320×256	3000~4500	15~25

（四）图像显示及后处理技术

1. 图像显示

（1）冠状面 T_1WI：解剖成像作用为确定关节、肌肉、韧带的结构关系（图 7-176）。

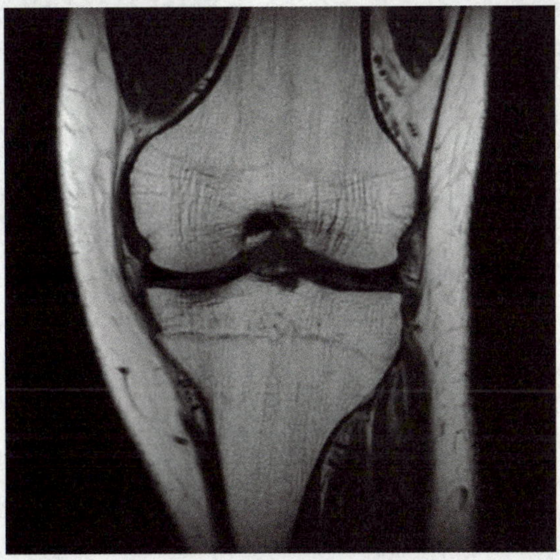

图 7-176 膝关节 T_1WI 图像

（2）PDWI 抑脂序列：有利于显示关节面软骨的损伤与退变情况。矢状面是膝关节扫描最重要的方位，也是对诊断最有价值的方位，可以直观地观察前后交叉韧带和半月板的损伤与退变情况（图 7-177）。

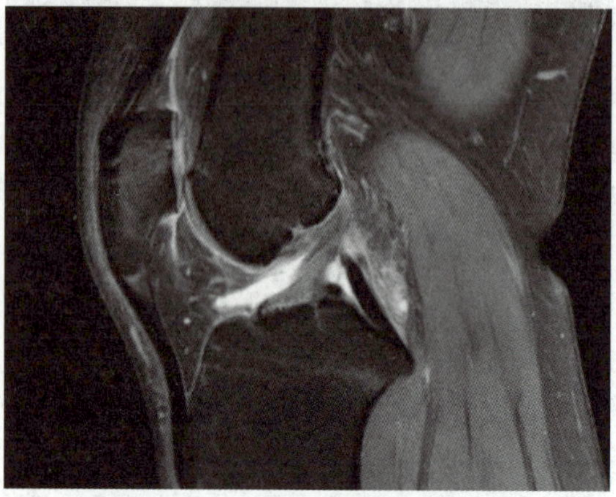

图 7-177　膝关节 PDWI 抑脂图像

注：髌骨见片状高信号，临近关节软骨变薄。

（3）T_2WI 抑脂序列：对骨损伤、骨髓水肿，以及韧带损伤的显示优于 PDWI，可以更清晰地观察内外侧副韧带，同时辅助诊断交叉韧带和半月板病变（图 7-178）。

（4）横断位：有利于显示髌骨后缘关节面软骨的病变（图 7-179）。

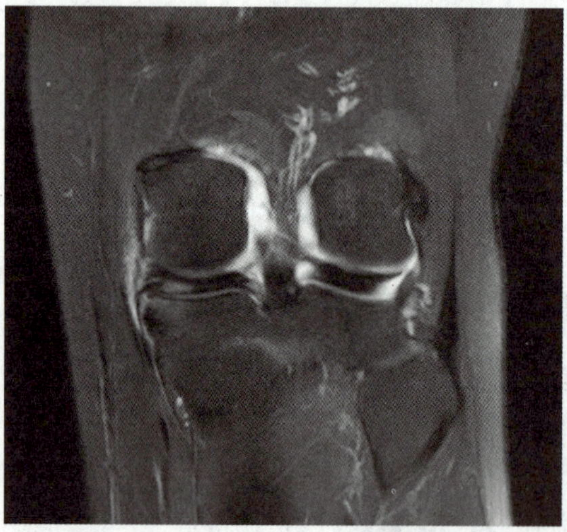

图 7-178　膝关节 T_2WI 抑脂序列图像

注：内侧半月板后角见斑片状信号增高并达关节囊缘。

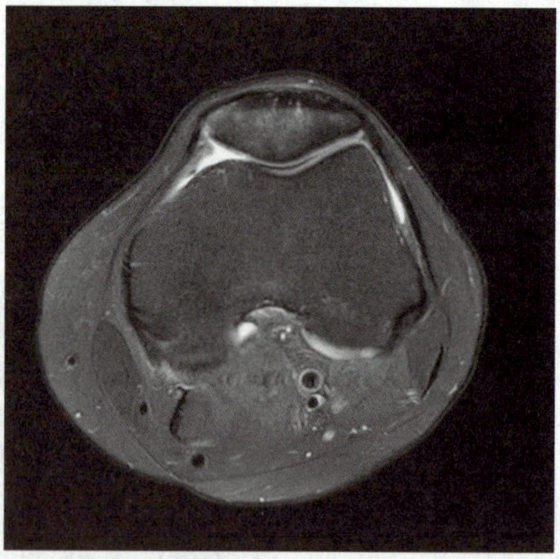

图 7-179　膝关节横断面 T_2WI 抑脂序列图像

2. 后处理技术　常规序列扫描一般无须做后处理。

五、踝关节磁共振检查

（一）适应证

1. 外伤性病变　发现隐匿性骨折，评价关节软骨、跟腱的情况。

2. 感染性病变　鉴别化脓性感染、结核性关节炎、退行性关节炎等。

3. 肿瘤　评估肿瘤的范围、性质、血供及周围组织受累情况。

（二）检查前准备

参见本节“一、肩关节磁共振检查”。

（三）检查方法

1. 线圈　踝关节专用线圈或小号柔性线圈（图 7-180）。

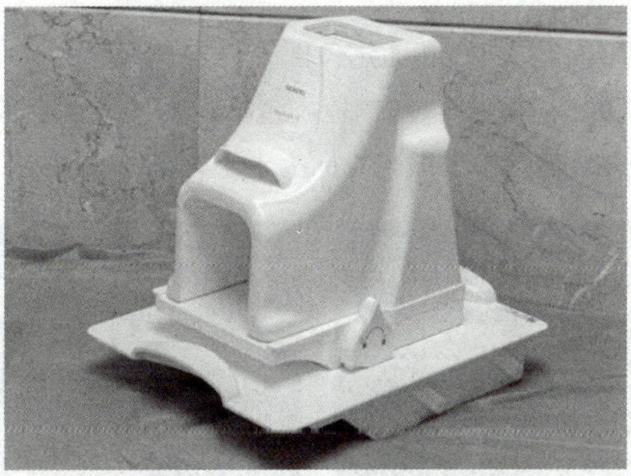

图 7-180　踝关节专用线圈

2. 体位

（1）取仰卧位，足先进，尽可能地将踝关节靠近检查床的中心位置，使用小号柔性线圈或者踝关节专用线圈，线圈中心对准内外踝连线，为使摆位准确，可先使内、外踝对准线圈中心线，然后激光定位灯对准线圈中心线，进床扫描。

（2）使用踝关节专用线圈摆位时，将定位辅助装置（沙袋、线圈专用海绵垫等）置于所需位置，让患者体位更加舒适，以使患者长时间配合检查姿势。

（3）使用小号柔性线圈扫描时，患者平躺，足尖向前，在被检测踝关节上方小腿两侧和前方加沙袋固定。

3. 扫描方位　定位完成后，首先采用三平面定位梯度回波序列（3-plan）快速扫描，同时获得横断面、矢状面、冠状面三个方位的定位像，再通过三平面定位像制订扫描计划。

（1）横断面：在矢状面和冠状面上定位，定位线平行于胫骨下缘关节面，在冠状面上调正图像，扫描范围上至胫腓关节，下至跟骨下缘，合理调整扫描范围，需包括整个病变范围；相位编码方向为左右方向（图 7-181）。

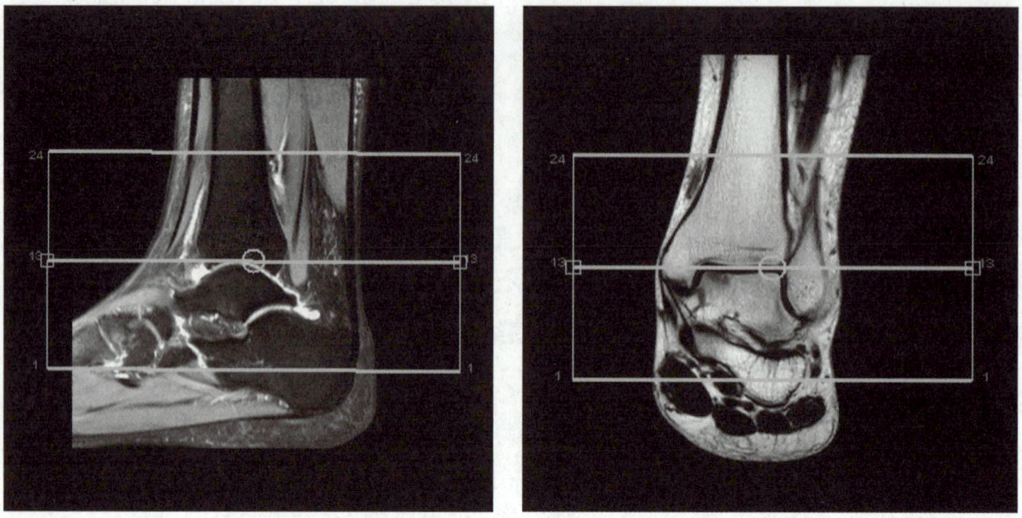

（a）　　　　（b）

图 7-181　踝关节横断面定位线的设置

注：（a）踝关节横断面在矢状面定位像上的设置；（b）踝关节横断面在冠状面定位像上的设置。

（2）矢状面：采用三方位定位，在横断面定位图上，定位线垂直于内外踝的连线；在冠状面上，定位线平行于胫腓骨干；矢状面调正图像，扫描范围包括内、外踝，合理调整扫描范围，矢状面扫描时 FOV 一定足够大，包全整个跟腱；相位编码方向为上下方向（图 7-182）。

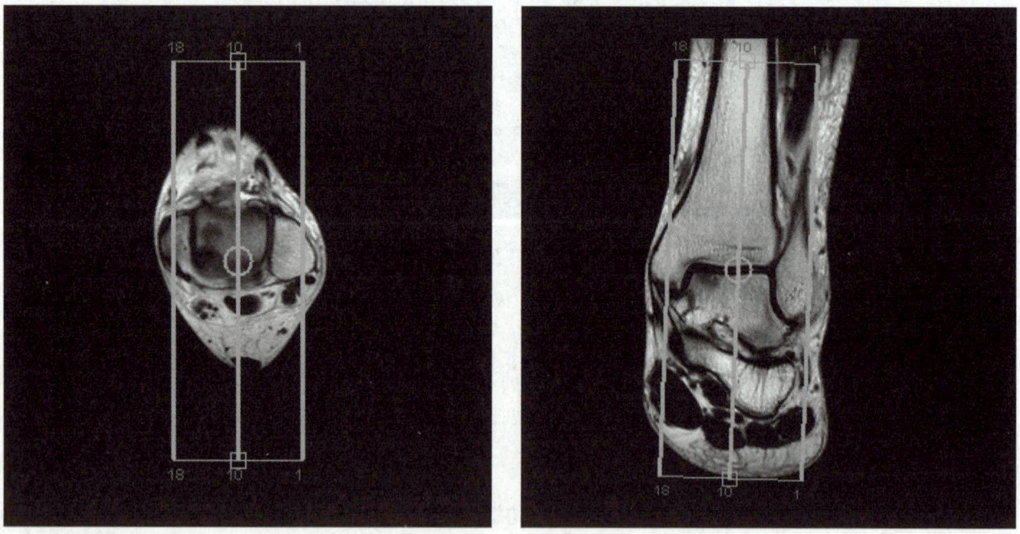

（a）　　　　（b）

图 7-182　踝关节矢状面定位线的设置

注：（a）踝关节矢状面在横断面定位像上的设置；（b）踝关节矢状面在冠状面定位像上的设置。

（3）冠状面：采用三方位定位，在横断面定位图上，定位线垂直于内外踝的连线；在矢状面图上，定位线平行于胫腓骨干；冠状面调正图像，扫描范围包括整个踝关节，合理调节扫描范围，需包括整个病变范围；相位编码方向为上下方向（图 7-183）。

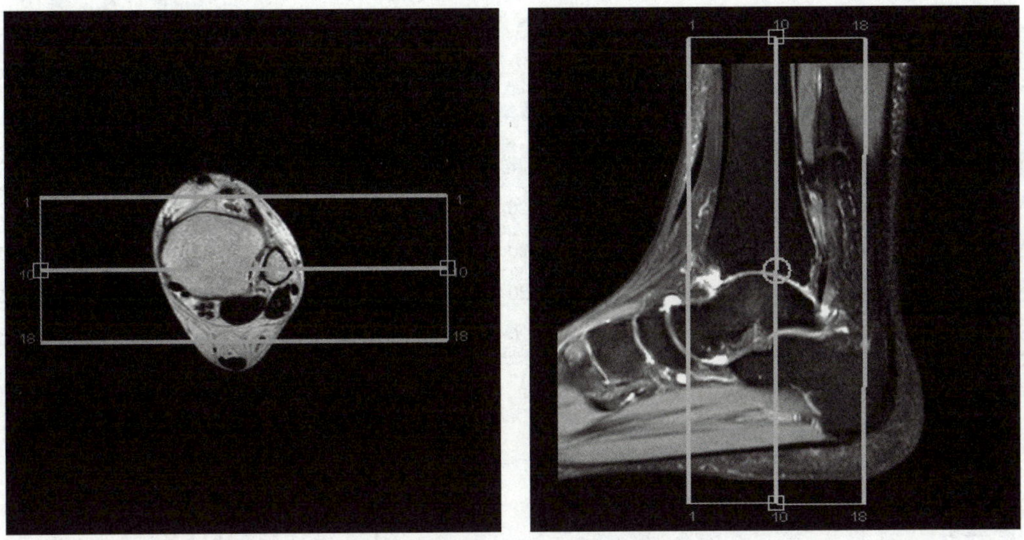

（a）　　　　　　　　　　（b）

图 7-183　踝关节冠状面定位线的设置

注：（a）踝关节冠状面在横断面定位像上的设置；（b）踝关节冠状面在矢状面定位像上的设置。

4. 扫描序列及参数选择

（1）平扫序列：常规序列组合（表 7-51），PDWI FS 序列有利于显示关节面软骨的损伤与退变情况，辅助诊断踝关节部分韧带的病变，T_2WI FS 序列对骨损伤、骨髓水肿，以及韧带损伤的显示优于 PDWI FS。T_1WI 解剖成像，作用为确定关节肌肉韧带的结构关系。

表 7-51　踝关节常规平扫序列

序列名称	说明
3-pl GRE T_2^* WI	GRE 三平面快速定位成像
Tra FSE T_2WI FS	横断面快速自旋回波 T_2 加权成像抑脂成像
Sag FSE T_1WI	矢状面快速自旋回波 T_1 加权成像
Cor FSE T_2WI FS	冠状面快速自旋回波 T_2 加权成像抑脂成像
Sag FSE PDWI FS	矢状面快速自旋回波质子密度加权抑脂成像

（2）特殊序列：根据病情及病变需要，可加扫相应的优势序列。冠状面 PDWI FS 序列有利于显示关节面软骨的损伤与退变情况，是诊断胫距关节的软骨病变的最佳方位，矢状面 PDWI FS 序列有利于显示关节面软骨的损伤、退变，以及肌腱损伤。

（3）增强扫描：对于平扫疾病不明显或肿瘤占位定性不明确的，需要进行增强扫描，对比剂常规剂量 0.1~0.2mmol/kg，以 0.5~1.0ml/s 速度静脉注射后，做横断面、矢状面、冠状面 FSE T_1WI 成像。由于 T_1WI 像上脂肪及对比剂增强区域均为高信号，为增加增强后病变与背景组织间的对比差异，增强前后 T_1WI 应采用抑脂序列。扫描层面、层厚及间隔与平扫一致。

因为 T_1WI FS 序列的特点是关节软骨会呈高信号改变，所以针对软骨的病变不推荐使用抑脂序列进行增强扫描。同理，针对临近皮下脂肪的病变，推荐使用抑脂序列进行增强扫描。同时，增强扫描也可以采用 3D 容积扫描序列，一次扫描采集整个踝关节数据，然后重建冠状面、矢状面图像。

（4）成像参数：因设备场强、机型等不同而有所不同，表 7-52 仅供参考。

表 7-52　踝关节常规平扫序列参数

序列	视野（mm）	层厚（mm）	间隔（%）	矩阵	TR（ms）	TE（ms）
横断面 T_2WI FS	150×150	3～4	10～20	256×384	2000～4500	30～120
矢状面 T_1WI	180×200	5～6	10～20	332×214	300～550	10～25
冠状面 T_2WI FS	180×200	5～6	10～20	320×256	2000～4000	30～120
矢状面 PDWI FS	180×200	5～6	10～20	320×2564	2000～4000	15～25

（四）图像显示及后处理技术

1. 图像显示

（1）PDWI 抑脂矢状面：有利于显示关节面软骨的损伤、退变，以及肌腱损伤。矢状面观察韧带一般，但对诊断软骨病变和肌腱有优势（图 7-184）。

（2）T_1WI 序列：解剖成像，作用为确定关节、肌肉、韧带的结构关系（图 7-185）。

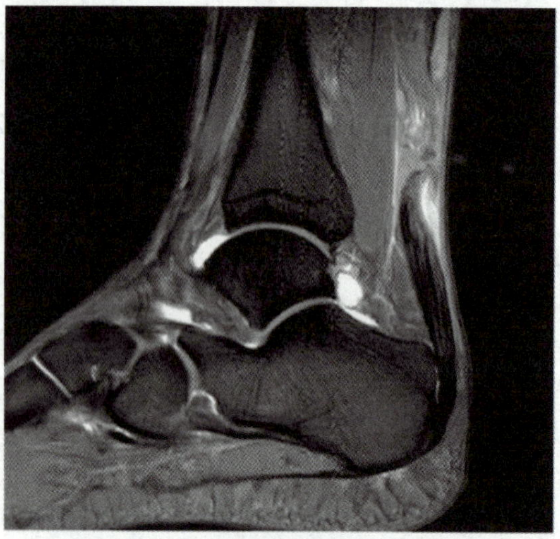

图 7-184　踝关节跟腱断裂 PDWI 图像

注：矢状面 PDWI 可见跟腱不连续，周围可见大片水肿。

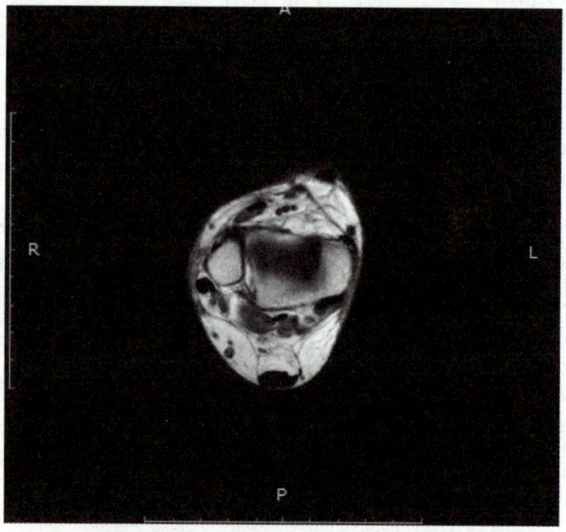

图 7-185　踝关节 T_1WI 图像

（3）横断面 T_2 WI FS 序列：是踝关节扫描中最重要的方位，相较于其他方位，可以为韧带和肌腱损伤提供更多的信息（图 7-186）。

2. 后处理技术　常规序列扫描一般无须做后处理。

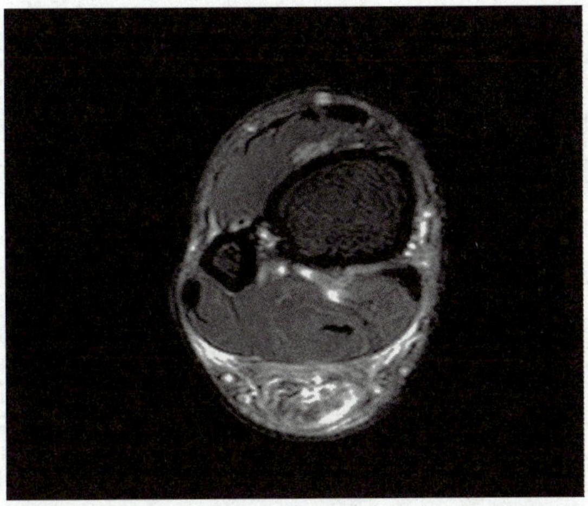

图 7-186　踝关节跟腱断裂横断面 T_2WI 抑脂图像

六、四肢长骨和软组织磁共振检查

（一）适应证

1. 长骨外伤与感染　发现隐匿性骨折、水肿；鉴别感染性病变，如化脓性感染、结核性感染等。

2. 肿瘤性病变　评估骨质及肌肉肿瘤的范围、性质、血供及周围组织受累情况。

3. 肌肉病变　各种肌病。

（二）检查前准备

参见本节“一、肩关节磁共振检查”。

（三）检查方法

1. 线圈　使用柔性线圈或脊柱线圈（图 7-187）。

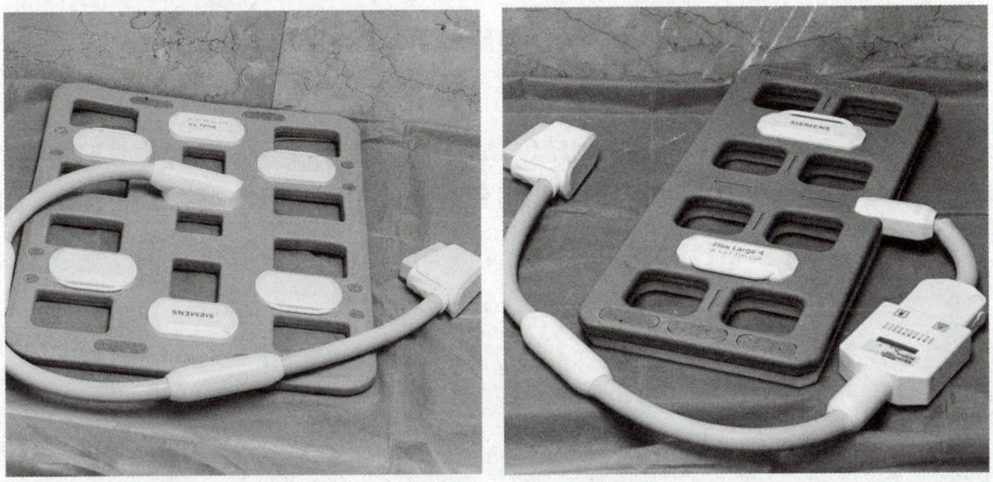

图 7-187　柔性线圈

2. 体位

（1）上肢：仰卧位，头先进，身体与床体保持一致，让被检者处于最为舒适的体位，并使上肢长骨尽量靠近主磁场及线圈的中心，必要时可向患侧倾斜身体，上肢用海绵垫或绷带或沙袋稍加固定，注意保护听力。将患侧手臂用软垫垫平，用软垫或沙袋固定，避免出现运动伪影。扫描体位可根据受检者的实际情况调整。定位中心：上肢长骨中点。

（2）下肢：仰卧位，足先进，身体与床体保持一致，两腿并拢，让被检者处于最为舒适的体位，并使下肢长骨尽量靠近主磁场及线圈的中心，双手置于身体两侧，下肢长骨用海绵垫或绷带或沙袋稍加固定，注意保护听力。或以病变为中心，覆盖病变范围及近病变端关节，并用软垫或沙袋固定，避免出现运动伪影，扫描体位可根据受检者的实际情况调整。定位中心：下肢长骨中点。

3. 扫描方位 定位完成后，首先采用三平面定位梯度回波序列（3-plan）快速扫描，同时获得横断面、矢状面、冠状面 3 个方位的定位像，再通过三平面定位像制订扫描计划。

（1）上肢

1）横断面：采用三方位定位，在冠状面及矢状面定位像上，定位线垂直于被检侧肱骨/尺桡骨长轴；横断面调正图像，需包括整个病变范围及上下两个关节；相位编码方向为前后方向（图 7-188）。

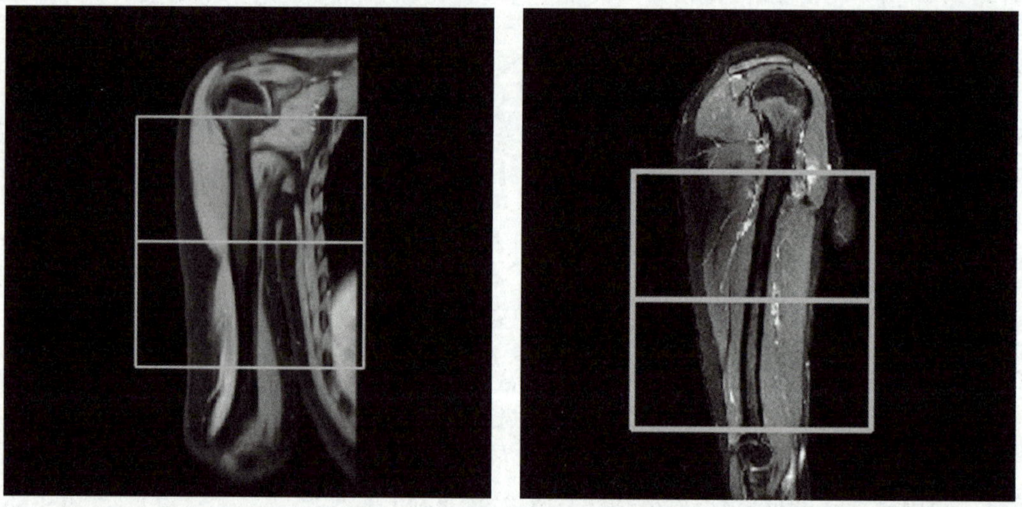

（a）　　　　（b）

图 7-188　上肢长骨横断面定位线的设置

注：（a）上肢长骨横断面在矢状面定位像上的设置；（b）上肢长骨横断面在冠状面定位像上的设置。

2）矢状面：采用三方位定位，在冠状面定位像上，定位线平行于肱骨/尺桡骨的长轴，横断面与人体矢状面平行；矢状面调正图像，需包括整个病变范围，在 FOV 近心端添加饱和带；相位编码方向为上下方向（图 7-189）。

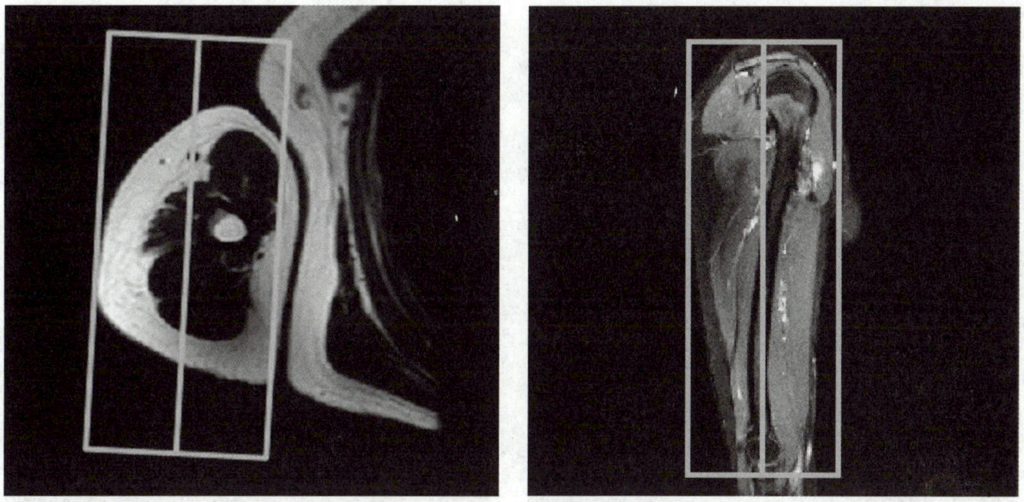

（a）　　（b）

图 7-189　上肢长骨矢状面定位线的设置

注：（a）上肢长骨矢状面在横断面定位像上的设置；（b）上肢长骨矢状面在冠状面定位像上的设置。

3）冠状面：采用三方位定位。在矢状面上，定位线平行于肱骨/尺桡骨长轴，横断面平行于人体冠状面；冠状面调正图像，需包括整个病变范围，在 FOV 近心端添加饱和带；相位编码方向为上下方向（图 7-190）。

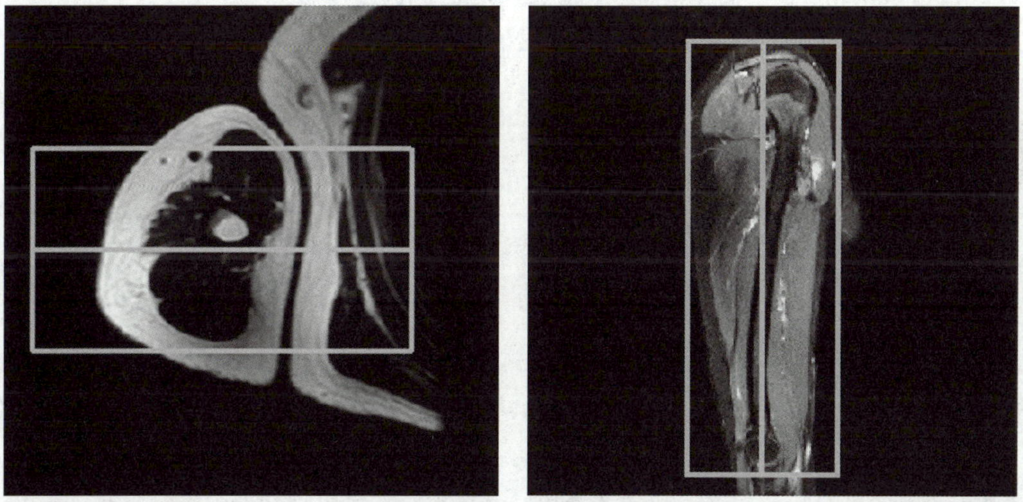

（a）　　（b）

图 7-190　上肢长骨冠状面定位线的设置

注：（a）上肢长骨冠状面在横断面定位像上的设置；（b）上肢长骨冠状面在冠状面定位像上的设置。

（2）下肢

1）横断面：用三方位定位。在冠状面及矢状面定位图上，定位线垂直于被检侧股骨/胫腓骨长轴；横断面调正图像，并调整扫描范围，需包括整个病变范围及上下关节；相位编码方向为前后方向（图 7-191）。

2）矢状面：采用三方位定位。在冠状面定位图上，定位线平行于股骨/胫腓骨长轴，横断面与人体矢状面平行；矢状面调正图像，并包含全部病变范围，在 FOV 近心端添加饱和带；相位编码方向为上下方向（图 7-192）。

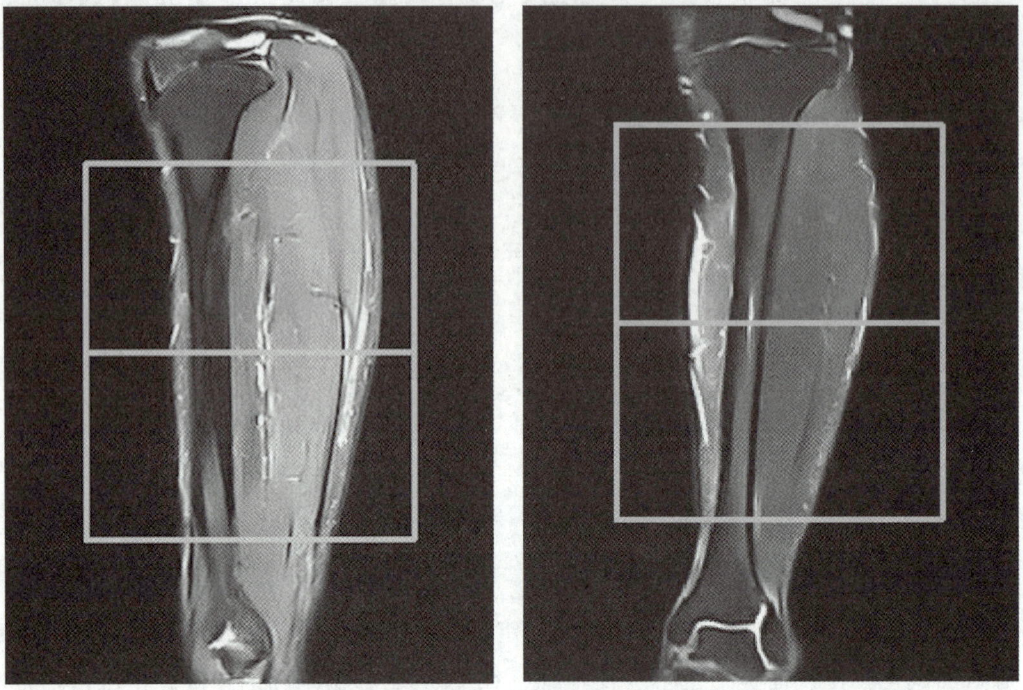

（a）　　（b）

图 7-191　下肢长骨横断面定位线的设置

注：（a）下肢长骨横断面在矢状面定位像上的设置 ；（b）下肢长骨横断面在冠状面定位像上的设置。

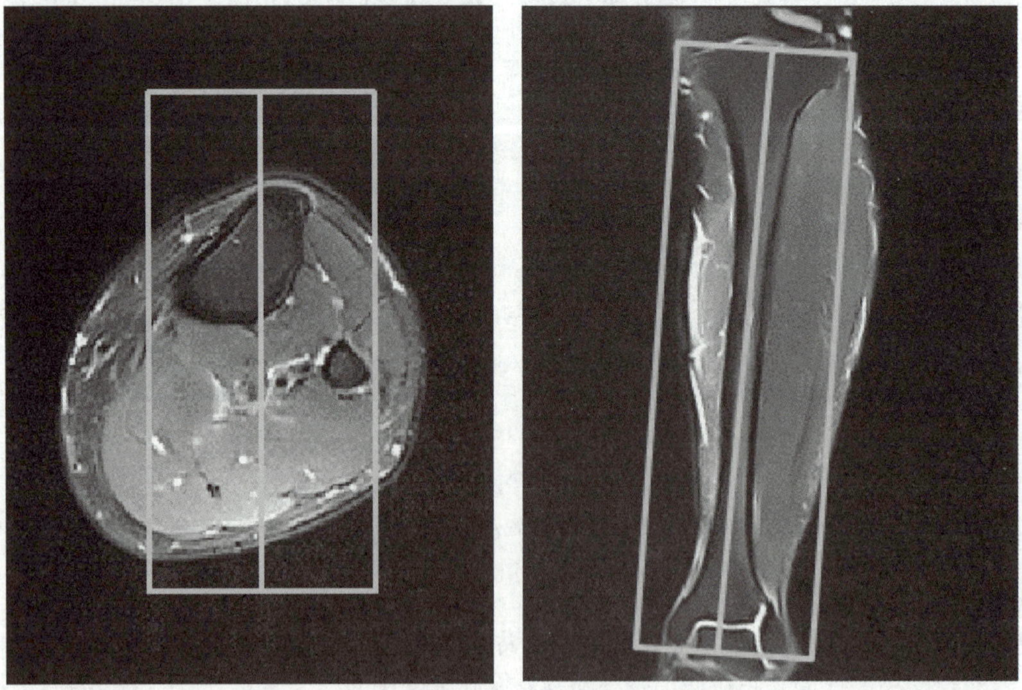

（a）　　（b）

图 7-192　下肢长骨矢状面定位线的设置

注：（a）下肢长骨矢状面在横断面定位像上的设置；（b）下肢长骨矢状面在冠状面定位像上的设置。

3）冠状面：采用三方位定位，在矢状面定位图上，定位线平行于单侧股骨/胫腓骨，横断面与人体冠状面平行；矢状面调正图像，包括整个病变范围，在 FOV 近心端添加饱和带（图 7-193）。

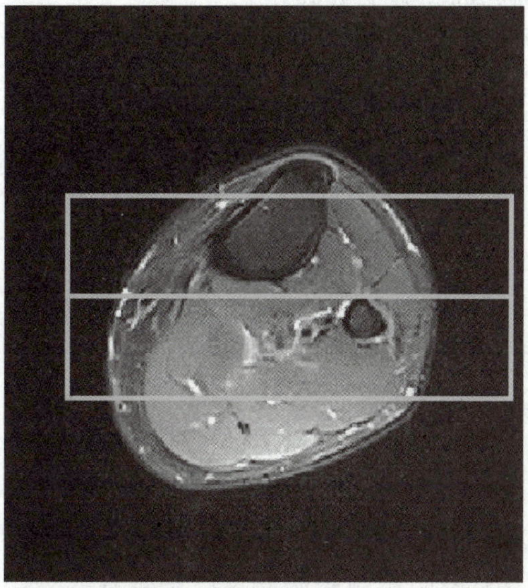

(a)

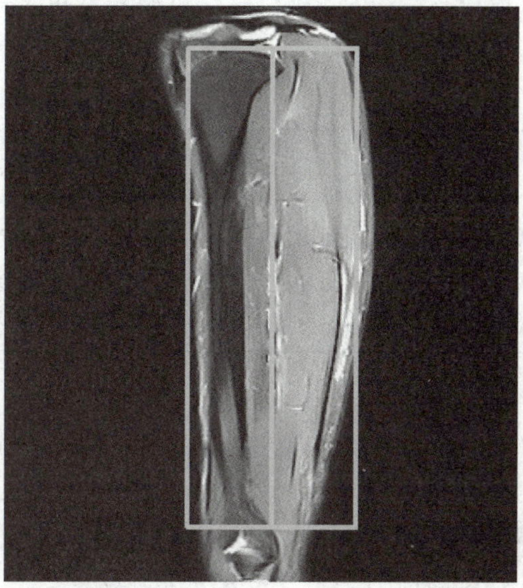

(b)

图 7-193 下肢长骨矢状面定位线的设置

注：(a) 下肢长骨矢状面在横断面定位像上的设置；(b) 下肢长骨矢状面在冠状面定位像上的设置。

4. 扫描序列及参数选择

（1）平扫序列：即常规扫描序列（表 7-53），以快速自旋回波序列为主，是基本扫描序列，其信噪比高，扫描序列通常包括矢状、冠状及横断面 T_2WI 抑脂序列，对骨髓病变、软组织病变及病变周围累及情况显示清晰。以一个显示病变较好的体位行 T_1WI 序列扫描，用于解剖成像，作用为确定关节、肌肉、韧带的结构关系。

表 7-53 四肢长骨常规扫描序列

序列名称	说明
3-pl GRE T_2^* WI	GRE 三平面快速定位成像
Tra FSE T_2WI FS	横断面快速自旋回波 T_2 加权抑脂成像
Cor FSE T_1WI	冠状面快速自旋回波 T_1 加权成像
Cor FSE T_2WI FS	冠状面快速自旋回波 T_2 加权抑脂成像
Sag FSE T_2WI FS	矢状面快速自旋回波 T_2 加权抑脂成像

（2）特殊序列：根据病情及病变需要，可加扫相应的优势序列。小范围时推荐使用 FS 序列，使用 FS 抑脂序列时，添加局部匀场；大范围扫描时，抑脂应使用 STIR 序列或 DIXON 序列，如抑脂不均匀，可使用 STIR 序列代替，但增强不能使用 STIR 序列扫描。小 FOV、薄层、高分辨率扫描，可根据病变性质和部位选择以横断面为主（冠状面和矢状面为辅）或相反。

（3）增强扫描：对于平扫疾病不明显或肿瘤占位定性不明确的，需要进行增强扫描，对比剂常规剂量 0.1~0.2mmol/kg，以 0.5~1.0ml/s 速度静脉注射后，做横断面、矢状面、冠状面 FSE T_1WI

成像。由于 T_1WI 像上脂肪及对比剂增强区域均为高信号，为增加增强后病变与背景组织间的对比差异，增强前后 T_1WI 应采用抑脂序列。扫描层面、层厚及间隔与平扫一致。

（4）成像参数：因设备场强、机型等不同而有所不同，表 7-54 仅供参考。

表 7-54　四肢长骨常规平扫成像参数

序列	视野（mm）	层厚（mm）	间隔（%）	矩阵	TR（ms）	TE（ms）
横断面 T_2WI FS	200×240	5~6	10~20	256×384	3500~4500	80~120
冠状面 T_1WI	380×400	5~6	10~20	256×384	400~700	5~30
冠状面 T_2WI FS	380×400	5~6	10~20	256×384	3500~4500	80~120
矢状面 T_2WI FS	380×400	5~6	10~20	256×384	3500~4500	80~120

（四）图像显示及后处理技术

1. 图像显示

（1）T_2WI 抑脂序列：主要用来发现病变。对骨髓病变、软组织病变及病变周围累及情况显示清晰（图 7-194）。

（2）T_1WI 序列：主要用来显示四肢长骨的解剖结构。用于确定病变与关节、肌肉、韧带的结构关系（图 7-195）。

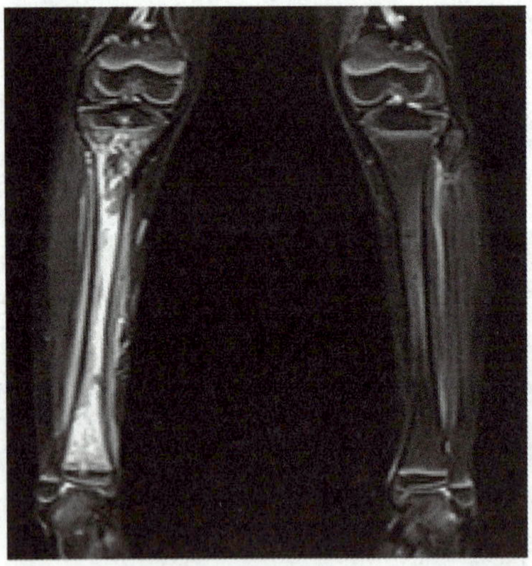

图 7-194　骨髓炎 MR T_2WI 抑脂图像

注：T_2WI 抑脂序列见右侧胫骨病变呈大片状高低混杂信号，邻近骨膜及周围软组织亦见条片状高信号。

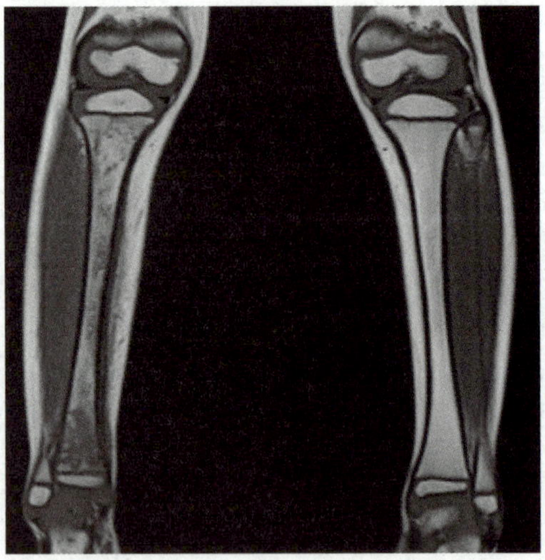

图 7-195　骨髓炎 MR T_1WI 图像

注：T_1WI 可见右侧胫骨骨质内点片状低信号。

（3）DWI 序列：相比于 FSE T_1WI、T_2 抑脂序列，DWI 对弥散受限病灶最敏感（图 7-196）。

（4）增强扫描：观察病变强化特征，利于定性。占位性病变血供丰富，强化明显（图 7-197）。

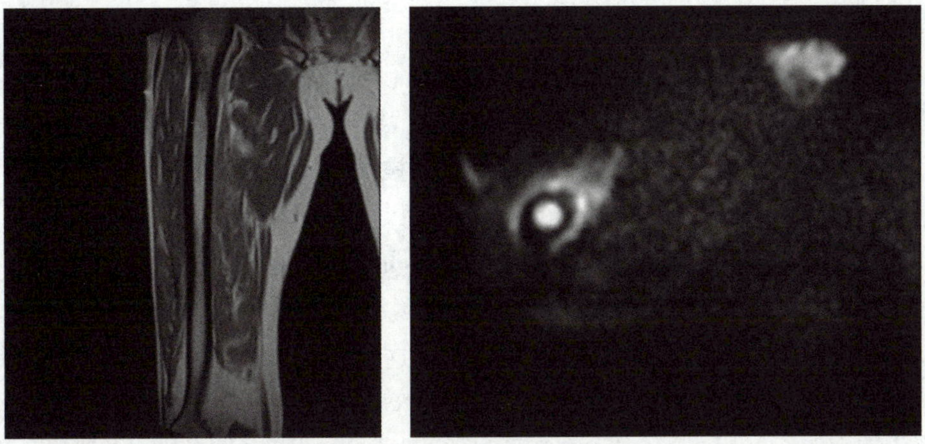

（a） （b）

图 7-196 右股骨中上段转移瘤的 MR 表现

注：（a）T_1WI；（b）DWI。

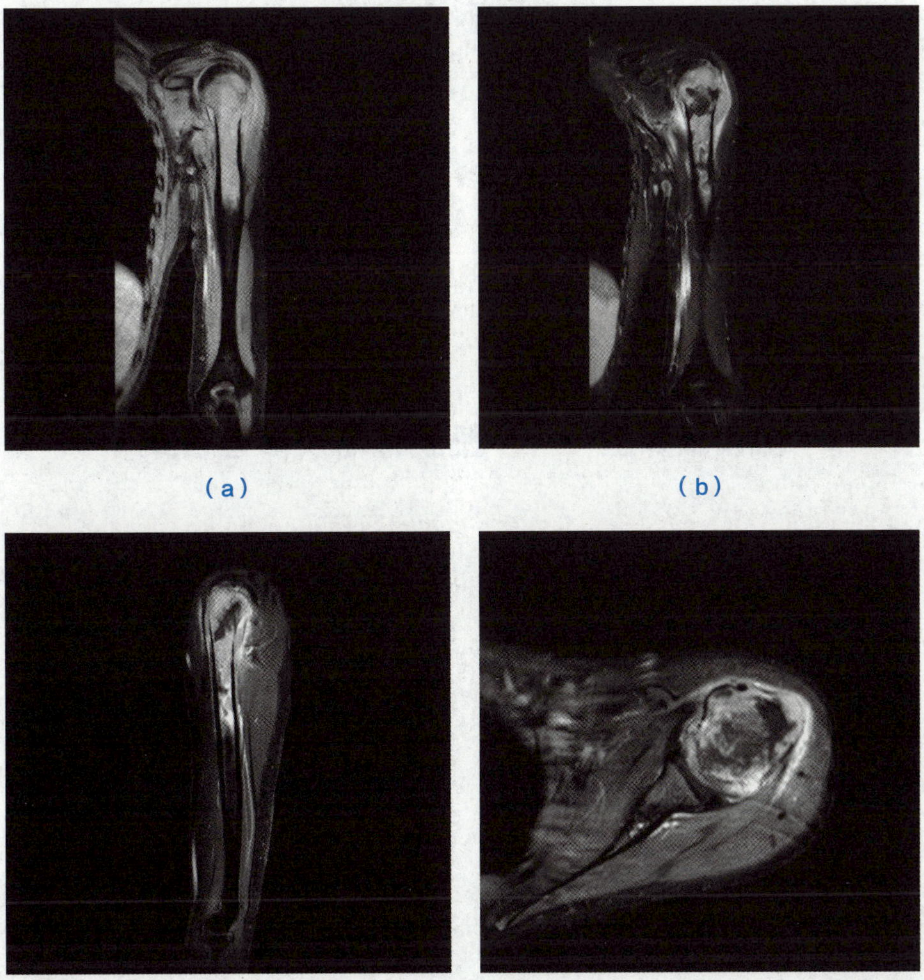

（a） （b） （c） （d）

图 7-197 上臂转移瘤强化图像

注：（a）平扫 T_1WI 抑脂序列显示病灶呈低信号；（b）（c）（d）强化后，横断面、矢状面、冠状面 T_1WI 抑脂病灶显示高信号。

2. 后处理技术 常规序列扫描一般无须做后处理。

▶知识拓展

磁共振成像新技术

近年来，磁共振成像技术在各部位检查中不断引入创新技术，极大地提升了诊断能力和临床应用价值。例如，磁共振指纹识别技术（MRI finger printing）是一种新兴的成像方法，它通过同时采集多种磁共振参数（如 T_1、T_2、质子密度等）的综合信号，利用机器学习算法对这些信号进行分析和匹配，从而快速、准确地识别组织的特性。这种技术能够在一次扫描中提供多参数的定量信息，减少了多次扫描的时间和复杂性，尤其在肿瘤、神经系统疾病和心血管疾病的早期诊断中展现出巨大潜力。

此外，超极化磁共振成像技术也在不断发展。通过将某些气体（如超极化氙气）引入体内，可以显著增强磁共振信号强度，从而实现对生理过程和代谢活动的实时监测。例如，在肺部成像中，超极化氙气可以清晰地显示肺部的通气和灌注情况，为肺部疾病的诊断提供了全新的视角。

—• 考试知识点总结 •—　　**—• 本章小结 •—**

—• 协和云课堂…… 拓展练习及参考答案 •—

（李三凤　于汉奎　袁宪顺　徐隆基　常　莹　刁瑞圆　向正东）

第八章　磁共振图像的质量控制

教学课件

学习目标

素质目标

（1）具有严谨的工作态度和科学的思维方式，关注磁共振成像过程中的细节。

（2）具有团队合作精神，提升与其他医疗专业人员的沟通能力。

（3）具有安全意识和职业道德，遵循相关规范和标准，确保患者安全和影像质量。

知识目标

（1）掌握：影响图像质量的基本因素，会用磁共振成像的基本物理原理及其成像过程，解释图像质量的影响因素，优化成像。

（2）熟悉：磁共振图像质量控制的流程和方法，包括设备校准、维护和质量评估。

（3）了解：磁共振图像的质量标准，能够识别影响图像质量的关键因素。

能力目标

（1）能熟练使用影像质量评估工具和软件，对磁共振图像进行定量和定性分析，评估其质量。

（2）能识别常见的磁共振伪影，能够分析其成因并提出有效的解决方案，提升图像质量。

（3）能根据质量评估结果制订并实施针对性的改进措施，优化磁共振成像质量。

案例导入

【案例】

某医院，患者因突发剧烈背痛接受磁共振检查。扫描后的图像显示模糊，难以判断是否存在椎间盘突出。影像科团队分析后发现，图像质量问题源于患者在扫描过程中未能保持静止和信噪比不足。为提高图像质量，团队优化了成像参数并使用了呼吸门控技术。经过重新扫描，获得了清晰的图像，成功识别出椎间盘突出，为患者提供了及时的治疗方案。

【问题】

1. 磁共振成像中如何有效抑制运动伪影？
2. 请结合自己所学知识，简述怎样保证磁共振成像的质量满足临床需要。

·核心知识拆解·

本章介绍了磁共振的常见伪影及其成因、影像表现和应对措施。并介绍了常用的磁共振图像质量评价指标，是正确进行磁共振影像质量保证的重要理论基础。

磁共振的伪影形成原因复杂，形式多样，涉及多方面因素，需要认真研究成像原理，合理开展临床应用，才能得到高质量的影像。常见的伪影包括运动伪影、化学位移伪影和金属伪影。运动伪影通常因患者运动引起，补偿措施包括使用呼吸控制和快速成像技术。化学位移伪影通常由于脂肪和水信号的位移差异导致，可以通过脂肪抑制技术提高影像质量。而金属伪影则可以通过使用特定成像序列进行抑制，优化图像质量。

磁共振图像的质量通常通过空间分辨力、对比度和信噪比（SNR）等指标进行评估。

成像参数如回波时间（TE）、重复时间（TR）和层厚对图像质量有显著影响，TE 和 TR 的选择直接关系到图像的对比度和信号强度，合理选择可以优化特定组织的显示效果。此外，层厚的选择会影响空间分辨率，较薄的层厚有助于提高细节表现，但可能延长成像时间和增加噪声。

第一节　常用的磁共振图像质量评价指标

磁共振质量检测对于保持设备最佳工作状态，生成符合临床诊断要求的高质量图像非常重要。相关的测试方法可参考国内外相关标准，如《中华人民共和国卫生行业标准》中的《医用磁共振成像（MRI）设备影像质量检测与评价规范》等。下面简要介绍常用的磁共振图像质量评价指标。

微课：磁共振图像质量评价指标

一、信噪比

信噪比（signal-to-noise ratio，SNR）是重要的磁共振成像质量指标。磁共振的信号受多种因素影响，如 T_1、T_2、质子密度等；序列相关参数，如 TR、TE、翻转角等；成像相关参数，如矩阵大小、视野大小、层厚等。

信号可定义为影像上感兴趣区内像素强度平均值与本底像素强度平均值之差。

噪声可定义为影像上感兴趣区内像素强度的标准偏差。

对于一个特定的脉冲序列，二维采集时，SNR 可表示为：

$$SNR \propto I \times Voxel_{x,\ y,\ z} \times \frac{\sqrt{NEX}}{\sqrt{BW}} \times f(QF) \times f(B) \times f(\text{层间距}) \times f(\text{图像重建}) \qquad (\text{式 8-1})$$

式中，I 是脉冲序列的固有信号强度。$Voxel_{x,y,z}$ 是体素大小，由视野、图像矩阵和层厚决定。NEX 是激发次数，BW 是射频接收线圈的带宽，$f(QF)$ 线圈质量参数的函数，$f(B)$ 是磁场强度的函数，f(层间距）是反映层间距影响的函数，f(图像重建）是图像重建算法的函数。

二、对比度和对比度噪声比

对比度是磁共振区分不同组织的重要参数。对比度通常是指两种组织的信号强度的相对差别，差别越大，影像上越容易区分这两种组织。磁共振图像的对比度依赖于组织的 T_1、T_2、质子密度、血液的流速、成像序列、设备性能等，临床上可以用对比度噪声比（contrast noise ratio，CNR）表示，CNR 的测定方法可以参考相关的磁共振质量检测标准。

三、空间分辨力

空间分辨力是指磁共振图像对解剖细节的显示能力。空间分辨力取决于视野大小、梯度场强度、接收线圈的特性、采样带宽、图像矩阵大小、层厚等。

磁场强度越高，SNR 越高，可以得到更薄的层厚、更高的采样率，从而提升空间分辨力。但是大的 B_0 会增加射频吸收、产生伪影、延长 T_1 弛豫，降低 T_1 对比。

四、均匀度

微课：图像空间分辨力和均匀度

均匀度包括图像的均匀度和层厚（非）均匀性指标。①图像均匀度：是图像中均匀物质的信号强度的偏差，是当成像体具有均匀的磁共振特性时，磁共振设备在整个被扫描体积上产生恒定响应的能力。②层厚均匀性：指层厚的非一致性变化程度。

此外，还有 SNR 均匀度、CNR 均匀度、主磁场的均匀度等。

实际中可以用水模等多种质量检测设备进行各种均匀度检测，请参阅相关的检测标准。

第二节　磁共振图像常见伪影及补偿措施

伪影是磁共振图像中存在的与实际解剖结构信号不符的异常信号。伪影可呈现为图像变形、解剖结构图像重叠、图像部分缺失、移位等。伪影可能导致图像质量下降、遮盖病灶影响诊断、形成假病灶引发误诊等。正确认识伪影对提高磁共振成像质量和临床诊断水平非常重要，学习掌握伪影的形成机制对磁共振操作者、技师、医师、物理师、工程师等都非常重要。

微课：磁共振图像常见伪影

一、序列参数相关伪影

（一）环形伪影

环形伪影（ring artifact）也称为截断伪影（truncation artifact）、吉布斯伪影（Gibbs artifact）。环形伪影在空间分辨力低的图像中比较明显，一般表现为多条交替出现的同心弧形线状低信号或高信号影，可平行或紧邻于图像中信号强度跳变区域的边缘并随距离增大而逐渐消失。如在颅骨骨髓的高信号和骨骼的低信号、颅骨与脑组织形成的界面上，环形伪影可表现为明显的周期性伪影。如果环形伪影出现在某些复杂的解剖结构或微小结构区域，如在喉部或膝关节半月板图像中，该伪影很容易成为诊断的干扰因素。

环形伪影的周期性与系统使用的采集矩阵有关，主要原因是在不同组织界面处出现信号跳变的区域对高频信号采样不足。高频信号的作用如图 8-1 所示。

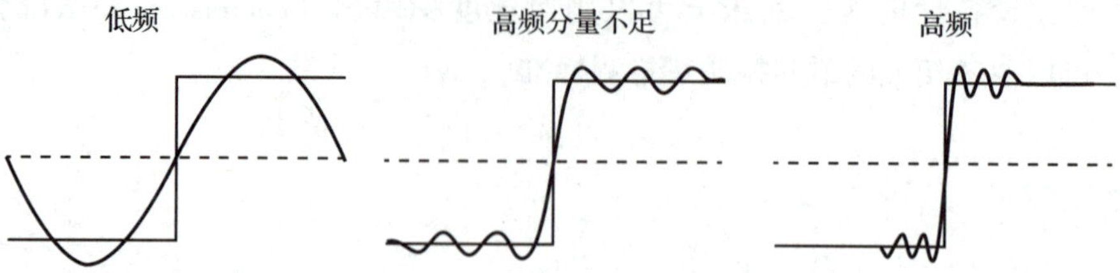

图 8-1　环形伪影的形成原因

根据傅立叶频率分析原理可知，任何信号都可以表示为不同频率、不同相位的正弦波的叠加。若高频频率分量少或仅有低频信息，仅可近似表示跳变信号，导致精度不高；若增加高频频率分量，但其分量不足，表示跳变信号的效果有改善，但仍会由于频率分量不足导致无法精确描述跳变信号，对快速变化区域信号采样的高频信号分量不足，将在最终的图像中信号强度快速跳变的位置形成环形伪影；当高频分量进一步增加后，可更精确地表示界面处信号的跳变，从而减少环形伪影。

如果在相位编码方向或频率编码方向采样不足，采集的数据经傅立叶变换后就会形成环形伪影，即环形伪影是由于对回波信号的采集不完整导致。如果在采集时间窗结束时，回波信号仍未完全衰减至 0，会使得回波不能被完全采集。所以，使用较小的采集矩阵时容易出现环形伪影且通常会在相位编码方向出现，这是由于为加快采集，选用小于读出矩阵的相位编码矩阵导致。

环形伪影无法完全避免，因为采集的信号要存入 K 空间，而 K 空间矩阵大小是有限的。可通过增大采集矩阵、保持固定视野或通过滤波来减小环形伪影，但这样会延长采集时间并降低每个像素的 SNR。

环形伪影可以出现在相位编码方向，也可以出现在频率编码方向，比较容易与运动伪影鉴别。

随着高场强磁共振的出现，硬件和软件性能不断提升，更高更快的梯度场、并行成像技术等的应用，使得以更高的空间分辨力、合适的时间采集数据成为可能。因此，与早期磁共振设备相比，环形伪影已很少出现，即便在采集时间极短的功能和动态磁共振成像中也很罕见。

（二）卷绕伪影

卷绕伪影（wraparound artifact）也称为混叠伪影（aliasing artifact）、卷褶伪影。

1. 形成原因　此类伪影的出现是由于视野的大小小于被成像物体所致，其表现为视野外的组织信号折叠到图像的另一侧。

可用具有 12 小时刻度的指针式钟表来理解卷绕伪影的形成原因。现有的指针式钟表，表盘上只有 12 个刻度，当时针超过 12:00 后显示的时间将与凌晨时间相同。如表盘上显示的 1:00，既可能是凌晨 1:00，也可能是下午 1:00，仅从表盘显示无法区分。如果从一天的周期看，下午的 1:00 又回到了凌晨的 1:00 的位置，相当于下午的时间“卷”到了凌晨。如果采用 24 小时制显示，则下午 1:00 将显示为 13:00，就不会发生“卷”。与 24 小时制显示相比，12 小时制显示相当于视野过小。

对二维图像而言，可将其看成一张纸，当空间宽度不够不能把纸平铺时，可把纸卷成圆筒，从而使纸的右侧卷到左侧与左侧相接，右侧的图像就相应地“卷”到图像的左侧。

2. 消除方式　卷绕伪影主要发生在相位编码方向，在读出梯度（频率编码）方向一般没有卷绕伪影。消除卷绕伪影有多种方法，一是增大视野，二是增加采样率。

在现代磁共振中，通过在读出梯度方向使用2倍于期望读取信号最高频率的采样率自动实现采样率提升。还可以使用带通滤波器滤除高频信号。

在相位编码方向，过采样也是可行的，但是使用2倍的采样率将使采集时间加倍，故在相位编码方向通常使用<2的过采样因子，可由被扫描物体的几何形状和大小确定。

如果被成像物体在读出梯度方向和相位编码方向大小不同，可以尝试交换读出梯度和相位编码的方向，使相位编码沿被扫描物体的尺寸较小的方向。也就是说，在人体磁共振扫描时，通常可以沿人体径向厚度较薄的方向做相位编码。

也可以使用具有空间有限灵敏度的线圈（如表面线圈）避免卷绕伪影。如果线圈在视野外的灵敏度接近0，即便物体大小超出视野，也不会有卷绕伪影。类似地，也可以使用预饱和脉冲饱和掉视野外组织的信号，从而消除卷绕现象。

在三维采集序列中，卷绕伪影也可能出现在层面选择方向，这是由于层面选择方向的空间编码也是通过相位编码实现的。这种情况下，最好的方法是使用层块敏感激励脉冲（只激发当前的三维层块）和10%~20%的较低过采样率，以平衡采集时间与图像质量。

（三）部分容积效应

与CT成像类似，磁共振成像也存在部分容积效应（partial volume effect，PVE）。由于一般磁共振成像的体素尺寸比CT更大，所以部分容积效应更为明显。体素尺寸越大，其中包含的不同组织就越多，使平均以后的信号无法精确表示体素内的组织。

在二维序列中，部分容积效应主要出现在层面选择方向。在EPI序列中，不同的组织类型不仅可能导致体素内的信号平均，还可能导致体素内的相位发散，进而使信号减弱。当解剖结构与被扫描层面斜交、采集图像时解剖结构出入给定的层面，也可能发生部分容积效应。

部分容积效应可能会降低小病灶、低对比结构的可见性，使受影响的结构模糊或失真，影响诊断精度，甚至形成假性病灶。通常，可通过仔细分析相邻的图像来识别部分容积效应。可以通过减小体素大小、提高空间分辨力减少部分容积效应，特别是在层面选择方向。例如，可以减小层厚降低部分容积效应，但减小层厚又会降低SNR。采用三维采集序列可以更好地减轻部分容积效应（在同样的扫描参数的情况下，三维序列可以提供更高的SNR）。

（四）层间干扰

在层面方向上，如果相邻的两层间距很小，在二维采集射频激励时，由于射频脉冲的激励时间均为毫秒级，时间非常短，层面灵敏度曲线不是理想的方波，从而会使相邻的层面有一部分受到激励（图8-2），导致相邻层面的信号减弱或饱和。这一问题在短TE、多层面采集时尤为严重。

在T_2WI上，层间干扰使SNR降低，在T_1WI上，相邻层串扰导致的部分饱和降低图像的对比度（缩短了纵向磁化的恢复时间）。

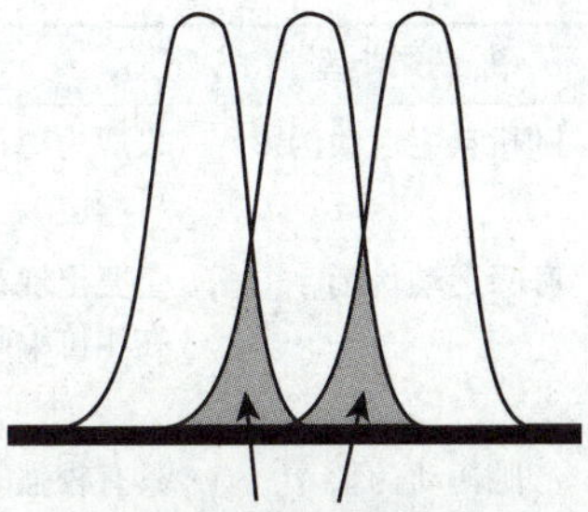

图8-2　层间干扰原理

常用的避免层间干扰的方法有两种，可同时应用。一是使用较大的层间距（层厚的10%~15%），但是，层间距中可能有重要的病变存在，增大层间距有可能造成漏诊。二是隔层激励（先激励奇数层、再激励偶数层），既可解决层间干扰又不会漏掉重要的解剖结构。最有效的方法是分别采集两组有合适层间距的图像，但是会使成像时间加倍。

二、被检者相关伪影

被检者相关伪影主要是各种运动伪影。运动伪影一般是指被检者运动引起的伪影。运动可能是肢体的自主运动、呼吸、吞咽动作等，也可以是非自主运动，如心跳、血管搏动等。血流、脑脊液等流动也可能引起运动伪影。运动可以是随机的，也可以是周期性的。尽管运动伪影不只存在于磁共振成像中，但由于磁共振成像的时间相对较长，从而增加了发生运动伪影、降低图像对比度的概率。

如果在磁共振信号采集过程中，被检者发生了某种形式的运动，就可能导致运动的器官在多次激发、空间编码、信号采集过程中所处的位置或形态发生变化，使得采集的信号的空间编码出现错误，从而在重建的图像中出现伪影。

根据磁共振空间编码和信号采集的特性，运动伪影有如下特点：①主要出现在相位编码方向。②伪影的强度主要取决于发生运动的器官结构的信号强度，运动幅度越大，伪影越严重。③伪影的数目、位置受重复时间、激发次数、视野大小等的影响。

在相位编码方向，K 空间中相邻的相位编码线间的时间间隔为 TR 值，有时可达 3000 毫秒以上，即使很微小的运动也可能引起视野内磁共振信号相位编码的大幅改变。由于回波信号的持续时间和频率编码、读取回波信号的时间非常短（仅数毫秒）且编码和采集同时发生，频率编码方向较少受运动（尤其是周期性运动）的影响。

最简单的补偿运动伪影的方法是交换相位编码和频率编码，用同一序列对诊断兴趣区外的运动伪影进行重新定位，这种方法不会减弱运动伪影的幅度。当把相位编码置于矩形视野的较长一边时，成像时间会变长，会出现对齐误差，造成空间分辨力或 SNR 的损失。

其他的减弱运动伪影的方法有：心电或呼吸门控技术、呼吸排序相位编码投影技术、信号平均技术、短 TE 自旋回波序列、梯度相位补偿技术、对成像区域外的组织进行预饱和技术、对 K 空间中央进行多次冗余采样技术、流动补偿技术等。

表 8-1 列出了一些常见的运动伪影类型、伪影特点及处理对策。

表 8-1　常见运动伪影特点及处理对策

伪影类型	伪影特点	处理对策
随机自主运动伪影	表现为图像模糊，伪影出现在相位编码方向，被检者可控	充分交流争取被检者配合；尽量缩短图像采集时间；使用预饱和带
呼吸运动伪影	主要出现在胸腹部成像时，表现为图像模糊，伪影出现在相位编码方向，被检者可一定程度上控制	使用呼吸触发技术或呼吸补偿技术，采用快速成像序列屏气扫描，采用脂肪抑制技术，在腹前壁施加预饱和带，腹部加压减小运动幅度，增加激发次数
心脏搏动伪影	具有较强的周期性，伪影沿相位编码方向分布，被检者不能控制	使用心电门控技术或心电触发技术，使用预饱和带，切换相位编码方向
大血管搏动伪影	具有较强周期性，沿相位编码方向分布，常表现为串状等间距血管影，血管信号越强伪影越明显，在成像区域靠血流上游层面伪影较为明显，被检者不能控制	使用流动补偿技术，在成像区域血流上游施加预饱和带，采用心电门控技术，切换相位编码方向

有时血液流动也会造成伪影，称为流动伪影。流动伪影出现在相位编码方向。GRE 序列对流动伪影比 SE 序列更敏感。在 SE 序列中，血流一般为低信号（黑血），这是由于流出效应所致。在 GRE 序列中，由于流入效应，血液呈高信号（亮血）。

可以通过在成像层面邻近区域施加预饱和带减少流动伪影，也可以使用流动补偿技术或液体抑制序列减轻流动伪影，但应用运动补偿技术会延长回波时间，尤其是如使用高阶的运动补偿技术，会使回波时间进一步延长。

三、设备及环境相关伪影

（一）磁化率伪影

物质可分为抗磁性物质、顺磁性物质、铁磁性物质。磁化率是指某种物质进入外磁场后磁化强度与外磁场强度之比，即外磁场在组织内部激励出的磁场与外磁场强度的比值，是物质的基本特性之一。

抗磁性物质的磁化率为负值，顺磁性物质的磁化率为正值，铁磁性物质也是顺磁性物质，但其磁化率更高。

视野内组织的磁化率基本保持不变，感应出的磁场也保持均匀。磁化率改变主要发生在组织和空气交界区，由于极快速的相位发散导致信号消失。任何金属物质都可能由于磁化率改变而对局部邻近组织有明显的影响，使磁场发生改变。因此，被检部位的金属异物会使伪影更加严重，因为大多数金属的磁化率都远高于人体组织。一些金属植入物导致的伪影无法完全消除，但可通过使用大的接收带宽、缩短回波时间加以改善，大带宽 FSE 序列可以较好地应对此类问题，但需要注意防止金属物邻近组织被灼伤。

磁化率在某些诊断任务下非常有用。例如通过急性、亚急性、慢性出血时血液的变化特性诊断出血的时间。许多含铁的物质（如去氧血红蛋白、高铁血红蛋白、含铁血黄素、铁蛋白等）可以显著缩短邻近的氢质子的 T_1、T_2，因为与之相关的自由水的含量，含铁分子的类型、结构、分布和磁场强度都会影响弛豫。例如在急性出血期，由于局部区域集结的去氧血红蛋白的顺磁性磁化出现 T_2 缩短效应，而对 T_1 没有较大影响。而当亚急性期红细胞开始溶解，含铁血黄素转变为高铁血红蛋白，水化层形成使自旋-晶格（纵向、T_1）弛豫加快，T_1 缩短，形成 T_1WI 上的超强信号。到了慢性期，先前出血区的吞噬细胞中出现的含铁血黄素破坏了局部磁场的均匀性，导致信号强度降低或消失，形成出血点周围的特征性暗边。

减少磁化率伪影的方法有：做好匀场工作；缩短 TE；用自旋回波类序列替代梯度回波序列进行 EPI 采集；增加频率编码梯度的强度；增大采集矩阵；减少组织磁化率差别；除去被检部位的金属物品。

（二）梯度场伪影

梯度磁场负责完成信号的空间编码。要正确重建图像就需要有良好的线性度、匹配度和正确执行顺序的梯度。图像重建算法总是假设梯度是理想的，梯度的任何偏差或不稳定都会导致图像失真。在视野中部梯度线性度好，在靠近视野周边的区域，梯度的强度、均匀性、线性度会下降，会导致解剖压缩（解剖结构在图像的某方向上被压缩变形），这在冠状面、矢状面、大视野图像中尤其突出。

可通过降低梯度场强度、减小视野，或保持梯度场强度和采样次数不变的同时降低频率带宽以减少空间失真。为减少梯度相关伪影，需要对梯度进行持续的校准质控，周期性进行几何精度校正。

解剖结构改变可能代表异常，所以校验相位编码、频率编码方向的像素大小非常必要。如果频率编码的强度和相位编码的最大强度不同，则像素的长和宽就可能不同，从而出现失真，导致测量结果不精确。

理想情况下，相位编码应当沿物体的较小径向、频率编码应当沿物体较大的径向进行，以保持空间分辨力和尽量减少相位编码的步数。

（三）射频线圈伪影

射频激励波动、衰减、匹配错误、灵敏度随距离下降等都会使表面射频线圈产生的图像均匀性下降。靠近线圈的区域接收到的信号强，随距离增大信号强度下降，导致图像中的灰阶变化和图像亮度损失。

射频线圈的另一个伪影来源是正交采集线圈（RF quadrature coils）的应用。这种采集技术分别在 X、Y 两个正交的方向同时采集磁共振信号，二者具有独立的放大和增益控制。如果二者的放大器失衡，在图像中心就会出现一个亮点伪影，称为中心点伪影，作为 0 频率直流分量的偏移出现。正交线圈增益不一致可导致图像中出现沿对角线方向物体的重影。需要用所有射频线圈最底部的那条线以进行连续的测量和响应一致性校准，以使伪影最小。

（四）射频伪影

射频信号泄漏会扰乱接收线圈中的磁共振信号，导致重建图像中出现伪影。

如果干扰射频信号的带宽较低，伪影表现为图像中沿相位编码轴（垂直于频率编码方向）的亮线（黑白交替出现的窄带噪声图形形成拉链伪影），其在图像中的位置取决于导致该伪影的射频源的频率，以及读出带宽和视野大小。外来干扰源的带宽较大时会使整幅图像质量降低。如果干扰信号中存在更低频率的成分，则可能在图像中出现条带伪影。

射频泄漏可能源自不合格的扫描室射频屏蔽，也可能来自扫描室外的射频信号源，或是扫描室内相关仪器设备的屏蔽不良，或是扫描室门未关好等。

减少射频伪影的方法主要有选择合适的地点建设磁共振机房，做好扫描室屏蔽，对扫描室内的各种设备做好屏蔽处理，扫描前确保关好扫描室门等。

（五）K 空间错误伪影

K 空间数据错误会影响整幅图像，形成叠加在整个视野上的波形图案。K 空间中的每个点都作为图像空间谐波的一部分影响图像空间所有的像素点。一个“坏点”就会产生明显的伪影。

使用非常高占空比的梯度时可能会在 K 空间中形成一些“坏点”，可能是单个点，也可能是多个点，与 K 空间的其他数值相比强度强弱不同。后期图像重建进行傅立叶变换时，坏点会与图像的其他信息卷积形成叠加在图像上的暗带。坏点离 K 空间中心的距离决定了条带间的距离和条带相对于读出（频率编码梯度）方向的角度关系。

产生这类噪声的原因可能由于电气设备连接不够紧密导致产生了放电弧或射频线圈内部有断线，

在使用高占空比序列时此类伪影会尤其明显。

在 GRE EPI 序列中，K 空间中的数据线是往返填充的，有一半的 K 空间数据线排列与另一半反向。在傅立叶变换重建图像前，必须将相反方向的数据进行反向，这一反向过程可能会引入相位错误，这可能来自梯度的线性偏差、系统涡流、匀场不良等。相位错误会导致图像中出现重影。

在单次激发 EPI 序列中，伪影表现为偏移到视野一半处的强度减弱的额外影像，称为 N/2 重影。减小相位误差可减小重影的出现并增强主图像。在多次激发序列也会出现类似伪影，因为 K 空间分段填充，段间的相位不一致也会导致伪影。重影随 K 空间相位的不一致增加而增加，伪影可能来自每次激发的回波个数，也可能来自 K 空间的分段数。FSE 序列也可能会产生此类伪影。多数情况下用户无法处理此类伪影，需要由设备厂家工程师提供支持。

（六）化学位移伪影

水中的氢质子和脂肪中的氢质子所处化学环境不同，进动频率不同，这种频率差异称为化学位移。化学位移会在频率编码方向形成伪影，造成脂肪在图像中的位置产生错误。在 FSE 序列发明前，化学位移伪影在 T_2WI 图像中很常见。

化学位移的大小可以表示为：

$$CSA = \frac{\Delta\omega N_{频率编码}}{BW_{接收}} \qquad (式\ 8\text{-}2)$$

式中，$\Delta\omega$ 为脂肪和水的频率差，$N_{频率编码}$是频率编码方向的采样点数，$BW_{接收}$是接收线圈的带宽。

1. 第Ⅰ类化学位移伪影　由于分子的电磁屏蔽作用，处于不同分子中的氢质子感受到的磁场强度不同，故水和脂肪的拉莫尔频率不同（脂肪的进动频率比水低。脂肪和水的峰值差 3.5ppm，在乳腺磁共振成像时，还要考虑硅酮的影响，硅酮和水的峰值差 5ppm），如图 8-3 所示。

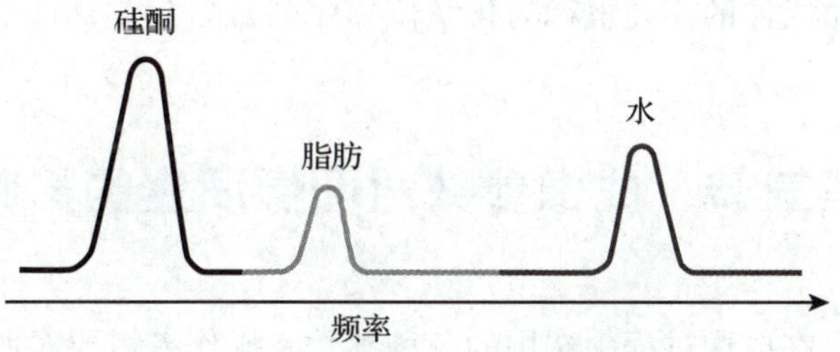

图 8-3　水、脂肪、硅酮的频率偏移

这种频率差异会导致磁共振图像中水和脂肪的像素配准错误，使属于同一体素的水和脂肪信号被编码到不同的体素中。

由于质子的进动频率随主磁场强度增大而增大，如果序列参数保持不变，化学位移绝对偏差将随磁场强度增大而增大。例如，在 1.5T 时，脂肪和水的频率偏移约为 223Hz（42.58MHz/T×1.5T×10^6Hz×3.5×10^{-6}=223.5Hz），而在 3.0T 时约为 447Hz，表明磁场越强，化学位移现象越严重。当其他因素不变时，梯度场强度越小，化学位移现象越严重。

数据采集时，无法直接区分频率偏移是频率编码梯度所致的正常频率差异，还是化学位移所致的伪影，因此不能通过频率编码梯度造成的频率变化辨认水和脂肪的化学位移。

在标准序列中，化学位移伪影主要出现在读出（频率编码）梯度方向。而在 EPI 序列中，相位编码的带宽极低，故在水和脂肪界面上会出现严重的化学位移伪影。交换相位编码和频率编码方向会使图像中的化学位移伪影相应地发生转置，可以用这个方法辨识特定解剖区域中的脂肪。

可以增大梯度强度将化学位移限制在像素带宽内，但为了达到要求的层厚就需要加大射频带宽，会造成 SNR 严重下降。所以，常用的方法是用较低的梯度场强度、窄的射频带宽配合射频化学位移预饱和技术最小化脂肪或硅酮的信号。

一般序列中，可以通过增大读出带宽减少化学位移伪影。而 EPI 序列相位编码方向的带宽天然地低，无法通过增加带宽完全避免化学位移伪影。所以，在 EPI 序列中可以采用脂肪抑制序列减轻化学位移伪影。

2. 第Ⅱ类化学位移伪影 发生在 GRE 序列中，是由于梯度回波的相位重聚与相位发散是在相对于主磁场的同一方向。

在应用多回波 GRE 序列时，由于水和脂肪的拉莫尔频率不同，受到激励后，脂肪和水的相位将交替出现同相位和反相位，故是否出现化学位移伪影取决于 TE 的选择。

当 TE 按式 8-3 取值时，会使水和脂肪中的氢质子间相位偏移 180°（反相）。

$$TE_{反相} = \frac{2N-1}{2\gamma B_0 \Delta v}, \quad N=1, 2, 3, \cdots \qquad (式 8\text{-}3)$$

式中，Δv 为频率偏移（3. 5ppm）。以该式计算的 TE 采集信号，在水和脂肪信号分布相等的体素中，水和脂肪的信号互相抵消，使脂肪组织周围（水脂界面）出现“黑带”，称为第Ⅱ类化学位移伪影。

按式 8-4 设置 TE 可使水和脂肪同相，从而避免第Ⅱ类化学位移伪影。

$$TE_{同相} = \frac{N}{\gamma B_0 \Delta v}, \quad N=1, 2, 3, \cdots \qquad (式 8\text{-}4)$$

此时出现的是第Ⅰ类化学位移伪影。

能进行同相位或反相位成像的序列也称为化学位移序列。

第三节　成像参数对图像质量的影响

成像参数是指技术人员在成像过程中选用的各种参数。操作者需要对所选择的一系列参数进行调整和设定，其设置情况将直接决定最终图像的质量。

一、磁共振图像对比度参数

1. TR 长 TR 可使各种组织中的氢质子充分弛豫，提高纵向磁化矢量的恢复程度，从而提高信号强度。如果 TR 变短，则仅有部分纵向磁化矢量得到恢复，信号强度因此较弱。在一定范围内，延长 TR 可提高 SNR。

2. TE TE 越长，横向弛豫进行的越充分。在回波信号采集前，更多的质子已失相位，导致信号显著衰减，所有组织的信号强度都会降低，SNR 也会下降，但组织之间的对比度会增强。因此，短 TE 时为高信号强度、低对比度，较长 TE 时信号强度减弱但对比度增加。

3. TI　在 IR 序列中，TI 是纵向磁化矢量从负向变为正向时过 0 的时刻，为一个临界点，在该点处对应的组织的纵向磁化强度为 0，若在此时施加 90°射频脉冲，此组织将不产生横向分量，从而不产生共振信号。通过选择适当的 TI，可以达到抑制某种目标组织显示的目的，如脂肪抑制、水抑制成像应用。

4. FA　FA 决定了横向磁化矢量的强度，FA 大则横向分量大，产生的共振信号强，进行纵向弛豫的时间也越长。GRE 序列使用小 FA，只将部分纵向磁化矢量转换为横向磁化矢量，扫描速度显著提高。

二、空间分辨力参数

1. FOV　成像矩阵不变时，FOV 变小，体素变小，空间分辨力增加，SNR 降低。FOV 变大，空间分辨力降低，SNR 升高。

2. 相位编码步数与频率编码点数　增加相位编码步数，图像的空间分辨力可以在 FOV 不变的前提下有所提高，但是像素尺寸缩小会造成 SNR 下降；增加相位码会延长扫描时间。通过合理设置相位编码步数、频率编码点数及 FOV，可在成像质量与效率之间得到优化配置。

3. 层厚与层间距　当层厚增加时，受到激发的质子数量增加，信号强度提高，图像的 SNR 增加，但空间分辨力降低。减少厚度可以提高空间分辨力，但会造成 SNR 降低。一般要求层间距不小于厚层的 20%，以避免层间的互相干扰。随着层间距增大，图像的 SNR 会有所提升。扫描时，应根据检查区域大小和病灶大小，灵活调整层厚与层间距，使成像效果最优化。

三、其他参数

1. 回波次数与回波链长　在多回波 SE 序列，一个 TR 周期内可以同时生成多幅图像。回波次数增加，相当于后面回波的 TE 变长，会带来噪声增大、空间分辨力下降等负面影响。回波链变长会导致信号衰减更加显著，从而降低 SNR。随着 ETL 的增加，为了避免数据重叠和信号失真，扫描允许的最大层数受到限制。

2. 静磁场强度　随着静磁场强度的增加，能够明显改善图像的 SNR。随着磁敏感效应的增强，T_2WI 成像及基于磁敏感技术的应用得到了极大拓展，对检测异常铁沉积、识别微小出血点，以及小静脉血管等结构具有重要意义。

静磁场强度越高，T_1 弛豫时间越长，在动脉自旋标记灌注成像中有助于实现更加准确的灌注评价。静磁场强度增加，使功能磁共振的分辨率得到提高，可为研究脑功能和代谢提供更精确的资料。虽然超高场磁共振在成像性能方面具有较显著优势，但也存在一些不足，如 SAR 增加、高场强条件下射频磁场分布不均匀导致图像信号不均衡，影响成像质量和诊断可靠性等。

3. 射频带宽　射频频宽对 SNR 有直接影响。接收带宽变窄可提高 SNR，但也会导致图像对比度下降、扫描时间增加、化学位移伪影增加等。射频带宽的设置需要在 SNR、扫描时间、图像分辨率和伪影之间找到一个平衡，以满足特定成像需求。

4. 信号采集次数　噪声是随机的，时空分布没有规律可循。增加采集数据的次数能够有效降低噪声影响，提升 SNR，但也会导致扫描时间延长，在某些临床情景下会影响检查的效率。实际应用中，信号采集次数的选取一般需要综合权衡成像目标、可接受的扫描时间和 SNR 需求等，既保证图像质量符合诊断需要，又有较高的检查效率。

▶知识拓展

做磁共振质量控制的原因

质量控制是医学成像的重要环节。在磁共振成像中，由于系统复杂、参数众多，质量控制过程及涉及的设备非常复杂。很多参数之间又存在着相互耦合，临床应用时需要进行必要的平衡，以达到图像质量和具体实现间的合理折中。作为磁共振成像设备工作人员，需要熟练掌握磁共振成像的原理，理解各种成像参数的选取方法，并掌握日常工作中的质量控制程序，能正确识别图像的质量变化，判断出影响图像质量的可能因素并正确进行处理。

—• 考试知识点总结 •—

—• 本章小结 •—

—• 协和云课堂…… 拓展练习及参考答案 •—

（侯庆锋　袁　梦）

参考文献

[1] 毕正宏，梁馨月，陈财忠，等. 三种自由呼吸门控技术在肝脏 MRI 中的临床应用对比 [J]. 放射学实践，2023.

[2] 程流泉，高元桂. 多线圈并行成像技术 [J]. 中国医学影像学杂志，2002，010 (4)：291-292.

[3] 高芒. 压缩感知同步扫描重建及其采样方案的研究 [J]. 波谱学杂志，2016，33 (2)：12.

[4] 顾海峰，郑玲，郝绍伟，等. 磁共振并行采集技术与常规采集技术对图像质量影响的综合评价 [J]. 医学研究生学报，2012，25 (1)：4.

[5] 黄敏，黄慧玲. 基于压缩感知的磁共振图像重建算法的 VC 实现 [J]. 生物医学工程研究，2014，33 (1)：5.

[6] 刘洪涛，苏毅，李浪，等. 基于前瞻性磁共振心电门控的心电信号处理方法和装置. CN202211102739. 4 [2024-12-03].

[7] 牛雅欣，刘爱连，赵莹，等. 压缩感知技术用于子宫 3D T_2WI [J]. 中国医学影像技术，2020，36 (10)：1587-1588.

[8] 吴琼，杜云. 导航门控在腹部磁共振的优化应用 [J]. 影像研究与医学应用，2020，4 (21)：97-99.

[9] 王若蛟，秦航，蒋红兵，等. 核磁共振呼吸门控技术的探讨 [C] //中华医学会医学工程学分会第十五次全国学术年会. 2015.

[10] 翁卓，谢国喜，刘新，等. 基于 k 空间加速采集的磁共振成像技术 [J]. 中国生物医学工程学报，2010，29 (5)：8.

[11] 肖刚，肖红，吴仁华. 压缩感知在化学交换饱和传递磁共振成像中的应用 [J]. 数学的实践与认识，2015 (8)：5. DOI：CNKI：SUN：SSJS. 0. 2015-08-021.

[12] 袁颖，程天馨，钟朝辉，等. 人工智能辅助压缩感知技术在肩关节 MRI 中的应用 [J]. 中国临床医学影像杂志，2024，35 (7)：503-507.

[13] 杨正汉，冯逢，王霄英. 磁共振成像技术指南 [M]. 2 版. 北京：中国协和医科大学出版社，2023.

[14] 张晖. MRI 腹部成像门控技术的比较 [J]. 医疗卫生装备，2013 (1)：2.

[15] 张浩南，浦仁旺，宋清伟，等. 压缩感知高倍数加速因子对 3D NerveVIEW 臂丛神经磁共振成像的影响 [J]. 临床放射学杂志，2022，41 (5)：956-960.

[16] 周学军，孙建忠. MRI 检查技术 [M]. 北京：人民卫生出版社，2022.

[17] 李坤成. 全国大型医用设备使用人员 (MRI 医师) 上岗证考试辅导教材 [M]. 北京：中国人口出版社，2004.

[18] G. SCHNEIDER，M. R. PRINCE，J. F. M. MEANEY，et al. Magnetic resonance angiography. Springer-Verlag Italia，2005.

[19] JERROLD T. BUSHBERG，J. ANTHONY SEIBERT，EDWIN M. LEIDHOLDT JR，et al. The Essential Physics of Medical Imaging (3E). Wolters Kluwer | Lippincott Williams & Wilkins，2012.

[20] MATT A. BERNSTEIN，KEVIN F. KING，XIAOHONG JOE ZHOU. Handbook of MRI pulse sequences. Elsevier Academic Press，2004.